心房颤动
导管消融术

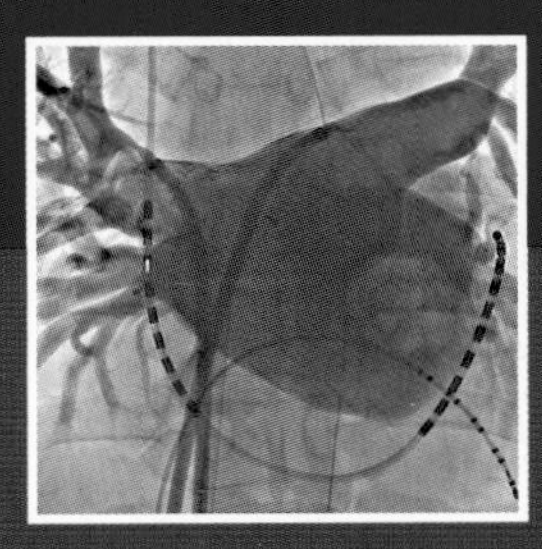
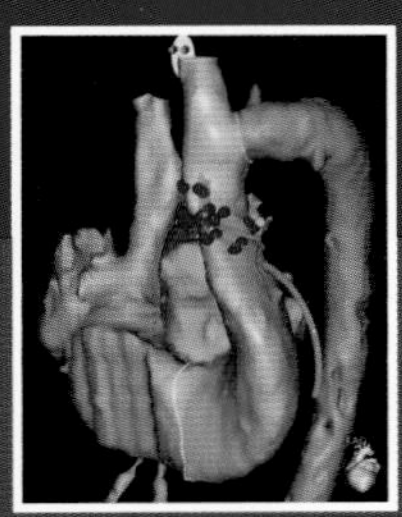
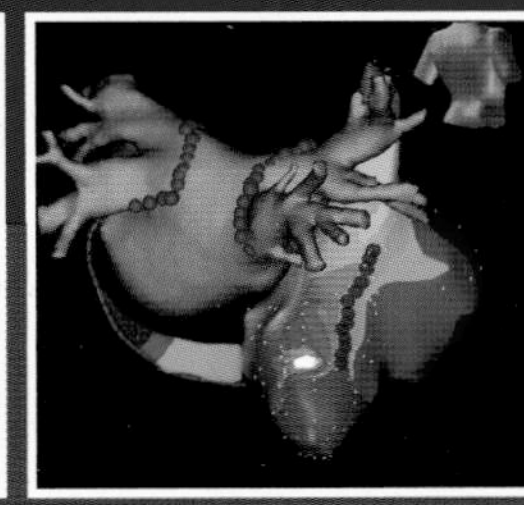
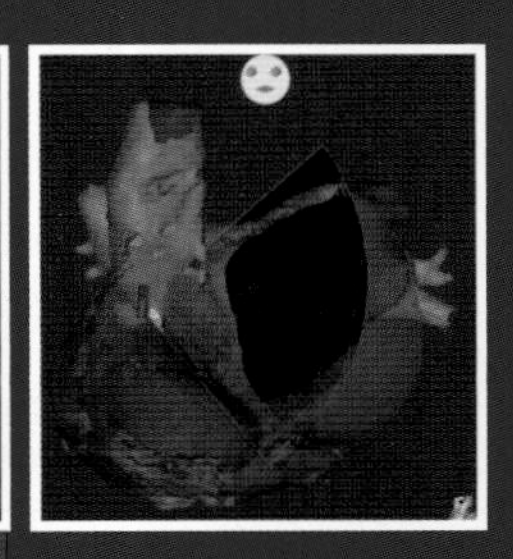

主编

（日）山根祯一

主译

李铁军　马淑梅　李晓东

Catheter Ablation of Atrial Fibrillation

辽宁科学技术出版社

·沈　阳·

Shinbou Saido Kate-teruabure-shon
Teiichi Yamane 2013
Originally published in Japan in 2013 and all rights reserved
By MEDICAL VIEW CO., LTD.
Chinese (Simplified Character only) translation rights arranged through
TOHAN CORPORATION, TOKYO.

图书在版编目（CIP）数据

心房颤动导管消融术 /（日）山根祯一主编；李铁军，马淑梅，李晓东主译．—沈阳：辽宁科学技术出版社，2018.6
ISBN 978-7-5591-0616-2

Ⅰ.①心… Ⅱ.①山… ②李… ③马… ④李… Ⅲ.①心房纤颤—导管治疗 Ⅳ.① R541.705

中国版本图书馆 CIP 数据核字（2018）第 013007 号

出版发行：辽宁科学技术出版社
（地址：沈阳市和平区十一纬路25号 邮编：110003）
印 刷 者：辽宁新华印务有限公司
经 销 者：各地新华书店
幅面尺寸：185 mm × 260 mm
印 张：23.5
插 页：4
字 数：500 千字
出版时间：2018 年 6 月第 1 版
印刷时间：2018 年 6 月第 1 次印刷
责任编辑：郭敬斌
封面设计：袁 舒
版式设计：袁 舒
责任校对：徐 跃

书 号：ISBN 978-7-5591-0616-2
定 价：268.00元

编辑电话：024-23284363 13840404767
E-mail：guojingbin@126.com
邮购热线：024-23284502
http：//www.lnkj.com.cn

执笔者一览

■主　编

山根祯一　东京慈惠会医科大学循环内科准教授

■执笔者（按写作顺序）

家坂义人　土浦协同医院院长

井川　修　日本医科大学多摩永山医院内科·循环内科教授

古川哲史　东京医科齿科大学难治疾病研究所生物情报药理学部教授

奥村　谦　弘前大学大学院医学研究科循环呼吸肾脏内科教授

蜂谷　仁　土浦协同医院循环中心内科部长

木村雄弘　庆应义塾大学医学部循环内科

高月诚司　庆应义塾大学医学部循环内科讲师

加藤律史　埼玉医科大学国际医疗中心心脏内科准教授

宫内靖史　日本医科大学循环内科学准教授

浅野　拓　昭和大学医学部内科学讲座循环内科学部讲师

小林洋一　昭和大学医学部内科学讲座循环内科学部教授

里见和浩　国立循环病研究中心心脏血管内科部心律失常科医长

伊达太郎　东京慈惠医科大学循环内科

高桥　淳　横须贺共济医院循环中心长

熊谷浩一郎　福冈山王医院心律中心长

桶谷直也　鹿儿岛大学大学院医齿学综合研究科循环呼吸代谢内科学

松尾征一郎　东京慈惠会医科大学循环内科

山城荒平　丰桥心脏中心循环内科

小松雄树　Hôpital Cardiologique du Haut-Lévêque, Université Victor Segalen Bordeaux Ⅱ

熊谷浩司　群马县立心脏血管中心循环内科部长

吉田健太郎　茨城县立中央医院循环内科医长

油井庆晃　茨城县立中央医院循环内科

宫崎晋介　土浦协同医院循环内科科长

井上耕一　樱桥渡边医院心脏血管中心心律失常科科长

山根祯一　东京慈惠会医科大学循环内科准教授

桑原大志　横须贺共济医院循环中心医长

江里正弘　医仁会武田综合医院心律失常科部长

合屋雅彦　小仓纪念医院循环内科部长

远山英子　福冈山王医院心律中心医长

中村绞规　群马县立心脏血管中心循环内科

内藤滋人　群马县立心脏血管中心循环内科部长

土谷　健　EP Expert Doctors-Team Tsuchiya

宫本康二　国立循环病研究中心心脏血管内科心律失常科

奥村恭男　日本大学医学部内科学系循环内科学部门

因田恭也　名古屋大学大学院医学系研究科循环内科讲师

藤野纪之　东邦大学医学部内科学讲座循环内科学部门

佐藤大佑　康生会武田医院心律失常治疗中心医长

全　荣和　康生会武田医院心律失常治疗中心所长

静田　聪　京都大学大学院医学研究所循环内科学

山内康照　武藏野红十字医院循环科副部长

横山泰广　东京医科齿科大学医学部附属医院心律失常中心

平尾见三　东京医科齿科大学医学部附属医院心律失常中心，循环制御内科学教授

高桥良英　国立医院机构灾害医疗中心循环内科医长

成濑代士久　筑波大学医学医疗系循环内科

青沼和隆　筑波大学医学医疗系循环内科教授

有本贵范　山形大学医学部内科学第一讲座讲师

寻田　浩　福井大学医学部病态制御医学讲座循环内科学教授

关口幸夫　筑波大学医学医疗系循环内科讲师

深水诚二　东京都立广尾病院循环科医长

奥山裕司　大阪大学大学院医学系研究科先进心血管治疗学寄附讲座准教授

增田正晴　大阪大学医学部附属医院心脏中心

野上昭彦　横滨劳灾医院心律失常科部长

曾原　宽　叶山心脏中心心律失常中心部长

山口善英　叶山心脏中心心律失常中心

武田　宽　叶山心脏中心心律失常中心

佐竹修太郎　叶山心脏中心副院长

冲重　薰　横滨市立港区红十字医院心脏病中心

横山胜章　骏河台日本大学医院循环科 / 日本大学医学部内科学讲座循环内科学部门

吉贺康裕　山口大学大学院医学系研究科器官病态内科学

江岛浩一郎　东京女子医科大学循环内科

副岛京子　杏林大学医学部循环内科准教授

德田道史　Brigham & Women's 医院，Harvard 医学院

大塚崇之　心脏血管研究所附属医院循环内科医长

译者名单

主　　译　李铁军　马淑梅　李晓东

参译人员　成小丽　方鹤铮　瓜超君　哈生林

姜金平　李　红　吕　薇　马少卫

齐　静　田子锌　王　璐　王　硕

序言

曾经认为无法治愈的心房颤动通过导管消融成为可以根治的疾病已经过去10余年了。在此期间，对于疾病的理解、新的手术技术和治疗器械都有了显著进步，与此同时，治疗机构的数量也在快速增长。可以说，心房颤动导管消融已经不是当初那种特殊的操作技术，而是逐渐成为针对常见疾病（common disease）进行常规治疗（routine therapy）并获得认可的操作。

另一方面，不可否认心房颤动的导管消融还处在不断发展中，仍然存在安全性和有效性、术后复发、对进展性病例的挑战等诸多问题，每天仍有许多第一线的临床医生和研究人员在不断努力克服这些难题。

4年前，本书以《心房颤动消融探究》为书名发行，获得了巨大反响。光阴如梭，此后射频的治疗方法取得了极大发展，本书内容也进行了更新。本次书名更改为《心房颤动导管消融术》，重新编辑发行。与前作一样，得到了与心房颤动导管消融相关的从基础到临床领域各位顶级医生的协助，得以完成这部加入更多优秀内容的新作。本书涵盖了全日本每天都在进行的心房颤动相关治疗，相信会成为大家今后的参考基石。

近年来，随着三维标测技术的发展，与导管消融有关的基础电生理学似乎不太受到重视。但是，对于今后有志于深入心房颤动消融之路的各位来说，它不仅是单纯的技术，希望能够继承归本溯源的消融手术精神。本书如果能够有助于日本独有的重视细微电生理的心房颤动导管消融的蓬勃发展，将是极大的荣幸。

东京慈惠会医科大学循环内科准教授

山根祯一

2013年3月

心房颤动导管消融术 Contents

Ⅰ 心房颤动导管消融的基础知识

1 心房颤动导管消融总论 家坂义人 14

心房颤动导管消融的诞生 /PAF 的 CA 策略——PVI 方法的确立 / 持续性心房颤动进行基质改良方法的开展 / 长期持续性（慢性）AF（CAF）进行基质改良方法的开展 / 关于 CFAE 发生机制的新观点 / 与 CAF 发生机制相关的争议 / 心房颤动导管消融的现状与展望

2 心房颤动导管消融必需的解剖学知识 井川 修 18

左、右肺静脉与左心房的位置关系 / 左心房结构 / 右心房、上腔静脉及下腔静脉结构

3 心房颤动的发生机制——电生理学、基因及重构 古川哲史 33

心房颤动的触发机制——肺静脉心肌袖的异常激动 / 心房颤动的维持机制——重构 / 心房颤动发生的遗传学背景

4-① 心房颤动导管消融的适应证
日本国内外学会指南的观点与推荐 奥村 谦 40

心房颤动治疗指南的基本思路 /AF 导管消融的适应证

4-② 心房颤动导管消融的适应证
慢性心房颤动消融的患者选择 蜂谷 仁 46

指南中导管消融的适应证与有效性 / 持续性心房碎片整理方法的研究结果 / 递进式消融的研究结果 / 慢性心房颤动消融术前的抗心律失常药物作用 / 总结

Ⅱ 心房颤动导管消融术前及术中管理

1 抗凝治疗 木村雄弘，高月诚司 54

术前管理 / 术中管理 / 术后管理 / 新型抗凝药物的选择 / 直接凝血酶抑制剂（达比加群酯）/ 直接 Xa 因子抑制剂 / 如何选择药物 / 选择的多样化

2 影像诊断
经食道心脏超声及心脏 CT 加藤律史 62

心房颤动消融必要的影像诊断 / 心脏超声 / CT、MRI

3 术中麻醉管理 宫内靖史 72

镇静与麻醉的种类和定义 / 消融术中镇静的现状 / 镇静用药物 / 安全进行镇静必需的物品、设备及监护体制 / 今后的展望

Ⅲ 心房颤动导管消融操作全图解

1 Brockenbrough 方法 浅野 拓，小林洋一 80

什么是 Brockenbrough 方法（房间隔穿刺法）/ 操作准备 /Brockenbrough 方法的实际操作 / 规范基本步骤，提高熟练程度

■ 肺静脉隔离术

2- ① 解剖学消融 里见和浩 85

什么是肺静脉隔离术/解剖学消融线的确定方法/如何达到有效消融/远场电位的解读方法/进行三维标测的注意事项

2- ② 电位指标指导下消融 伊达太郎 95

肺静脉与心房颤动/电位指标指导下进行肺静脉隔离术的实际操作/如何进行更加准确的肺静脉隔离

2- ③ 扩大范围环肺静脉隔离（EEPVI） 高桥 淳 104

什么是EEPVI/扩大肺静脉隔离术的术前准备/左房及肺静脉造影/窦性心律、小剂量异丙肾上腺素给药下的扩大肺静脉隔离术/双Lasso导管技术/EEPVI消融中残存传导部位的确定/EEPVI对持续性和长期持续性心房颤动的有效性/EEPVI的适用性

2- ④ 盒式消融（Box Isolation） 熊谷浩一郎 111

盒式消融的优点 / 盒式消融的实际操作 / 持续性和长期持续性心房颤动的消融策略 / 盒式消融的效果

■ 心房颤动的基质消融

3- ① CFAE 电位消融 桶谷直也 119

什么是 CFAE 电位消融 /CFAE 电位 /CFAE 消融的效果

3- ② 心房内线性消融 松尾征一郎 125

什么是心房内线性消融 / 心房顶部线性消融 / 二尖瓣峡部线性消融

3- ③ GP 消融 山城荒平 133

什么是心房颤动的自主神经节消融 / 什么是 GPPVI/GPPVI 的实际操作 /GP 消融对心房颤动基质的影响 / 治疗效果与并发症

3- ④ 递进式消融 小松雄树 143

什么是递进式消融 / 测量心房颤动周长 / 递进式消融的操作步骤 / 心房颤动终止后的房性心动过速

3- ⑤ DF 消融 熊谷浩司 151

DF 消融的概念 /DF 消融的方法 /DF 消融的效果 /DF 消融的作用 /DF 消融的优点

3- ⑥ 慢性 AF 消融的终点 吉田健太郎，油井庆晃 158
持续性AF消融的终点/消融的术式/消融的实际操作/AF消融治疗的课题

3- ⑦ 二尖瓣峡部消融的电生理学 宫崎晋介 163
什么是二尖瓣峡部/传导裂隙的寻找方法/确认传导阻滞时必须注意的事项/对二尖瓣峡部消融的评价

4 非 PV 触发灶消融 井上耕一 171
非PV触发灶的发生率和起源/消融非PV触发灶的必要性/非PV触发灶的标测/不同起源的非PV触发灶的消融方法/非PV触发灶消融的病例/今后的展望

5 预防复发的方法：ATP 方法 山根祯一 179
什么是ATP方法/具体方法/ATP方法使肺静脉恢复传导的机制/关于ATP方法效果的争议/如何提高治疗效果

6 大剂量异丙肾上腺素给药法 桑原大志 185
大剂量异丙肾上腺素给药法/大剂量异丙肾上腺素给药的临床效果/大剂量异丙肾上腺素给药对术后心房颤动复发的预测效果/持续性心房颤动给予大剂量异丙肾上腺素的意义

7 可调弯鞘的有效性 江里正弘 191
什么是可调弯鞘/鞘的概况及外观/鞘的握持及操作方法/使用可调弯鞘进行AF消融的实际操作/进行二尖瓣-左下肺静脉间峡部线性消融/进行三尖瓣-下腔静脉间峡部线性消融/使用可调弯鞘的注意事项/总结

8 导管消融上腔静脉起源的心房颤动 合屋雅彦 200
非肺静脉起源心房颤动的发生率/导管消融上腔静脉起源的心房颤动/如何提高心房颤动消融的有效性

9 Marshall 静脉（PLSVC） 远山英子，熊谷浩一郎 206
心房颤动的触发灶/Marshall静脉/PLSVC

IV 心房颤动导管消融与三维标测

1 CARTOSOUND® 中村绂规，内藤滋人 214
使用CARTOMERGE™进行心房颤动消融/ CARTOSOUND® 的原理/CARTOSOUND® 在心房颤动消融中的应用/超声融合的实际应用/取得良好超声融合的要点/ CARTOSOUND® 的优点及展望

2 EnSite Velocity 土谷 健 224
什么是EnSite Velocity/ 使用Velocity的注意事项/心房颤动消融中Velocity的实际应用

3 EnSite Array 宫本康二，土谷 健 230
什么是EnSite Array/使用Ensite Array进行心房颤动消融的优点/使用EnSite Array进行心房颤动消融的问题/今后的展望

■ CFAE-map

4-① CARTO® 山城荒平 236
什么是CARTO® CFAE模块/CARTO® CFAE模块的设定值/CARTO® CFAE电图的表示方法/CARTO® CFAE模块的优点/CARTO® CFAE模块的缺点/CARTO® CFAE模块的误区

4-② Ensite 松尾征一郎 243
背景/标测方法/今后的展望

5 三维标测图像融合法 奥村恭男 249
三维标测图像融合法/术前CT图像的成像方法/CARTOMERGE™的方法/表面融合法/快速解剖标测法（FAM）进行融合/使用CARTOSOUND® 进行融合/融合图像的注意事项/EnSite Fusion™的方法/EnSite Fusion™的特征

V 难点处理：并发症的处理

1 脑梗死（包括无症状性脑梗死） 因田恭也 256
心房颤动与脑梗死的关系/发生率/原因/治疗/预防/总结

2 心包填塞及肺静脉狭窄 藤野纪之 261
急性心包填塞/肺静脉狭窄

3 食道相关并发症 佐藤大佑，全 荣和 264
什么是食道相关并发症/食道神经损伤/食道炎、食道溃疡、左房-食道瘘/预防/食道相关并发症的处理

4 膈神经麻痹 静田 聪 272
膈神经的解剖学位置/膈神经麻痹的发生率与预后/病例/膈神经麻痹的处理/结束语

VI 心房颤动导管消融的术后管理

1 术后抗凝治疗 山内康照 280
术后即刻的抗凝治疗/术后远期的抗凝治疗

2 使用植入式设备进行随访 横山泰广，平尾见三 285
AF消融术后的评价/通过起搏器、ICD持续监测AF/使用ILR持续监测AF/监测的课题

3 术后AT的诊断及心电图处理 高桥良英 289
术后AT的分类/术后AT的发生机制/术后AT的好发部位/P波形态与AT的起源及发生机制/使用三维导航系统进行标测/拖带标测/消融/预防心房颤动消融术后的复发

4 预防复发的方法（激素等） 成濑代士久，青沼和隆 295
预防心房颤动消融术后的复发/术后使用激素/对于合并阻塞性睡眠呼吸暂停（OSA）患者的持续性正压通气（CPAP）治疗

5 联合（Hybrid）治疗 有本贵范，寻田 浩 300
导管消融及抗心律失常药物的现状/导管消融术后的抗心律失常药物/导管消融术后的上游治疗/新的抗心律失常药物/对联合治疗的期待

VII 心房颤动导管消融的效果

1 与药物治疗的比较及长期效果 关口幸夫 308
导管治疗与药物治疗/与抗心律失常药物的比较/消融治疗的长期效果/对生存预后的影响

2 患者的生活质量（QOL）与费效比 深水诚二 314
心房颤动消融与QOL/AF对QOL的不良影响/AF患者QOL的评价方法/AF进行导管消融的QOL改善效果/AF治疗与费效比/AF进行药物治疗的费用成本/AF进行导管消融的费用成本/与QOL和费效比相关的今后的课题

3 从大规模临床研究看心房颤动消融的术式及效果 奥山裕司，增田正晴 320
PVI进行附加消融的有效性/治疗成功的定义/线性消融/复杂碎裂心房电位（CFAE）消融/自主神经节GP消融/心房颤动的机制——触发与维持/今后的课题

4 心房颤动导管消融的局限性 野上昭彦 326
长期治疗效果的局限性/持续性AF消融效果的局限性/初次消融的局限性/终止抗凝治疗的局限性/理想消融方法的局限性/并发症/今后的展望

Ⅷ 最新进展

1-① 新器械

加热球囊（Hot Balloon）——射频加热球囊进行心房颤动消融的实际应用

曾原　宽，山口善央，武田　宽，佐竹修太郎 334

肺静脉电隔离术的方法/射频加热球囊导管的特征/常规消融导管与加热球囊导管的温度分布差异/前庭部消融与基于球囊的单环隔离/常规射频导管消融与射频球囊导管消融有何区别/并发症处理/今后的展望

1-② 新器械

冷冻球囊 **冲重　薰** 341

冷冻球囊治疗的历史/冷冻球囊导管的结构/冷冻消融控制台/冷冻消融进行肺静脉隔离的实际操作/冷冻球囊的临床效果/并发症/今后的展望

1-③ 新器械

心房颤动消融中的导管接触压力 **横山胜章** 346

射频消融中接触压力的意义/带有接触压力感知器的导管/今后的展望

1-④ 新器械

灌注导管 **吉贺康裕** 351

灌注导管的机制/灌注导管的研发/使用灌注导管进行心房颤动消融/灌注导管的优点及缺点/在日本可以使用的灌注导管/使用灌注导管的注意事项

1-⑤ 新器械

远程消融 **江岛浩一郎** 356

磁导航系统/机器人导航系统/今后的展望

1-⑥ 新方法：经皮心外膜入路

经皮心外膜消融心房颤动 **副岛京子** 361

经皮心外膜消融/杂交式消融/今后的展望

2-① 心房颤动消融的周边问题

与消融效果相关的因素 **德田道史** 366

循证级别较高的复发预测因素/其他的重要影响因素/今后的展望

2-② 心房颤动消融的周边问题

心功能不全病例的消融 **大塚崇之** 370

心功能不全病例进行心房颤动消融的分类/心功能不全病例进行房室结消融＋起搏器植入术/心功能不全病例进行心房颤动消融/综合性心脏治疗

I

心房颤动导管消融的基础知识

1 心房颤动导管消融总论

家坂义人　土浦协同医院 循环器中心内科

1 随着 PVI 发展而来的 AFCA 联合各种基质改良方法，已经广泛用于治疗包括长期持续性 AF，达到长期维持窦性心律。

2 以左心房 -PV 间传导阻滞为终点的扩大 PVI 隔离方法，对于 PAF 和持续性 AF 都是必须进行的基本术式。

心房颤动导管消融的诞生

导管消融（catheter ablation，CA）治疗策略的发展过程通常以外科手术治疗心律失常的经验为基础，心房颤动（atrial fibrillation，AF）也是如此，仿效 1987 年 Cox 等进行的基于大折返性假说的 Maze 手术，1994 年 Swartz 等进行了完全重现 Maze 手术的导管 Maze 消融术，Jaïs 等也进行了简化的双心房线性导管消融术。这些以左心房（left atrium，LA）为治疗目标的导管消融与下述的阵发性心房颤动（paroxysmal AF，PAF）的肺静脉起源学说的发现相关。

1998 年，Haïssaguerre 等提出新的见解，认为大多数 PAF 是由肺静脉起源的反复异位兴奋触发所引起。2000 年开创了 PAF 根治性疗法的肺静脉隔离 CA 法（PV isolation，PVI）。对于 PV 起源触发的 PAF 隔离触发灶可明确抑制 PAF，隔离的终点也非常确切，因此 PVI 方法迅速普及，成为心房颤动导管消融治疗发展繁荣的开端。

PAF 的 CA 策略——PVI 方法的确立

Haïssaguerre 等基于 PV 起源学说在 2000 年开创了 PVI 方法。由于效果和操作终点明确，PVI 得以迅速普及，但是在 PV 开口处消融会导致相应部位狭窄和闭塞。此外，静脉波假说认为 PV-LA 交界处激动传导的不均一性与心房颤动的发生和持续相关，因此 circumferential PVI 和 extensive encircling PVI 等进行解剖学上扩大范围的 PVI 成为主流术式。

目前对于 PAF 病例进行 PV 扩大隔离是必须进行的 CA 策略，同时根据不同适应证附加进行上腔静脉隔离和导管消融非 PV 起源触发灶。进行最后一次 CA 后，包括服用抗心律失常药物的病例在内，90% 左右的患者可以长期维持窦性心律。很多医疗中心为降低复发率，在隔离结束后立即予腺苷负荷诱发 PV 隐匿性传导，试图减少 PV 传导恢复率，但是效果还有一定局限性。

Dr's Point

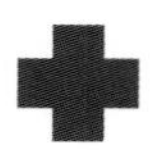

扩大 PVI 术由于隔离 PV-LA 交界周围广泛组织，除了有隔离 AF 触发灶效果，还有对 AF 起始和 AF 维持基质的改良和隔离效果。笔者发现，PVI 中 AF 终止组的 AF 复发率显著降低。

综上所述，以左心房 -PV 间传导阻滞为终点的扩大 PVI 术兼有对 AF 发生和维持基质的改良或隔离作用，因此不仅是 PAF，对于持续性 AF 也是必须进行的基本术式。

持续性心房颤动进行基质改良方法的开展

PVI 方法的开展

PVI 方法的开展带来了从 AF 发生的触发灶和基质两方面干预 AF 的契机。2004 年，Nademanee 等提出不进行 PVI 隔离 AF 触发灶，而以复杂碎裂心房电位（CFAE）为消融目标的单独 AF 基质 CA 策略。

■单独 AF 基质 CA 策略

Nademanee 等将满足以下 3 个条件之一定义为 CFAE 电位：①碎裂电位（fractionation）；②连续性电位（continuous activity）；③快速高频电位（short cycle length ≤ 120ms）。这一策略基于这些电位代表 AF 激动折返环上的缓慢传导和转子的假说，以所有的 CFAE 电位为消融目标进行 CA 消融。

虽然 Nademanee 等良好的治疗效果缺乏重复性，但是 2005 年 Bordeaux 团队在长期持续性心房颤动（long-standing AF，chronic AF，CAF）进行 AF 基质 CA 策略中加入此方法，以此为契机，本方法作为 AF 基质改良术最有效的策略得以广泛普及。

长期持续性（慢性）AF（CAF）进行基质改良方法的开展

2005 年 Haïssaguerre 等报道的“长期持续性 AF 递进式消融”将 Nademanee 等开创的 CEAE CA 方法加入到 CAF 的逐步 CA 方法中，得到了广泛认可。Haïssaguerre 等最初研究进行二尖瓣峡部线和心房顶部线消融作为基质改良方法的意义，由于很难达到消融线的完全阻滞，效果也不十分显著，因此将 Nademanee 方法作为主要的基质改良方法加入到递进式消融的第二阶段。

什么是基质改良方法

基质改良方法以 AF 周长的延长和稳定作为达到去除 AF 负荷和 AF 基质改良的指标，以心房颤动终止为消融终点，依次进行 PVI、CEAF 电位指导下的心房消除碎化和解剖学线状 CA。

Haïssaguerre 等的报道显示在平均为 17 个月的长期持续性心房颤动病例中，有 87% 的心房颤动终止，心房颤动终止病例中的 95% 在未使用药物的情况下随访 11 个月无复发，是有效性较高的 CA 策略。因此，加入到 CFAE 区域进行 CA 基质改良的递进式消融术之后应用最为广泛。

Bordeaux 中心假设 CAF 中多数的 micro–reentrant source（转子）引起心房颤动的持续和维持，CFAE 电位（尤其是连续性电位）就是转子的标志，主张消融所有的相应部位终止和根治 CAF。

关于 CFAE 发生机制的新观点

关于在持续性心房颤动中 CFAE 的成因、心房颤动激动折返环上的缓慢传导以及旋转点的观点只是一种假说，在此之后又提出很多假说。激动折返的转子与周围组织间的纤颤样传导、自律神经节的超常兴奋、重叠的心肌纤维束间的各向异性传导等多种假说都可能是心房颤动发生和维持的机制。

关于 CFAE 电位

文献报道的观点如下：

①在某些部位有高频率出现的倾向。

②缺乏时间和空间上的稳定性，短时间内会发生变化。

③强烈依赖激动传导样式。

④器质性异常不是必需的发生条件。

根据 CFAE 部位的单项动作电位（MAP）标测数据，大部分的 CFAE 电位混杂有远场电位，因此当初假设的 CFAE 电位作为显示局部转子的特异性标志的意义受到质疑。

与 CAF 发生机制相关的争议

转子假说与微折返假说

持续性心房颤动维持的机制包括最近备受关注的转子假说以及在 Cox Maze 手术开始时所主张的大折返假说。

支持前者为 Jalife 等在动物模型上在转子部位记录到了典型的 CFAE 电位。另一方面，支持后者为 Allessie 等在 CAF 患者心脏手术时在心外膜的标测结果。

值得注意的是，此大折返假说与他们在动物模型中观察到的、在心房心肌纤维间质化基础上同时存在多个大折返环所引起的持续性心房颤动的数据相一致。

Check!!

对两种假说的评价

临床上 Maze 手术的高 AF 根治率支持大折返假说。最近 Narayan 等报道，使用篮状导管（Basket catheter）在心房颤动进行心房内 MAP 标测可以高效地确定转子所在，在局限范围的数个部位进行 CA 可以终止持续性 AF，但是目前还很难说有充分的数据作为依据。

心房颤动导管消融的现状与展望

随着 PVI 术式的开展而进行的 AFCA 联合各种基质改良方法，已经广泛应用于治疗长期持续性 AF，并可以长期维持药物无法达到的窦性心律。随着进一步阐明心房颤动持续的机制，期待会开发出低创伤性并且高有效性的 CA 方法，改善 AF 患者的脑梗死预防效果和生存预后效果。

2 心房颤动导管消融必需的解剖学知识

井川 修 日本医科大学多摩永山医院内科 · 循环内科

1 进行导管消融时，一边理解真正的心脏立体结构和周边结构，一边进行治疗非常重要。

2 需要注意正常结构中也会存在误区。

心律失常非药物治疗以及三维标测的进步日新月异，器械的不断更新使我们更容易掌解心脏结构的概况。

但是在有创性心律失常治疗，尤其是心房颤动消融治疗时，为了避免并发症，理解真正的心脏立体构造及其周围结构显得尤为重要。

本节中通过观察包含左右和上下方向解剖学信息的人体胸部冠状断面和包含前后和上下方向信息的胸部矢状断面，确认左右肺静脉与左心房的位置关系特征、左心房结构及其周边结构的特征。通过确认心脏局部解剖标本上的详细结构，建立心房颤动消融治疗所必需的心脏结构和周边结构的立体思维。

左、右肺静脉与左心房的位置关系

从人体胸部冠状断面观察左右肺静脉与左心房的位置关系

图 1 所示为人体胸部冠状断面。此标本为在人体胸部正中偏右进行矢状断面后再在正确的左心房水平进行冠状断面。标本的整体是正好切除左心房前壁的形态。左心房的右侧区域是在右上肺静脉（right superior pulmonary vein，RSPV）层面进行的冠状断面。图 1a 为从后向前观察断面，也就是从正后方观察左房前壁。图 1b 为从前向后观察断面，也就是从正前方观察左房后壁。在此标本上，在右上肺静脉断面左上肺静脉（left superior pulmonary vein，LSPV）提示左上肺静脉开口位于右上肺静脉的后方。

图 1c、1d 为将图 1b 放大后所观察到的左心房内腔。右侧在房间隔（interatrial septum，IAS）的上方为右上和右下肺静脉（right superior / inferior pulmonary vein，RS / RIPV）的开口。右侧 RS/RIPV 开口的位置关系相对于“上

图1

人体胸部冠状断面：在左心房层面进行胸部冠状切开所得断面

a：从后面观察左房前壁。

b：从正面观察左房后壁。a 中黑色箭头所示为左房前壁憩室，b 中黑箭头为卵圆窝。

c：从正面观察的胸部冠状断面形态。

d：c 的示意图。将心房间隔向下牵拉，左房前壁向上牵拉，便于观察全部左房内腔。左房后壁中央部分略突出于前方（c 的虚线），是由于脊柱对左房后壁的相对性压迫。

LA：左房；RA：右房；LV：左室；CSos：冠状静脉窦开口；GCV：心大静脉；AAo：升主动脉；LPA：左肺动脉；LL：左肺；RL：右肺；IVC：下腔静脉；LAA：左心耳；S：上部；I：下部；R：右；L：左；IAS：房间隔。

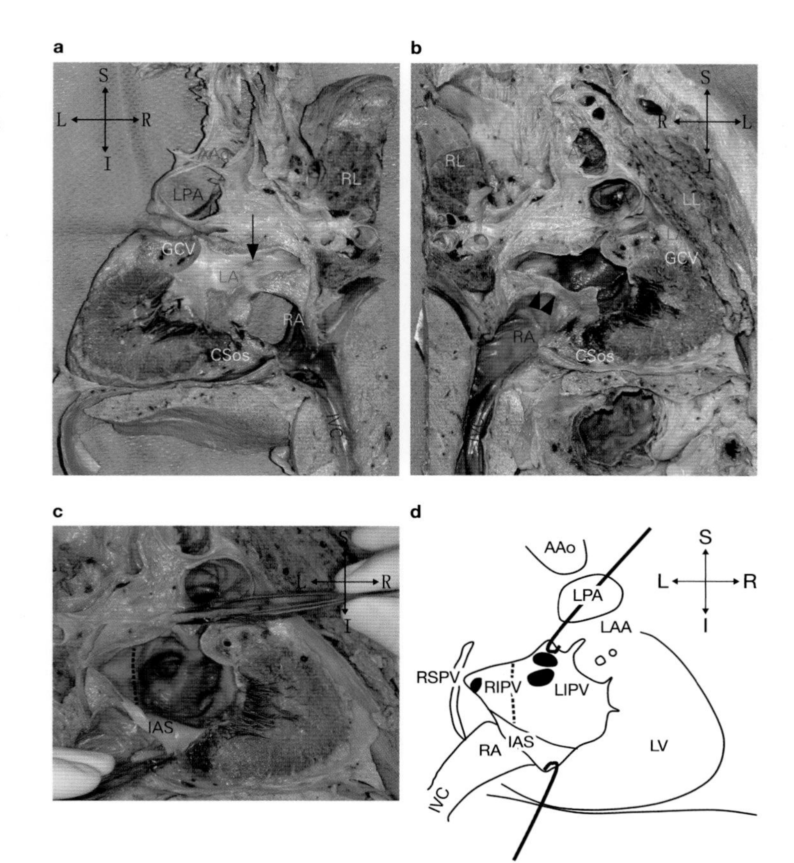

下”更确切应为“前后”关系，这是对右前、后肺静脉必须要认识到的。另外，虽然在这个断面里没有表现出来，RS/RIPV 分别走行于前上方和后下方。

另一方面，左侧的左上、下肺静脉开口的位置关系与右侧不同，与名字相同，确实呈上下关系，在模式图图 1d 上位于后面。上、下肺静脉的走行都是先朝向后方，然后分别走行于前上方和后下方。在后面的胸部矢状断面观察左房时，可以更加清晰地认识对于消融非常重要的上、下肺静脉的位置关系。

观察 LSPV 和 RSPV 开口在纵隔内的位置关系可见，上下方向 LSPV 开口高于RSPV 开口，前后方向 LSPV 开口位于 RSPV 后方。即 LSPV 开口位于左后上方，而 RSPV 开口位于偏右前下方。因此连接两侧上肺静脉的心房顶部（后述）是由左后偏上方斜向右前偏下方的结构，并不是从左向右水平走行。

从人体胸部矢状面观察左右肺静脉与左心房的位置关系

图 2 为人体胸部在正中略偏右侧（准确地说是沿着正中偏右约 1.0cm 的线）的矢状断面。这个断面包括了上、下腔静脉（SVC，IVC）和右房（RA）的胸部层面。图 2a 为胸部右半侧断面，即从左向右观察胸部，朝向左侧为前方（A），朝向右侧为后方（P）。图 2b 为胸部左半侧断面，即从右向左观察胸部，朝向右侧为前方，朝向左侧为后方。下面从图 2a ～ c 详细观察 LS/LIPV 与 RS/RIPV 的开口和走行的位置关系。

图 2a 可见左房位于右房的后上方。这个断面中的左房相当于前述的右侧区域。在 RS、RIPV 的开口附近呈前后方向切开有利于观察这个区域。左房的右侧部分的前方是右房，前上方是右肺动脉（RPA），后上方是纵隔，后方是胸腔及肺实质。

进行左房消融同时隔离 RS/RIPV 时，沿将图 2a 放大后的图 2c 中的红线进行消融。需要注意的是，大多数病例的 RSPV-RIPV 间存在比较厚的肌束。在此部位标测电位时，可以推测在肌束的结构处可以记录到较大的心房电位。

进行右侧肺静脉隔离时，消融线由 RSPV 向下拉至 RIPV 开口内侧下方，在二维透视正位图像上好像是沿着左房后壁上下进行线性消融，但是从图 2c 的立体位置关系上可见，消融线并不是完全沿着后壁，而是大部分位于心房顶部，一部分是沿着后壁，而且在线的前上方存在前述的右肺动脉，如前所述一部分后壁与胸膜腔和肺实质相近。

图 2c 中将探针从 RS 和 RIPV 开口处送入内腔，图中黄色虚线为 RSPV 走行，可见 RSPV 从右外侧包绕 SVC 向前方走行。二者虽然接近，但是中间存在心包腔，因此并不是一体化的结构。

另外，在 RSPV 和 SVC 之间有上下方向走行的右侧膈神经和右侧心包膈动、静脉，分别沿图 2c 中黑色虚线和图 2d 中红色箭头所示方向走行。从 SVC 观察在右前侧，从 RSPV 观察位于左前侧。从此立体结构还可以明确，在 SVC 内进行消融可能会损伤右侧膈神经和右侧心包膈动、静脉。另一方面，在同时隔离 RS/RIPV 时不进入 RSPV 内部，即只要在开口偏左房侧进行消融就会降低损伤的风险。

图2

胸部矢状断面

a，b：胸部矢状断面。在包括上腔静脉、右心房、下腔静脉的层面矢状切开胸部所得断面。

a（右半侧断面）：从左向右观察断面。8 个白色箭头所示区域为下腔静脉的走行区域。

RPA：右肺动脉；SVC：上腔静脉；IVC：下腔静脉；TC：界嵴；RA：右房；RMBr：右主支气管；RS/RIPV：右上/下肺静脉；AZV：奇静脉。

b（左半侧断面）：从右向左观察断面。

A：前；P：后。

c：胸部矢状断面（右半侧断面）。从左向右观察矢状断面。红线为进行同时隔离 RS/RIPV 时设计的消融线。黄色虚线为 RSPV 走行位于 SVC 右侧。黑色虚线为在 SVC 右侧呈上下（头尾）方向走行的右侧膈神经和心包膈动静脉。

d：右侧膈神经走行。心包与胸膜之间走行有膈神经（红色箭头）。PIC：胸腔；RL：右肺。

e：右下肺静脉左房开口处的断面组织图像。通常在肺静脉周围存在心肌袖（箭头），也有如图所示不是完全沿肺静脉呈环状存在心肌袖的病例。

f：左肺静脉共干的左房开口处组织断面。

LCPV：左肺静脉共干。

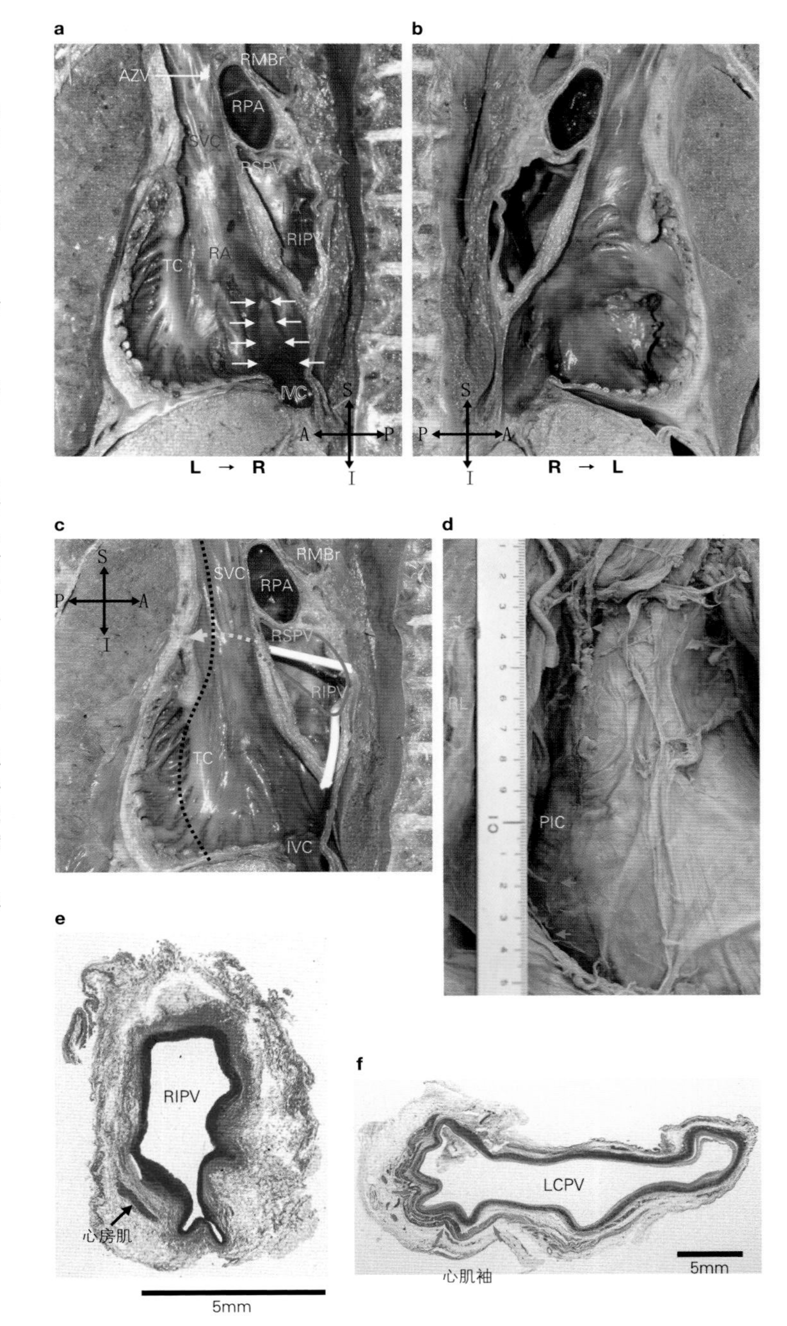

众所周知，肺静脉存在着包绕的心肌袖，心肌袖起源的异常电活动传入左心房引起心房颤动。肺静脉心肌袖在肺静脉开口处移行为左房心肌，有时在开口断面组织上并不是完全沿肺静脉呈环状存在心肌袖（图 2e、2f）。推测对于这样的病例进行肺静脉隔离时，并不需要完全环肺静脉消融。

左心房结构

指左心房的区域划分在表现进行消融的区域时，经常使用左房顶部、后壁或者前壁等名称。但是这些名称并没有严格的解剖学定义，可以说这些用语在临床上是完全凭借感觉进行定义的。

Check!!

以二尖瓣前庭为基准的左房结构

进行消融时以二尖瓣前庭为基准比较容易理解左房结构。二尖瓣前庭分为二尖瓣前叶区域和二尖瓣后叶区域。前者二尖瓣前叶区域的前庭以前叶中央为分界，分为：①前壁的底边。②左房右侧（房间隔）。后者二尖瓣后叶区域的前庭包括后壁和左房左侧的底边。两个区域并没有分界的结构，因此将后叶中央点作为基准点比较容易理解。换而言之：①左房前壁为以二尖瓣前联合至二尖瓣前叶中央为底边的区域。②左房右侧壁（房间隔）为以二尖瓣前叶中央至二尖瓣后联合为底边的区域。③左房后壁为从二尖瓣后联合至后叶中央。④左房左侧为以后叶中央至前联合为底边的区域。

左心房房顶

■左心房房顶部与右肺动脉的关系

图 3 所示左房长轴切面可见心房顶部呈椭圆形，无法判断左房顶部的边界。也就是说，此范围内没有明确的解剖学分界，左心房顶部实际上是临床用语。

如前所述，纵隔内 LSPV 开口在左后上方，RSPV 开口略位于右前下方。二者之间由左上方斜向右前下方的左房上部区域相当于临床上想象的“左房顶部”。如果从临床出发非要定义“左房顶部”的结构的话，可以认为前方的边界是粗的肌束（黑色实线箭头）的水平，后方的边界相当于心包反折处的水平（黑色虚线箭头）。

如模式图 4a、4b 所示，右肺动脉（RPA）在左房顶部的正上方从左前方至右后方呈水平走行。以左心房顶部线（LARL）描述左房顶部形态的话，可见左房顶部线与右肺动脉（下缘）相交叉。右肺动脉由左前方向右后方比较水平走行，与由左后方向右前略偏下走行的左房顶部线在 RSPV 附近交叉（图 3a）。

即使左心房扩大，由于纵隔内存在相对固定的右肺动脉，左房顶部的接触部位也就是二者的交叉点使得左房不能向上方扩大。交叉点的位置相对固定，是左房顶部线的最低点（图 4b 黑色箭头）。

消融前进行左房造影经常可以见到左房顶部线在略偏右侧呈 V 形弯曲（图 5 白色箭头），这就是右肺动脉与左房顶部的交叉点从上方相对固定左房顶部的表现。意识到这种特征性的左房顶部结构，就可以避免消融所导致的右肺动脉损伤。

图3

胸部矢状断面

a：右半侧断面。从左向右观察胸部矢状断面。

b：左半侧断面，从右向左观察胸部矢状断面。

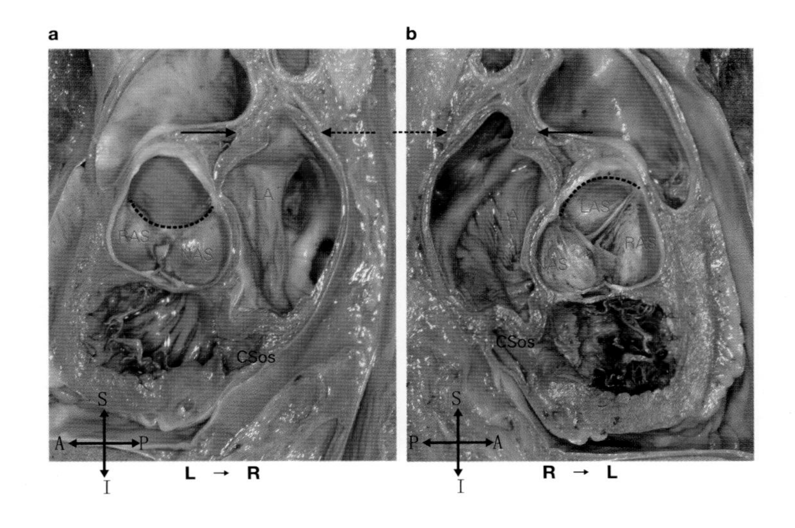

图4

左心房顶部线（LARL）与右肺动脉（RPA）的位置关系

a：从下方观察胸部横断面时的左心房顶部线－右肺动脉关系的模式图。

b：胸部额状面的左心房顶部线－右肺动脉关系的模式图。

右肺动脉决定了左心房顶部线的最低点（黑色箭头）。

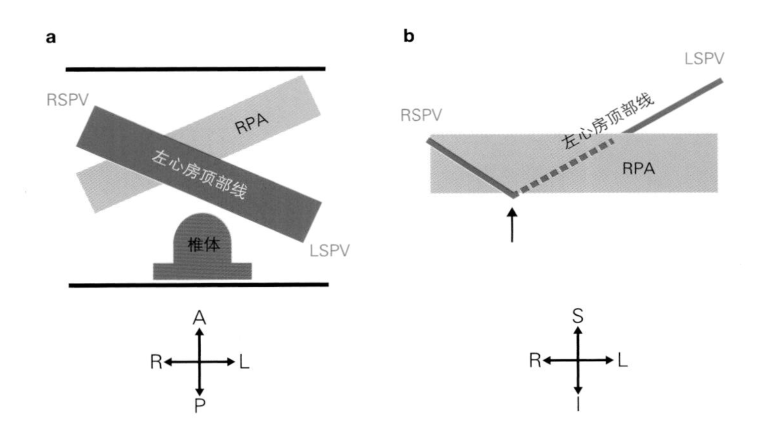

图5

左房造影检查

a：左前斜位45° 图像（LAO45° ）。

b：正位图像（AP）。

白色箭头分别代表左房顶部线的最低点。右肺动脉走行在这个点的正上方。

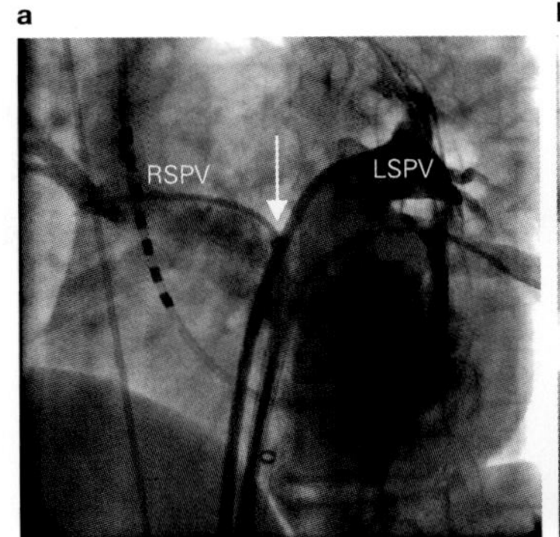

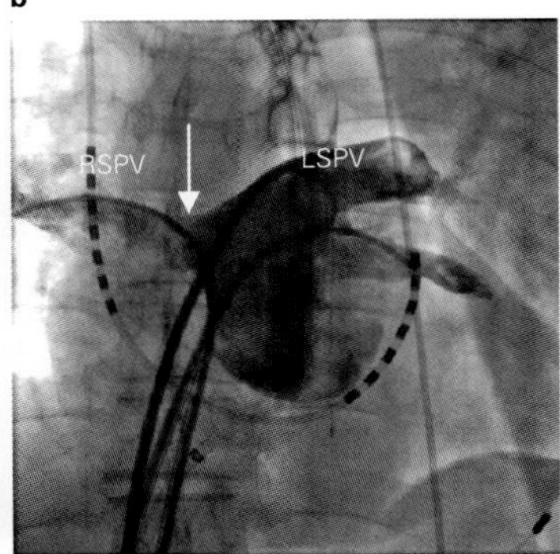

■左心房顶部消融

在交叉点附近进行左房顶部消融时，可能需要考虑到右肺动脉血流的冷却效果。而且根据笔者目前进行的解剖分析，最低点在透视上位于气管分叉下方约 1.5 个椎体。

由于上下约 1 个椎体宽度的水平的右肺动脉的上缘位于气管分叉部下方约半个椎体，因此可以理解“左房、右肺动脉交叉点在气管分叉下方约 1.5 个椎体”这个事实。在左房内操作导管时，可能会感觉到在此交叉点正下方突入内腔的左房壁的抵抗。

■左心房顶部静脉

同侧肺静脉隔离后多数情况下还要在左房顶部进行线性消融。进行左房顶部线性消融时，既要掌握其解剖学结构，还要认识到可能存在与左房顶部相连的静脉（图 6a）。这个静脉结构没有正式的解剖学名称，笔者提倡称之为左房顶部静脉（LARV）。

此静脉可以开口在左房顶部的任意位置，开口位置常见的顺序为右侧 > 中央 > 左侧。有时也表现为盲端。沿此静脉回流入左房的血流的起源也不固定。解剖病例显示有的为肺起源，有的为纵隔起源。笔者研究显示开口直径最小为 1.5mm，大者为 5mm，平均在 3.3mm 左右。因此并不是很小的静脉结构，其发生率在解剖病例中占 10% 左右。

Check!!

左房顶部静脉的左房开口位置

需要注意的是，此静脉的左房开口位于心包反折处。换而言之，静脉开口附近的下半部分如图 6b 所示，被心包反折处的壁层心包覆盖，而上半部分没有心包覆盖。因此，导管操作损伤左房顶部静脉开口的上半部分，或者开口以内部位时会引起纵隔出血。另一方面，损伤开口的下半部分时会引起心包腔（心包斜窦：POS）出血，严重时导致心包填塞。

根据笔者的组织学研究，此静脉与肺静脉不同在其周围没有心肌袖，因此不会导致心律失常。虽然是静脉结构，但是术前三维 CT 检查经常显示为憩室样结构，有时会被评价为“左房顶部憩室”。为了避免左房内导管操作引起的并发症，一定要注意存在这种特殊的解剖结构的可能性。

左心房后壁

毫无疑问，左房后壁范围是与心房颤动消融相关非常重要的区域。左房后壁接受：①冠状动脉心房支的血流。②左房内腔直接至后壁的血流。③支气管动脉血流的营养。心房后壁后方沿心包斜窦有食道和主动脉，后壁的厚度相对固定，一般在 3mm 以内。心房颤动消融时在心房后壁进行上下或者左右方向线性消融，也可以异常电位为指标进行逐点消融。

图6

左房顶部静脉

a：三维 CT 显示的左房顶部静脉（虚线以内）。从背侧观察心脏可见开口于左房顶部右侧的静脉。

b①：从背部观察的左房顶部静脉的形态。在心包反折处开口于左房。

b②：b①的虚线。在经过左房顶部静脉中央层面切开标本，从黑色粗箭头方向观察的组织图像。

LSPV：左上肺静脉；RSPV：右上肺静脉；LAA：左心耳；PR：心包反折处；LA：左房；MV：二尖瓣；LARV：左房顶部静脉；POS：心包斜窦；AAO：升主动脉；AOV：主动脉瓣。

a

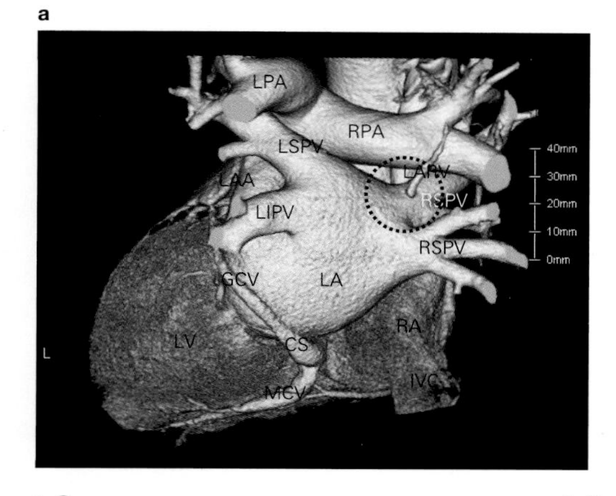

b①

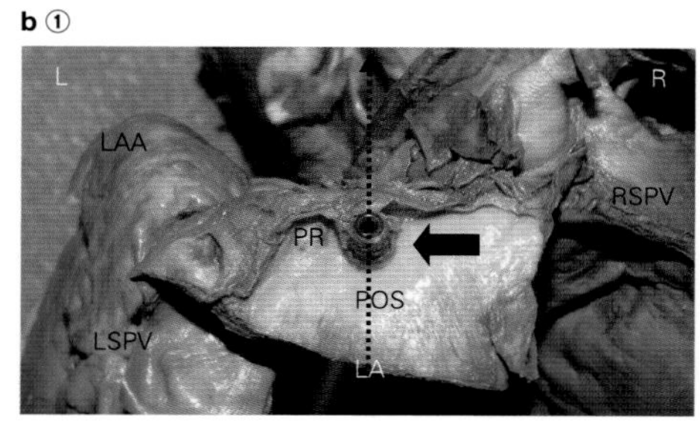

b②

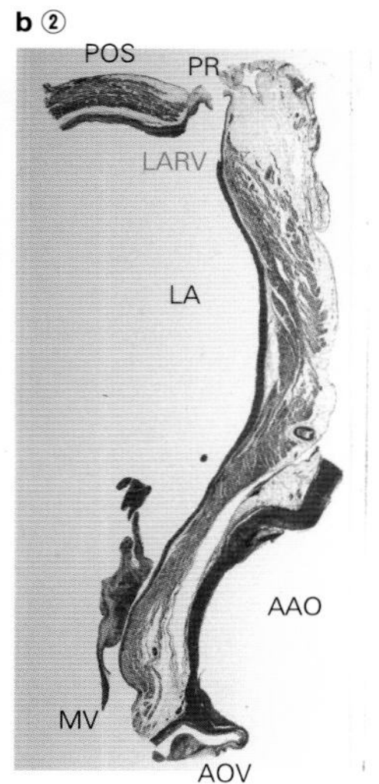

■解剖学上必须注意的事项

后壁区域在解剖学上必须注意的是，经常会有病例在后壁中央的上下方向存在高低差异，这是由于位于背部的脊柱对左房后壁的压迫（图 1c、1d：图中的黑色虚线）。可以说是左房扩大导致的左房与脊柱之间必然产生的相对性位置关系变化引起的压迫样改变，这就提示左房中央的高低差异对于导管操作可能有影响。

连接 LI、RIPV 开口下缘的线下方至二尖瓣前庭的区域是随着心房颤动的慢性化而扩大的区域。尤其从笔者的组织学研究可知，随着心房颤动的慢性化，从 LIPV 的下方开始出现扩大和壁的菲薄化，并波及 RIPV 方向（图 7）。

另外很少见的是有解剖病例报道，在左房后壁也有前述的左房顶部静脉开口样结构。

图 7

永久性心房颤动的左房后壁的形态（a、b 为相同部位的组织图像）

a：从标本的背部进行光照，可见 LIPV 下方透光的菲薄化区域。

b：沿着 a 的白色虚线切开后壁所得断面的组织学图像。可见与心肌损伤导致壁的菲薄化相对应的组织（透明区域）。

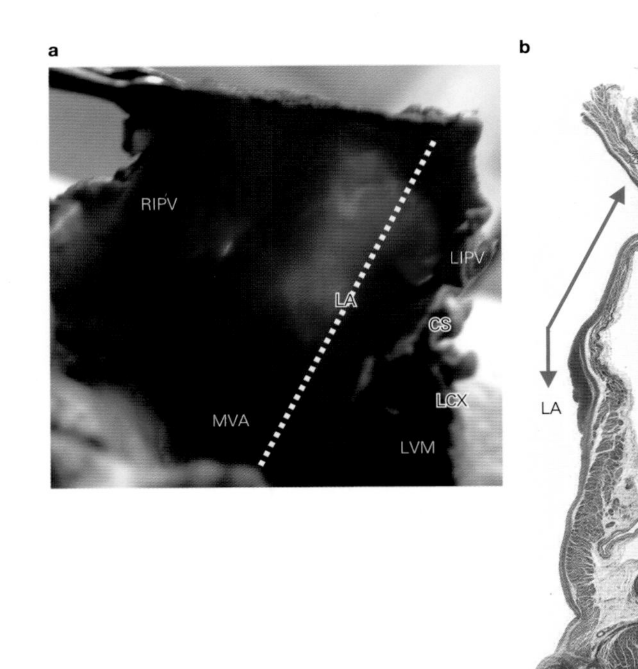

图 8

左房前壁的透明区域（TA）与横行心肌束（TMB）

a：从后壁切开左房左右展开后，从左房前壁前方进行光照时的心内膜侧前壁的形态。前壁可见壁很薄的卵圆形区域(TA)。

b：沿着红线切开左房所得断面的组织学图像。可见非常粗的肌束（TMB）与壁很薄的区域(TA)。需要注意的是壁的厚度是突然变化的。

LAR：左房顶部；SNA：窦房结动脉；OF：卵圆窝。

【注意】OF 是右房侧的结构，不存在于左房。a 中的心房间隔是指与右房 OF 相对应的部位。

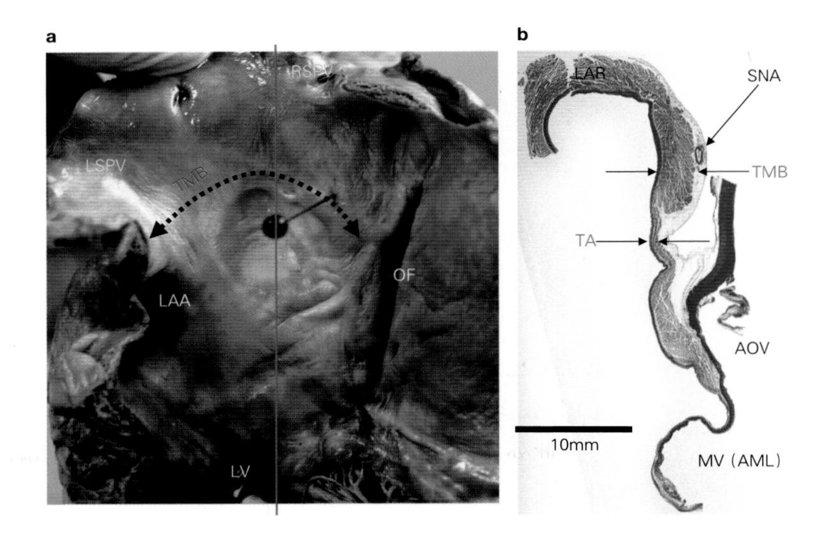

图 9

左房前壁憩室

a：左房前壁的形态：前壁略偏右侧上方可见凹陷（箭头）。
b：凹陷内通常有心房壁结构，可见肉柱样结构（箭头），因此考虑为憩室。
D：左房憩室；AML：二尖瓣前叶。

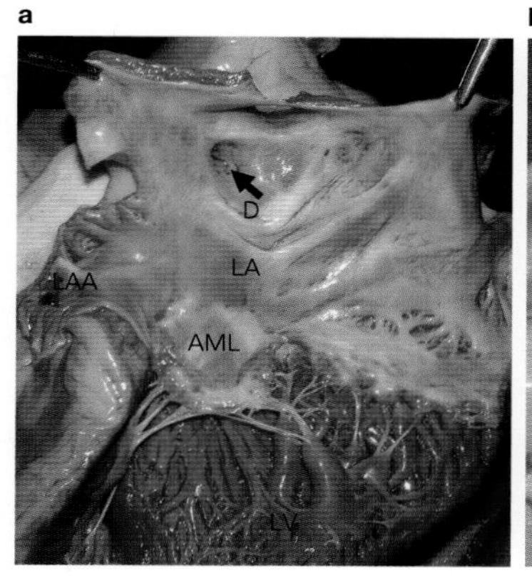

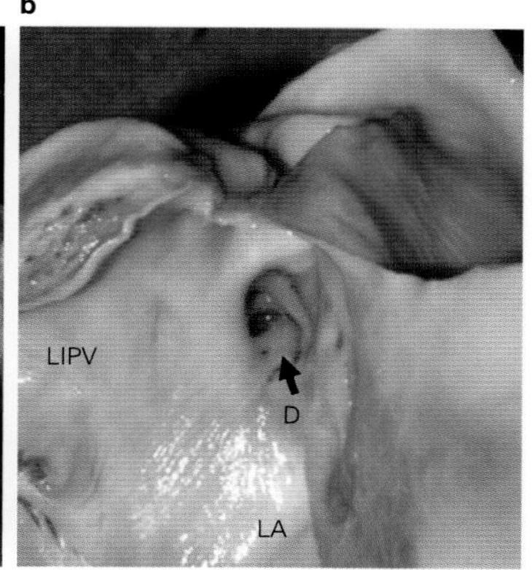

左心房前壁

如前所述，左房前壁可以简单定义为“从二尖瓣前联合至二尖瓣前叶附着部中央点的二尖瓣前庭作为底边的正上方的区域”。即以前述范围的二尖瓣前庭作为左房前壁的底边，左缘为二尖瓣前联合的点与前述左侧界嵴的左心耳基底部的点的连线，右缘为二尖瓣前叶附着部中央点与半透明束和房间隔的交点的连线。上缘为左心耳基底部的点与半透明束和房间隔交点的连线。这些线所包围的矩形区域定义为左房前壁。

左房前壁右侧与房间隔相邻部位作为正常结构的一部分，存在着与房间隔卵圆窝相同大小程度壁很薄的圆形特殊区域（图 8a）。笔者提倡将此区域称为“透明区域”。

在此特殊区域的正上方有前述的粗肌束由左向右走行。同时这个粗肌束与前述的左侧界嵴相连续，形成一条完整的心肌走行。这条粗肌束也没有解剖学上的固定名称，笔者提倡称之为“横行肌束”。

此外，在此部位的上方有时会有壁很薄的小凹陷“左房前壁憩室”（图 1a 黑色箭头，图 9a、9b 黑色箭头），存在多个憩室的情况也不少见。因此在进行左房前壁消融时，需要预先正确认识这些结构的存在和特征。

房间隔

图 1b 朝向的左侧即标本的右侧可见由下向上与右房相连续的下腔静脉（IVC），在其走行斜前方可见房间隔（IAS）和左心房。箭头指示为房间隔处壁很薄的卵圆窝（OF）。可以想象由下腔静脉至右房、卵圆窝延续到左心房的圆滑流线，这是由于卵圆孔在胎生期开放，存在着 IVC → RA → OF → LA 的胎儿循环。

从发生学看第 1 房间隔和第 2 房间隔的成分融合形成房间隔的结构。出生后随着肺循环的开始，第 1 房间隔和第 2 房间隔融合使担任胎儿循环的卵圆孔闭锁。第 2 房间隔在右房侧形成卵圆窝缘（limbus）。

有时候卵圆孔会开放，这并不是组织缺损，而是第 1 房间隔和第 2 房间隔间的融合不完全所导致的开放。此时在右房侧经过第 1 房间隔和第 2 房间隔之间，即通过卵圆窝缘可以很容易到达左房（前壁）（卵圆孔未闭）。

真正的房间隔是卵圆窝周围非常局限的区域。在房间隔的上方心房肌朝向房间隔中央伸展，而在房间隔的下方（主动脉侧）可见左房和右房共有的房间隔心肌，这种解剖学所见提示此部位可能存在双侧心房间传导。

从右房侧观察房间隔可见中央有清晰的壁很薄的凹陷，即如前所述的卵圆窝。但是从左房侧观察，房间隔只是没有凹凸的平面，也没有凹陷（图 8a）。卵圆窝的大小和厚度存在个体差异，含有的心肌量也不相同。

左侧界嵴

观察左房左侧内腔可见在 LS/LIPV 与左心耳之间由左前上方向右后下方走行的隆起。在发生学上此隆起的前方区域为原始心房由来心房，后方区域为肺总静脉由来的左房组织。

在胸部矢状断面（图 3b）可以观察到左房内的左侧区域，左心耳位于 LS/LIPV 开口前方。并且在 LS/LIPV 开口与左心耳之间可见斜行走行的粗肌束，这个肌束多数称为左侧嵴，可以作为消融时的一个解剖标志。这个嵴状结构在发生学上对应于右房的界嵴（TC），笔者等提倡将此肌束称为“左侧界嵴”（LTC）。

此嵴状结构在 LS/LIPV 开口与左心耳间逐渐走行向前上方，在左心耳基底部与左房前壁向右侧走行的肌束相连续。此肌束继续在房间隔前方与 Bachmann 束相连续，并与右房结构中的界嵴和右心耳内肌束的矢状束相连续，可以想象两侧心房间的嵴互相连接形成一条完整的肌束。

观察图 3b 可以充分理解此嵴状结构与 LS/LIPV 开口和左心耳间的前后关系和走行以及移行至前壁的形态。必须注意的是，这个嵴状结构存在个体差异，既有从 LSPV 至二尖瓣前庭部存在明确的嵴状结构的病例，也有只能在 LS/LIPV 开口之间确认存在有嵴的病例。

嵴的发达程度存在个体差异，在少见的病例中，过度发达的嵴将左房内腔分为两个部分，与右房联合形成 3 个心房内腔，是三房心的一种类型。

图 10

从左上方观察的左心耳的形态

可见心耳的分叶，最前面的分叶最大（黑色箭头）

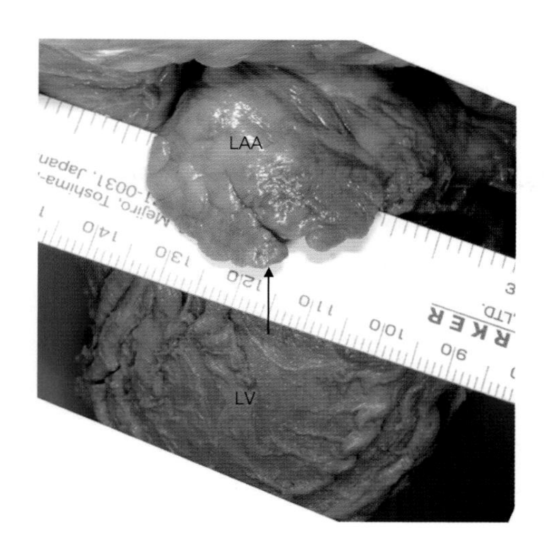

左心耳

■左心耳的结构

左心耳分成 2～3 叶，尤其是第 1 分叶比较大，有时形成细长的腔，而右心耳并没有显著的分叶（图 10）。

左心耳与右心耳一样存在起源于原始心房组织的梳状肌，但是没有右心耳那么发达。与右心耳一样，相邻梳状肌之间的壁非常薄，在左心耳附近或者是心耳内部操作导管时需要特别加以注意。右心耳分为朝向主动脉侧的前间隔游离壁面和朝向右肺侧的外侧游离壁面两个面。

另一方面，左心耳包括朝向左肺动脉侧的上面和朝向左室流出道的下面。如图 3b 所示左心耳开口与 LS/LIPV 开口相邻，如前所述在中间存在 LTC，在此处记录的电位可见高大的左心耳电位和肺静脉电位。LTC 在解剖结构上是包括左心耳基底部在内的原始心房由来组织的一部分。

■左侧肺静脉隔离

在 LTC 附近消融进行左侧肺静脉隔离时，不要在心肌比较厚的左心耳侧消融，而是在心肌不太厚的肺静脉侧进行消融在理论上是正确的。

■左心耳容积增加

已知心房颤动会伴随进行性的结构重构，与此相应左心耳容积也会增加。此时左心耳心肌会整体出现变性，但是散在的纤维化多数位于左心耳内或者左心耳开口处，对应于在左心耳内或者左心耳开口处记录到的异常电位。

左心耳开口处经常会起源房性心动过速，也是容易发生异常激动的部位。

二尖瓣环 – 左下肺静脉间峡部的结构

成功隔离双侧肺静脉后，经常会发生围绕二尖瓣环激动的大折返性房性心动过速。此时可以尝试在二尖瓣环 – 左下肺静脉间峡部进行线性消融，但是很难达到完全性传导阻滞的情况也不少见。二尖瓣峡部的解剖学特征包括：如前所述有很厚的心肌束左侧界嵴走行于中央；在发生学上左侧界嵴的后方为肺总静脉由来组织，前方为原始心房由来组织，但是在前方的二尖瓣环峡部的二尖瓣环侧存在有凸凹不平的梳状肌；而且在二尖瓣前庭心外膜侧走行有心大静脉（GCV），静脉血流可能会引起冷却效应等。

此外，还可能存在连接心大静脉和左房间激动传导的心肌连接。近年来为了克服在二尖瓣环后侧消融的困难，尝试从左房顶部至二尖瓣前庭进行前壁消融，但是要注意消融线在解剖学上会横向经过窦房结动脉。

冠状静脉窦与 Marshall 静脉 / 韧带

虽然在此断面上无法观察到，Marshall 静脉（VOM）在 LTC 的心外膜侧走行于心外膜下脂肪组织内。Marshall 静脉从冠状静脉窦（CS）向左房方向发出，在左下肺静脉附近形成韧带（LOM），附着于肺动脉干（图 11a）。

大多数病例在心外膜侧左心耳 – 左下、上肺静脉之间的沟内走行有左冠状动脉回旋支的心房支（窦房结动脉），此动脉在左房前壁心肌束的心外膜侧脂肪组织内由左向右走行，最后到达窦房结。这些都是在头脑中要经常想象和注意的结构。

冠状静脉窦包绕有心肌袖，在不同的位置与左房心肌间存在连接。由于这是由右房心肌移行而来的心肌组织，因此参与两侧心房间的激动传导。肌袖由冠状静脉窦延伸至 Marshall 静脉 / 韧带，在此部位也与左房心肌间存在连接（图 11b）。

右心房、上腔静脉及下腔静脉结构

从胸部矢状断面观察右心房与上腔静脉交界处结构的特征

图 2a 在胸部矢状断面的右半侧断面上可见从前上方至下侧方呈上下走行的粗肌束的界嵴（CT），以及由此起始向右前下方走行的很多的梳状肌。

界嵴是胎生期窦房口的残存组织，是区分存在梳状肌的原始心房由来的组织与表面光滑的静脉窦由来的组织的结构。随着心肌束下行，嵴的高度逐渐下降并且逐渐变宽，像图 2c 一样呈扫帚样散开。肉眼上无法判断上腔静脉 – 右心房的交界，但是在组织学上可以确认右房肌束终止的部位，也可以确认右心房肌束伸展至上腔静脉。肌束的伸展范围可以高达奇静脉水平（图 2a 白色箭头），其伸展形态并不是环绕上腔静脉周围整体，而是沿上腔静脉长轴方向向上以一定宽度呈线状伸展。还有的心肌呈螺旋状包绕上腔静脉。

图 11

Marshall 静脉

a：Marshall 静脉 / 韧带：将标本的壁层心包由下向上牵拉后观察心脏。Marshall 在 LS/LIPV 与左心耳之间走行于心外膜侧脂肪组织内，在 LIPV 水平以上形成韧带，最终附着于肺动脉干（黑色箭头）。

b：心大静脉与 Marshall 静脉周围的组织学图像：可见包绕静脉的心肌，还可见到心肌与左房之间的连接。

AAo：升主动脉；PT：肺动脉干；LAA：左心耳；LV：左室；RVOT：右室流出道；LAD：左冠状动脉前降支；GCV：心大静脉；CS：冠状静脉窦；VOM：Marshall 静脉；LOM：Marshall 韧带。

a

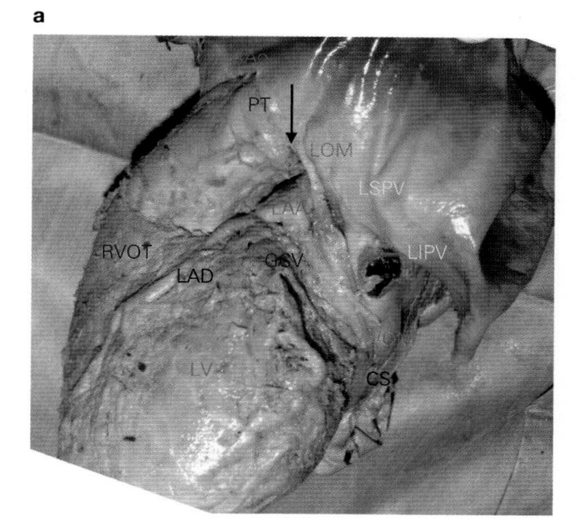

b

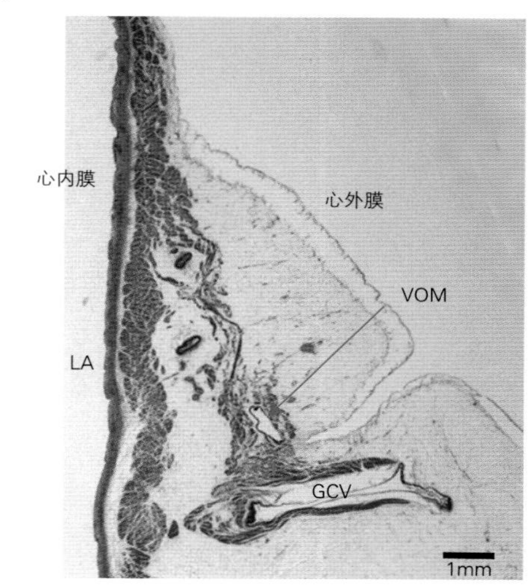

由此起源的异常激动是心房颤动的原因之一，很多情况下需要消融进行上腔静脉电隔离。

从胸部矢状断面观察右心房与下腔静脉交界处结构的特征

另一方面，右心房 – 下腔静脉间的边界（下腔静脉右房开口处）非常明确。下腔静脉并不是与右心房的正下方连续，而是在右斜后方，即后侧壁处相连续。因此右心房 – 下腔静脉间交界的横断面并不是完整的圆形，而是呈突向右房后侧壁的不规则三角形。图 2a 中 8 个白箭头所示的三角形的凹陷区域就是下腔静脉。此部位在造影上显示为右心房壁的一部分，但是在组织学上属于下腔静脉壁。

此部位没有心肌也没有电激动，因此在文献报道中在解剖学上称为无心肌区，电生理学上称为电静止区，机械功能学上称为无收缩区，在进行电解剖标测时是重要的解剖学标志。此外，在冠状静脉窦开口存在从下腔静脉右房开口左前方的下腔静脉瓣延续而来的冠状静脉窦瓣。

除此之外，还有很多想要提示的重要解剖结构，本节重点概述了以左房 / 肺静脉为中心进行消融所必需的解剖学知识。如果这些基础知识有助于安全而且确实地进行消融治疗则甚感荣幸。

3 心房颤动的发生机制
——电生理学、基因及重构

古川哲史 东京医科齿科大学难治疾病研究所生物情报药理学部

1 不仅限于心房颤动，在分析心律失常的发生机制时还可以分别分析触发机制和维持机制。

2 心房颤动的触发机制是肺静脉内的异常激动，维持机制是以心房重构为基础的心房内无数的微折返（随机折返）。

心房颤动的触发机制——肺静脉心肌袖的异常激动

1998 年 Haïssaguerre 等确立了大多数心房颤动起源于肺静脉内的异常激动的概念，经导管进行肺静脉隔离术（PVI）逐渐成为标准的治疗方法。

心肌袖的形成

肺静脉的内膜和外膜之间有心肌细胞集落，由心房侧向肺侧呈袖状包绕肺静脉，称为心肌袖（myocardial sleeve）。以往对于心肌袖的发生是“心房肌混入肺静脉”这种模糊的解释，2007 年 Mommersteeg 等使用鼠的模型进行了详细的阐述。

肺静脉心肌在发生阶段比其他的心肌出现较晚。心房和心室发育后，肺静脉自身仍未完全发育，以肺静脉原器形式略突出于左房后壁，在其周围存在间叶系细胞。间叶系细胞是“未分化的中胚叶细胞”，在适当的刺激下可以分化为中胚叶由来的骨及软骨细胞、脂肪细胞、血液细胞、纤维芽细胞、血管平滑肌细胞、内皮细胞、肌细胞和心肌细胞等。

肺静脉原器周围的大多数间叶系细胞分化为血管平滑肌和血管内皮细胞形成肺静脉。但是一部分分化为心肌细胞，形成肺静脉内的心肌袖。

肺静脉心肌的电生理

由于形成心肌袖的细胞与心房肌的起源不同，电生理学特性也不相同，因此会形成异常激动的基质。

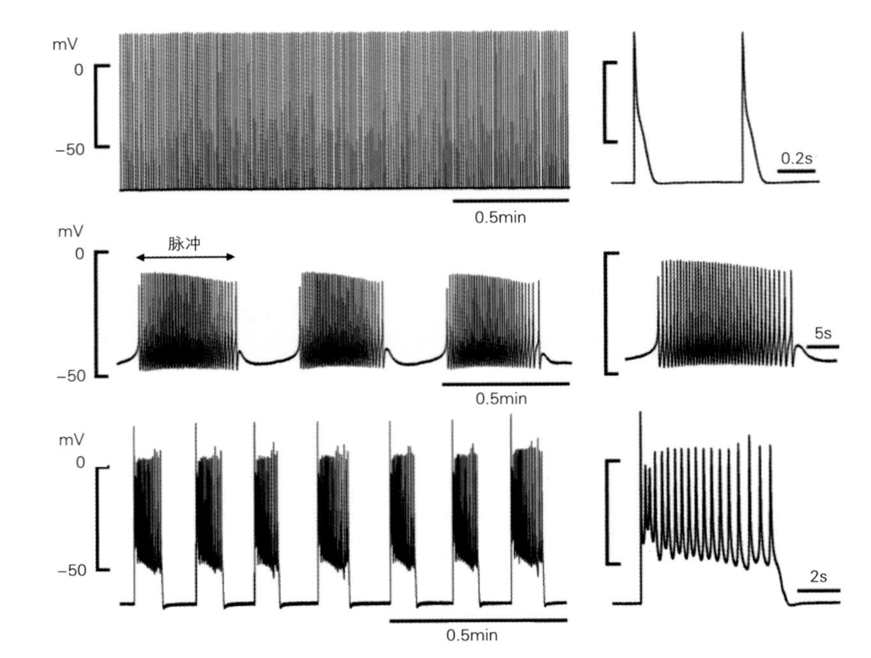

图 1 肺静脉心肌细胞的各种异常自律性

通过微小电极法记录鼠肺静脉内心肌细胞的电活动。包括静息膜电位较深显示规律自律性的类型（a）、静息膜电位较浅显示脉冲样激动的类型（b），和静息膜电位较深显示脉冲样激动的类型（c）等。

通过微小电极法记录鼠的肺静脉心肌的细胞内电位，显示肺静脉心肌具有多种不同类型的自律性（图 1）。一部分细胞的静息膜电位较浅（−50mV 以下），反复出现心房肌所不具有的间歇性脉冲样的异常兴奋（图 1b）。细胞内 Ca 浓度的振荡与肺静脉心肌的自律性相关。

心房肌内 Ryoadine 受体介导肌浆网释放 Ca，而肺静脉心肌的 Ca 浓度振荡与 IP3 受体介导的肌浆网释放 Ca 有关。Ca 浓度振荡激活细胞膜的 Na/Ca 交换体（NCX）的正向转运（名词解释 1），产生细胞膜的除极和自律性。

心房颤动的维持机制——重构

电重构

与心房颤动维持相关的重构包括电重构和结构重构。电重构与阵发性心房颤动等心房颤动的比较早期阶段相关，结构重构与持续性、慢性心房颤动等比

Check!!

什么是电重构

电重构是指心房肌的离子通道表达数量和特性发生改变，使得心房颤动容易发生的状态。心房颤动一旦发生就会更容易发生心房颤动称为“AF 引起 AF”，考虑其原因也是由于发生了电重构。

较晚期阶段相关。

在动物模型以快速刺激研究离子通道的表达和功能变化，电重构大体可分为以下 3 类（图 2）：

①动作电位持续时间，即不应期的不均一性。

②传导异常。

③ Ca^{2+} 调控异常。

作为电重构基础的离子通道变化随实验条件和动物类型而不相同。一致性的变化如下：①的发生基础是电压依赖性 Ca 通道的减少，内向整流性 K 通道的增加，及乙酰胆碱激活 K 通道在无乙酰胆碱刺激状态下的恒定活化。②的发生基础是电压依赖性 Na 通道的减少与缝隙连接蛋白由闰盘移动至细胞侧面的侧面化（lateralization）。③的发生基础是最近引人注目的 Ca/Ca 调蛋白依赖的蛋白激酶Ⅱ（CaMK Ⅱ）引起的 Ryanodine 受体的磷酸化与相应的 Ca 的自发性释放（calcium spike）等（图 2）。一般认为这些电重构是为了使心房适应在连续刺激时在较少的能量代谢下产生连续激动，但是这样会更加容易发生心房颤动。

结构重构

慢性心房颤动的心房组织中有巨噬细胞、淋巴细胞等炎性细胞浸润及纤维化进展，这些组织学变化称为结构重构。

血管紧张素Ⅱ（Ang Ⅱ）和转化生长因子（TGF-β）在结构重构中发挥着关键性作用（图 3）。

■ Ang Ⅱ与 TGFβ 的结构

Ang Ⅱ在高血压、心肌梗死、心功能不全等心脏疾病时血中浓度上升，作用于心房肌、纤维芽细胞的 Ang Ⅱ 1 型（AT_1）受体，刺激 TGFβ 的产生和分泌。TGFβ 刺激心房肌和纤维芽细胞的 AT_1 受体的转录和表达，在 Ang Ⅱ – TGFβ 之间形成正反馈环路。Ang Ⅱ、TGFβ 与炎性细胞分泌的肿瘤坏死因子（TNFα）、白介素 -1β（IL-1β）、白介素 -6（IL-6）等协同作用刺激纤维芽细胞的胶原产生和分泌，引起纤维化（图 3）。

■纤维芽细胞

纤维化是引起折返所必需的传导延迟。实际上，将心肌细胞和纤维芽细胞共同培养时更容易诱发折返波（spiral reentry）。共同培养时增加纤维芽细胞的比例，会使规律的折返波转化为无序的折返波（图 4）。

引人深思的是，计算机模型实验显示在纤维芽细胞增生部位的双极心电图上可以记录到 CFAE 电位，在 CFAE 周围进行多次消融后心房颤动消失。

图 2

电学重构

① I_{CaL} 减少、I_{K1} 增加、$I_{K(Ach)}$ 的恒定活化引起不应期的不均一性。② I_{Na} 的减少和裂隙连接蛋白在细胞内的侧面化引起传导障碍，形成微折返的基质。③ Ca^{2+} 调控异常增加心房颤动的触发灶。

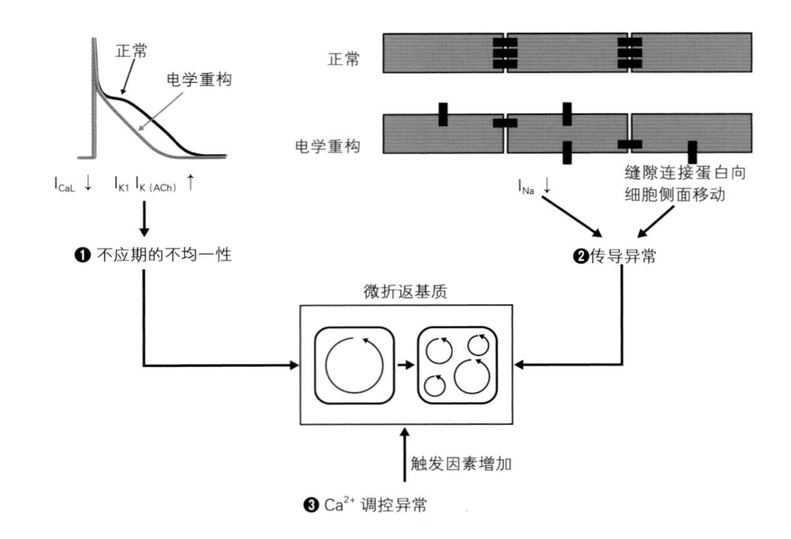

图 3

结构重构

AngII 和 TGFβ 之间形成正反馈环路，与炎性细胞分泌的炎性因子（TGFα、IL-1β、IL-6 等）协同作用促进纤维化进展。

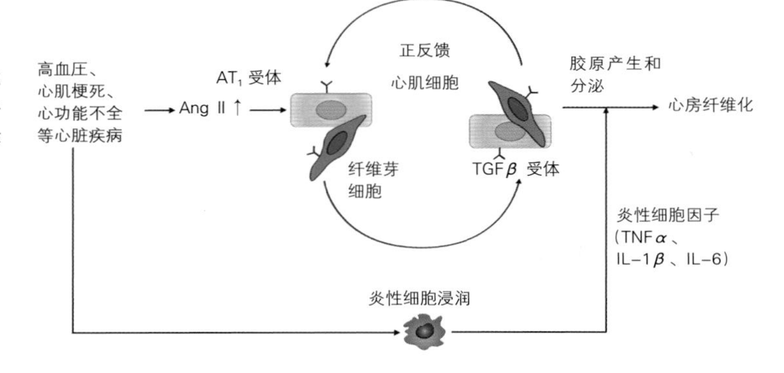

图 4

纤维芽细胞诱发折返波发生

共同培养纤维芽细胞和心肌细胞，以电压敏感性色素测量电压变化，做成等电位线。共同培养可以容易诱发出折返波。增加纤维芽细胞的比例后，规律的折返波变化为无序的折返波。

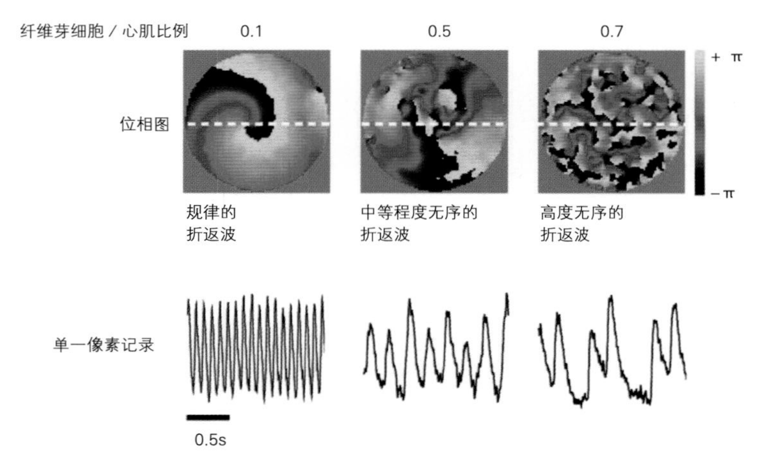

心房颤动发生的遗传学背景

Dr's Point

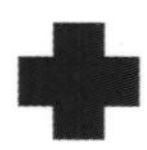

以往认为，心房颤动是在心脏瓣膜病、高血压、心功能不全等循环系统疾病的终末期合并的心律失常，近年来逐渐积累的临床数据提示心房颤动存在遗传学背景。在心律失常门诊来访的心房颤动患者中有 5%，孤立性心房颤动中有 15% 实际存在有家族史。

显示心房颤动存在遗传学背景的临床数据

Framingham 研究显示，父母一方有心房颤动时心房颤动的发生率增高 1.85 倍，父母双方都有心房颤动时增高 3.23 倍。在家族性心房颤动病例中已经确定了以心肌离子通道为中心的多个致病基因。受这些临床数据启发，人们进行了综合研究心房颤动遗传学风险的全基因组关联分析（GWAS）（名词解释 2）。

心房颤动的 GWAS 成就

心房颤动最初的 GWAS 结果是 2007 年报道的第 4 染色体长链 *4q25* 区域的单核苷酸多态性（SNP）与心房颤动相关。之后又明确了 *1q21*、*7q31*、*16q22* 等 3 个区域的 SNPs 与心房颤动相关。2012 年笔者参加的国际荟萃分析研究结果显示，如表 1 所示的 10 个 SNPs 与心房颤动相关，其中 6 个与日本人群的心房颤动发生相关。

这些 GWAS 都显示 *4q25* 的 SNP 与心房颤动显著相关，最接近 *4q25* 的基因是转录调节因子 *Pitx2c*。有意思的是，*Pitx2c* 与肺静脉心肌袖的发生相关。

■心肌袖细胞的分化、增生

如前所述，肺静脉心肌袖发生于肺静脉原器周围的间叶系细胞。受精后 1.5 ~ 11.5 天肺静脉周围的一部分间叶系细胞表达 *Pitx2c*，开始向心肌细胞分化（图 5）。受精 12.5 天后除了 *Pitx2c* 还会表达 *Nkx2.5*，这两种转录因子协同作用刺激心肌细胞的增生（图 5）。这样从间叶系细胞分化而来的心肌细胞沿着肺静脉壁向肺侧增殖，形成袖状的心肌细胞集落，称为心肌袖。

4q25 的心房颤动相关 SNP 与 PVI 后的心房颤动复发

PVI 后有一定比例的心房颤动会复发。不同心房颤动类型的治疗成绩不同，一般认为只进行一次 PVI 后心房颤动的复发率在 40% ~ 50%，进行多次 PVI 后在 10% ~ 20%。Husser 等研究了与心房颤动关系最密切的 *4q25* 的 SNP 与 PVI 后心房颤动复发的关系，明确显示二者之间存在显著相关。由于与肺静脉心肌袖发生相关的 *Pitx2c* 附近的 SNP 与心房颤动最为相关，因此就不难理解与 PVI 后的心房颤动复发相关的结果。

表 1 国际分析结果荟萃

基因座	生物基因	美国、欧洲				限于日本人群			
		SNP※1	MAF※2（%）	相对危险度（95%统计可信区间）	P 值※3	SNP※1	MAF※2（%）	相对危险度（95%统计可信区间）	P 值※3
1q21	*KCNN3*	rs6666258	29.9	1.18（1.13～1.23）	2.0×10^{-14}	rs7514452	16.6	0.72（0.62～0.84）	4.9×10^{-5}
1q24	*PRRX1*	rs3903239	44.7	1.14（1.10～1.18）	9.1×10^{-11}	rs593479	50.3	1.21（1.07～1.37）	2.4×10^{-3}
4q25	*PITX2*	rs6817105	13.1	1.64（1.55～1.73）	1.8×10^{-74}	rs2634073	31.9	1.84（1.59～2.13）	3.7×10^{-17}
5q31	*WNT8A*	rs2040862	17.8	1.15（1.09～1.21）	3.2×10^{-8}	rs6878439	12.7	1.20（1.00～1.44）	0.53
7q31	*CAV1*	rs3807989	40.4	0.88（0.84～0.91）	9.6×10^{-11}	rs3807989	34.5	0.76（0.67～0.87）	7.0×10^{-5}
9q22	*C9orf3*	rs10821415	42.4	1.13（1.08～1.18）	7.9×10^{-9}	rs6479562	14.7	0.72（0.59～0.87）	4.2×10^{-4}
10q22	*SYNPO2L*	rs10824026	15.8	0.85（0.81～0.90）	1.7×10^{-8}	rs3180427	7.9	1.16（1.01～1.33）	0.34
14q23	*SYNE2*	rs1152591	47.6	1.13（1.09～1.18）	6.2×10^{-10}	rs7161192	48.4	0.88（0.78～0.99）	0.041
15q24	*HCN4*	rs7164883	16.0	1.16（1.10～1.22）	1.3×10^{-8}	rs9920504	2.8	0.68（0.50～0.94）	0.022
16q22	*ZFHX3*	rs2106261	17.6	1.24（1.17～1.30）	3.2×10^{-16}	rs12932445	37.0	0.80（0.71～0.91）	6.8×10^{-4}

※1：即使是相同的染色体座，欧美和日本人群也是不同的 SNPs 与心房颤动发病相关。
※2：次等位基因频率（MAF）：基因多态性中频率少的基因型的出现频率。GWAS 研究中基本不纳入少见型对象，只分析常见 SNPs。
※3：颜色显示与心房颤动显著相关的区域。

图 5

心肌袖的发生机制

鼠受精 1.5 天时还未形成肺静脉，肺静脉原器突出于左房后壁，在其周围存在间叶系细胞。间叶系细胞分化为血管平滑肌细胞和血管内皮细胞形成肺静脉，但是在受精 11.5 天时部分间叶系细胞会表达 *Pitx2c* 分化为心肌细胞。而且在受精 12.5 天以后还会表达 *Nkx2.5* 刺激心肌袖的增殖，使心肌细胞呈袖状向肺的方向扩展。

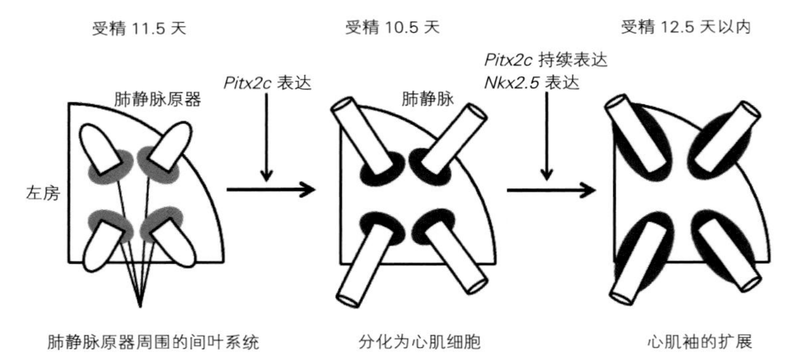

名词解释

1. NCX 的正向转运

NCX 是将 3 个分子的 Na 和 1 个分子的 Ca 进行逆向输送的转运体。NCX 最初的定义是将 Ca 排出细胞外的系统，因此将 Ca 从细胞内转移至细胞外，Na 由细胞外输送至细胞内方向的反应称为正向转运。另一方面，将 Ca 由细胞外转运至细胞内，将 Na 由细胞内输送至细胞外方向的反应称为逆向转运。正向转运将 3 个 Na 带入细胞内，1 个 Ca 排出细胞外，相当于有 1 个净正电荷进入细胞内，因此产生细胞除极。

2. SNP 与 GWAS

人类的基因包括大约 30 亿个碱基对，这些碱基对的排列在每个人都不同，称为基因多态性。这种基因多态性影响疾病的患病率和对治疗干预的反应性。基因多态性中 1 个碱基被其他碱基置换时称为单个碱基多态性（SNP）。发生率高的 SNP（0.5% 以上）称为常见 SNP，发生率低的 SNP（0.5% 以下）称为少见 SNP。在全基因组水平比较 SNP，筛查与疾病发生相关 SNP 的研究称为全基因组关联分析（GWAS）。GWAS 从数年前开始以心房颤动为首在很多疾病上进行了研究，期待结果能够应用于个体化医疗。

4 ①心房颤动导管消融的适应证

日本国内外学会指南的观点与推荐

奥村 谦 弘前大学大学院医学研究科循环呼吸肾脏内科

Point

指南

1 心房颤动（AF）在引起明显症状的同时也是心功能不全和脑梗死的病因。

2 有症状的阵发性 AF 是节律治疗的适应证。

3 导管消融是在抗心律失常药物治疗之后的第二线治疗选择。

AF 进行导管消融

1 消融对于 AF，特别是阵发性 AF 的效果良好。

2 心包填塞是非常严重的 AF 消融并发症。

3 阵发性 AF 进行导管消融在日本、欧洲和美国的指南中为 I 类适应证。

4 持续性 AF 进行导管消融在日本、美国和欧洲的指南中为 IIa 类适应证。

5 阵发性 AF 进行导管消融能否成为首选治疗?

6 AF 进行导管消融还有很多需要解决的问题。

心房颤动治疗指南的基本思路

Point 1：心房颤动在引起明显症状的同时也是心功能不全和脑梗死的病因

特别是阵发性 AF 有明显的心悸和头晕等症状，反复发作会影响 QOL。

阵发性 AF 持续时间逐渐延长，难以终止，最终进展为持续性－永久性 AF。

图 1

日本循环学会指南孤立性心房颤动的治疗策略

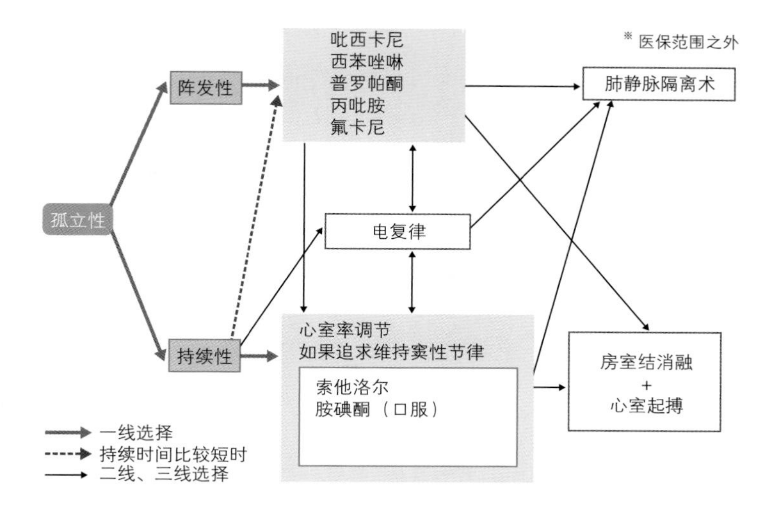

另一方面，症状减轻或者无症状的情况也不少见。

AF 经常会发生心动过速，心动过速诱发心肌病会引起心功能下降和心功能不全。最近还有报道会引起认知功能下降。

最严重的问题是会引起心源性脑栓塞，一旦发生脑栓塞会严重影响生存预后。

Point 2：有症状的阵发性 AF 是节律治疗的适应证

以往 AF 的治疗策略主要是节律治疗维持窦性心律，2000 年以后的比较节律治疗和频率治疗对生存预后效果的临床研究显示，频率治疗对于减轻症状和改善 QOL 有效，与抗心律失常药物治疗相比更加安全。

Check!!

日本进行的 J-RHYTHM 研究显示，阵发性 AF 病例的生存预后在两个治疗组间无差异，但是节律治疗在症状和 QOL 方面显示出有效性。

抗心律失常药物的效果长期维持比较困难，笔者的研究显示随访 4 年无复发的病例减少至 39%。而且副作用并不少见，特别是致心律失常作用和心脏功能抑制作用会恶化生存预后。

Point 3：导管消融是在抗心律失常药物治疗之后的第二线治疗选择

抗心律失常药物进行节律治疗无效时，最近对于导管消融寄予了很大期望。

日本循环学会《心房颤动治疗药物指南》中对于孤立性 AF 的治疗策略（图 1）指出，特别是阵发性 AF 要先确认抗心律失常药物的效果，无效时推荐导管消融（肺静脉隔离术）为第二线治疗选择。持续性 AF 伴有明显症状的病例也要考虑消融。

图 2

2012 年欧洲心脏病学会《AF 治疗指南》（更新版）节律治疗的抗心律失常药物治疗和导管消融

a：通常适合进行肺静脉隔离。

b：可能需要进行左房扩大消融。

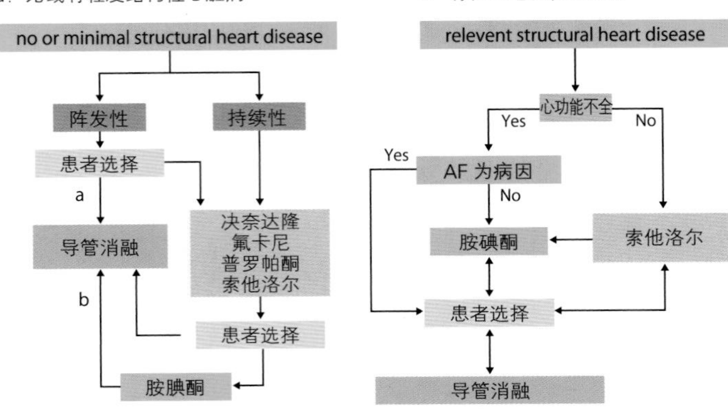

欧美指南也是同样的观点，2012 年欧洲心脏病学会（ESC）《AF 治疗指南》（更新版）中指出，对于药物治疗抵抗性 AF 推荐根据患者的选择进行导管消融或者胺碘酮治疗（图 2）。2011 年的《美国 ACCF/AHA/HRS 指南》也是基本同样观点。

虽然 AF 的基本治疗是频率治疗（+ 血栓栓塞高危病例进行抗凝治疗），伴有明显症状的阵发性 AF 是节律治疗的适应证，抗心律失常药物无效时应当进行导管消融，这是最近的指南中相同的治疗策略。

AF 导管消融的适应证

Point 1：消融对于 AF，特别是阵发性 AF 的效果良好

最近大多数报道显示，阵发性 AF 的消融成功率在 70% ~ 80%。关于长期治疗成绩的报道较少，一次（中间值，1 ~ 3 次）消融在 5 年后大约 80% 的病例可以维持窦性心律，进展为慢性 AF 的病例只有 2.4%。

持续性 AF 的消融成绩各不相同，在单独进行肺静脉隔离时为 20% ~ 61%，CFAE 异常电位消融时为 9% ~ 85%。有报道在不使用抗心律失常药物情况下 70% 以上可以维持窦性心律，但是这是反复进行 2 ~ 3 次消融后的治疗结果。

比较抗心律失常药物和导管消融的效果可见消融治疗的效果更佳。图 3 为比较药物治疗抵抗性阵发性和持续性 AF 进行消融与抗心律失常药物治疗效果的前瞻性临床研究的荟萃分析结果，显示出 AF 消融的有效性。

Point 2：心包填塞是非常严重的 AF 消融并发症

已报道的并发症包括心包填塞、血栓栓塞症、肺静脉狭窄、迷走神经及膈神经损伤、左房食道瘘等。

图 3　比较药物治疗抵抗性阵发性和持续性心房颤动进行导管消融和抗心律失常药物治疗效果的前瞻性临床研究的荟萃分析

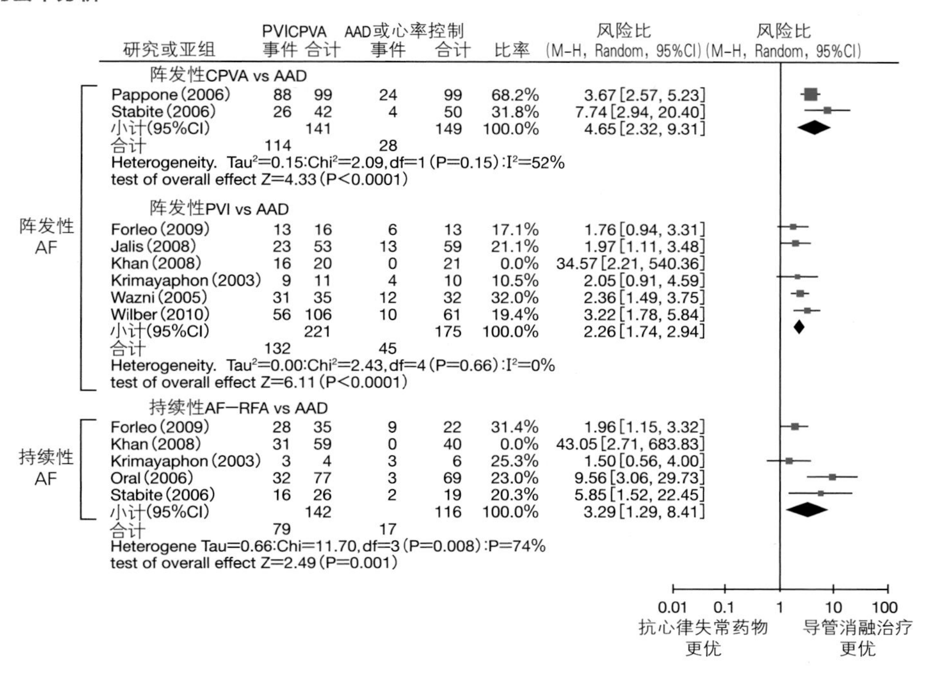

表 1　心房颤动导管消融相关严重并发症的发生频率

	全球调查 I（1995—2002 年）（n = 8,745）	全球调查 II（2003—2006 年）（n = 16,309）	日本调查（2002—2006 年）（n = 5,275）	合计
心包填塞	107（1.22%）	213（1.31%）	68（1.29%）	1.28%
食道相关并发症				
左房—食道瘘		6（0.04%）		0.02%
食道迷走神经损伤			3（0.05%）	0.01%
脑梗死	20（0.28%）	37（0.23%）	24（0.45%）	0.27%
肺静脉狭窄	53（0.74%）	48（0.29%）	1（0.02%）	0.34%
膈神经损伤	10（0.11%）	28（0.17%）	9（0.17%）	0.15%
血管损伤	84（0.96%）	240（1.47%）	6（0.11%）	1.09%
围术期死亡	4（0.05%）	25（0.15%）	1（0.02%）	0.10%

在最严重的死亡方面，对 1995—2006 年 45, 115 例 AF 导管消融的分析结果显示，1, 000 例 AF 导管消融的死亡率为 0.98（98%）。

Check!!

AF 导管消融的并发症中引起死亡最多见的原因是心包填塞，必须要建立能够迅速而且准确进行心包穿刺的准备机制。

日本循环学会《导管消融的适应证及操作相关指南》（2012 年发表）中所示的严重并发症的种类和发生率如表 1 所示。

Point 3：阵发性 AF 进行导管消融在日本、欧洲和美国的指南中为 I 类适应证

虽然已经确立 AF 导管消融的有效性和安全性，但是报道的治疗成绩来自手术量较多的中心，并不适用于所有的医疗中心。安全而且准确地进行 AF 导管消融需要高超的技术和经验以及设备等，因此不同的手术经验相应的推荐程度也不同。

日本循环学会《心律失常的非药物治疗指南》(2011 年修订版）和 2012 年出版的《导管消融的适应证及操作相关指南》中，对于药物治疗抵抗性的有症状性阵发性心房颤动进行导管消融治疗时，只在每年进行 50 例以上的 AF 导管消融的医疗中心为 I 类推荐（表 2)。

2012 年 ESC 的《AF 治疗指南》更新版中，“对于应用抗心律失常药物仍然反复发作的有症状性阵发性心房颤动，希望接受节律治疗进行导管消融的患者，由接受过相应训练的电生理医师在有经验的中心进行手术时”为 I 类适应证。

2012 年的美国（HRS）及欧洲（EHRA/ECAS）在《AF 进行导管及外科导管消融相关专家共识声明》中，“对于抗心律失常药物无效的有症状性阵发性 AF 进行导管消融，在有治疗经验的中心由有专业训练经验的电生理医生进行手术时”为 I 类适应证（表 3)。

表 2

心房颤动进行导管消融的适应证

I 类	没有显著的左房扩大和左室功能下降，而且没有严重肺部疾病的药物治疗抵抗性的有症状的阵发性心房颤动，在每年进行 50 例以上心房颤动导管消融中心进行导管消融时
Ⅱ a 类	①药物治疗抵抗性的有症状的阵发性和持续性心房颤动 ②飞行员和公共交通系统驾驶员等职业上受限制时 ③药物治疗有效但是希望进行心房颤动导管消融治疗时
Ⅱ b 类	①伴有显著左房扩大和左室功能下降的药物治疗抵抗性的有症状的阵发性和持续性心房颤动 ②无症状或者不伴有 QOL 显著下降的阵发性和持续性心房颤动
Ⅲ类	①怀疑左房内有血栓时 ②抗凝治疗禁忌时

表 3

心房颤动导管消融适应证的共识

	分类	级别
难治性或者对 I 类或者 III 类中至少一种抗心律失常药物无效的症状性心房颤动		
阵发性：推荐导管消融	I	A
持续性：导管消融适当	Ⅱ a	B
长期持续性：可以考虑进行导管消融	Ⅱ b	B
应用 I 类或者 III 类抗心律失常药物之前的症状性心房颤动		
阵发性：推荐导管消融	Ⅱ a	B
持续性：导管消融适当	Ⅱ b	C
长期持续性：可以考虑进行导管消融	Ⅱ b	C

Point 4：持续性 AF 进行导管消融在日本、欧洲和美国的指南中为 IIa 类适应证

持续性 AF 只进行肺静脉隔离术大多数是不充分的。这是由于 AF 持续的机制不仅与肺静脉和上腔静脉相关，还与心房本身相关，操作难度也较高，治疗成绩也低于阵发性心房颤动。

Check!!

目前阶段对于持续性 AF 进行导管消融的适应证为 IIa 类（表 2、表 3）。

Point 5：阵发性 AF 进行导管消融能否成为首选治疗?

很多临床研究以药物治疗抵抗性 AF 为对象，比较了导管消融和其他抗心律失常药物的效果。

2005 年和 2012 年报道了比较对于阵发性 AF 病例首选导管消融治疗方法与抗心律失常药物效果的临床研究的结果，前者的结果显示导管消融有效，而后者的结果显示基本未见差异。但是研究存在一些问题，如前者的病例数较少，只有 72 例，而后者的例数虽然较多，为 295 例，但是并没有确认肺静脉隔离作为导管消融终点等。

如果选择合适的病例（年轻的不伴有器质性心脏病也没有左房扩大的阵发性 AF），导管消融可能成为 AF 的首选治疗方法。这也是今后研究的课题。

Point 6：AF 进行导管消融仍有很多需要解决的问题

目前还不明确 AF 导管消融是否能够改善生存预后。与抗心律失常比较对生存预后影响的分析荟萃未显示出差异，但是考虑到研究对象为阵发性心房颤动，原本预后就较好，而且随访时间较短，为 12 个月，因此还不能下定论。另一方面，回顾性调查研究显示接受导管消融的 AF 患者组与非导管消融组相比，脑梗死发生率和死亡率都下降。

如何抑制导管消融后的复发是很重要的课题。通过最新的监测，如果能够达到更确切的导管消融（肺静脉隔离），可能会使复发率下降。

4 ②心房颤动导管消融的适应证

慢性心房颤动消融的患者选择

蜂谷　仁　土浦协同医院循环中心内科

1 慢性心房颤动进行消融前维持窦性心律的预测因素包括：①左房内径。②颤动波周长。③心房颤动持续时间。④抗心律失常药物是否能够恢复窦性心律。

2 今后需要继续进行慢性心房颤动消融治疗的适应证选择及治疗方法方面的研究。

众所周知，心房颤动的治疗策略随心房颤动持续时间、有无器质性心脏病、年龄等因素而不同。日本循环学会在《心律失常的非药物治疗指南》（2011年修订版）中的心房颤动分类为：在发病7天之内自然恢复窦性心律为阵发性心房颤动；持续7天以上为持续性心房颤动；持续1年以上为长程持续性心房颤动。

本节内容为持续性心房颤动和长程持续性心房颤动（=慢性心房颤动）进行心房颤动导管消融的适应证和患者选择的现状。

指南中导管消融的适应证与有效性

前述《心律失常的非药物治疗指南》中持续性心房颤动进行导管消融的适应证为，药物治疗抵抗性的有症状的持续性心房颤动为Ⅱa类，伴有显著的左房扩大和左室功能下降的药物治疗抵抗性有症状的持续性心房颤动，无症状或者不伴有QOL显著下降的持续性心房颤动为Ⅱb类（表1，红字部分）。

注意持续性心房颤动与由正常窦性心律时的规律心搏突然转变为不规律心搏的阵发性心房颤动相比，心悸和头晕症状的主诉较少。但是一定要牢记血栓栓塞的风险增加，心房收缩丧失以及不适当的心室频率会使心脏功能下降。

持续性心房颤动导管消融的有效性在不同的报道中有不同的成绩，单独进行肺静脉隔离术为20%～61%，复杂碎裂心房电位（CFAE电位）消融为9%～85%。Haissaguerre等报道肺静脉隔离术附加CFAE消融和线性消融后，虽然需要进行多次消融，在不使用抗心律失常药物情况下窦性心律维持率可以达到88%。

表 1 心房颤动导管消融的适应证

Ⅰ类	无显著的左房扩大和严重的左室功能下降，并且无严重肺部疾病，药物治疗抵抗性的有症状性阵发性心房颤动，在每年进行 50 例以上心房颤动导管消融的医疗中心进行手术
Ⅱa 类	①药物治疗抵抗性的有症状性阵发性及持续性心房颤动 ②飞行员及公共交通工具驾驶员等受职业要求限制时 ③药物治疗有效但是希望进行心房颤动导管消融治疗时
Ⅱb 类	①伴有显著的左房扩大和严重的左室功能下降，药物治疗抵抗性的有症状性阵发性及持续性心房颤动 ②无症状或者不伴有显著 QOL 下降的阵发性及持续性心房颤动
Ⅲ类	①怀疑左房内有血栓时 ②抗凝治疗禁忌时

图 1

以活动时心悸为主诉的 40 岁男性的慢性心房颤动病例

a：左房内径 39mm，药物不能终止心房颤动，电复律后反复由 RSPV（右上肺静脉）的触发灶引发 AF。

b：同一病例进行右肺静脉隔离时的心腔内心电图。

此病例只进行肺静脉隔离，然后电复律恢复窦性心律，之后在不使用药物情况下维持窦性心律，1 年后停用抗凝药物。

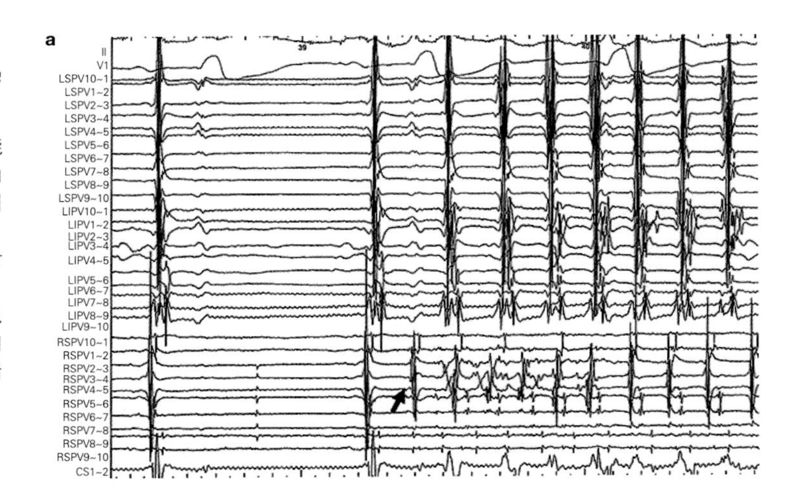

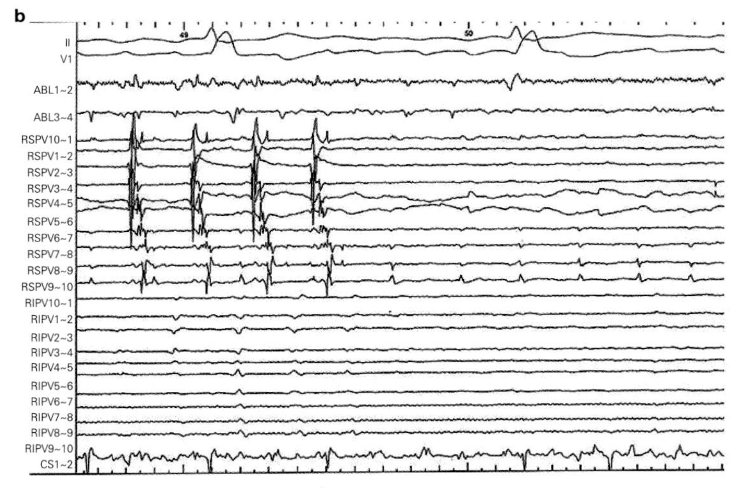

Dr's Point

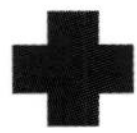

依据前述的持续性心房颤动进行导管消融的成绩，并且考虑到持续 1 年以上的长期持续性心房颤动（= 慢性心房颤动）病例中也有只进行肺静脉隔离术就可以根治的病例（图 1），因此，目前对于肺静脉隔离术应当附加何种术式，以及判断这些导管消融治疗对什么样的慢性心房颤动患者有效是非常重要的。

持续性心房碎片整理方法的研究结果

下面根据笔者医院进行持续性心房碎片整理方法的成绩分析持续性心房颤动病例的消融适应证。

土浦协同医院以进行导管消融的135例持续性心房颤动病例（平均62岁，其中76例为所谓的慢性心房颤动）为对象，根据持续性心房碎片整理方法的效果和预后，研究是否能够进行更适当的病例选择。

操作顺序，消融终点

进行扩大肺静脉隔离术后，依次进行左右上肺静脉心房顶部间，左右下肺静脉底部间的线性消融，左房前壁、下方至二尖瓣环侧壁，左心耳基底部及左房前壁进行线性及CFAE指导下消融（图2)。然后在右房侧间隔、界嵴和右心耳基底部与左房同样进行线性及CFAE指导下消融，消融终点为心房颤动（AF）终止。

移行为房性心动过速（AT）时则进行相应的标测和消融。消融中AF终止病例为69例（51%)，左房侧59例，右房侧10例。平均随访19个月，105例(78%）出现房性心律失常（心房颤动/房性心动过速)。在73例可以标测的AT中，大折返性AT占67%(49/73)。再次消融后随访15个月显示，平均1.7+0.7次消融后74%(100/135例）的病例未再复发房性心律失常。

多因素Cox回归分析，Kaplan-Meier曲线

多因素Cox回归分析显示，左房内径越大（OR=1.1；95%CI：1.04～1.17；P=0.0004）以及第一次消融中AF未终止（OR=1.5；95%CI：1.01～2.36；P=0.036）是消融后AF复发的独立预测因素。Kaplan-Meier曲线（图3）也显示左房内径越大房性心律失常的复发率显著升高，左房内径超过47.2mm组发生房性心律失常的可能性是不足47.2mm组的1.46倍。从如何在术前进行更适当的消融适应证选择的观点来看，可见左房内径是非常重要的因素。

递进式消融的研究结果

什么是递进式消融

递进式消融是进行肺静脉隔离、左房内线性消融和局部电位指导下消融三种技术的消融术式。左房内进行连接左右上肺静脉的房顶线和连接二尖瓣环后侧壁和左下肺静脉的二尖瓣峡部线性消融。局部电位指导下消融以Nademanee

图 2

扩大肺静脉隔离后的消融线设计（持续性心房碎片整理方法）

第一步：心房顶部线（黄色）；第二步：底部线（绿色）；第三步：间隔线（蓝色）；第四步：二尖瓣环（橙色）；第五步：左心耳（深红色）。

RSPV：右上肺静脉；LSPV：左上肺静脉；CS：冠状静脉窦。

● 扩大肺静脉隔离后壁放电部位。

● 扩大肺静脉隔离前壁放电部位。

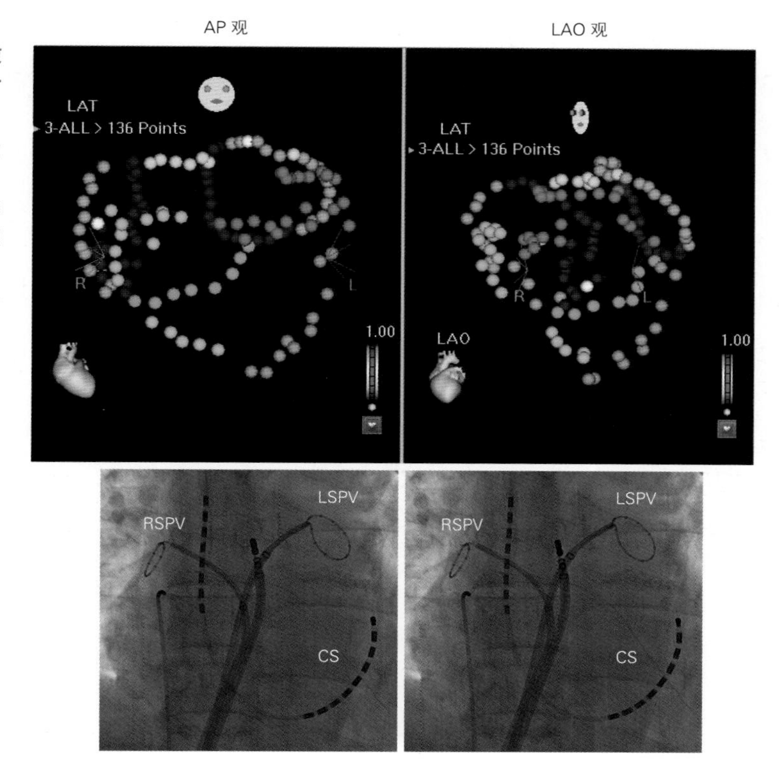

图 3

左房内径以 47.2mm 为界分成两组在进行初期持续性心房碎片整理方法后的无房性心律失常（ATa）发生率的生存曲线

LAD：左房内径。左房内径更大的病例组无 ATa 发生率较低（= 复发率较高）

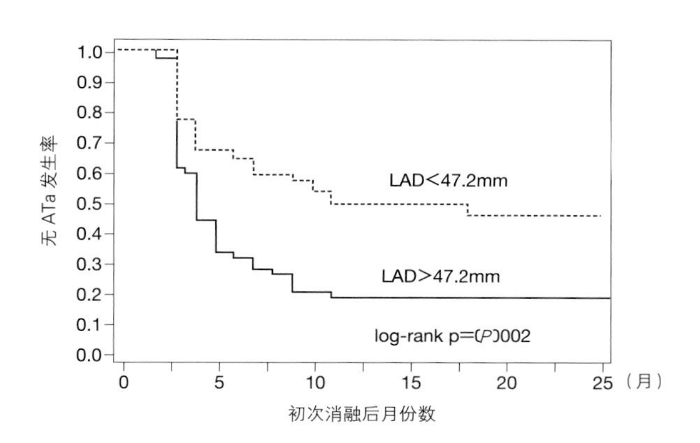

等提出的复杂电位（CFAE）等为消融目标，终点为消融终止心房颤动。

病例的分析结果

Matso 等使用本术式消融 90 例慢性心房颤动病例，随访 28 个月，研究何种术前因素可以预测术后维持窦性心律。最终消融后在不使用抗心律失常药物情况下窦性心律维持率为 84%。无复发组特点：①更短的心房颤动持续时间（$P<0.0001$）；②心电图上更长的心房颤动波周长（图 4）（$P<0.001$）；③更小的左房内径（$P<0.05$）。

心电图的颤动波周长如图 4 所示，设置纸速为 50mm/s，增益为 20mm/mV、40mm/mV、80mm/mV，测量 V_1 导联上 10 个与 QRST 不重叠的波形间距取平均值。多因素分析显示，心电图上的颤动波周长和心房颤动持续时间可以预测维持窦性心律，Kaplan-Meier 曲线显示颤动波周长超过 142ms（图 5a）以及心房颤动时间在 21 个月以下时（图 5b），复发率显著降低。

慢性心房颤动消融术前的抗心律失常药物作用

对于一种药物抵抗性的慢性心房颤动联合应用Ⅲ类和Ⅰ类抗心律失常药物使在消融前恢复窦性心律，是否对心脏功能、左房重构和消融后的预后有积极影响进行了研究。

开始进行联合抗心律失常治疗后平均 44 ± 35 天，33 例患者恢复窦性心律（65%：SR 组），18 例仍是心房颤动（35%：AF 组）。两组间的年龄、性别、有无基础心脏病、心脏超声结果、脑钠肽（BNP）值都没有差异。但是 AF 组的心房颤动持续时间更长（$P<0.05$）。

导管消融术中所有病例都进行肺静脉隔离术，对于心房颤动未终止的病例及很快就能诱发的病例附加进行左房顶部线性消融、上腔静脉隔离和 CFAE 指导下的消融。所有病例在消融后均恢复窦性心律。

消融后随访 14 个月，不使用抗心律失常药物情况下 SR 组中有 20 例（61%）维持窦性心律，而 AF 组只有 4 例（22%）（$P=0.013$）（图 6）。

维持窦性心律的病例在消融后随访期间进行心脏超声和 BNP 复查都有改善。逻辑回归分析显示，联合使用抗心律失常治疗后未能恢复窦性心律及心房颤动的持续时间在 3 年以上与消融后心房颤动复发显著相关。

备忘录

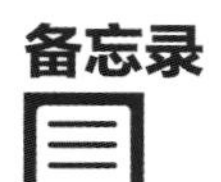

确定和消融心房周围自主神经节的自主神经节消融法（GP 消融），也是有效的肺静脉隔离术的附加消融方法。

图4

心电图测量颤动波周长

在心电图上取 V_1 导联上与 QRST 不重合的 10 个波形，设置纸速为 50mm/s，在 20mm/mV、40mm/mV、80mm/mV 的增益下测量颤动波周长。最小电位为 0.01mV。比较心电图上颤动波周长和在左心耳和右心耳同时记录的心腔内颤动波周长。本图中的颤动周长在心电图上、左心耳和右心耳分别为 139ms、144ms、145ms。

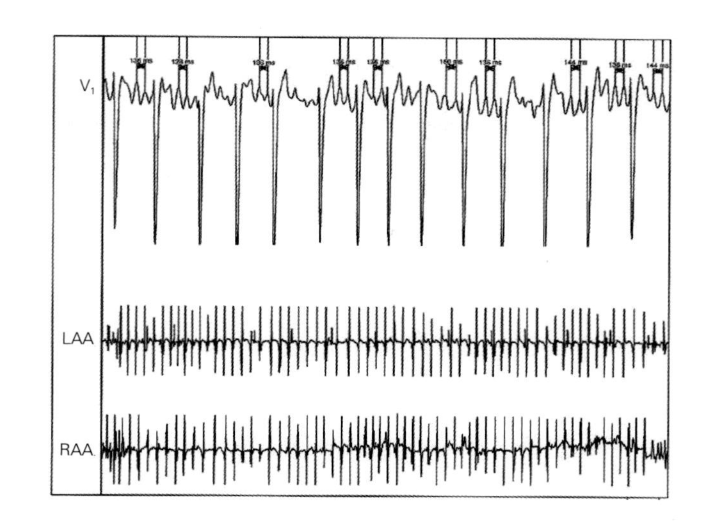

图5 a: 递进式消融后无房性心律失常复发的生存曲线
颤动波周长超过 142ms 时复发率显著降低。
b: 递进式消融后无房性心律失常复发的生存曲线
心房颤动持续时间在 21 个月以下时复发率显著降低。

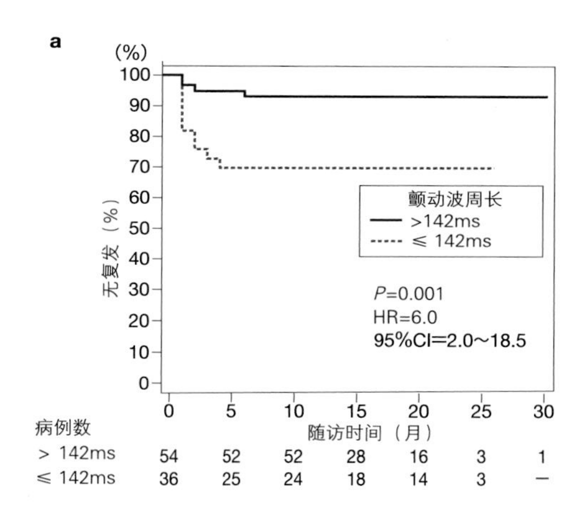

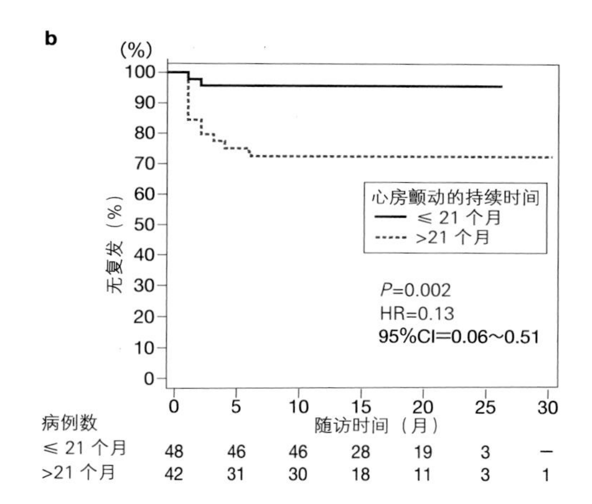

图6

联合使用抗心律失常药物治疗后恢复窦性心律组（SR 组）和未恢复组（AF 组）进行消融后的随访结果

随访 14 个月，不使用抗心律失常药物情况下 SR 组有 20 例（61%）维持窦性心律，而 AF 组只有 4 例（22%）维持窦性心律（*P*=0.013）。

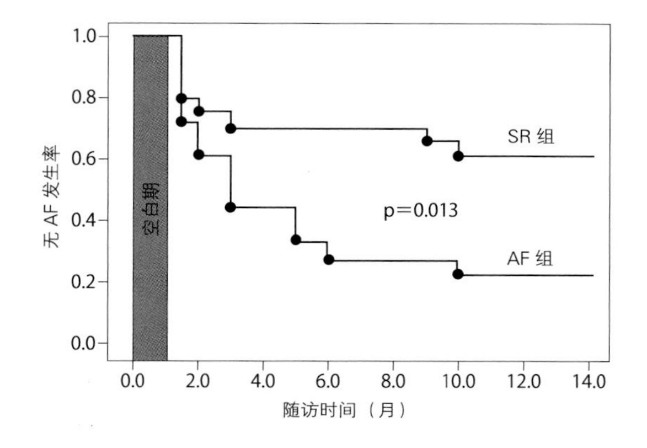

总结

本节所示的研究中，慢性心房颤动消融后随访 14 ~ 28 个月的窦性心律维持率为 61% ~ 84%。术前的维持窦性心律预测因素包括：①左房内径。②颤动波周长。③心房颤动持续时间。④抗心律失常药物治疗能否恢复窦性心律。

虽然已知线性消融和 CFAE 消融对于心房颤动有效，但是二者还都不充分，心房颤动的抑制机制目前还不明确。还要充分理解线性消融伴随的传导裂隙以及 CFAE 消融出现的传导延迟部位可能会引发新的心律失常，今后需要继续进行慢性心房颤动消融治疗的适应证选择及治疗方法方面的研究。

Ⅱ

心房颤动
导管消融术前及术中管理

1 抗凝治疗

木村雄弘，高月诚司 庆应义塾大学医学部循环内科

1 心房颤动导管消融的围手术期必须进行抗凝治疗。

2 近年来已经可以选择直接凝血酶抑制剂和直接 Xa 因子抑制剂等，新的抗凝治疗替代华法林，但是临床上 1/4 必须接受抗凝治疗的病例处方仍然是阿司匹林。

术前管理

术前管理

一般以包括心力衰竭、高血压、年龄、糖尿病、脑梗死等危险因素的 $CHADS_2$ 评分来判断心房颤动抗凝治疗的适应证。在非瓣膜性心房颤动（non-valvular atrial fibrillation，NVAF）重新进行风险评估的紧急声明中，2 分以上时推荐使用华法林，1 分时考虑使用。另一方面，修订为在 1 分时也推荐使用达比加群酯。

严格来说，$CHADS_2$ 评分 0 分在指南上没有进行抗凝治疗的必要，但是每年会有 1.9% 的脑梗死风险，有时会遇到术前经食道心脏超声发现有左心耳血栓，不得不延期手术的情况，因此基本上全部病例都要进行抗凝治疗。

阵发性心房颤动和持续性心房颤动导致脑梗死的发生率没有差异，并且有报道显示应用华法林 4 周后左房内血栓可以溶解。因此，无论心房颤动的类型及发病频率和持续时间，所有的病例都应该在术前进行 3 周以上有效的抗凝治疗。

术前停药

对于华法林的使用，有的方法在导管消融手术 1 ~ 2 天前停药，替换为肝素持续静脉注射，控制活化部分凝血活酶时间（activated partial thromboplastin time，aPTT）在 45 ~ 75s，至术前 5h 停药。还有不使用肝素替代而持续使用华法林的方法。荟萃分析比较两种方法，持续使用华法林组比停药组围手术期的血栓栓塞并发症减少，没有增加大出血的并发症（图 1）。

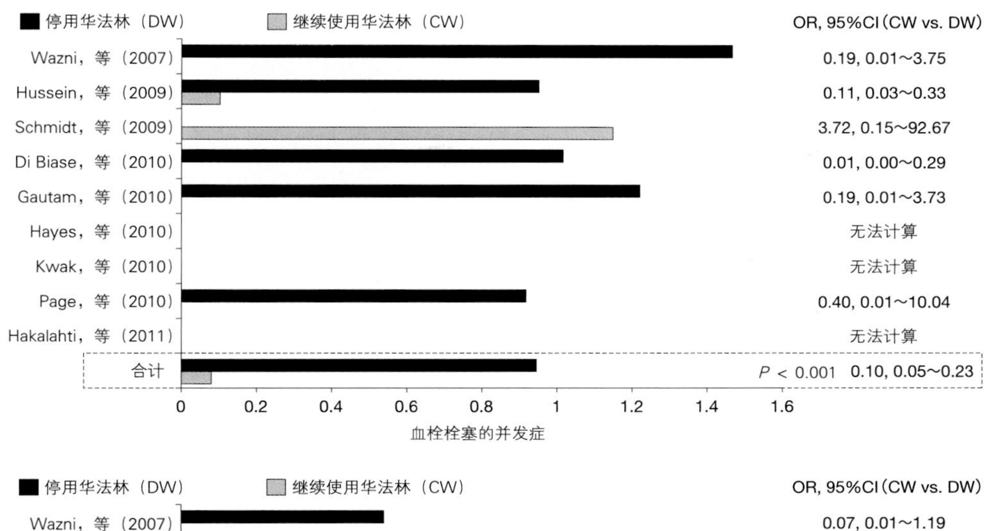

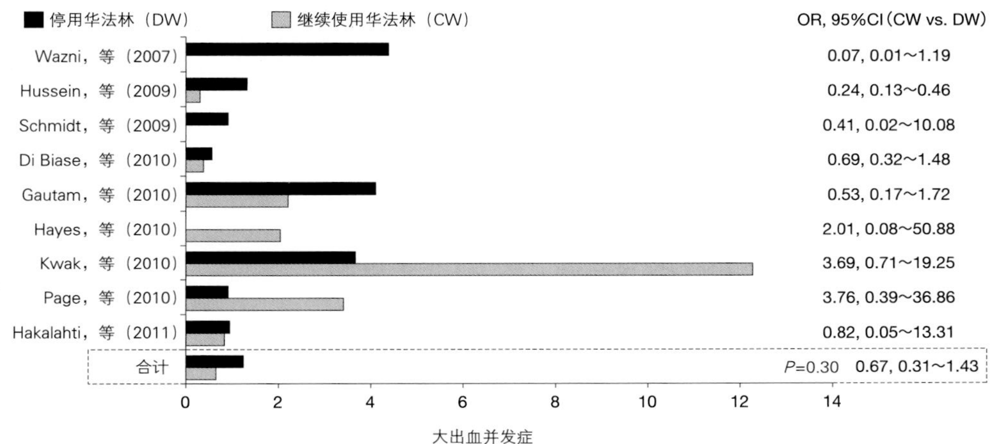

图1 围手术期华法林管理 对于围手术期的华法林使用，比较停用华法林后以肝素替代组（DW）和持续使用华法林组（CW）的荟萃分析显示，持续使用组的血栓栓塞的并发症减少，没有增加大出血并发症。

停用华法林和持续使用的区别在于，一旦出现出血性并发症，停用华法林的病例只要用硫酸鱼精蛋白中和肝素，凝血系统的功能会马上恢复正常。但是持续使用华法林的病例没有能够迅速中和的药物，凝血功能状态会持续下降。因此有报道显示心包填塞时持续使用华法林组比停用组使用更多的新鲜冷冻血浆及输血量。

新型抗凝药物由于不需要监测血中浓度，出现出血并发症时也没有拮抗剂，因此应当在消融手术前 24h 给药后停用。

术中管理

无论术前是否持续使用华法林，手术中在完成房间隔穿刺后应给予肝素，每隔 30min 监测活化凝血时间（activated clotting time，ACT），维持控制在 300s 以上。

有报道在电复律后左房内会出现云雾状回声，事实上即使使用肝素，有时在术中电复律后心腔内超声也可见到显著的血流停滞（图 2）。消融结束后，笔者医院使用硫酸鱼精蛋白中和肝素，然后拔除鞘管进行止血。

术中出现出血性并发症时，众所周知，使用华法林时维生素 K 为拮抗剂，但是需要 4～6h 才能使抗凝作用完全消失。新鲜冷冻血浆（fresh frozen plasma，FFP）也有效，但是血型比对和解冻都需要时间，需要大量使用达到完全的拮抗作用。凝血酶原复合物（prothrombin complex concentrate，PCC）保险规定限用于血友病，但是起效快，效果确切。在新型抗凝药物的拮抗方面，血液透析及基因重组Ⅶ因子制剂、口服活性炭对于达比加群酯有效。有报道 PCC 可以在 15min 内改善利伐沙班引起的凝血酶原时间延长。

术后管理

术后至出院前

为了避免穿刺部位出现出血性并发症，在返回病房卧位静息 5h 后重新开始抗凝治疗。华法林以肝素替代时两者需要合用，凝血酶原时间国际化标准比值（PT-INR）达到 2.0 以上时，可以停用肝素出院。

什么时候终止抗凝治疗?

对于心源性脑梗死后的心房颤动通过导管消融术维持窦性心律后如何中止抗凝治疗，专家共识认为应当根据 $CHADS_2$ 评分进行危险分层，术前抗凝 3 周以上，术后最少 2 个月以上，特别是对于 $CHADS_2$ 评分在 2 分以上者术后也要继续抗凝。长期持续抗凝治疗可能与 HAS-BLED 评分预测的大出血事件相关。

电复律后的 E 峰和 A 峰在维持窦性心律后的 3 周内不会恢复正常，因此最低要持续 1 个月抗凝。如果 BNP 正常，有左心房负性重塑和 A 波改善者，也可不管 $CHADS_2$ 评分而考虑终止抗凝。

新型抗凝药物的选择

新型抗凝药物与华法林不同，几乎没有与纳豆等食物之间的相互作用，并且固定剂量口服，不需要监测。这一点来看，是比华法林起始和维持应用更加简便的药物。华法林是半衰期非常长的药物，而新型抗凝药物相当于脉冲式治疗，达到血中峰值浓度的时间很短，不需要监测血中浓度，也不需要在消融前后进行肝素替代治疗，可能会缩短住院时间。但是由于没有监测服药状况的方法，抗凝效果受患者依从性的影响很大。

达比加群酯上市已经 1 年，直接 Xa 因子抑制剂也有预防心房颤动栓塞的数据，期待今后会有更多在消融术围手术期使用的数据。

图 2

术中云雾状回声

60 岁女性，持续性心房颤动，$CHADS_2$ 评分 1 分的导管消融病例。入院时 PT-INR 为 3.01，术前左心房内径 41mm，心房颤动中左心耳血流速度为 31cm/s。术中进行电复律（DC）后，心内超声（CARTOSOUND®）可见左心耳内显著的云雾状回声，复律后窦性心律下的左心耳血流速度为 5cm/s。虽然手术完成未发生并发症，但是本例显示出围手术期抗凝治疗的重要性。

a：DC 前

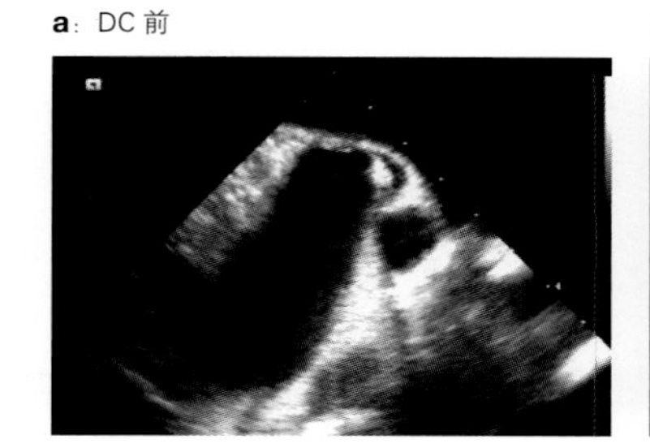

b：DC 后

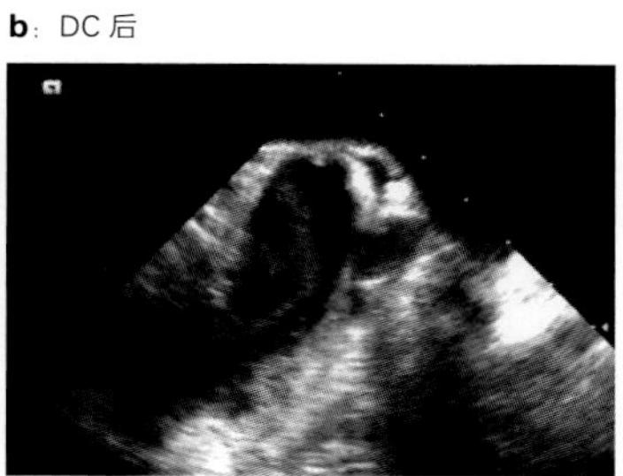

图 3

RE-LY 研究

RE-LY 研究中 18，113 例患者随机分为达比加群 110mg 1 日 2 次组、150mg 1 日 2 次组和华法林组。在脑卒中和全身性栓塞的预防作用方面，110mg 组与华法林组相比显示出非劣效性，大出血减少。150mg 组与华法林组相比，脑卒中和全身性栓塞显著减少，大出血发生率相同。

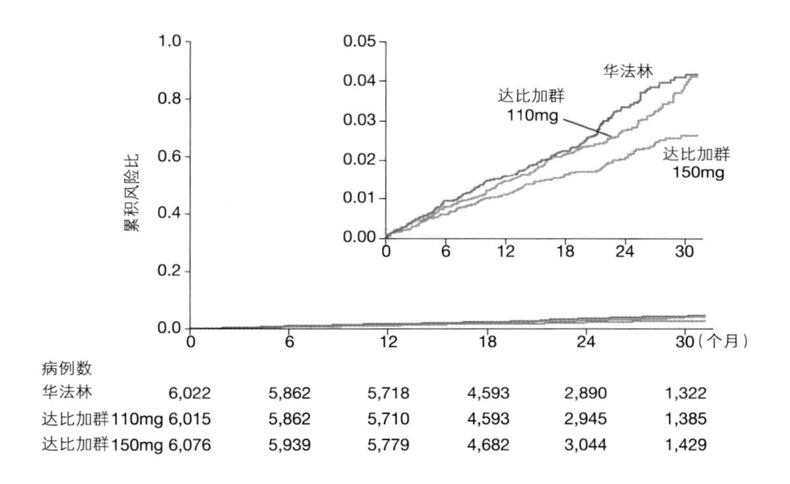

直接凝血酶抑制剂（达比加群酯）

RE-LY 研究显示在 18，113 例的非瓣膜病性 AF（NVAF）中，达比加群酯 110mg 1 天 2 次给药组的脑卒中和全身性栓塞预防效果与华法林组比较为非劣效性，150mg 1 天 2 次给药组疗效优于华法林组（图 3）。

以 145 名心房颤动消融患者为对象的研究中，达比加群酯组只在消融手术当天的早晨停药，止血后 3h 内重新开始服用，华法林组维持 PT-INR 在治疗范围内进行消融手术。结果显示达比加群酯组比华法林组有更多的全因性出血

Dr's Point

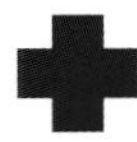

笔者医院要求术后所有的病人进行 1 天 2 次的携带式心电图仪的定期传送，没有复发记录的病例要求至少无持续 12h 以上的心房颤动，作为无须进行抗凝治疗的判断依据。

(14% vs. 6%，P=0.031)，使用达比加群酯是出血及血栓塞栓症的独立预测因素(OR 比 2.76)。

笔者医院在消融手术 24h 前停药，目前还没有出血性并发症过多的感觉。对于停药时机和重新给药时机还需要积累更多的循证证据。

直接 Xa 因子抑制剂

■利伐沙班Xa

J-ROCKET AF 研究入组 1，280 例的日本人 NVAF，日本人的利伐沙班用量是 15mg/d，华法林的目标 PT-INR 值也按照日本的指南调整，安全性主要评价项目（严重的出血事件＋虽不严重但是引起临床问题的出血事件）显示利伐沙班与华法林相比为非劣效性（图 4)。虽然没有足够的病例数进行有效性检验，但是脑卒中和全身性栓塞症有下降倾向。在中度肾功能下降的病例进行的亚组分析显示 10mg/d 的使用量也是合适的。

利伐沙班的生物利用度为 80%～100%，36%以原型由肾脏排泄，实际的给药量不能依赖估测肾小球滤过率（eGFR)，而应根据加入体重因素的 Cockcroft-Gault 公式计算肌酐清除率（CLcr)，根据肾功能调整使用剂量（≥ 50mL/min，15mg/d；30～49mL/min，10mg/d)。CLcr < 15mL/min 的肾功能不全者和 Child-Pugh 分类 B、C 的肝损伤者不应使用利伐沙班。此外，在 P 糖蛋白抑制剂中有在合用时需要注意的药物。

■阿哌沙班

包括日本人在内的 18，201 例的 ARISTOTLE 研究显示，阿哌沙班 5mg 1 天 2 次组与华法林组相比，在脑卒中和全身性栓塞症方面，阿哌沙班组不仅显示出非劣效性，还显示出优效性（图 5)。

以 222 例日本人 NVAF 为对象的 ARISTOTLE-J 研究比较了阿哌沙班用量 2.5mg 组、5mg 组及日本的华法林 PT-INR 治疗范围组。阿哌沙班组显示出良好结果，出血发生率也减少，也没有死亡病例。

比较阿哌沙班 5mg1 天 2 次组和阿司匹林组的 AVERROES 研究也显示，不耐受华法林的患者与阿司匹林相比没有增加出血事件，并且减少脑卒中和全身性栓塞症。

阿哌沙班通常为 5mg 1 天 2 次，其特点是日本人用量与国外相同。但是由于 25%由肾脏排泄，对于 80 岁以上、60kg 以下和 Cr1.5mg/dL 以上，合并其中任意两项的病例，需要减量为 2.5mg 1 天 2 次。

■依度沙班

ENGAGE AF-TIMI 48 研究是与华法林组对照，比较依度沙班 30mg，60mg

图 4

J-Rocket AF 研究

根据 ROCKET-AF 研究证实 20mg 1 天 1 次的利伐沙班与华法林相比在有效性主要终点事件（脑卒中，全身性栓塞）的非劣效性，JRocket-AF 研究入组 1280 例日本人，按照日本人剂量 15mg 1 天 1 次，与根据日本指南的目标 PT-INR 的华法林组进行比较。安全性主要评价终点显示利伐沙班与华法林相比为非劣效性，包括有效性在内与全球性研究显示出一致性。

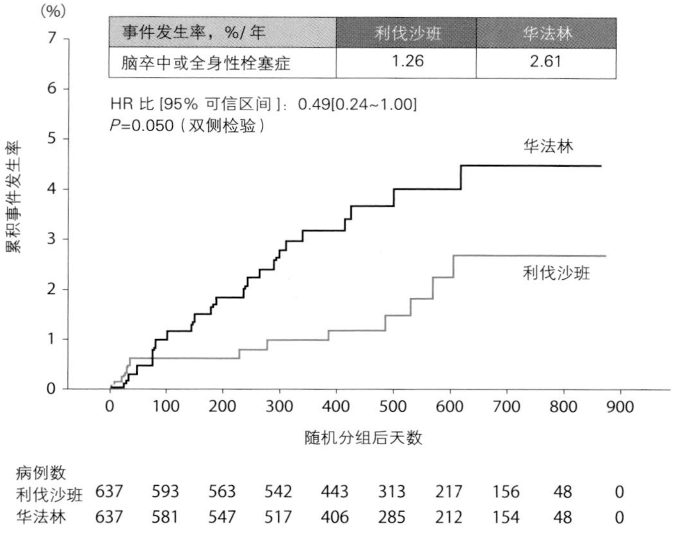

有效性的主要评价项目（脑卒中或全身性栓塞症）

图 5

Aristotle 研究

Aristotle 研究中阿哌沙班 5mg 1 天 2 次组与华法林组相比，在脑卒中和全身性栓塞方面，阿哌沙班组不仅显示出非劣效性，还显示出优效性。以 222 例 NVAF 的日本人为对象的 Aristotle-J 研究也显示，阿哌沙班 2.5mg、5mg 组和日本目标 PT-INR 治疗范围的华法林组相比，阿哌沙班显示出良好的结果，出血发生率也减少，也无死亡病例。

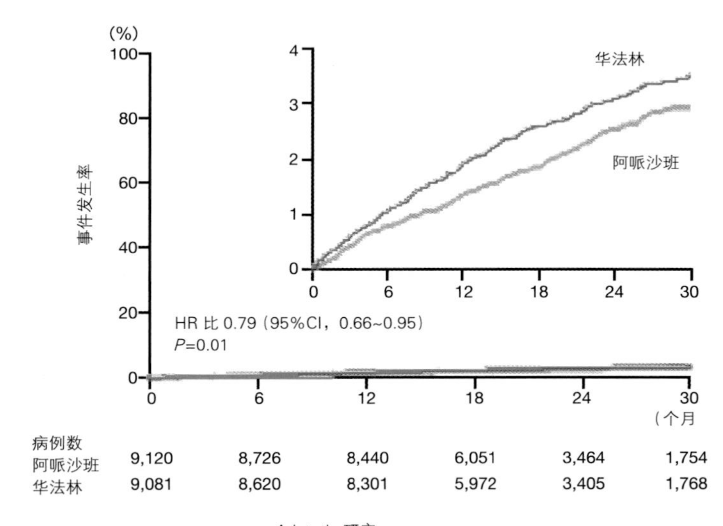

Aristotle 研究

组对脑卒中和全身性栓塞症进行非劣效性检验的全球第Ⅲ期临床试验。以 $CHADS_2$ 评分 1 分的亚洲人为对象的第Ⅱ期临床试验显示依度沙班与华法林相比出血事件减少。

依度沙班血中浓度达峰时间 1 ~ 3h，半衰期 8 ~ 10h。对于肾功能损伤、低体重、合用 P 糖蛋白抑制药物的病例，由于最小血中浓度上升，需要将使用量减为 1/2。

如何选择药物

虽然很多不同的药物与华法林进行了对照研究，但是根据罗列的数据来判断药物的优劣是危险的（表 1、表 2）。每个研究的患者背景和试验方案、大出血的定义等都是不同的，新型抗凝药物之间不能直接比较。

对于口服药物过程中发现有血栓时需要调整用量还是更换药物这样的判断，

表 1　新抗凝治疗的比较：新型抗凝药物的代谢特征

	达比加群	利伐沙班	阿哌沙班	依度沙班
作用机制	选择性直接 FIIa 抑制剂	选择性直接 FXa 抑制剂	选择性直接 FXa 抑制剂	选择性直接 FXa 抑制剂
口服生物利用度（%）	6.5	80 ~ 100	50	62
半衰期（h）	12 ~ 17	5 ~ 13	8 ~ 15	6 ~ 11
肾排泄（%）	85	66（原型 36，失活代谢产物 30）	27	50
血中浓度达峰时间（h）	0.5 ~ 2	1 ~ 4	1 ~ 4	1 ~ 2
药物相互作用	P 糖蛋白抑制剂：维拉帕米减量服用，决奈达隆禁忌合用 强效的 P 糖蛋白抑制剂：禁忌合用	强效的 CYP3A4,P 糖蛋白抑制剂：禁忌合用 强效的 CYP3A4,P 糖蛋白抑制剂：慎重合用	强效的 CYP3A4,P 糖蛋白抑制剂：禁忌合用 强效的 CYP3A4,P 糖蛋白抑制剂：慎重合用	强效的 P 糖蛋白抑制剂：减量服用 强效的 P 糖蛋白抑制剂：禁忌合用

* 抗真菌药（甲酮康唑，伏立康唑，泊沙康唑），氯霉素，克拉霉素，蛋白酶抑制剂（利托那韦，异搏定，胺碘酮，奎宁，克拉霉素）
†利福平，St. John's wort（Hyper perforatum），酰胺咪嗪，苯妥英
‡苯妥英，酰胺咪嗪，苯巴比妥米那。

表 2　新抗凝治疗的比较：与华法林进行的对照研究的区别

	RE-LY 研究	ROCKET 研究	ARISTOTLE 研究	ENGAGE 研究
病例数	18 113	14 264	18 201	21 107
服用方法	达比加群 110mg 1 天 2 次 达比加群 150mg bid，1 天 2 次	利伐沙班 20mg qd，1 天 1 次	阿哌沙班 5mg bid，1 天 2 次	依度沙班 30mg qd，1 天 1 次 依度沙班 60mg qd，1 天 1 次
用量调整	无	随机化	随机化	试验中
试验设计	非劣性 PROBE	非劣性双盲	非劣性双盲	非劣性双盲
患者	CHADS2 评分≥ 1	CHADS2 评分≥ 2	CHADS2 评分≥ 1	CHADS2 评分≥ 2
有效性	脑卒中或全身性栓塞	脑卒中或全身性栓塞	脑卒中或全身性栓塞	脑卒中或全身性栓塞
安全性	大出血	大出血	大出血	大出血

调查：前瞻性、随机、双盲终点评估

以及应用华法林抗凝控制良好的病例是否应转换为新的药物等，目前几乎没有关于新型抗凝药物在消融术围手术期使用经验的报道。今后还需要积累临床数据反映到指南中，加强关注进行安全而且有效的围手术期抗凝治疗的进展。

选择的多样化

新型抗凝药物的出现使得心房颤动患者的抗凝治疗选择性增加，能够选择更加适合患者的药物是可喜的事。

今后还会积累更多各种形式的循证证据，评价心房颤动导管消融的治疗成绩、并发症和比较抗凝作用的风险和获益。需要我们正确地判断信息，根据不同的疾病选择适合的药物。

2 影像诊断

经食道心脏超声及心脏 CT

加藤律史 埼玉医科大学国际医疗中心心脏内科

1 心脏超声（经胸壁和经食道）用于决定消融的适应证，评价消融前后的解剖和功能，把握并发症，是进行心房颤动消融的代表性的影像诊断方法。

2 为了评价有无特殊解剖和预测环肺导管直径（lasso size），评价术后左房内径和有无肺静脉狭窄等，消融术前使用 CT 和 MRI 进行三维影像检查是不可或缺的。

心房颤动消融必要的影像诊断

目前心房颤动消融所需要的代表性的影像诊断是心脏超声（经胸壁与经食管）以及由 CT 和 MRI 所得到的三维影像。

需要进行影像诊断的理由

■心脏超声

①评价有无器质性心脏疾病及左心耳内血栓和左心房扩大的程度，判断消融手术的适应证。

②评价消融手术前后的解剖和功能，把握并发症等。

■三维影像

①详细掌握进行消融的左房和肺静脉的解剖 [是否有特殊解剖及预测环肺导管直径（lasso size）等] 和评价术后的左房内径 / 评价有无肺静脉狭窄。

②准备进行影像融合。

③评价食道等其他脏器的解剖以预防并发症等。

近年来已经发表了 5 年以上的消融治疗的长期成绩，由于特别是慢性持续性心房颤动的复发率略高，现在开始逐渐将影像诊断用于预测预后这一新的目的。本节针对这些内容，以经食道心脏超声和 CT 为中心，概述心脏超声和三维影像的现状。

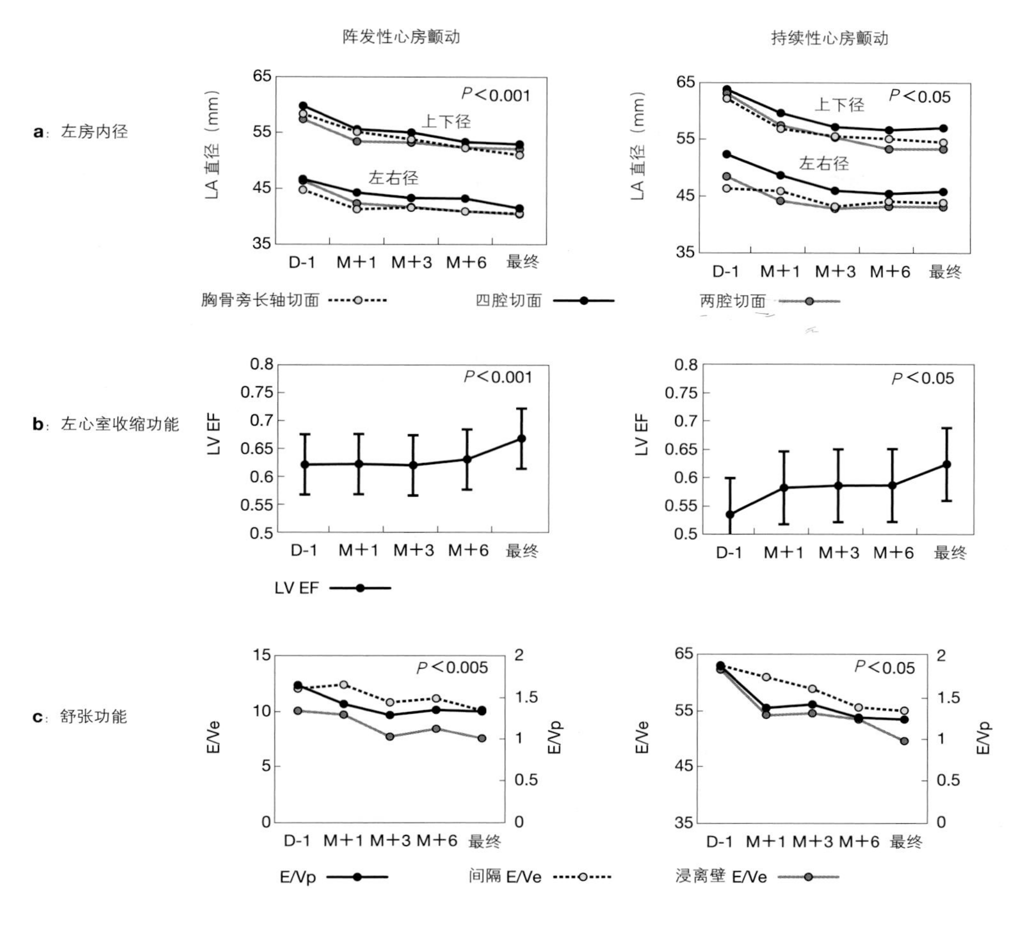

图 1　消融后的左心房和左心室功能随着时间推移的变化　阵发性和持续性心房颤动都在消融术后随着时间推移，左房内径短缩，左心室收缩功能和舒张功能改善。

心脏超声

左心耳内血栓的评价及左房和左心室的形态和功能评价

一般认为有器质性心脏病，特别是严重的二尖瓣疾病和肥厚型心肌病、重度的心功能不全、M 型超声下左房内径超过 50mm（特别是 60mm）的情况下，消融的成功率下降，二次消融术的效果也比较差。这些是在决定消融的适应证或者是取得患者同意的时候必须要考虑的因素。

另外，左心耳内存在血栓是消融的禁忌证，因此在左心功能下降及二尖瓣疾病等血栓高风险病例应当积极地进行经食道超声检查（transesophageal echocardiography，TEE）。

2012 年的 HRS/EHRA/ECAS 联合声明推荐对所有消融术前持续 48h 以上的心房颤动病例和即使是窦性心律但是未进行 3 周以上有效抗凝治疗的病例进行 TEE。

Check!!

以 $CHADS_2$ 评分为标准

左心耳内血栓的发生率在 $CHADS_2$ 评分为 0 分时在 0.3%以下，2 分以上时发生率超过 5%。因此对于 $CHADS_2$ 评分在 2 分以上的持续性心房颤动，即使进行了 3 周以上的抗凝治疗，可能也必须进行 TEE 检查。

手术前后左房和左室的变化与心房颤动复发的预测

多数研究显示，消融后的左房内径缩小。Reant 等进行 12 个月的随访显示左房内径随着时间推移缩小（图 1)。此外，应用三维超声的研究显示消融术后不仅左房内径缩小，右房也会缩小。但是在左心房功能改变方面有不同的结果。

Verma 等研究显示，左房射血分数（left atrium ejection fraction，LAEF）在消融术后改善，但是 Wylie 等研究显示消融术后 LAEF 下降。这些报道的差异在于分析对象混杂了阵发性心房颤动和慢性及持续性心房颤动、术后评价的时期不同以及复发程度有差异等。

■笔者医院的比较结果

笔者医院比较了阵发性和非阵发性心房颤动病例术后的变化。阵发性心房颤动病例的左房容积和功能的改善程度在手术前后无显著变化，而非阵发性心房颤动病例的 LAEF 在消融术后 3~6 个月有改善倾向，12 个月时有显著改善，特别是无复发的病例有更显著的改善倾向（图 2)。

在前面的 Reant 等的报道中左室射血分数在消融术后也有缓慢改善，但是 Tops 等研究显示阵发性心房颤动病例的左室射血分数在消融前后无变化，而室壁张力 Strain 在消融术后有显著变化，提示心房颤动可能影响左室功能。

既可以通过用 CT 评价左房大小，也可以用超声进行功能学评价来预测消融术后的复发。Mirza 等研究显示左房侧壁长轴张力在复发组显著下降。笔者等研究显示，40 例慢性持续性心房颤动病例的左心耳流速和组织多普勒测量的左心耳壁速度在复发组明显低值（图 3)。

虽然肺静脉恢复传导是心房颤动复发的重要因素，但是今后影像诊断在决定非阵发性心房颤动病例的适应证时可能会成为必须要考虑的因素。

CT、MRI

左房和肺静脉的典型解剖

三维影像成像时通常 MRI 的选择参数比较多，而 CT 可以得到比较均一的图像，但是呼吸影响会使图像产生很大变化。表 1 所示为强生公司推荐的进行

图 2

阵发性心房颤动和持续性心房颤动病例在消融后左房容积和左房搏出量改善的比较

阵发性（PAF）和非阵发性心房颤动（CAF）在消融后，左房容积率和左房搏出量都有改善，CAF 组的改善程度显著超过 PAF 组。

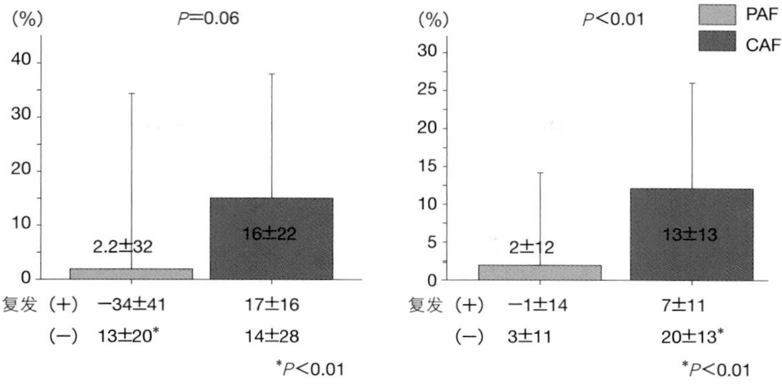

图 3

非阵发性心房颤动病例的心房颤动复发预测因素的比较

单因素分析中的变量经食道超声进行组织多普勒测量的左心耳壁运动速度（LAAWV）在多因素分析中是唯一的复发预测因素。

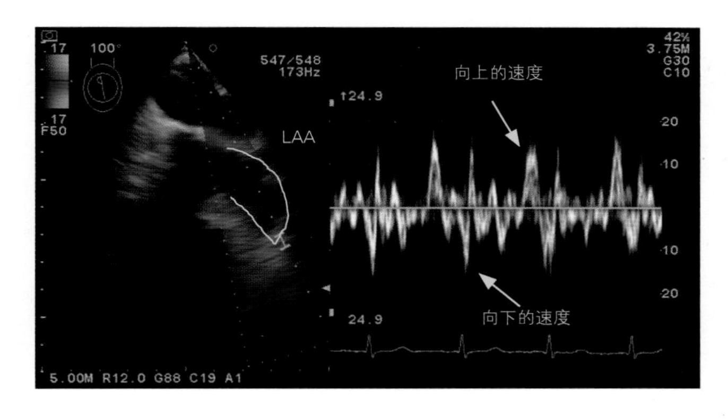

心房颤动复发预测因素

	OR 值	95% CI	P 值
年龄	0.98	0.88 Δ 1.09	0.71
性别	1.83	0.12 Δ 40.4	0.71
LVEF	1.00	0.94 Δ 1.06	0.89
LAESVI	1.01	0.93 Δ 1.09	0.66
LAWV(e')	1.20	0.83 Δ 1.74	0.33
LAAWV	1.45	1.07 Δ 1.97	0.018
高血压	1.11	0.18 Δ 6.77	0.91

LAAWV：LAA 壁运动速度

表 1

强生公司推荐的 CT 成像参数

• 拍摄部位：升主动脉至膈肌
• 窦性心律，心电图同步（RR 间期的 70%～80%，心房舒张期）
• 进行一次呼吸憋气（最好是呼气状态）
• 18G 留置针确保血管通路
• 使用 350mg/mL 以上的碘造影剂
• 注入速度：3mL/s
• 造影剂的总注入量：120mL
• 扫描延迟：20～30ms
• 扫描时间：20s
• 层厚：1mm

CARTO 系统的影像融合时的成像方法。

影像上典型的左房为上下和左右较长、前后短的立体图像，后壁上方附着有肺静脉。肺静脉也是上下长、前后短，直径大约相当于上下和前后左房径的1/4 ~ 1/3。因此肺静脉开口直径的上下径比前后径大，通常差 5 ~ 6mm，而右下肺静脉的上下和前后径的差距较小。用虚拟内视镜观察如图 4d、4e 所示，左右侧的上下肺静脉开口非常接近，特别是左肺静脉的前方靠近左心耳开口，因此上下肺静脉的开口基本呈上下关系。此外在左心耳开口和左肺静脉之间存在 4 ~ 5mm 宽的所谓的嵴，这是在消融时必须要注意的结构。

另一方面，右侧肺静脉的上下肺静脉略呈前后关系开口于左房。从左房发出的双侧上肺静脉横向走行后朝向前上方，双侧下肺静脉向后下方走行。因此可以理解 X 线透视下从 RAO 和 LAO 的任何方向都可以确认双侧上肺静脉从开口至主干的范围，而右下肺静脉在 RAO 位，左下肺静脉在 LAO 位易于确认肺静脉的开口至主干范围。所有的肺静脉通常都有 3 ~ 4 根的一级分支，大多数左上肺静脉的主干较长，而右下肺静脉较短。平均每个人的各支肺静脉的上下直径差约为 4mm。

进行消融时必须要注意的影像所见

对消融手术有较大影响的解剖结构是共干。共干发生率大约为 10%，即左肺静脉只有一个开口。共干有两种形态，即共干不走行于上方，而是从稍低位置起始，在共干开口前方的左房顶部略呈下陷状的病例，以及共干整体朝向左上方的病例。

第一种共干形态在送入鞘管时需要特别注意（图 5a、5b）。另外，上下径和前后径的差较大（大致上下径 25mm，前后径 10mm）也是共干的特征。随着消融经验的增加，与少见的共干相关的报道也在逐渐增多。

■特殊的解剖

笔者医院也遇到过右侧共干和下肺静脉共干（图 5c、5d），特别是后者在进行同侧上下扩大隔离时消融线需要有较大变化，因此应当在术前掌握这些解剖结构。下肺静脉共干的报道在日本较多，需要注意共干经常会合并有旁路。

在送入 Lasso 导管和设计消融线时还需要注意肺静脉存在的特殊分支。其中最常遇到的是右中肺静脉和右顶部静脉（图 5e、5f），还有报道比较少见的左中肺静脉。这些血管的开口直径通常都在 10mm 以下，如果在血管的远端消融，有使血管闭塞的风险。

表 2 所示为在以往报道中肺静脉分支类型的比例。

近年来，非阵发性心房颤动消融时经常还要进行肺静脉周围以外的左房消融，此时必须要注意的解剖结构有心房顶部线的突然凸起和下陷，二尖瓣峡部的凹面和嵴等（图 6、图 7）。

图 4　左房和肺静脉解剖的典型病例

a：额状断面，oblique MIP 像。b：断层像，oblique MIP 像。c：矢状断面，MIP 像。d，e：虚拟内视镜。f：容积渲染成像。

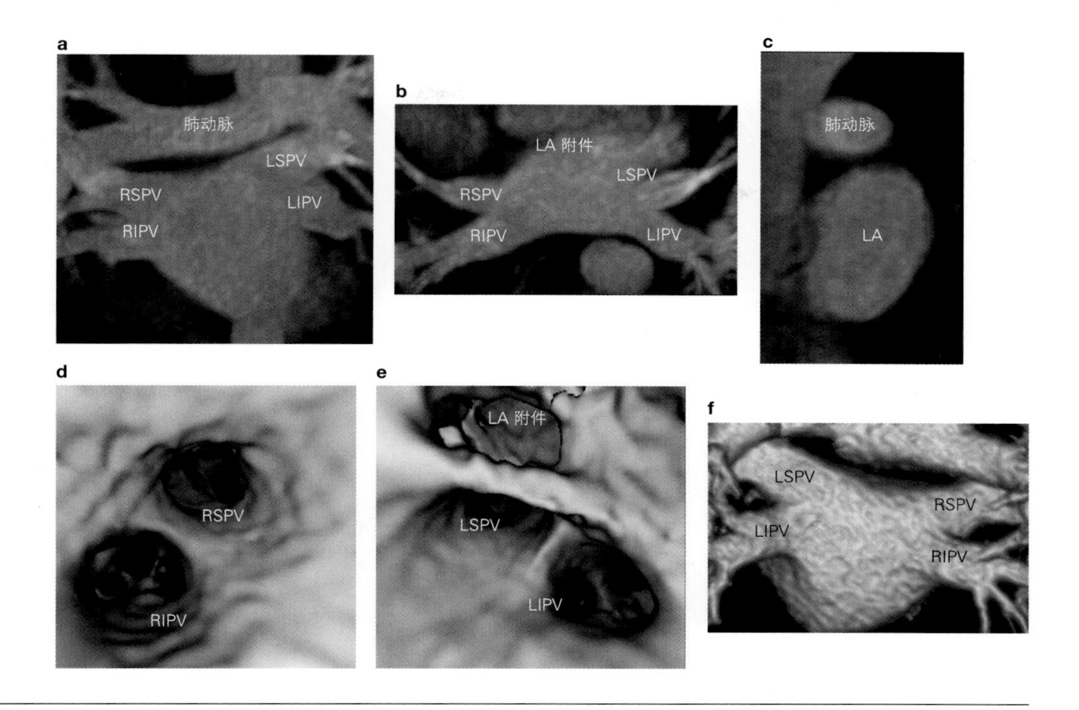

图 5　特殊的肺静脉分支类型

a，b：两种类型的左侧共干（箭头）。a：共干不走行向上方，而是从略低的位置起始，开口前方的左房顶部略呈下陷状（白色箭头）。b：共干朝向左上方。c：右侧共干。d：下肺静脉共干。e：右中肺静脉（RMPV）。f：右顶部静脉（分别如箭头所示）。

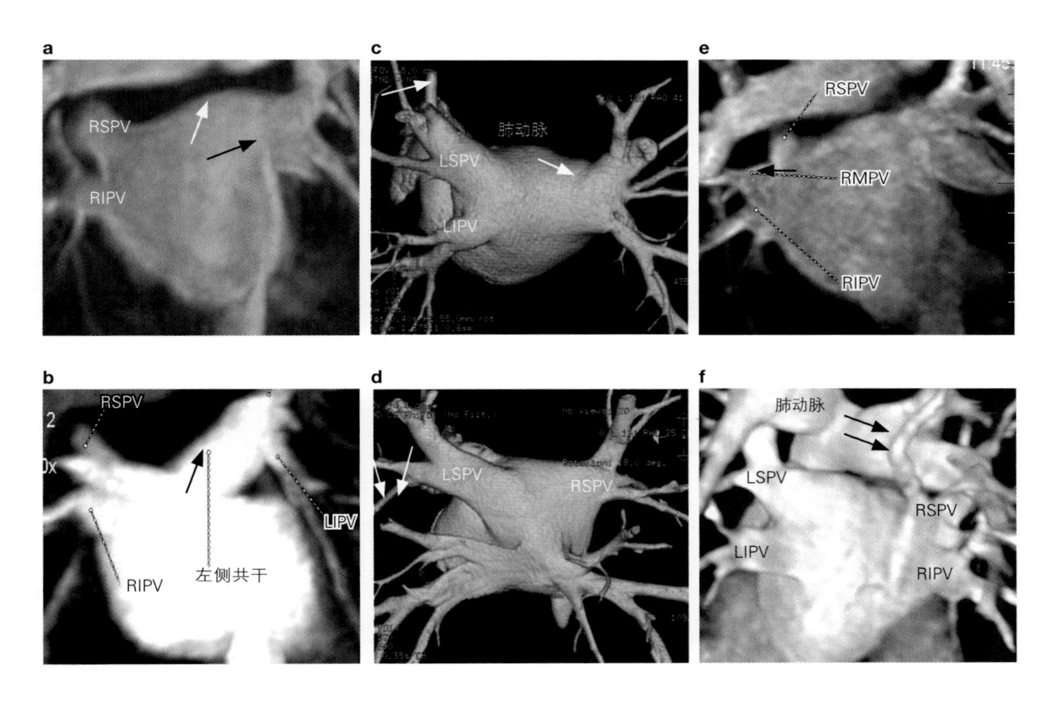

表 2　肺静脉分支类型的报道与发生率

著者（年）	病例数	正常（N）/Paf/Caf	典型病例（%）	共干 / 开口（%）				多余的 PVs（%）			其他（%）
				短左	长左	右	下	右中	左中	前静脉	
Schwartzman 等（2003）	117	N，P，C	N/A	6		0	N/A	25	3	N/A	N/A
Kato，Lickfett 等（2003—2004）	56～91	N，P	61～（77）	21	7～（12）	0	0	（10）～18	0	（3）～4	0
Marom 等（2004）	201	N，P，C	N/A	10	4	2	0	38	0	0	0
Kaseno 等（2008）	428	P，C	76	58	8	0.8	0	13	2	4	0
Yamane 等（2008）	326	P，C	N/A	N/A		N/A	1.5	N/A	N/A	N/A	N/A
De Ponti 等（2010）	147	P，C	55	37		5	2	11	1	3	1
Torning 等（2011）	176	P，C	N/A	8.5		0.5	N/A	17.5	0.5	N/A	0
平均			55～81	10～58	4～8	0～5	0～2	11～38	0～3	0～4	0～1

■顶部线，二尖瓣峡部的分类

笔者等根据中国台湾中心的两个报道，将顶部线和二尖瓣峡部进行分类显示，顶部线（concave shape）呈凹形见于 50% 的心房颤动病例，下陷（pouch）见于 10% 病例。二尖瓣峡部呈凹形见于大约 50% 的病例，4% 病例的左心耳开口部在消融线上（图 7）。虽然还没有报道指出这些解剖相关的电生理学问题，但是有可能是影响导管操作难易度的主要因素。

同一研究中心还报道位于间隔部位的嵴，推测是在心腔内观察到的 Papez 肌束。此外，虽然不是左房本身的解剖问题，有时会遇到严重的漏斗胸病例，此时右肺静脉的靠内侧会严重扭曲（图 7），也会影响导管的操作。

Dr's Point

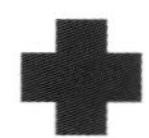

CT 有助于发现事先未预期的左心耳内血栓，这也是常规进行 CT 影像确认的优点之一。但是 TEE 在确认血栓方面的检出率较高，特别是对于血栓形成高风险病例，不能使用 CT 代替 TEE。

肺静脉狭窄的评价

近年来随着进行扩大式左房消融术，肺静脉狭窄本身成为比较少见的并发症，Cleveland 诊所使用 CT 与血管造影的报道显示高度狭窄和闭塞为 0.8%。但是使用 MRI 详细评估进行肺静脉开口部消融的研究显示，中度以上的狭窄为 3.8%。这些都是进行初次消融的报道，即使原来是中度以下的狭窄，如果产生新的狭窄就可能引起临床问题，特别是在进行第 2 次消融时一定要事前详细评估狭窄的程度。

左下肺静脉本来前后径较小，特别是开口至稍内侧受后方大动脉、食道和椎体等的压迫，在普通的横断面上看起来像存在狭窄，在评价狭窄时要充分注意。

毗邻解剖的掌握

毗邻解剖中最重要的是食道。Lemola 等使用 CT 进行的研究显示左房与食

图6 心房顶部线和二尖瓣峡部的形态学分类

根据文献进行心房顶部线和二尖瓣峡部分类。大多数病例的心房顶部线形态为导管固定困难的凹形。大约 50% 的病例二尖瓣峡部形态为凹形。

a：心房顶部线

平坦（30% ~50%）

RSPV

LSPV

凹形（30% ~50%）

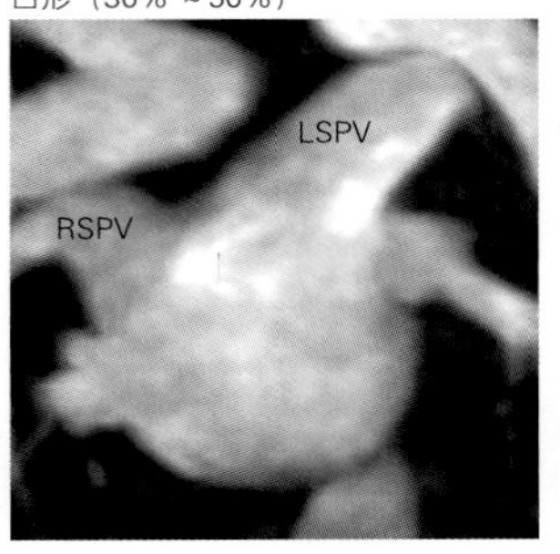

凸形（10% ~20%）

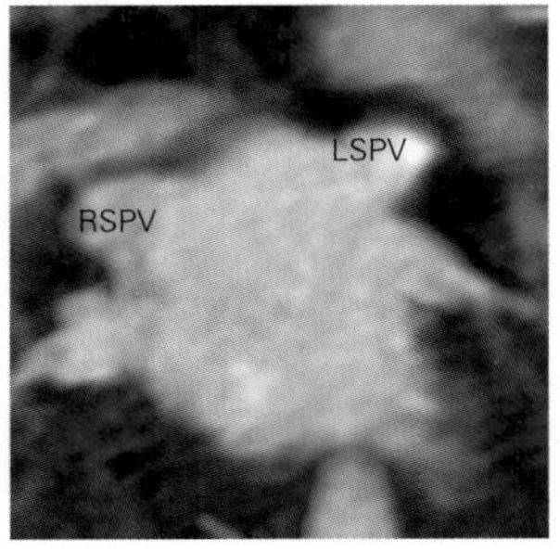

b：二尖瓣峡部

平坦（55%）

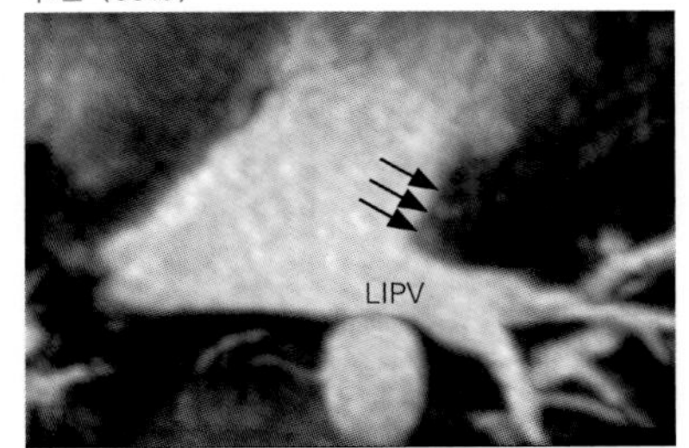

凹形（45%）

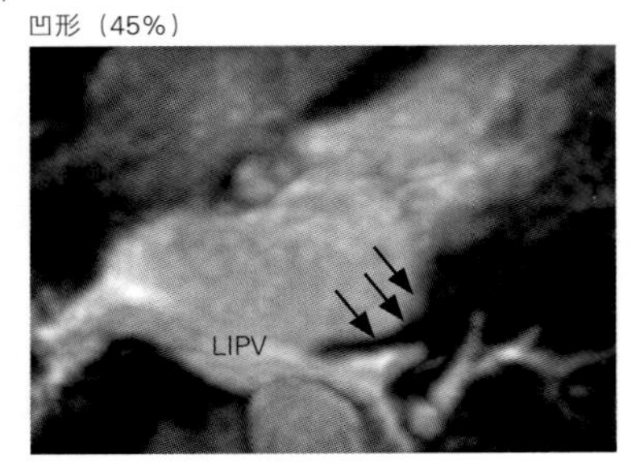

图7

Pouch 与二尖瓣峡部上的左心耳开口及漏斗胸病例

a：大约 10% 的心房颤动病例在心房顶部线上或附近可见到下陷。b：有的病例的心耳开口位于二尖瓣峡部上，4% 的病例如本例所示呈明显的下陷状。c：断层图像。d：内视镜图像。显示右肺静脉略偏内侧的左房受后方的椎体压迫。

a

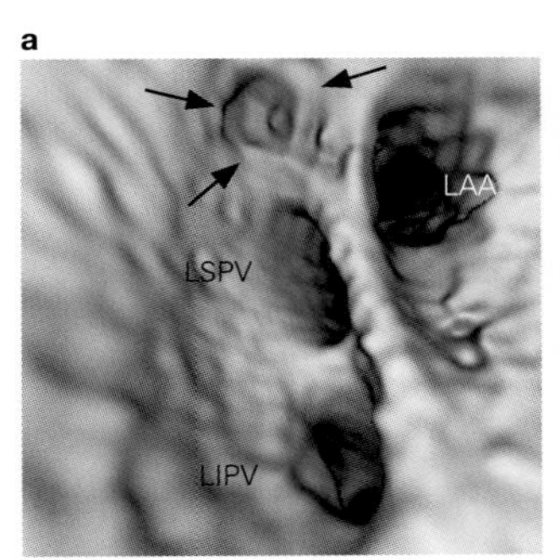

b

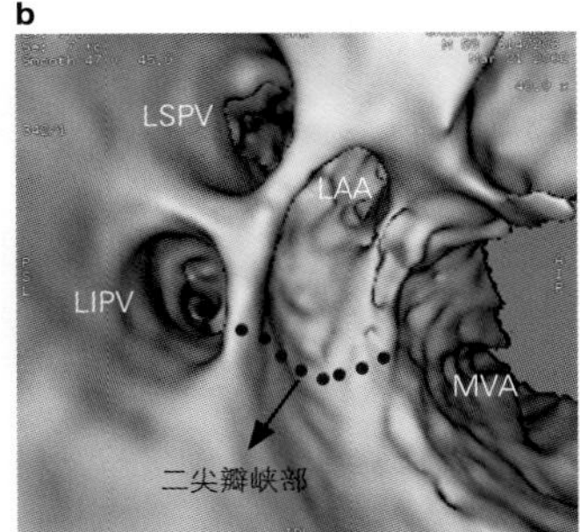

c

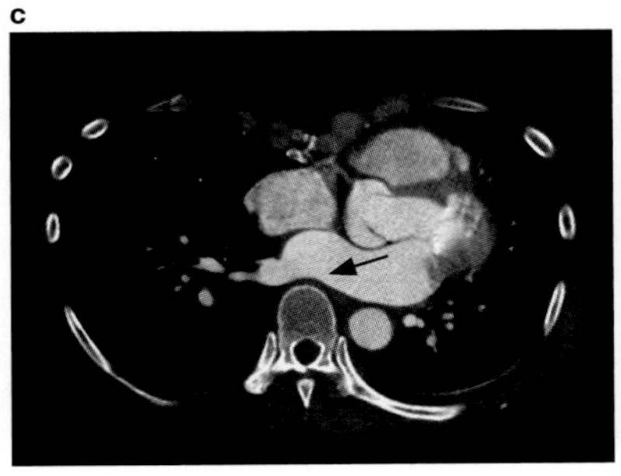

d

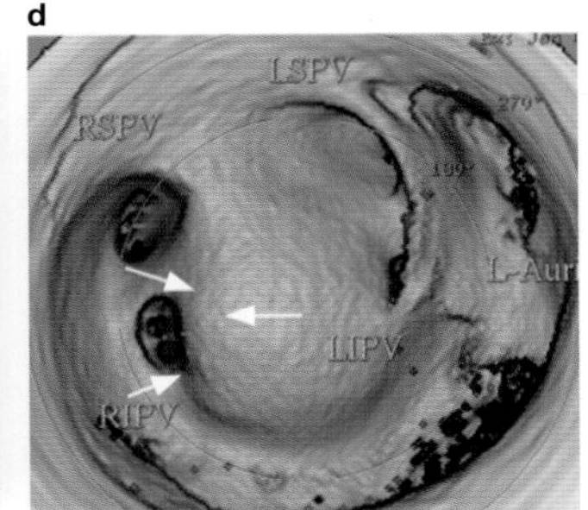

道的接触范围平均宽度为13mm，长度为58mm，56%的食道走行方向与上下左侧肺静脉开口平行，36%的走行方向从左上肺静脉朝向右下肺静脉。

食道尤其非常接近左下肺静脉、二尖瓣峡部和冠状静脉窦（coronary sinus，CS），近年来经常会需要在CS内进行放电，此时最好能事先掌握与食道的位置关系（图8）。

Check!!

CS内放电的难点

报道显示CS在解剖学上具有多种变异（图8），有报道显示由于CS与冠状动脉很近，消融中可能引起冠状动脉闭塞，因此对于事先CT明确显示冠状动脉与CS交叉的病例，最好避免在CS内放电。

如图8所示，对于二尖瓣峡部与CS走行明显有距离的病例以及CS存在狭窄或者闭塞的病例，可以推测这样的病例很难达到消融成功。

左房容积的评价与心房颤动的复发预测

随着通过三维影像进行解剖学评价的进展，有研究评价了PV的变异和消融治疗的成绩之间的关系，但是与预后之间似乎并无太强的关联。另一方面，左房容积与心房颤动消融后的复发显著相关，临界值大致在130～150mL。研究显示，超声上的左房前后径与CT上的左房容积之间无良好关联，而且TEE进行左

图8 左房与食道的位置关系以及冠状静脉窦解剖的多样性

a，b：左房与食道的位置关系。食道尤其非常靠近左下肺静脉、二尖瓣峡部和冠状静脉窦（CS）。c：典型病例。d，e，f：解剖上箭头所示部位靠近冠状动脉，消融时有冠状动脉闭塞的可能，以及二尖瓣峡部与冠状静脉窦距离远，冠状静脉窦闭塞等理由，不适合在冠状静脉窦内放电消融二尖瓣峡部。

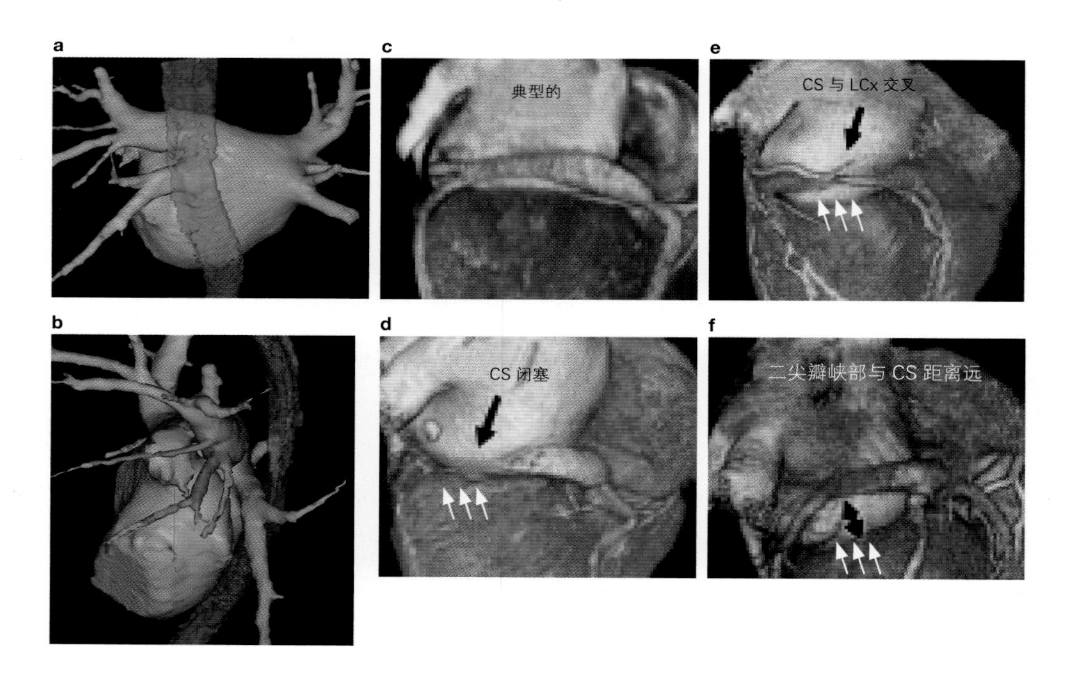

房容积评价与实际解剖相比容易过小。

因此，目前应当联合使用 CT 进行的左房容积评价与前述的用超声、TEE 进行的功能评价，在决定消融治疗的适应证时必须要加以考虑。

通过三维影像检查掌握解剖

借助于 CT 等三维影像检查，掌握消融术前的解剖结构已经变得非常容易。特别是影像融合技术降低了消融操作的困难程度。近年来心腔内超声的应用，又进入了一个新的阶段。

另一方面，在血栓评价方面 TEE 仍然是可信性最高的方法，超声进行心功能评价也再次告诉了我们在心房颤动治疗中最重要的事项是什么。这些影像学检查是目前进行消融手术所必需的，随着这些技术的进步，消融治疗也在进步，期待今后会有更多的改进，发挥越来越大的作用。

3 术中麻醉管理

宫内靖史 日本医科大学循环内科学

1 心房颤动消融以改善 QOL 为目的，理想状态是能够安全地进行镇静，在操作中也不产生痛苦。

2 在充分监视生命体征下调整药物剂量，使自主呼吸下降，并且保证防御反应水平的镇静深度是很重要的。

心房颤动消融与其他心律失常相比，消融部位更多，手术操作时间更长。消融左房后壁时经常会伴有疼痛感，此外注射三磷酸腺苷（adenosine triphosphate，ATP）及直流电复律等，都需要在保持长时间的安静同时忍受痛苦。

为了确保无痛安全地进行长时间的手术操作，需要进行适当的镇静与镇痛。镇静有抑制呼吸和循环功能及使防御反应下降的风险，需要维持适当的镇静水平，在发生异常情况时能够早期发现征象并进行适当处理非常重要。

本节以在心房颤动消融中如何安全进行镇静的方法为中心进行阐述。

镇静与麻醉的种类和定义

美国麻醉协会（American Society of Anesthesiologists：ASA）将镇静 / 麻醉分为 minimal sedation（最小限度的镇静、缓解不安）、moderate sedation/analgesia（中等程度的镇静 / 镇痛）、deep sedation/analgesia（深度镇静 / 镇痛）、general anesthesia（全身麻醉）（表 1）。

美国护理协会（American Nurses Association：ANA）的分类为表浅镇静、静脉麻醉、深度镇静和全身麻醉。根据对问话及疼痛刺激的反应、气道的状态和呼吸状态的评分，将静脉麻醉细分为嗜睡（sleepy）、入睡（sleep）、深度入睡（advanced sleep）。

这两种分类方法的比较可见表 2，ANA 的深度镇静相当于 ASA 分类中的④，嗜睡、入睡和深度入睡分别相当于 ASA 分类中的①②③。本节中使用与日本实际情况相近的 ASA 分类定义。

表1 美国麻醉协会（ASA）对镇静与麻醉的分类与定义

① minimal sedation（最小限度的镇静、缓解不安）
认知机能和协调机能受抑制，对言语指示有反应，呼吸和心血管功能不受影响的状态
② moderate sedation/analgesia（中等程度的镇静 / 镇痛）
意识被抑制，可以对言语指示及轻的触觉刺激进行反应，呼吸・循环功能不受影响，防御反应不受抑制
③ deep sedation/analgesia（深度镇静 / 镇痛）
不易觉醒，反复的疼痛刺激才有反应的深度镇静，循环功能不受影响，但是防御反应和自主呼吸受抑制可能需要进行气道管理
④ general anesthesia（全身麻醉）
疼痛刺激也不会觉醒，自主呼吸受抑制，通常需要气道管理，循环功能也会受到影响的状态

表2 美国护理协会（ANA）对麻醉 / 镇静的分类及与 ASA 分类的比较

ANA 分类将对问话及疼痛刺激的反应，气道和呼吸状态进行 0～2 的评分，总分作为各分类的标准。最右列所示为相应的 ASA 分类。

ANA 分类	意识状态	SED 评分					对应 ASA 分类
		问答反应	疼痛刺激反应	气道	呼吸	合计	
表浅镇静	大致正常	2	2	2	2	8	anxiolysis
静脉麻醉							
sleepy	嗜睡	1～2	2	2	2	7～8	minimal sedation
sleep	入睡	0～1	1	2	1～2	4～6	moderate sedation
advanced sleep	深度入睡	0	1	1～2	1	3～4	deep sedation
深度镇静	强抑制	0	0	0～1	0～1	0～2	general anesthesia
全身麻醉	无觉醒	0	0	0	0～（－1）	0～（1～2）	general anesthesia

SED 评分：2. 有；1. 受限制；0. 缺失

消融术中镇静的现状

美国大约半数消融由麻醉科医生进行全身麻醉，剩下的 50% 在镇静下进行。大多数的医疗机构由专业的麻醉护士在接受过一定培训医生的监督和指导下进行镇静。

2012 年日本心律失常学会进行的心房颤动消融的注册研究显示（http://www.jhrs.org），基本上所有病例都是在镇静下（深度镇静 53%，浅～中等程度镇静 43.5%）进行消融，很少的病例进行全身麻醉或者只进行局部麻醉。问卷调查显示，大多数医疗机构中的医生与护士还兼任其他工作。

镇静用药物

镇静用药物包括丙泊酚、咪达唑仑、硫喷妥钠、氯胺酮等静脉注射全身麻醉药物，右旋美托咪啶等镇静药物。由于单独使用镇静药物时镇痛效果不充分，通常联合使用镇痛药物和局部麻醉药物。

欧美多数使用芬太尼等阿片样药物进行镇痛，日本使用喷他佐辛、丁丙诺啡的比例较高。主要药物的使用方法如表 3 所示。下面介绍其中在日本国内使

表 3　镇静常用药物的用量

	诱导剂量	维持剂量
麻醉药		
丙泊酚	2.0～2.5mg/kg	3～6mg/（kg·h）
咪达唑仑	0.15～0.3mg/kg	0.03～0.06mg/（kg·h）
镇静药		
右旋美托咪啶	1μg/kg	0.2～0.7μg/kg
镇痛药		
芬太尼	1.5～8μg/kg	0.5～5μg/（kg·h）
瑞芬太尼	0.5μg/（kg·min）	0.25μg/（kg·min）
喷他佐辛	0.5mg/kg	适当增加用量

用比例较高的丙泊酚和右旋美托咪啶的特点和使用方法。

丙泊酚

丙泊酚作用于GABA-A受体发挥镇静作用。一般将脂肪剂作为乳化剂以达到脂溶性，制剂呈乳剂状态。

镇静深度与血中浓度成比例，全身麻醉时为5μg/mL，深度镇静为3μg/mL，中等程度镇静时为1～2μg/mL。虽然在给药早期就有效果，但是并不是像多巴胺那样超短时间起效药物，因此诱导时需要有负荷量。

深度镇静在诱导时要每隔10s反复给予0.5mg/kg（体重50kg时给予1%得普利麻R 2.5mL）直到入睡，之后以3~6mg/（kg·h）（50kg时为15~30mL/h）维持。大多数在诱导时的用量为2.0～2.5mg/kg（50kg时为10～12.5mL）。

使用1%得普利麻时可以使用输液泵进行目标浓度调节持续静注（target-controlled infusion，TCI），即控制从根据药物动态计算的浓度达到目标浓度的给药速度。使用输液泵在诱导时设置为3.0μg/mL，3min内未入睡时则每隔1min增加1～2μg/mL，入睡后调整为1～3μg/mL的范围。

右旋美托咪啶

右旋美托咪啶是高选择性的肾上腺（素能）α_2受体激动剂，作为镇静药物用于术后的监护中治疗。镇静中可以保持进行应答的意识水平，而且有镇痛作用且不抑制呼吸。以6μg/（kg·h）进行10min负荷给药，然后以0.2～0.7μg/（kg·h）的维持量持续用药。

安全进行镇静必需的物品、设备及监护体制

人员与设备、器械

镇静中由于舌根下坠和呼吸抑制可能出现通气下降、呼吸停止和血流动力

表 4 安全进行镇静所必需的人员、仪器和监护仪的种类和测量频率

必要的人员
・监视监护仪的医生或者护士 ・对麻醉药物、镇静药物、镇痛药物及其拮抗药物有相关药物知识的医生 ・能够进行 ACLS 的医生（紧急时也可以会诊）
必要的仪器、设备
・吸引管、适当大小的气道内插管、进行正压呼吸的器械 ・镇静拮抗药物，心肺复苏所必需的药物 ・除颤器 ・供氧
监护的种类与测量频度
・氧饱和度（连续） ・意识水平（5~15 分钟）或者 BIS 监测（连续） ・呼吸（目视，听诊）（5 分钟）或者呼气中 CO_2 监测（连续） ・血压、脉搏（5 分钟）

学恶化等，应建立院内紧急呼叫系统体制，确保有应对的人员，常备正压呼吸用器械，适当大小的气道内插管、吸引管、喉镜等气道管理和人工呼吸所必需的器械，确保能够在除颤和心肺复苏时马上使用所需要的药物（表 4）。

监护项目及频率

至少每隔 5min 观察血压、脉搏、呼吸状态（表 4）。由于手术人员集中精力进行手术，术者以外的人员要严密监视生命体征。最好有专职人员进行监视，但是在必须兼任其他工作时，必须要随时能注意到血压、脉搏、动脉血氧饱和度（SpO_2）等监护仪器的报警提示的异常。

■意识水平、镇静深度的监护

常用的方法是用呼唤、触觉、痛觉刺激进行确认，近年来大多使用 BIS（bispectral index）监护。BIS 监护连续显示由前额 ~ 头部两侧的电极记录的脑电波进行双频分析（bi-spectral analysis）后计算出的 BIS 值（图 1）。BIS 值用 0 ~ 100 表示，麻醉深度越深值越低。表浅镇静时为 85 左右，深度镇静时为 60 左右，深度全身麻醉时为 40 左右，但是并非绝对指标，BIS 还受使用药物、心率等因素影响。

■呼吸状态的监护

由于患者被铺巾覆盖，通过胸部的视诊和听诊以反复确认呼吸状态不切实际，这种情况下呼气 CO_2 监测是最有效的。呼气 CO_2 监测将专用的鼻导管插入鼻孔，连续显示 CO_2 浓度。呼气充分时呼气 CO_2 在 40mmHg 左右，通气下降时由于混入周围空气，显示为低值。通过实时监测呼吸状态可以在早期发现呼吸暂停和通气下降。另外还可通过心电图电极监测胸壁阻抗变化进行呼吸监测，但是不能发现阻塞性呼吸暂停（胸壁运动），故不推荐。

图 1　BIS 监护

a: 放置于患者前额部的电极。
b: BIS 监护仪器。
c：放大的监护界面。左上为 BIS 值（65），右上显示为脑电波实际图形。右下为过去 40 分钟内的 BIS 值和肌电图（EMG）的趋势图。
丙泊酚以 1.0mg/kg 负荷给药后（箭头）以 2mg/（kg・h）持续用药，由于效果不充分追加给药 0.2mg/kg，持续用药增至 2.5mg/（kg・h），之后 BIS 值稳定在 65 左右达到深度镇静。

a

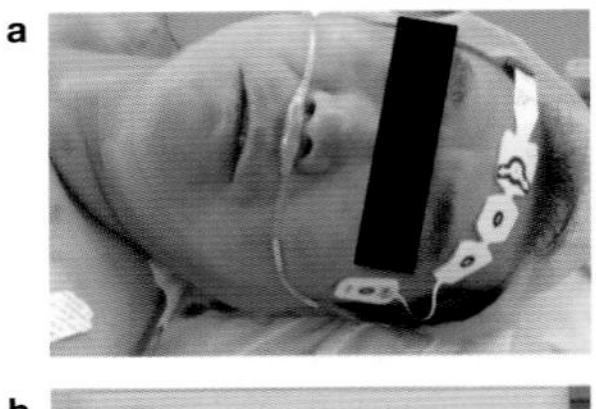

b

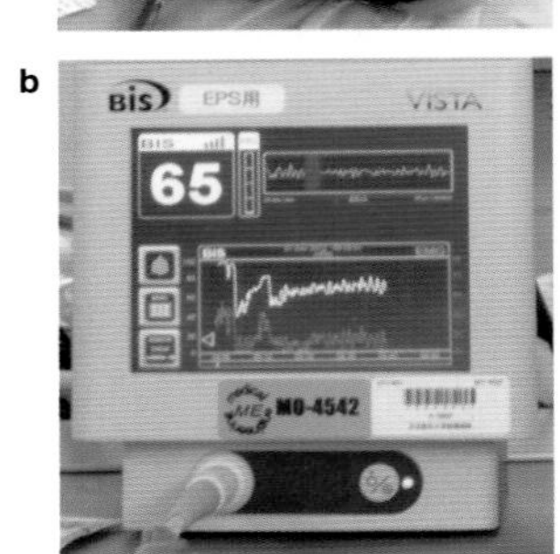

c

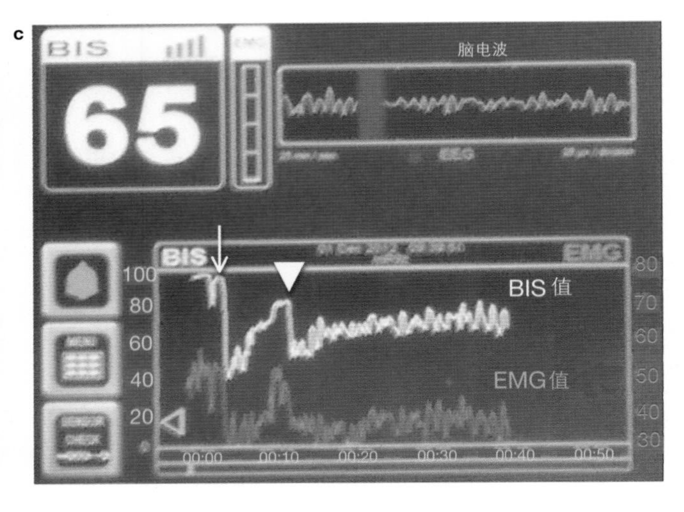

图 2　镇静中所用监护仪

a: 从上开始为心电图、脉搏、呼气 CO_2 的实际波形，右侧从上开始为心率、血压（NIBP）、血氧饱和度（SpO_2）和脉搏、呼气 CO_2 浓度、呼吸频率（根据气体流量）的实时数值，中间为相应 15min 内的趋势图。呼气 CO_2 下降会先于血氧饱和度的下降（中间列箭头）。

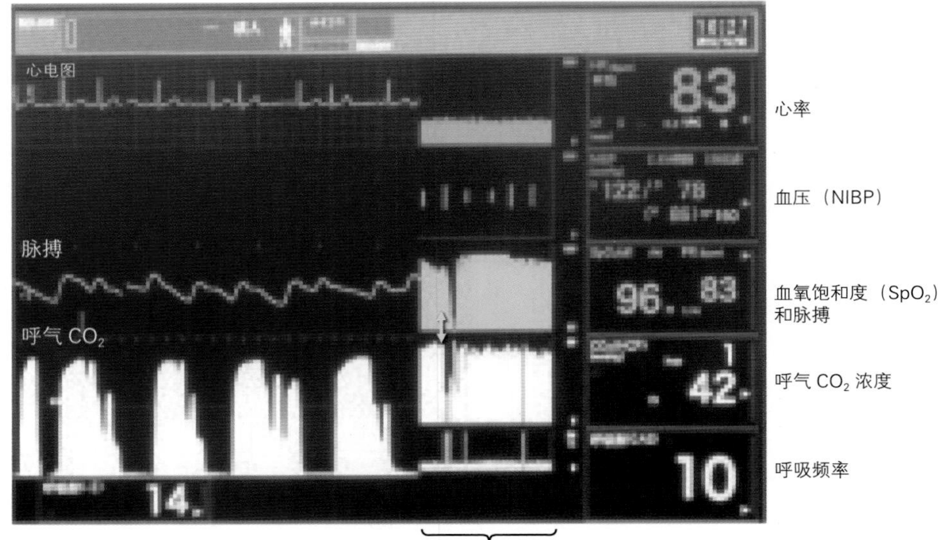

Dr's Point

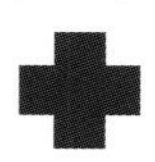

指脉氧的优势是可以实时显示血氧饱和度，但是局限性在于血氧饱和度下降要比呼吸暂停晚数 10s，而且不能判断不伴有血氧饱和度下降的高 CO_2 血症（图 2）。

■睡眠呼吸暂停病例的处理

SAS 病例基本都会在镇静中发生呼吸暂停，反复发生的血氧饱和度下降和胸廓的大幅度活动导致消融不稳定，不仅会妨碍手术顺利进行，而且过度的胸腔内负压会使空气进入长鞘，有引起冠状动脉和脑动脉空气栓塞的风险。

由麻醉科医生进行气道管理下镇静是最理想的，但是在日本大多数是由非麻醉科医生进行经鼻持续气道正压通气（continuous positive airway pressure，CPAP）下镇静。实际上在笔者所在医院，术前诊断为 SAS 的病例使用 CPAP 进行镇静也没有问题。此外，使用右旋美托咪啶等进行最低限度镇静也是有效的方法。

备忘录

心房颤动消融患者中大约 15% 合并重度的睡眠呼吸暂停综合征（sleep apnea syndrome: SAS）

今后的展望

进行充分而且安全的镇静会产生监护人员和器械等方面的费用，现在的诊疗报酬（6, 000 日元）并不够用。相关部门研究了在小儿检查、内窥镜手术和导管消融时的镇静管理，制订了与在充分的监护体制下进行镇静相适应的诊疗报酬方案，逐步完善在经费方面进行支持的体制。期待今后能够普及建立包括医生和护士在内的心脏导管室合作组，进行安全而且充分的镇静。

Ⅲ

心房颤动
导管消融操作全图解

1 Brockenbrough 方法

浅野 拓，小林洋一 昭和大学医学部内科学讲座循环内科学部

1 Brockenbrough 方法是心房颤动消融中经常进行的必不可少的操作。

2 随着技术的熟练，只通过透视就可以判断是否落入卵圆窝以及张力的大小，也可以省略右房造影和使用心腔内超声。

3 虽然在房间隔进行穿孔操作有一定风险，但缩短操作时间也可以完成操作。

什么是 Brockenbrough 方法（房间隔穿刺法）

心房颤动导管消融主要以肺静脉和左心房为治疗目标，通过 Brockenbrough 方法将导管送入左心房是无法避免的最初难关。Brockenbrough 方法本身是应用很久的方法，通常用于进行二尖瓣球囊成形术等和在心律失常领域中进行 WPW 综合征的二尖瓣上消融，操作频率并不很多。

对 Brockenbrough 方法需求的增加

近年来心房颤动导管消融在不同中心已经占所消融病例的半数以上，这就需要进行相同例数的 Brouckenbrough 操作，对于进行导管消融的医师来说是必需的操作。另一方面，导管消融并发症中心脏穿孔是最需要避免的并发症，Brockenbrough 方法虽然是在心房间隔操作，但是也是要在心脏中进行穿孔的操作，不能掉以轻心。无论是对消融多么熟练的术者，熟练进行 Brockenbrough 操作也需要 50 例以上。

本节中按顺序详细论述最大限度地进行安全操作的准备和顺序，熟练之后也可以省略一些步骤。

表 1 Brockenbrough 方法的禁忌和必要物品

● Brockenbrough 方法的禁忌
（1）有房间隔补片，或者是使用了人工房间隔缺损封堵器的患者
（2）有左房相关及全身性血栓栓塞病史的患者
（3）有心房黏液瘤病史或可疑患者
（4）过去 2 周内得过心肌梗死或者可疑患者
（5）有不稳定性心绞痛的患者
（6）现在患有脑血管疾病的患者
（7）对抗凝治疗不耐受的患者
（8）现在患有感染的患者
●必要物品
（1）Brockenbrough 针和 Brockenbrough 用长鞘
（2）造影用 Berman 导管（带侧孔）
（3）心腔内超声导管
（4）造影剂
（5）有创血压监测、心电图监护

图 1 插入 Brockbrough 针

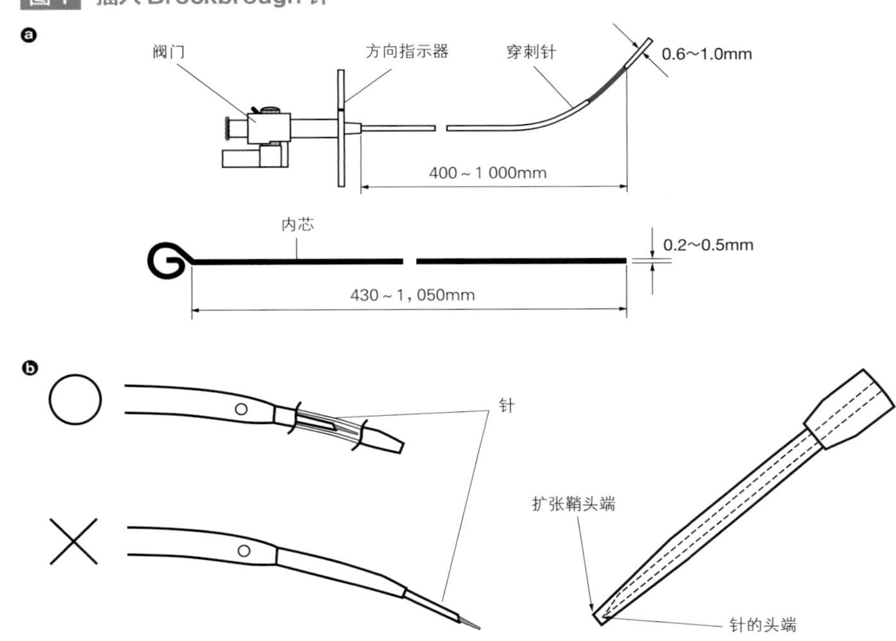

操作准备

①确认无 Brockenbrough 操作的禁忌。

②根据经食道心脏超声、心脏造影 3DCT、D- 二聚体等确认有无左房内血栓，有无心脏畸形及左心房大小。

③准备 Brockenbrough 方法的必要物品（表 1）。

Dr's Point

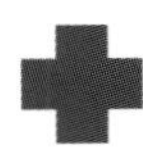

BRK 穿刺针还有针尖更加锐利的 BRK-XS 系列，但是考虑到左房顶部和左心耳穿孔风险，目前笔者医院通常使用 BRK 系列的针（图 1）。

Brockenbrough 方法的实际操作

双心房摄影

以 Berman 导管（带侧孔）或猪尾导管进行右心房造影，直至显示左心房和主动脉。以进行 Brockenbrough 操作的两个体位拍摄右房 - 左房的位置关系及左房 - 主动脉的位置关系。可能的话最好进行双平面 Biplane 摄影。

送入 Brockenbrough 穿刺针

准备 Brockenbrough 针和 Brockenbrough 用长鞘。

送入体内前预先用生理盐水充分冲洗扩张鞘，之后送入穿刺针。确认穿刺针的针尖方向与指示器的朝向。

导丝和鞘的送入与回撤

■送入

经导丝将 SL1 送入上腔静脉，同时送入心腔内超声导管的外鞘。根据右房造影确认左房与主动脉的位置关系，在心腔内超声图像上确定卵圆窝（图 2a）。将穿刺针送入 SL1 鞘，此时注意针不要超出鞘的头端。

■回撤

将送入穿刺针的 Brockenbrough 用长鞘在正位或 LAO 方向（左前斜位），根据透视影像和心腔内超声边确认边回撤。透视下第一次跳跃在从上腔静脉落入右心房处，第二次跳跃在从右心房落至卵圆窝。此时要在 RAO 透视或心腔内超声下确认前后方向有无偏移。如果与卵圆窝贴靠良好，可见卵圆窝呈帐篷样（图 2b、2c）。

根据患者房间隔的倾斜程度，有时需要加大 Brockenbrough 针的弯度。

保持充分张力后调节前后指向，将穿刺针迅速送出长鞘。此时如果张力过高可能引起左心房顶部穿孔，张力过低无法穿过间隔，需要酌情调整。

穿过间隔后在心腔内超声上可见帐篷样顶起的间隔上张力消失，左心房侧可见穿刺针（图 2d）。

Check!!

确认有充分张力

快速送出 Brockenbrough 针，同时将长鞘也推送 1～2cm，会更容易进入左房，但需注意过度推送会引起左房顶部和左心耳穿孔。没有一定程度的张力是无法穿过卵圆窝的，如果房间隔不呈帐篷状，则要轻轻推送 Brockenbrough 用长鞘以增加张力。

图 2 根据心腔内超声图像确认位置

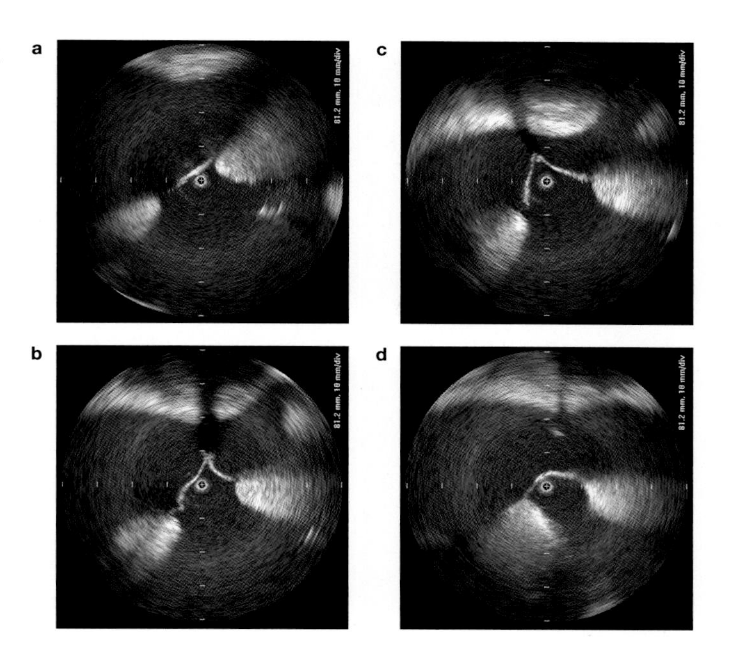

推注造影剂

确认从 Brockenbrough 针能够回抽出氧化的鲜血后，开始推注造影剂。确认造影剂扩散至左房后将扩张鞘推送入左房。此时可能会引起左房顶部和左心耳的穿孔，要固定住 Brockenbrough 针而只推送扩张鞘。

退出 Brockenbrough 针后

扩张鞘进入左房后退出 Brockenbrough 针。进行造影确认扩张鞘是否顺利进入左房以及明确左上肺静脉的位置。

将导丝送入左上肺静脉，推送外鞘进入左房。如果扩张鞘进入左上肺静脉较深，要将扩张鞘固定在左上静脉开口处只送入外鞘。

确认穿刺后患者血压有无下降，结束 Brockenbrough 操作。

规范基本步骤，提高熟练程度

按照步骤顺序操作很重要，可以极大地减少心脏穿孔、空气栓塞等并发症。但是即使习惯操作后准备和操作的时间仍然需要 15 ~ 30min。

缩短操作时间

熟练操作 Brockenbrough 方法后，仅靠透视就能判断是否落至卵圆孔上，根据长鞘的反作用力也可以掌握张力的大小。术前基本都进行 CT 检查，如果根据 CT 和透视可以掌握解剖，则可以省略右房造影和使用心腔内超声。如果省略这些步骤，5min 内就可以完成操作。

近年来随着心房颤动消融病例的增加，Brockenbroughy 方法成为必须要掌握的操作。为了避免并发症并且能够正确而迅速地进行操作，规范化操作非常重要。希望大家确认规范化的基本步骤进行操作。

2 ①肺静脉隔离术
解剖学消融

里见和浩　国立循环病研究中心心脏血管内科部心律失常科

1 解剖学指导下进行肺静脉隔离术的目标也是左房－肺静脉间的电隔离。

2 顺利进行操作要求对每一点进行确切消融和正确解析 PV 电位，慎重操作导管，同时掌握电生理学的知识也很重要。

什么是肺静脉隔离术

肺静脉（PV）隔离术的目标是达到左房（LA）－肺静脉之间的电隔离。

消融部位从在 PV 内部进行节段性隔离开始向 LA 侧移行，逐渐扩大至 LA 外侧。现在多数的中心进行 PV 隔离是进行解剖学线性消融。随着三维标测系统的进步，可以说解剖学消融已经变得更加容易。

解剖学消融线的确定方法

所谓的解剖学隔离就是在包括 PV 开口周围的心房肌（前庭部：antrum）在内的 PV 和左房之间进行解剖学消融形成传导阻滞，以电生理学隔离为消融终点。根据 PV 造影、三维 CT、心腔内超声等来决定 PV 开口部位。两侧的下肺静脉开口和左房之间有转折点比较容易理解，但是上肺静脉和左房间的边界通常难以确定（图 1）。

虽然多数时候都是由术者根据经验来决定，但在进行 PV 隔离确定消融线时有两个要点：

使隔离线内包含心律失常基质

虽然有 PV 前庭隔离、扩大隔离等不同表达形式，但都是基于包含 LA 心肌在内进行广泛隔离的术后复发率较低的报道。PV 周围的心房肌与 PV 同样，也包含有心房颤动（AF）的触发灶或者维持 AF 的心律失常基质。在 PV 内部进行

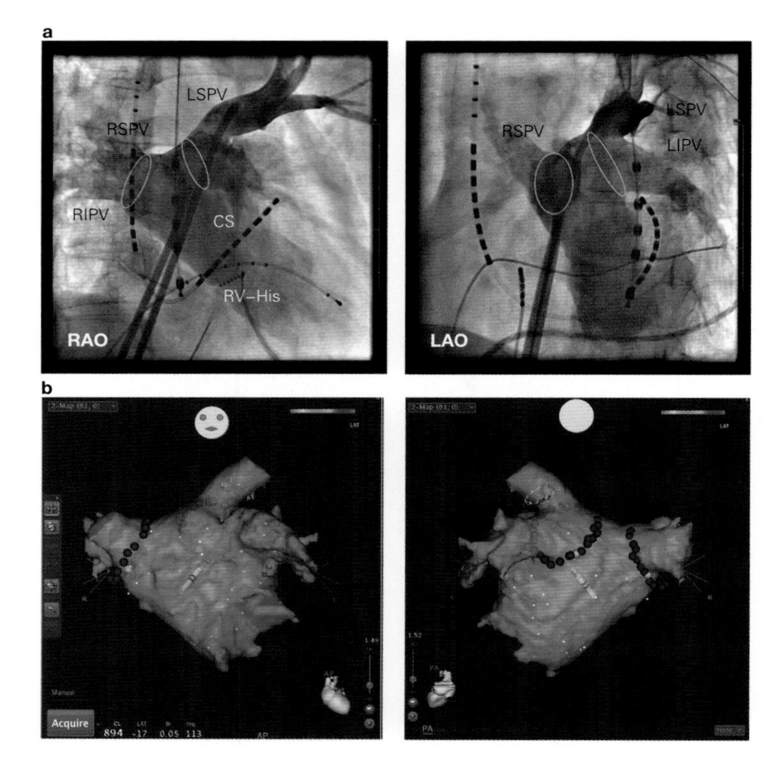

图 1

消融线的确定

a: 肺静脉造影和肺静脉开口的确定。黄线代表造影确定的两侧肺静脉（PV）的开口。两侧下侧 PV 的开口根据 LA 和 PV 的转折点确定。上 PV 的开口与 LA 心房顶部之间没有明确的解剖学标志，有时确定开口比较困难。

LSPV：左上肺静脉；LIPV：左下肺静脉；RSPV：右上肺静脉；RIPV：右下肺静脉；CS：冠状静脉窦；RV：右室；RAO: 右前斜位；LAO：左前斜位。

b:CARTOMERGE™ 上显示的消融线（红色标记）。

隔离可能会残留这些心律失常基质，成为 AF 复发的因素。

在容易达到透壁性消融的部位放电

PV 内心房肌的厚度减少，走行的肌束数量也减少。因此相比于左房在 PV 侧更容易达到透壁性消融，即以低功率和较少的消融次数就可以达到传导阻滞。

右侧 PV 在偏前壁侧（间隔侧）消融 LA 时，即使使用灌注导管，有的病例也很难达到阻滞。在左上 PV 的前壁与左心耳之间的所谓嵴部需要选择在 PV 侧或者左心耳侧进行消融，在左心耳侧进行消融通常比较困难。

如上所述，消融虽然比较容易，但是在想隔离包括心律失常基质在内的较大范围时，需要权衡消融部位。

■消融部位的确定

笔者等通常以在德国汉堡的经验为基础决定烧灼部位，现在德国汉堡基本也采取同样的方法，通过 PV 造影确定上 PV 的上缘（图 2A）和下 PV 的下缘（图 2D），在三维系统图像上进行标识。连接通过造影确定的上下开口的点（图 1A），分别在三维标测系统上的前壁（图 2B）和后壁（图 2E）进行标记。

但是左侧 PV 前壁的嵴侧不仅要靠造影，还要将导管送入 PV 内，回撤导管至即将落入左心耳的位置作为 PV 的开口进行标识（图 3）。

图 2　左侧肺静脉开口的确定和消融线

将造影确定的开口在三维标测系统上做标记（白点）。首先造影确定 PV 的上缘（A）和下肺静脉的下缘（D）。前壁侧由于存在嵴部（左侧界嵴），应当在嵴的肺静脉侧放电（B、C）。后壁由于不存在明确的解剖学标志，连接之前 PV 造影的 LAO 位图像确定的上下的点（图 1a），在三维标测系统上加以标记（E）。

沿着确定的开口处开始消融。首先消融与心房顶部的交界处，阻滞窦性心律下经 Bachmann 束至左肺静脉 – 左心耳间的传导，使左心耳的远场电位和肺静脉电位分离（红色箭头）。

注：图 1、图 2、图 5 为同一病例，A~E 的点对应图 6 中的电位变化部位 A ～ E。

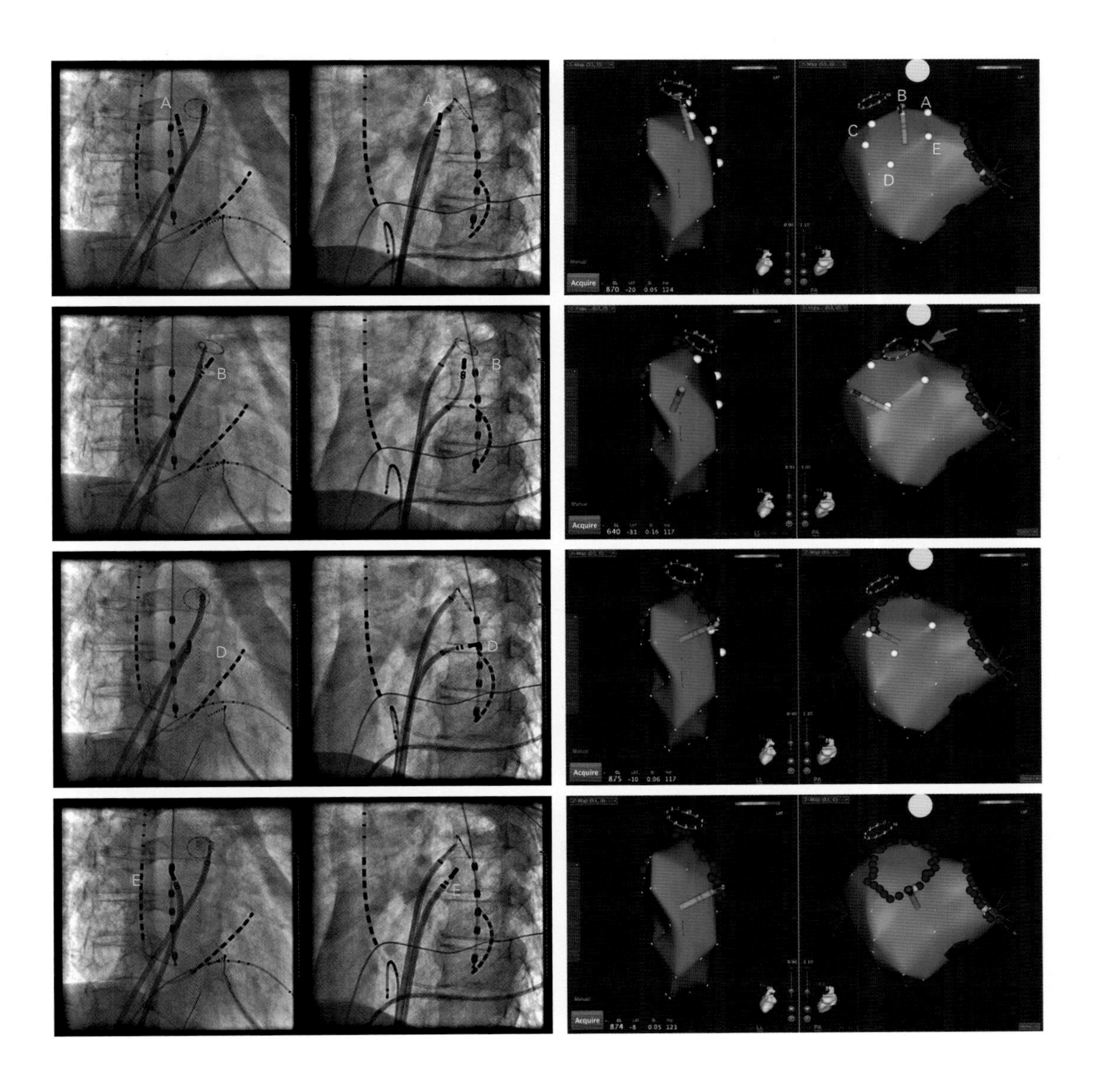

Dr's Point

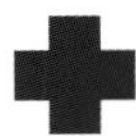

两侧肺静脉的前壁侧受解剖学因素影响，因此在扩大消融范围时只能是扩大后壁侧的消融范围。

图3

左肺静脉的解剖与消融部位

a: 左肺静脉的解剖与消融部位。LSPV 的前壁侧存在 LAA，之间有称为界嵴（左侧界嵴）的嵴状结构。通常在嵴的 PV 侧进行消融（红色虚线）。嵴的解剖在不同病例都不同，本病例在上下 PV 间不存在嵴部而很平坦（蓝色虚线）。可以逆时针方向旋转消融导管使电极头端靠在嵴部，达到良好贴靠。在平坦的部位需要使导管垂直贴靠，但是由于距离房间隔较远，呼吸变化会使导管不稳定，是容易发生消融不充分的部位。

LSPV：左上肺静脉；LAA：左心耳；MA：二尖瓣环。

b: 心脏 CT 的左房内视镜像。

CT 的内视镜像对于掌握解剖结构很有效。

a

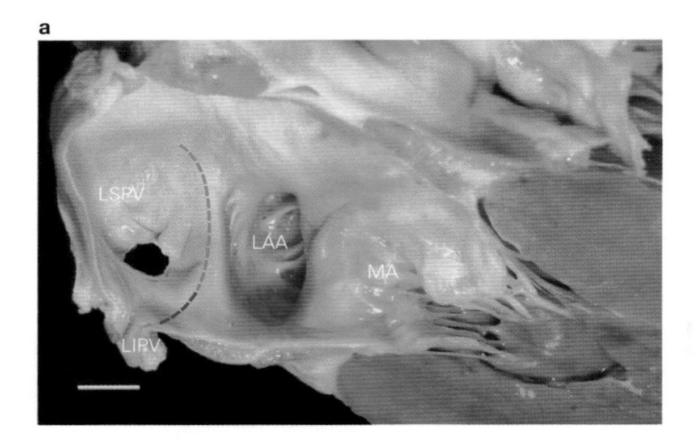

b

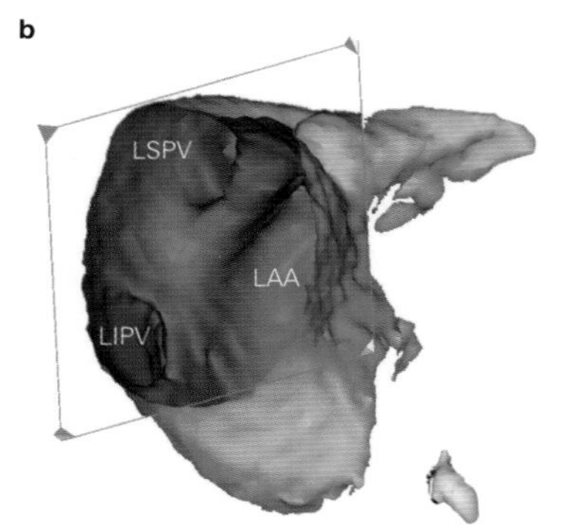

如何达到有效消融

进行 PV 的扩大隔离时消融线的长度在左右 PV 都分别是 110mm。通常下腔静脉 – 三尖瓣环间的消融线是 25 ~ 34mm，与此相比可见 PV 的消融线较长。

判断消融术中是否达到有效消融，有局部电位的振幅下降、阻抗下降等指标，最终需要在完成线性消融时达到电隔离。但是消融线越长，越容易发生不充分消融引起的一过性阻滞，相应部位在远期可能发生恢复传导。

消融效果的决定因素

消融效果的决定因素有：①组织温度。②高功率输出。③放电时间。④导管的稳定性和贴靠。目前在 PV 隔离中主要使用盐水灌注导管，虽然监测组织温度比较困难，但是射频装置可以设置功率和放电时间。不充分的功率和放电时间是隔离困难和远期恢复传导的原因，而过高的功率和过长的放电时间则可能造成心肌暴烈（steam pop）和穿孔等并发症。

Dr's Point

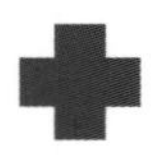

导管的稳定性和接触压力是依赖于术者经验的不确定因素。笔者通常设置输出为20～30W，放电时间30s，上限温度43℃进行消融。今后通过使用预定上市的可以测量接触压力的导管，期待可以进行稳定的消融改善预后。

消融的确认

消融引起传导阻滞使PV电位顺序发生变化是判断是否达到确切消融的一个指标。持续性心房颤动病例也可以进行电复律，在窦性心律下进行消融容易评价。

右侧PV从右下PV的底部向前侧（间隔侧）放电，可以阻滞窦性心律下从Bachmann束至LA和右侧PV的传导，环状导管的前壁侧所记录的PV会延迟。再由右上肺静脉至后壁放电，可以阻滞由RPV后侧进入RSPV的传导，RSPV的电位进一步显著延迟。最后在右下肺静脉（RIPV）的后壁放电，可以达到上下同时隔离（图4、图5）。

左侧PV消融时先在左上肺静脉（LSPV）的心房顶部放电。在此放电后可以阻断窦性心律下由Bachmann束进入左心耳－左PV间所谓嵴部的肌束（septarila bundle），使激动顺序发生变化，LA电位与PV电位分离，这样就可以容易识别嵴部的PV电位（图2B、图6a）。

在嵴部确定消融部位通常会比较困难，通过分别记录LA和PV电位可以评价电位。在小PV、大LA电位的部位放电可以避免在PV内部消融。

消融嵴部时会记录到左心耳较大的远场电位，很多情况下放电也不能使局部电位振幅下降，因此不要过于在意局部的电位变化。沿嵴部放电至左下肺静脉（LIPV）底部后，从上向下消融LSPV的后壁侧。此部位有损伤食道的风险，需要将功率降至20～25W，以最短时间进行放电。从后壁的上、下肺静脉间（carina）至LIPV后壁进行放电时如果能够达到同时隔离，则可以判断为达到良好消融（图2）。

像这样通过确认消融中PV电位顺序的变化，对于达到确切消融是有效的办法。

以环状标测导管判断激动提前程度

报道显示单独进行解剖学线性消融达到隔离在右侧PV为86%，左侧PV为42%。大多数病例在完成解剖学线性消融后，还要根据送入PV内的环状导管所记录的PV电位的提前程度进行追加放电。

图 4　右肺静脉开口的确定和消融线

在三维标测系统上标记造影确定的 PV 开口。首先造影确定上 PV 的上缘（A）和下 PV 的下缘（C），右侧 PV 的前后壁没有明确的解剖学标志，在 PV 造影的 LAO 位图像上（图 1a）连接之前确定的上、下 AC 的点成线，在三维标测系统上加以标记（B、D）。

然后沿着标记进行消融，先消融前壁可以阻滞由 Bachmann 来至右肺静脉的传导，使 PV 电位传导延迟。

注：图 2、图 5 为同一病例，A~D 各点与图 5 中的电位变化部位 A~D 一致。

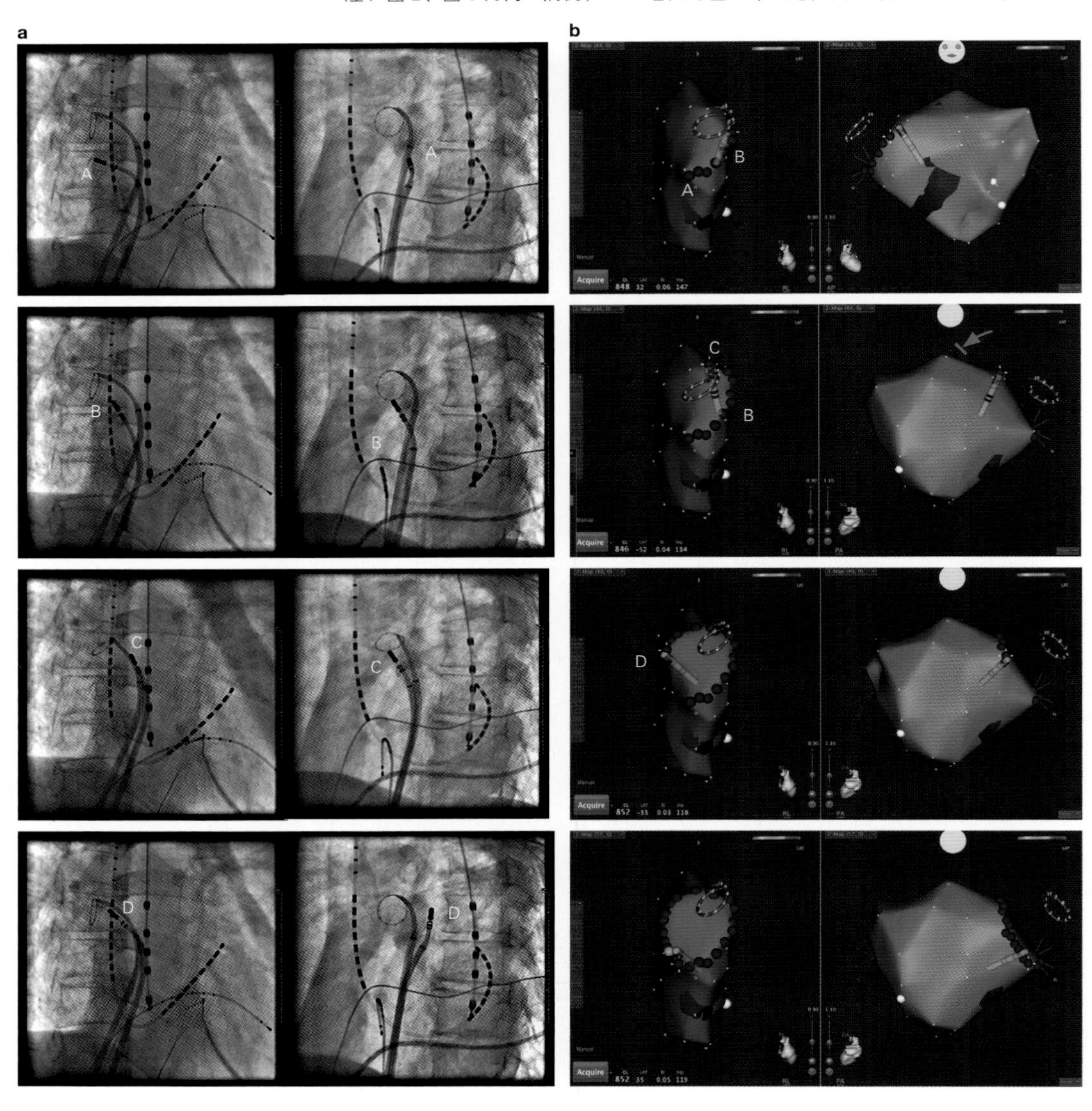

Check!!

提前程度判断困难的病例

上、下肺静脉间嵴即所谓 Carina 上存在最早激动部位时，消融线上有时会完全记录不到提前程度良好的电位。这是由于上、下 PV 间的心肌比较厚，透壁性消融不充分，还残存心外膜侧的传导，此时不得不在略偏 PV 侧进行消融。Carina 部分的心房肌比较厚，而且相对于 LA 侧凸向内侧，导管固定较差是消融不良的原因。

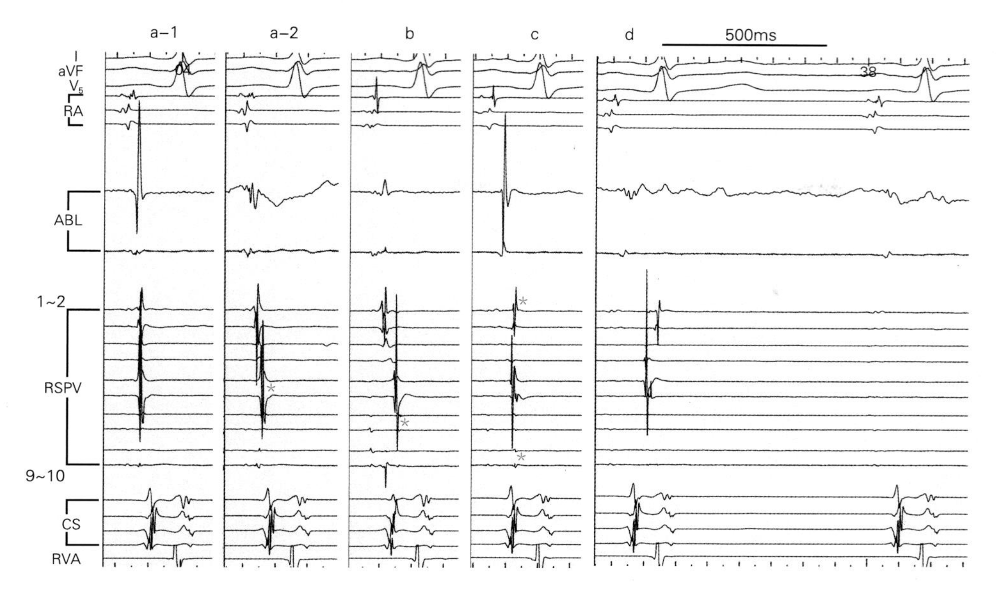

图5 右肺静脉周围消融与右上肺静脉内环状导管所记录的肺静脉电位顺序的变化

a–1: 从右下 PV 底部开始消融。a–2、b：消融右肺静脉的前壁（间隔侧），在间隔侧的电极上 PV 电位出现延迟（*）。c: 在右上 PV 上的心房顶部放电，电极导管的房顶部侧的电位进一步延迟（*）。d：右上 PV 后壁放电使后壁侧的电极延迟，右下 PV 后壁消融使 PV 电位消失，完成左房 –PV 间的传导阻滞。右下 PV 后壁放电使右上 PV 电位消失，推测达到了上下同时隔离。

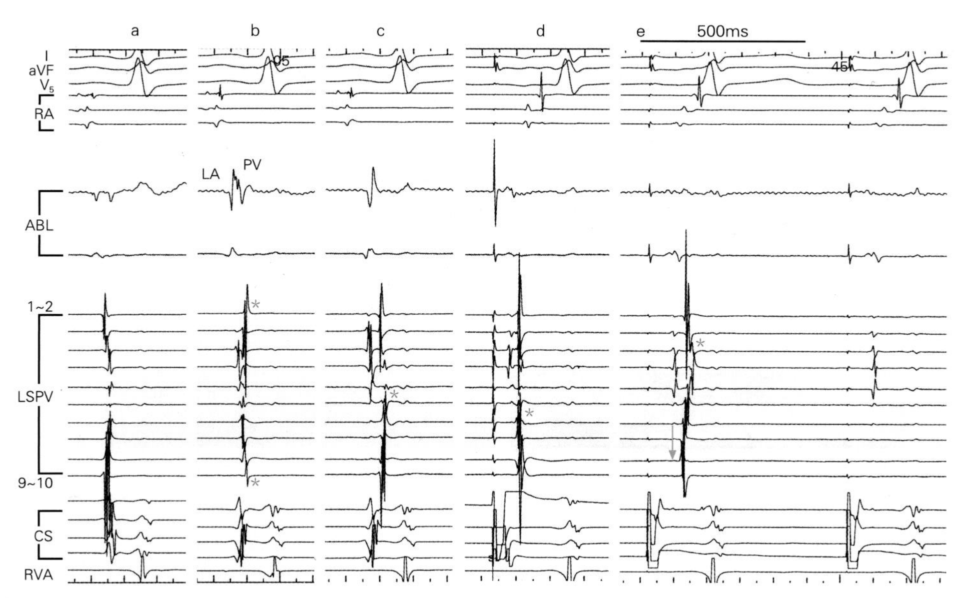

图6 左肺静脉周围的消融与左上 PV 内环状导管记录的 PV 电位顺序的变化

a: 从左上 PV 的上部（与心房顶部的交界处）开始消融。b: 朝向嵴部消融后心房顶部侧的 PV 电位延迟（*）。环状导管出现这种变化时，消融导管上记录的电位也分离，容易识别心房和 PV 电位（ABL 上为 LA 和 PV）。c: 进一步在前壁的上、下 PV 间放电使导管下方的电位延迟（*）。此时最早激动部位在 1~2。d: 从 CS 导管远端起搏，PV 的最早激动部位在 1~2 和 6~7 相同。这是由于左房至 PV 的传导方向发生改变。e: 移动至左上 PV 的后壁进行消融。消融心房顶部后，1~2 电位延迟（*），最早电位在后壁的 8~9。进一步消融下肺静脉后壁后 PV 电位消失。

■消融线和标测部位分离

为了稳定放置环状导管，需要超过实际消融线送入 PV 内侧（图 3、图 4）。因此环状导管的最早激动部位并不一定与消融线上的最早激动部位一致，需要使用消融导管标测 PV 电位的最早部位。消融线上消融导致电位振幅下降难以判断时，可以在消融线的略偏 PV 侧提前标测确定程度良好的部位，然后先在其附近的消融线上进行消融。但是消融部位由于组织水肿等原因，很多情况下难以达到充分的透壁性消融，这种情况下就要不得不在略偏 PV 侧消融。

远场电位的解读方法

PV 隔离中鉴别 PV 自身的电位还是左心房的远场电位非常重要，但是有时会比较困难。右侧 PV 的前壁侧不仅会记录到 PV 电位，还可以记录到上腔静脉电位。左侧 PV 前侧可以记录到左心耳的高大电位。

两侧下 PV 的心肌多数局限在接近 PV 开口的部位，为了记录到清晰的电位，需要将环状导管放置在紧靠 PV 开口的部位，因此有时候可以在整个环形范围记录到 LA 和 PV 电位。

如果错误判断 PV 电位就可能无法达到隔离，或者反复进行无效的消融。

电位的形状

环状导管直接记录的电位是 PV 电位，因此高尖呈棘状的电位很可能是 PV。但是需要注意由于反复消融的影响，局部电位有时会变钝或呈双电位。20 极导管与 10 极相比不易受远场电位干扰，更容易识别 PV 电位。此外，使用与 PV 直径相适应的导管可以与 PV 充分贴靠，记录更加清晰。

电位的消失

消融使电位消失可以说是最确切的方法。因此从消融开始就要将 PV 内的环状导管固定在一定位置，尽量不移动非常重要。下侧 PV 大多数只是在开口部存在心肌，导管送入 PV 远端后就无法记录到电位。注意使导管放置在能够记录到清晰 PV 电位的位置，每次出现移动时就要使其回到开始的位置。PV 内部放电会使 PV 电位振幅下降，导致判断困难，需要加以注意。

起搏

起搏使 LA 激动提前 PV，激动时相的时间差可以分离 LA 和 PV 电位，更容易进行解析。

特别是起搏冠状静脉窦（CS）远端使左心耳激动提前 PV 对于左侧 PV 非常有效。这与左心耳和左 PV 间嵴部的传导特性和起搏部位的位置关系有关。嵴部由头侧向足侧（从上 PV 至下 PV 的传导）的传导速度较快，而由心耳向 PV 的横向传导速度较慢，当从 CS 起搏时，激动到达 PV 的传导延迟。CS 导管送入越远越深，分离就越清晰（图 7）。

右侧 PV 在窦性心律下和右房或者 CS 起搏下，由间隔至右侧 PV 的激动传导模式没有变化。因此起搏对于右侧 PV 分离电位基本无效。右上 PV 的前壁侧记录到的上腔静脉电位大多数落后于右房，通过上腔静脉内导管的电位时相可以进行判断。

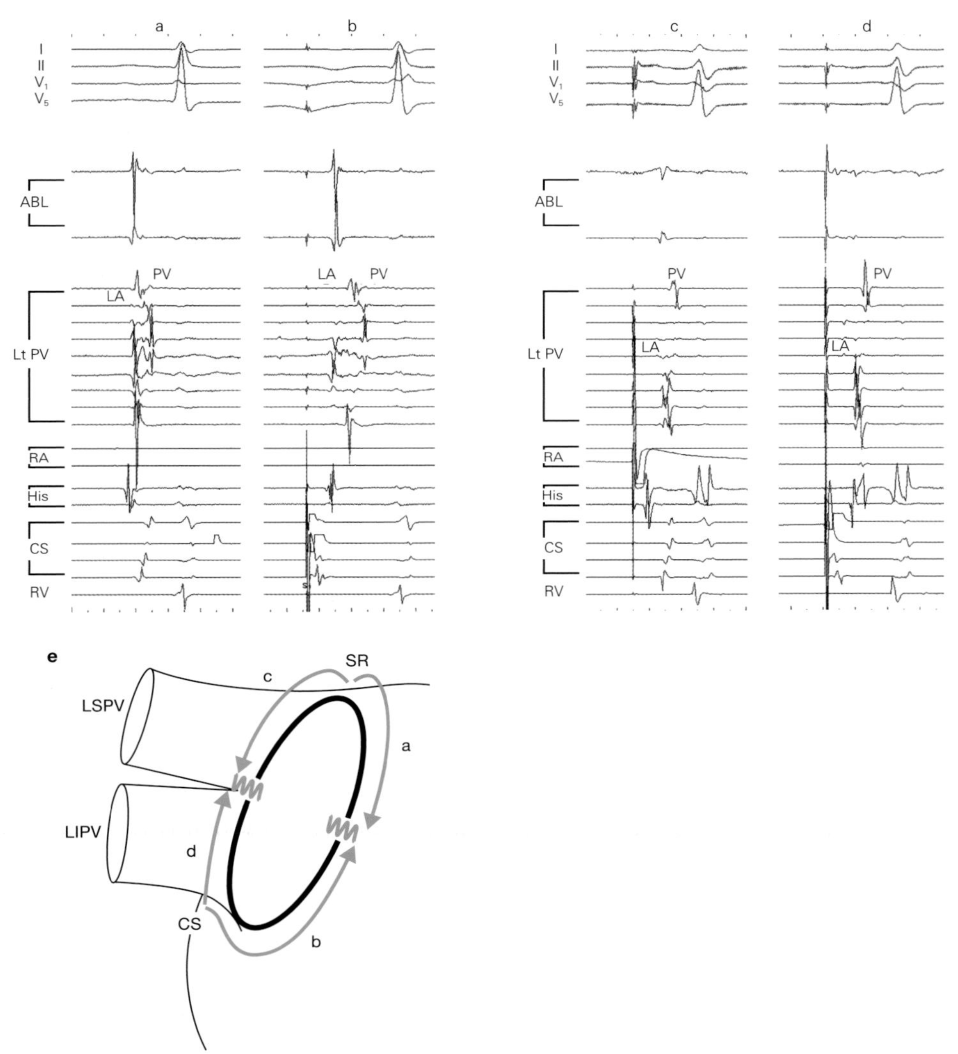

图 7　左肺静脉传导残存部位的评价

PV 后壁存在裂隙时，与窦性心律（a）相比，CS 起搏（b）可以分离 LA 和 PV 电位。前壁侧（左心耳侧）存在裂隙时，窦性心律下（此时为右心房起搏）(C) 和 CS 起搏下（d）的 LA–PV 时间基本一致。这种变化对于判断裂隙的残存部位在前壁还是后壁有效。这是由于 CS 起搏时 PV 前壁的左房电位领先激动然后传入 PV，而在窦性心律下激动基本是在同样的时相到达前壁和后壁（e）。

进行三维标测的注意事项

虽然使用三维标测系统进行消融是解剖学消融，但是在如何顺利进行操作上重要的是要确保每一点的有效消融和对 PV 电位的解析，既要求谨慎地进行导管操作，又要求具备电生理学知识。

2 ②肺静脉隔离术 电位指标指导下消融

伊达太郎 东京慈惠医科大学循环内科

1 电位指标指导下进行肺静脉前庭部隔离术，需要正确放置环状导管和正确解析电位。

2 使用直径较大的环状导管进行肺静脉前庭部标测时，可以逐点消融进行肺静脉隔离术。

3 对于肺静脉解剖学变异，联合三维标测进行消融有效。

4 对于持续性心房颤动病例，肺静脉前庭隔离术联合心房内基质消融可以提高治疗效果。

肺静脉与心房颤动

肺静脉可以发生反复性异常激动触发心房颤动。而且肺静脉不仅是触发灶，也是重要的维持心房颤动的基质。肺静脉开口部位附近心肌纤维走行交错，心房颤动患者的肺静脉不应期非常短，具有递减传导性质，因此肺静脉能够成为心房颤动持续折返的基质。有的病例在心房颤动中进行消融，在肺静脉与左房隔离瞬间恢复窦性心律时，肺静脉内心房颤动仍然持续（图 1），提示肺静脉对于心房颤动发生和维持有重要作用。这些事实就是肺静脉隔离术成为心房颤动根治术的理论背景。

最初进行的在肺静脉开口水平的肺静脉隔离术不但会残余肺静脉开口偏心房内侧起源的心律失常病灶，还会引起肺静脉狭窄并发症，因此改良为在较开口部更近端的肺静脉前庭部水平进行肺静脉隔离术。

肺静脉隔离术有多种术式，本节对在肺静脉前庭部分别隔离（逐根静脉进行隔离）及以电位指标进行消融的方法进行概述。

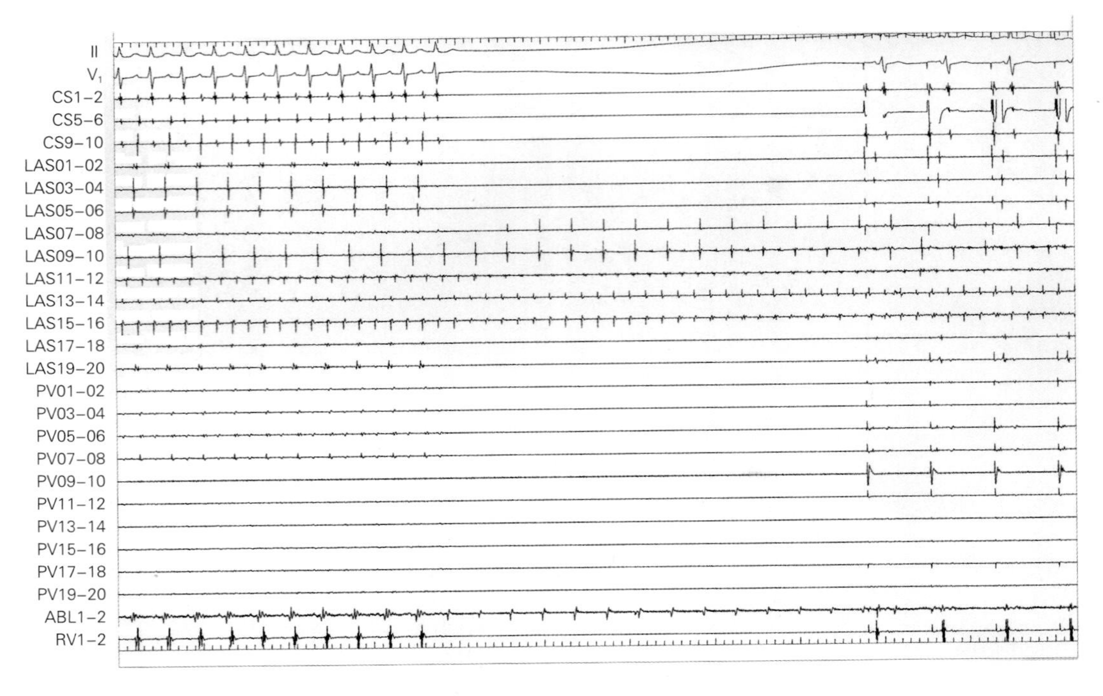

图 1　右上肺静脉隔离后心房颤动终止时的心腔内心电图

完成右上肺静脉隔离（LAS 01~20：送入右下肺静脉内的 Lasso 导管记录的电位）时虽然心房颤动终止，右上肺静脉内仍然存在反复的异常激动。

PV01~20：送入右下肺静脉内的 Lasso 导管记录的电位；CS1~6：冠状静脉窦；RV：右室心尖；ABL：消融导管头端。

电位指标指导下进行肺静脉隔离术的实际操作

肺静脉造影

进行肺静脉隔离时最重要的是要把握每个不同病例的正确的肺静脉解剖。笔者医院所有病例在治疗前以肺静脉为中心行 CT 多层摄影，进行三维重建。这样可以确认肺静脉的大小、解剖学变异、心房扩大的状态、有无心房瘤等。肾功能下降的病例使用心脏 MRI 评价。

肺静脉的解剖学变异包括左肺静脉共干（偶尔有右肺静脉共干）、下肺静脉共干、右中肺静脉、右顶肺静脉等（图 2）。事先确认这些解剖学变异，不但在安全性上非常重要，而且对于正确放置环状导管以及解析电位也非常重要。偶尔有的病例心房内会有小瘤，导管操作时需要非常注意。然后以 CT 为参考，在进行实际的肺静脉隔离术时首先进行肺静脉造影。笔者医院在高频率心室起搏下，使用 8F 长鞘同时进行左、右、上、下肺静脉造影确认肺静脉解剖学特征。

送入环状导管

肺静脉造影后将环状导管送入肺静脉。环状导管有 10 极和 20 极的导管，笔者等使用更易于鉴别局部电位和远场电位的 20 极环状导管。

Check!!

送入环状导管时不要送入肺静脉内部过深，并且与肺静脉的长轴保持垂直非常重要。通常以环状导管电极为指标，在其略近端进行放电。因此将环状导管放置在肺静脉前庭部，不仅可以防止肺静脉狭窄的并发症，还可以隔离作为心房颤动触发起源的肺静脉前庭部。

要与肺静脉长轴垂直送入环状导管，需要知道各个肺静脉相对于房间隔穿刺部位的方向。如图 3 的 CT 图像所示，双下肺静脉大致相对间隔穿刺部位朝向后方。与此相比，左上肺静脉略向前方，右上肺静脉朝向前方。因此导管过间隔后进入右上肺静脉时，如果不是有意识朝向前方，就无法使环状导管与血管的长轴垂直。一般来说，尤其是插入上肺静脉的环状导管的后方部分易于放置在略偏前庭部，前方部分易于放置在略偏远端位置。

将环状导管（通常直径 20mm，有时为 25mm）送入与上肺静脉相比较细的下肺静脉时的技巧是，送入导管后顺时针旋转送入肺静脉，然后一点点退出导管至接近掉出肺静脉处。各个公司的固定器都有助于固定环状导管。上肺静脉应当尽量使导管放置在前庭部，可以使用更大直径的环状导管（直径 25 ~ 30mm)。无论怎样，在心肌与电极间不能有良好接触时需要考虑更换导管直径。

Dr's Point

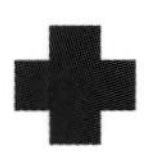

对于有左侧肺静脉共干的病例，可以将直径 30 ~ 32.5mm（图 2 所示下肺静脉共干放置 25mm 直径等）的环状导管放置在共干内，根据电位指标进行隔离。
在左房内送入这些导管时大多数需要使用长鞘，为了预防左心系统的血栓和空气栓塞，最好将长鞘的头端退至右房以下水平。

电位的解析

之后开始分别隔离各个肺静脉。要正确并且迅速地进行消融，需要对环状导管所记录的电位进行正确的解析。在通常的左、右、上、下有 4 根肺静脉的病例进行消融时，显示的电位并没有过多的变异，因此重要的是要首先理解典型的电位模式。

首先送入左上肺静脉内的环状导管通常记录到左上肺静脉电位和左心耳的心房电位，考虑到窦性心律时激动传导模式即能理解，二者的电位基本是在同一时相记录（图 4)。另一方面，从冠状静脉窦远端起搏时紧跟在起搏信号后面可以记录到左心耳的心房电位，间隔一段时间后记录到左上肺静脉电位，二者

图 2

肺静脉分支的变异（三维重建的 MDCT 图像）

a：一例右顶肺静脉。

b：一例下肺静脉共干。

对于这些病例，根据情况需要在较细静脉放置直径 15mm 的环状导管，在共干静脉放置直径 25～32.5mm 的环状导管。

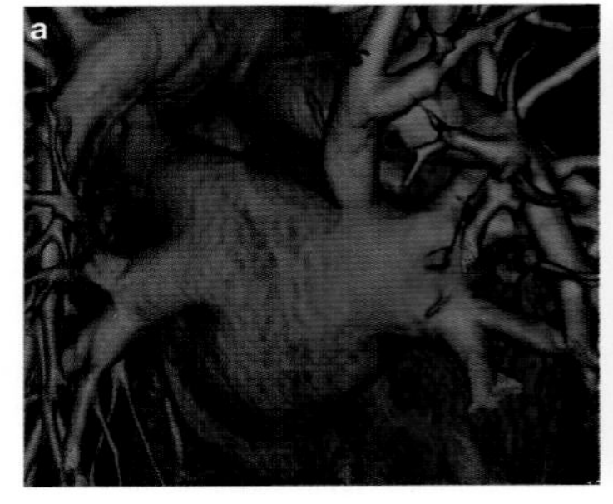

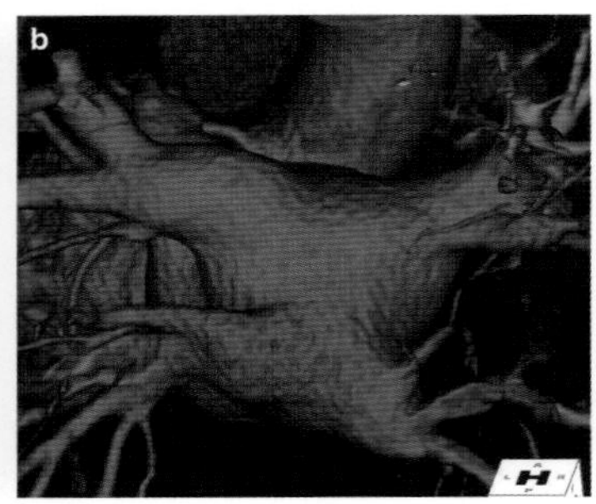

图 3

CT 上所见的 4 根肺静脉与心房间隔的位置关系

a：右上肺静脉。

b：右下肺静脉。

c：左上肺静脉。

d：左下肺静脉。

e：心房间隔。

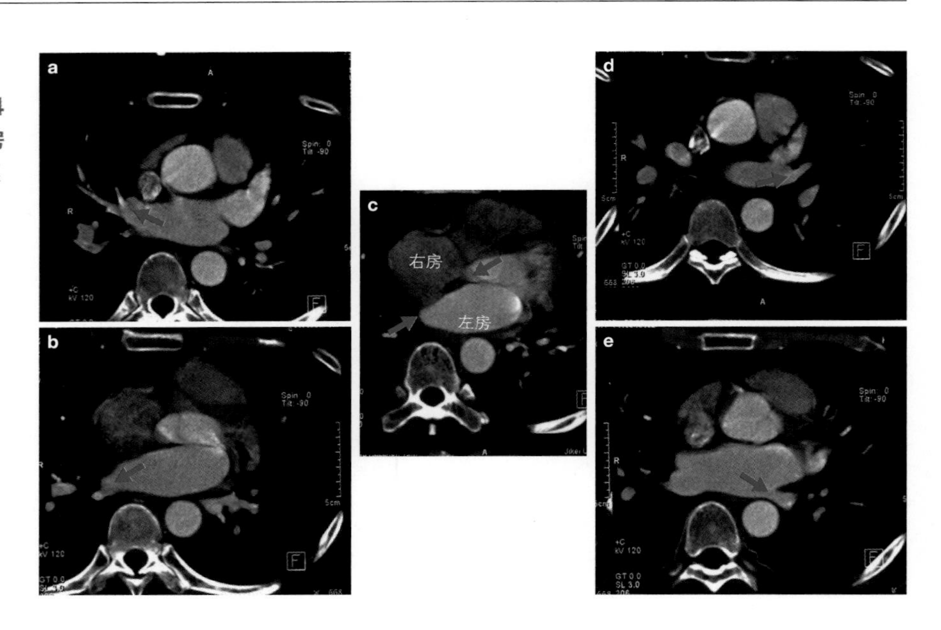

图 4 **窦性心律时（a）与左心耳（或者冠状静脉窦远端）起搏时（b）的激动传导样式，与肺静脉电位和左心耳内电位记录时相关系的模式图**

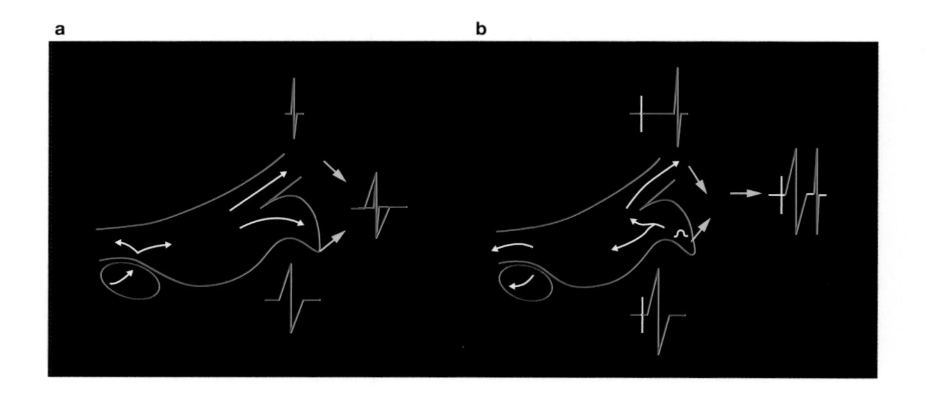

的电位可以达到良好分离（图 4）。要点是尽量从冠状静脉窦远端起搏以使二者明确分离。

另外需要注意，这个心房电位并不是肺静脉前庭部或者近端的电位。因此在肺静脉隔离术成功时，冠状静脉窦起搏下左心耳电位残存，只有左上肺静脉电位消失。一般来说，肺静脉电位的特征是，与其他电位（extra-PV potential）相比呈尖峰样电位（sharp），在窦性心律时的出现时相落后（近端向远端传导），PV 以外的低输出刺激不能直接夺获。

环状导管的前壁侧在左下肺静脉可以记录到左房下侧壁的电位（大约 80% 的病例），因此冠状静脉窦起搏分离肺静脉电位非常重要。此外，在解析右上肺静脉内环状导管记录的电位时，需要注意上腔静脉的后方心肌来源的电位，详细见后述。

肺静脉隔离的方法

下面概述使用双 Lasso 技术在窦律心律下进行肺静脉隔离术。肺静脉隔离术的终点为左房与肺静脉之间的双向传导阻滞。

■左侧上下肺静脉的隔离

左侧上下肺静脉隔离首先在冠状静脉窦远端电极起搏下进行消融。导管难以送入冠状静脉窦远端时，可以将电极导管送入左心耳直接进行起搏。放电方法如图 5 所示，笔者等以图 5a 最早激动标测和图 5b 向量标测为指标进行消融。图 5a 最早激动标测是以环状导管上所示的最早电位所在部位为靶点进行消融，对于隔离与心房间电连接部位比较少的肺静脉时有效。但是在实践中不只是用此方法，联用如图 5b 所示的向量标测法可以大幅提高成功率。向量标测法是根据激动在经过心房与肺静脉的电连接部位向肺静脉内传导时，以此连接部位为分界分别向相反方向传导，环状导管的双极电位记录上出现电位极性反转的部位可以预测电连接的部位。

图 6、图 7 所示为实际的左上、下肺静脉隔离时的心腔内心电图与消融部位。明确可见起搏信号后低钝的心房电位和肺静脉电位。环状导管越偏肺静脉前庭侧放置，越能记录到高振幅电位。

Dr's Point

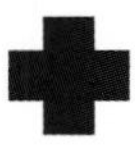

放电时为了预防食道损伤，笔者等以食道温度监测为参考进行消融。特别需要注意左下肺静脉后壁侧在解剖学上与食道接近。另外有报道在达到传出阻滞的放电部位，在环状导管的双极记录上可见宽幅的碎裂电位，可供参考。

图 5

两种肺静脉的标测方法

a：最早激动标测。以环状导管上记录的肺静脉圆周上的最早激动部位为靶点进行治疗。

b: 向量标测。注意环状导管记录电位的极性，以电位反转部位为靶点进行治疗。

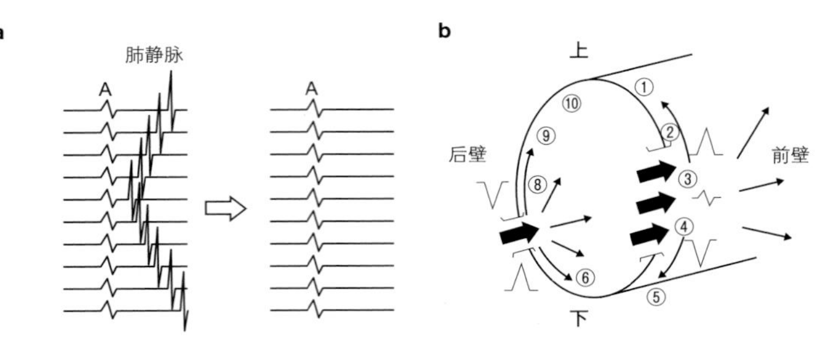

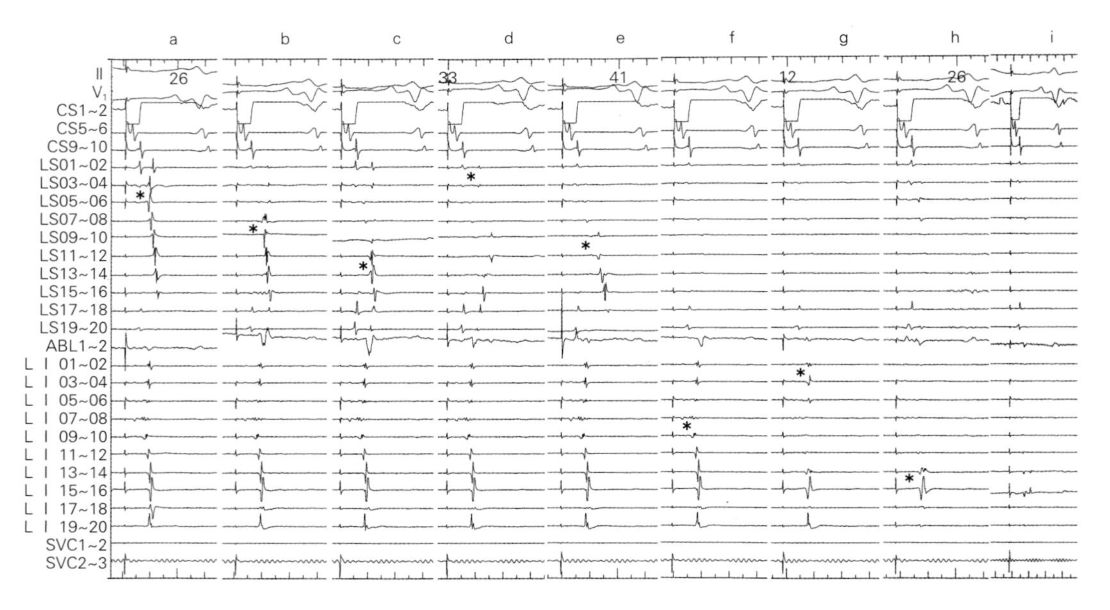

图 6 **左肺静脉隔离时的心腔内心电图所见**

左上肺静脉（LS01~20）隔离（a ~ e）后，进行左下肺静脉隔离（f~i）。分别达到传入阻滞后，再确认达到传出阻滞。

图 7

电位指标指导下进行肺静脉前庭隔离术

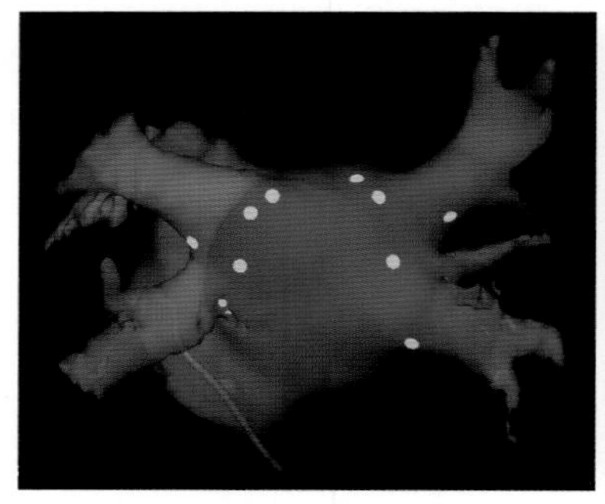

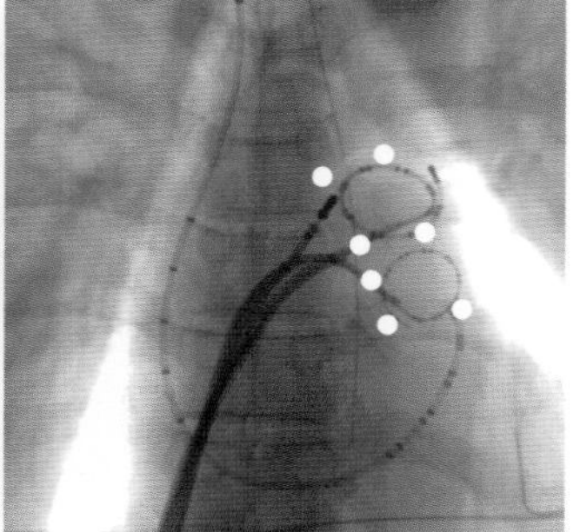

首先为达到左房至肺静脉的传导阻滞（entrance block），需要在起搏下放电至肺静脉电位消失为止。放电设置通常为 28 ~ 30W（使用盐水灌注导管时），上限 50℃，左下肺静脉最高 25W。达到传入阻滞后，以 20 极 Lasso 导管的 10 对电极分别起搏确认无心房夺获传出阻滞（exit block）。达到传入阻滞而未达到传出阻滞的病例并不少见，此时需要在起搏下追加消融。

三维标测下以电位指标进行肺静脉隔离术对于左侧肺静脉共干的病例很有效（图 8a）。有时环状导管难以把握立体的位置关系，此时可以有效利用将电极编号显示在三维图上的功能（图 8b）。

由于解剖学原因导致贴靠不好消融效果不佳时，可以使用长鞘或者可调弯鞘 Agilis（圣犹达公司制造），或者使用 RF Marinr 导管（美敦力公司制造）向侧方的弯曲可以提高贴靠。

右侧上下肺静脉的隔离

在窦性心律下进行右侧上下肺静脉隔离。右肺静脉的前方为上腔静脉，可以记录到上腔静脉的远场电位，因此需要注意右上肺静脉隔离后此电位仍会残存（图 9）。上腔静脉内起搏可以分离上腔静脉的远场电位和肺静脉电位。这与左肺静脉消融时在冠状静脉窦内起搏分离左心耳远场电位和肺静脉电位是一样的。右上下肺静脉与左肺静脉同样，需要放电至心房与肺静脉之间达到双向传导阻滞。右下肺静脉的后壁在肺静脉隔离成功后，经常会残存心房的远场电位，确认达到传出阻滞非常重要。

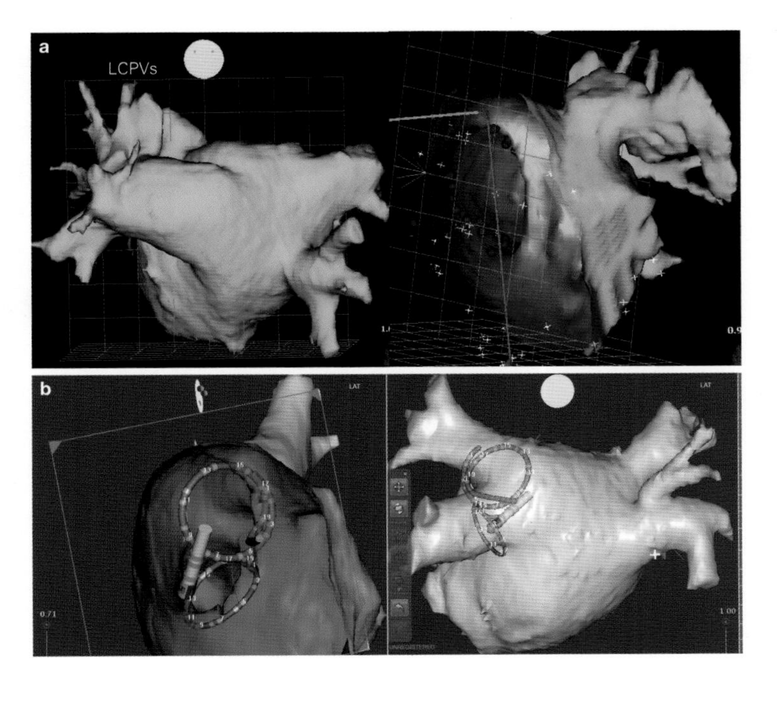

图 8

使用 CARTO® 系统进行肺静脉隔离术（a,b 是不同的病例）

a: 以肺静脉为中心的多层 CT 的三维重建图像（与 CARTO® 系统融合）显示左肺静脉为共干。a- 右所示为从左房心腔内内视镜视图显示的左肺静脉共干的放电部位。

b：在左肺静脉隔离术中，一边在 CARTO® 上显示环状导管的电极编号，一边进行消融。

图 9

右上肺静脉（RS01~20）隔离时的心腔内心电图所见

注意右上肺静脉隔离后也残存有上腔静脉远场电位（c）。

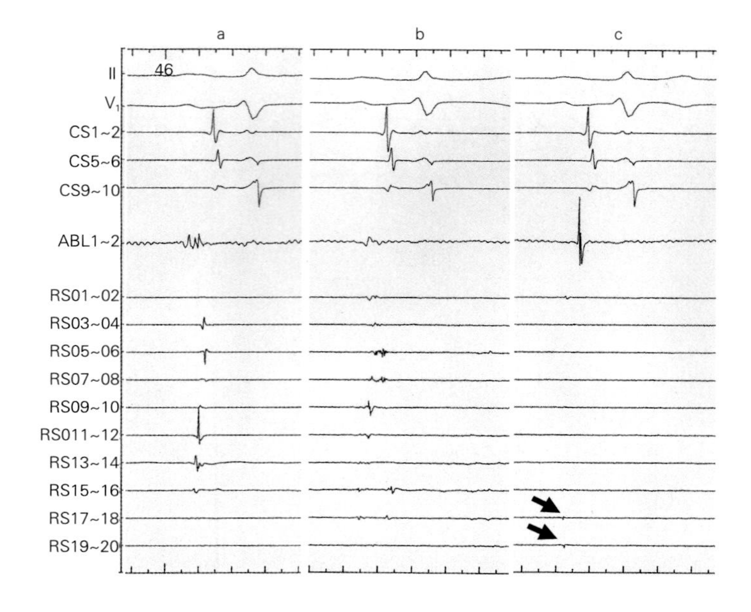

Check!!

肺静脉隔离的技巧

如果使用较大直径的环状导管标测肺静脉前庭部，可以不进行线性消融而进行逐点消融达到肺静脉隔离。放电中由于环状导管的电位振幅下降难以识别时，将环状导管略移动至肺静脉内远端，可以容易识别肺静脉与心房的电连接部位，此时也要尽量在近端进行消融。

心房颤动发作中消融

不仅是持续性心房颤动，阵发性心房颤动病例在心房颤动下进行肺静脉隔离术也不少见。在心房颤动下进行肺静脉隔离时，笔者医院采用如下方法。首先以放置在肺静脉前庭部的环状导管上的 CFAE（complex fractionated atrial electrogram）电位为靶点，消融中环状导管的电位逐渐变规整。这样在心房颤动中也可以采用如前所述的在窦性心律下确定消融部位的方法（最早激动部位和电位反转部位），肺静脉内的激动周长通常也会延长，最终达到隔离（图 10）。有的病例在隔离过程中恢复窦性心律，心房颤动未终止时行电复律恢复窦性心律，在窦性心律下完成肺静脉前庭部隔离。有时会认为心房颤动下已经达到肺静脉隔离，但是在窦性心律下显示恢复传导。

此外，对于持续性心房颤动病例，肺静脉前庭隔离术联合心房内颤动基质消融，可以提高治疗效果。

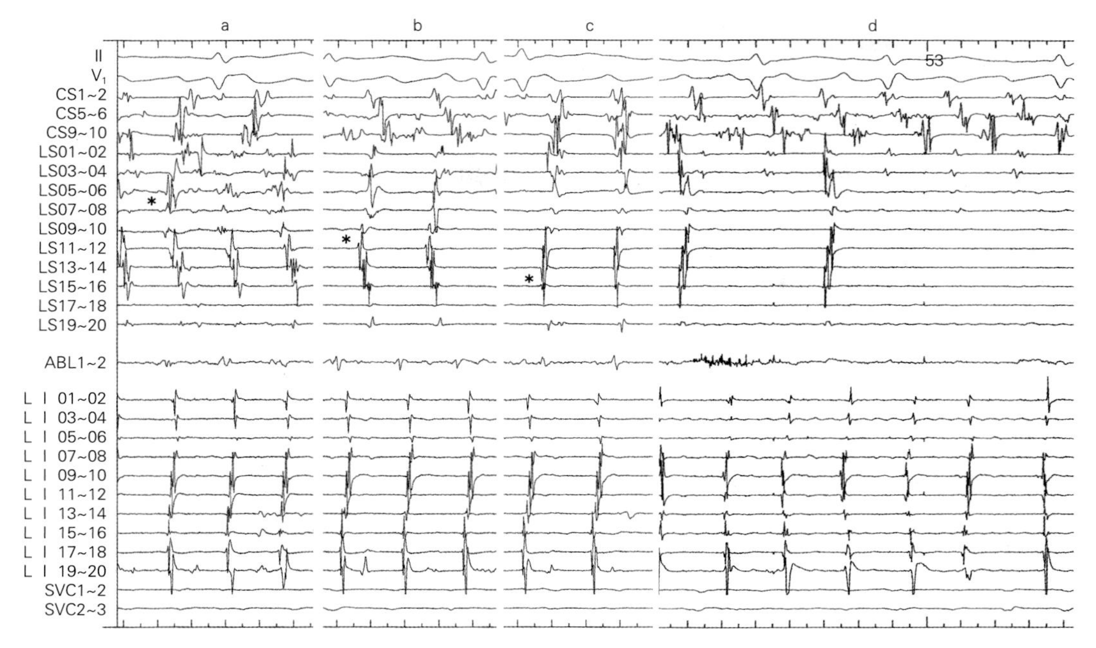

图 10　心房颤动中隔离左上肺静脉时的心腔内心电图所见

a：首先以左上肺静脉内 Lasso 导管（LS01~20）上的 CFAE 电位为靶点进行消融，电位变得比较规整后。b/c：以最早激动部位和电位反转部位为靶点进行消融。d：肺静脉内的激动周长也延长后最终达到隔离。

如何进行更加准确的肺静脉隔离

根据电位指标进行肺静脉前庭部隔离术需要正确放置环状导管和正确解析电位。根据不同的病例联合三维标测会取得更佳效果。

在肺静脉开口偏外侧进行与左心房之间电隔离的术式（扩大肺静脉隔离术），是现代进行心房颤动消融的基石。术式可以大体分为解剖学指导下消融和电位指标指导下消融。二者虽然在操作上有所不同，但是进行肺静脉隔离的治疗目标是相同的，二者并不矛盾。在实际操作中充分联合使用二者的优点，可以说是进行更高效率消融治疗的技巧吧。

2 ③肺静脉隔离术

扩大范围环肺静脉隔离（EEPVI）

高桥　淳　横须贺共济医院循环中心

1 可以在解剖学和电生理学指导下进行 EEPVI 消融，对于持续性心房颤动消融也是基本的术式。

2 窦性心律下进行消融可以电位为指标进行消融，并且容易理解导管的贴靠程度等，有助于提高导管技术。

什么是 EEPVI

自从发现大多数阵发性心房颤动是由肺静脉内心肌起源的心房期外收缩所触发以来，人们提出将异常激动起源封闭在肺静脉内，发挥根治心房颤动作用的肺静脉电隔离消融法。

最初以每个肺静脉开口部为靶点进行肺静脉隔离术，由于肺静脉狭窄的并发症以及肺静脉开口部周围残存起源灶引起心房颤动复发，近年来普遍进行扩大消融上、下肺静脉周围的 EEPVI 术式（extensive encircling pulmonary vein isolation）。

本节概述笔者医院进行 EEPVI 的实际操作。

扩大肺静脉隔离术的术前准备

顺序

■静注肝素

颈内静脉及股静脉穿刺后立即静注肝素 60 ~ 100U/kg。防止送入鞘管及导管后即刻形成血栓。

■导管的送入及留置

经静脉 7F 鞘管将 20 极电极导管送入冠状静脉窦内。尽量将导管头端送至二尖瓣的前壁或者前侧壁，使远端 10 极留置在冠状静脉窦内，近端 10 极留置在右房侧壁，既可以记录电位，也可以进行心腔内复律。

这样在冠状静脉窦内远端起搏时，可以充分分离左房电位和左肺静脉电位，有利于在左肺静脉扩大隔离时进行电位指标消融，特别是易于确定残存传导部位。

Check!!

导管难以送入冠状静脉窦远端时

通过股静脉送入的长鞘将消融导管送入冠状静脉窦内，与进行 PCI 时的双导丝技术原理一样，将 20 极导管放置到冠状静脉窦远端。

■房间隔穿刺

房间隔穿刺有多种方法，笔者医院除了放置前述的冠状静脉窦内导管，还在 His 束电位记录部位放置 5F 的 10 极可调弯导管，在主动脉内放置指引导丝作为解剖学参考，在前后位及侧位下进行房间隔穿刺。

■房间隔穿刺后

调节肝素的持续给药速度，保持活化凝血时间（ACT）在 300s 以上。

左房及肺静脉造影

分别隔离各个肺静脉的方法是在留置于肺静脉开口处的环状导管附近进行消融，而 EEPVI 是消融远离环状导管的部位。因此理解左房及肺静脉的解剖，对于消融导管的操作和有效消融是非常重要的。左房及肺静脉造影是简便而且有效的方法。

造影的实际操作

经房间隔穿刺到达左房后，在消融导管引导下将两根长鞘置于右上肺静脉及左上肺静脉或者上下肺静脉的开口处，分别以 30mL 造影剂同时进行造影。

Dr's Point

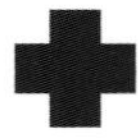

基本上是在前后位和左前斜位 60° 的两个方向进行造影。可能的话右前斜位 50° 也有助于对解剖的理解。前后位对于在肺静脉附近的左房后壁消融时，左前斜位 60° 对于在左及右侧肺静脉开口前壁消融时以及对于识别左下肺静脉开口有参考作用。

此外，右前斜位 50° 对于识别右下肺静脉开口有参考作用。

造影时进行高频率右心室起搏（起搏周长：300ms），使造影剂在左房及肺静脉内停滞，可以得到与静注 ATP（三磷酸腺苷）相同的清晰的造影图像（图 1）。

窦性心律、小剂量异丙肾上腺素给药下的扩大肺静脉隔离术

窦性心律下消融

笔者医院无论是阵发性、持续性还是慢性长期持续性心房颤动，基本上是在窦性心律小剂量异丙肾上腺素（0.5～1μg/min）给药下进行扩大肺静脉隔离术。即使是长期持续性心房颤动病例，电复律也能够使95%以上的病例恢复窦性心律。

Dr's Point

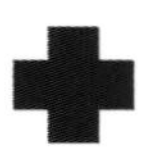

在小剂量异丙肾上腺素给药下进行消融，随着心房收缩功能的增加伴有血流加速，血流冷却效应可以获得充分的高能量输出及预防血栓栓塞，而且异丙肾上腺素会促进触发灶（包括非肺静脉起源灶）的发作及诊断。

窦性心律下进行消融的优点是可以电位为指标进行消融，对导管贴靠的理解更加容易，通过这些解剖学和电生理学的学习，期待会有效提高术者的导管技术。

双 Lasso 导管技术

EEPVI是包合一侧上、下肺静脉开口部，连同一部分左心房后壁进行广泛隔离的方法。因此，在透视下进行本方法消融时，在上下肺静脉开口部放置2根环状导管，既可以作为肺静脉开口的解剖学参考，对于确认肺静脉隔离也非常重要（图2a、2b）。

透视下进行本方法消融

①将2根环状导管放置于一侧上、下肺静脉的开口处，对远离环状导管的左房后壁进行解剖学消融。

②将消融导管送入上肺静脉，消融左上肺静脉时顺时针旋转，消融右上肺静脉时逆时针旋转，将消融导管移动至上肺静脉开口后壁房顶部。从肺静脉电位消失至只有左房电位的部位开始垂直消融左房后壁至下肺静脉下缘水平。

③在下肺静脉下缘进行水平线性消融。

④在上肺静脉前壁－左房交界处以环状导管电位为指标，消融电连接部位(Breakthrough)。

■消融时的注意事项

对左房后壁进行垂直线性消融的理由包括透视下比较容易进行消融，也很容易再次标测消融线确定残存传导部位。

进行垂直线性消融的左右消融线的距离比较短，也有利于长期持续性心房颤动消融时的左房后壁隔离。进行广泛隔离时，通常在环状导管上记录的肺静

图 1

左房及肺静脉造影

2 根长鞘放置于上肺静脉和下肺静脉开口处，高频率心室刺激下，分别注入 30mL 造影剂进行同时造影。可见全部肺静脉和左房都清晰显影。

LSPV：左上肺静脉；LIPV：左下肺静脉；RSPV：右上肺静脉；RIPV：右下肺静脉；LA：左房。

a：前后位（AP）

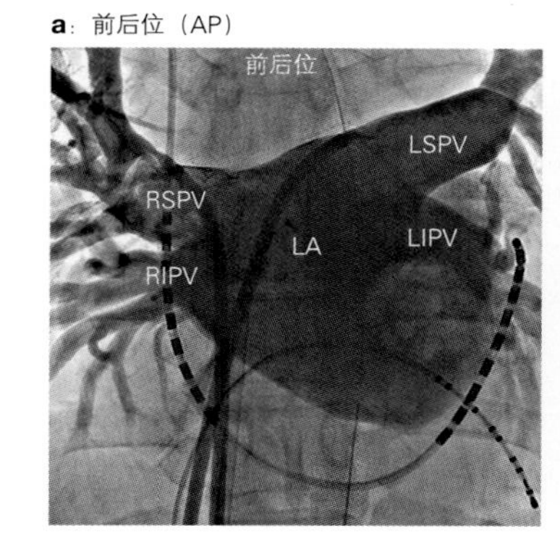

b：左前斜位（LAO）60°

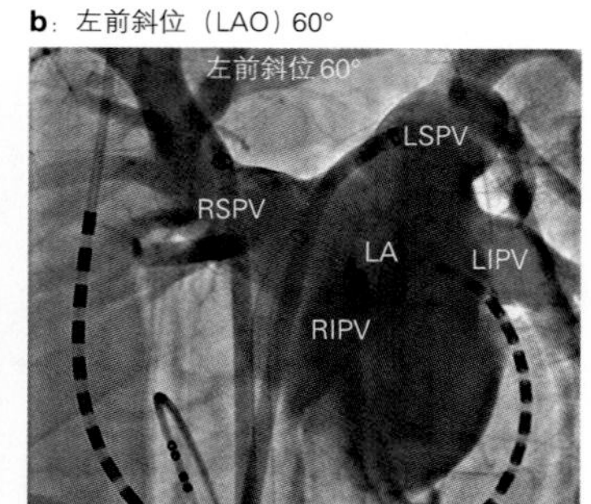

图 2

扩大肺静脉隔离消融

通过上、下肺静脉同时造影（图 1）明确左房和肺静脉的解剖后，将 2 根环状导管放置于上、下肺静脉开口处（a: 左肺静脉扩大隔离消融时；b: 右肺静脉扩大隔离消融时），在左房后壁进行垂直线性解剖学消融。之后以环状导管的电位为参考标测上下肺静脉前壁与左房的交界处，在电生理学指导下消融左房电位和肺静脉电位接近的左房 – 肺静脉传导部位（C）。

ABL: 消融导管。

a

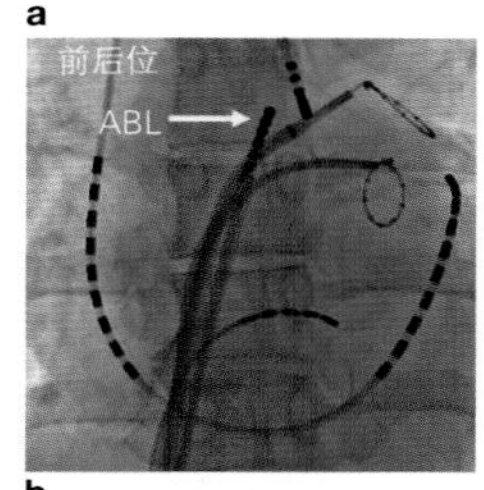

b

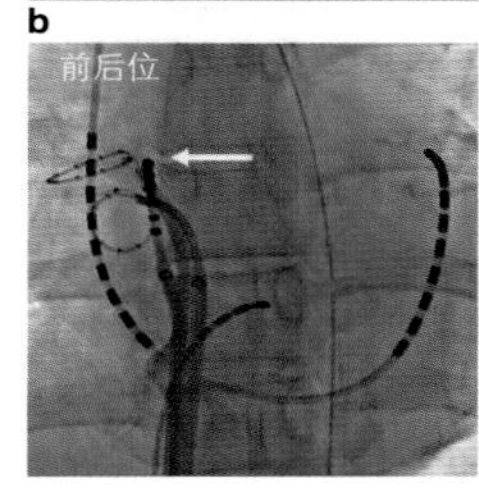

c

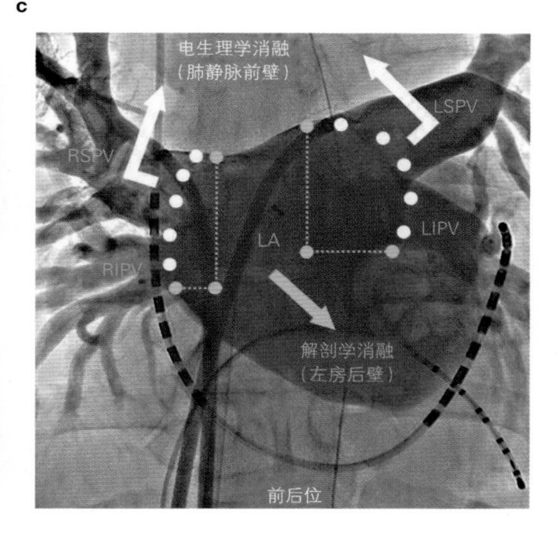

脉电位表现为上下肺静脉电位同时消失（图 3、图 4）。

本方法消融阵发性心房颤动的 5 年长期无复发率在未使用药物下为 80%。

EEPVI 消融中残存传导部位的确定

由于 EEPVI 的消融部位远离放置环状导管的肺静脉开口部，判断残存传导部位比较困难。原则上以消融导管在上、下肺静脉周围仔细标测判断残存传导部位，通过放电中 2 根环状导管上电位的变化也可以限定残存传导部位的搜索范围。

只是在与消融部位相近的肺静脉电位出现显著传导延迟时，提示其他肺静脉附近存在残余传导（图 3、图 5）。

在与消融部位相近的肺静脉电位延迟同时出现同步的其他肺静脉电位延迟时，提示与消融部位相近的肺静脉附近存在残余传导（图 4、图 6）。

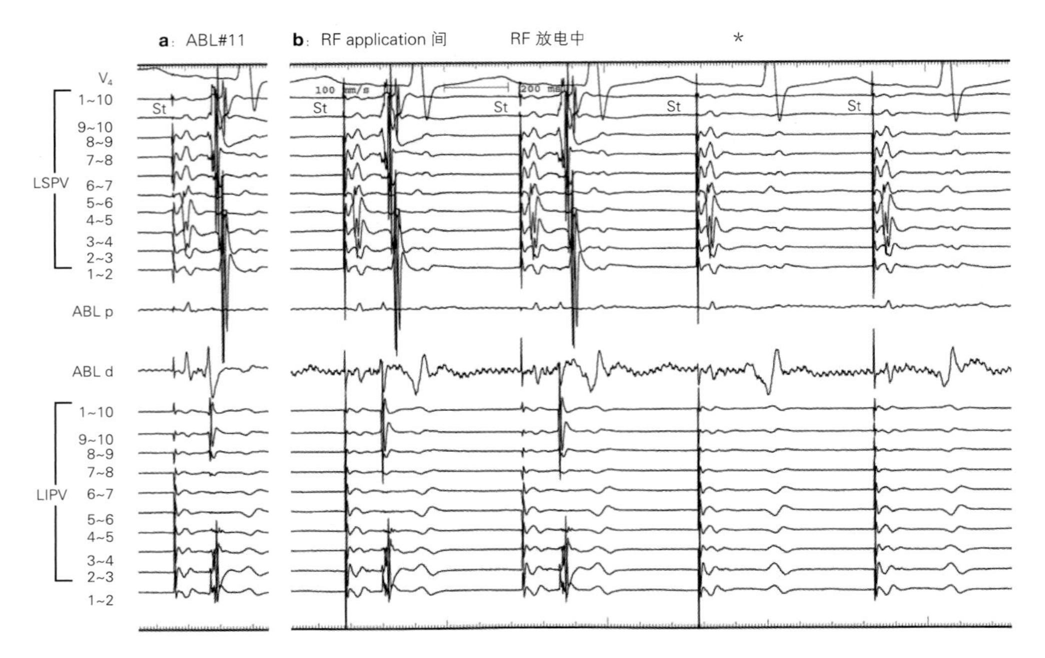

图 3 左侧上下肺静脉同时达到隔离（与图 5 为同一病例）

在左下肺静脉前壁的左房交界处（图 5c）发现最早肺静脉电位（a），此处放电后上、下肺静脉电位同时消失（b:*），成功达到左侧肺静脉扩大隔离。

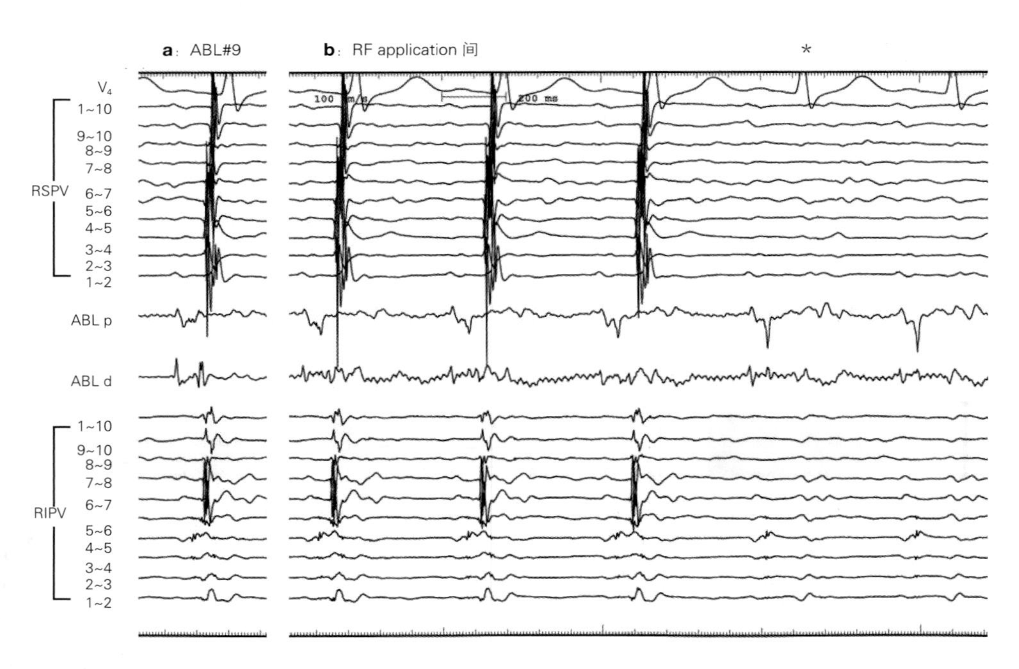

图 4 右侧上、下肺静脉同时达到隔离（与图 6 为同一病例）

在右下肺静脉下缘的左房交界处（图 6c）发现最早肺静脉电位（a），此处放电后上、下肺静脉电位同时消失（b:*），成功达到右侧肺静脉扩大隔离。

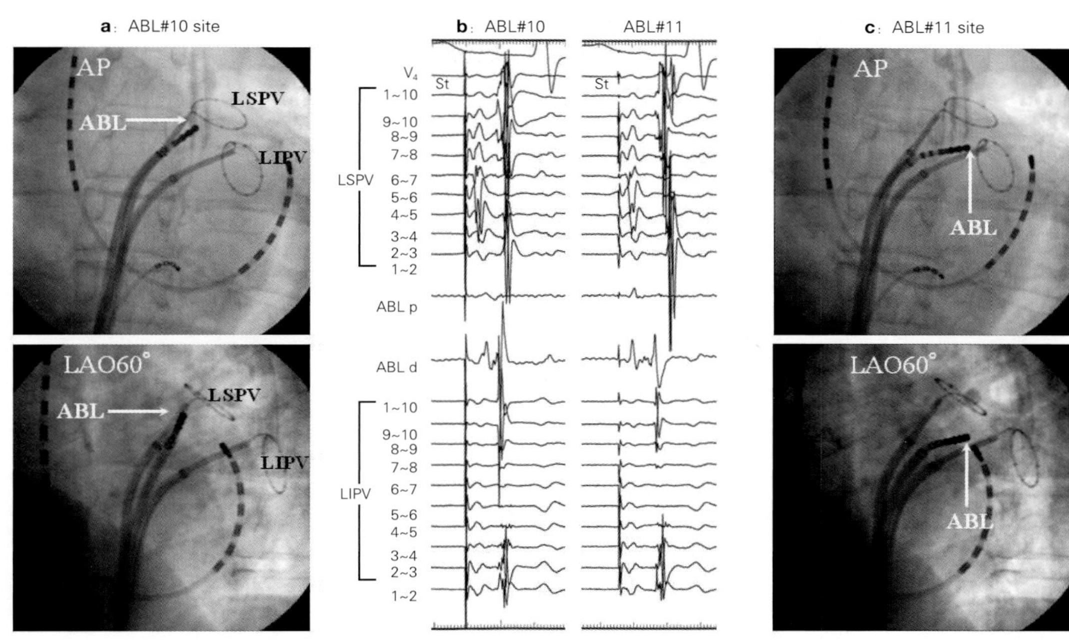

图5 **左侧肺静脉扩大隔离消融中肺静脉电位的变化**

左上肺静脉开口前壁（a）消融后（b：ABL#10）与左下肺静脉电位相比，左上肺静脉电位出现显著传导延迟（b：ABL#11）。提示左下肺静脉开口处存在残余传导，标测左下肺静脉开口后在左下肺静脉开口前壁（c）发现最早肺静脉电位。

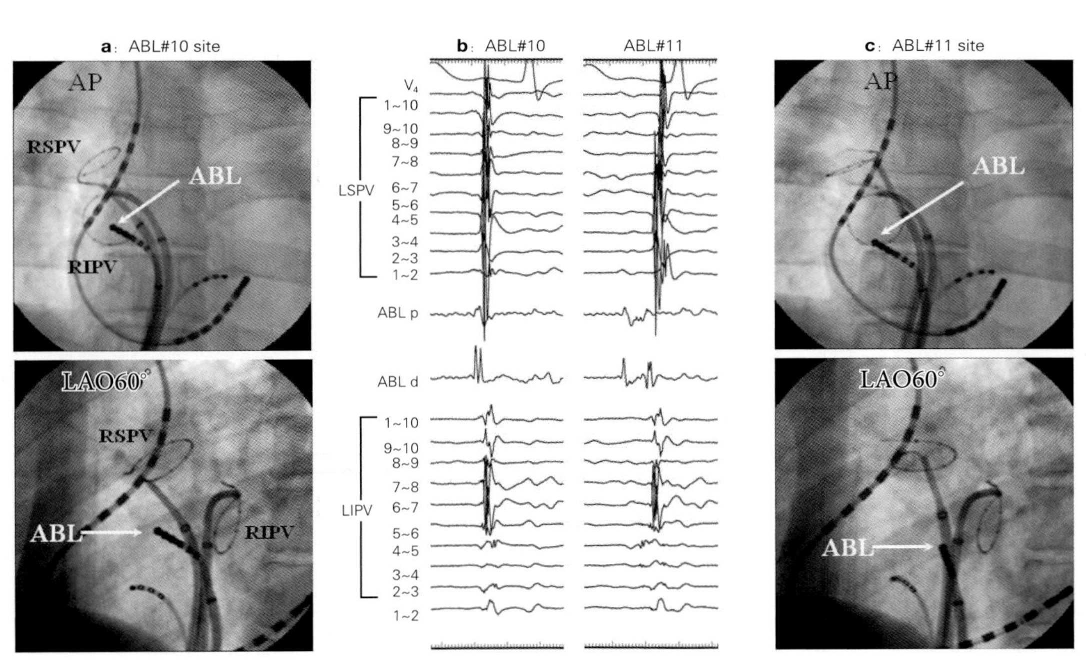

图6 **右侧肺静脉扩大隔离消融中肺静脉电位的变化**

右下肺静脉开口前壁（a）消融后（b：ABL#8），右下肺静脉电位传导延迟的同时出现同步的右上肺静脉电位延迟（b：ABL#9）。提示右下肺静脉开口处存在残余传导，标测右下肺静脉开口后在右下肺静脉开口下缘（c）发现最早肺静脉电位。

EEPVI 对持续性和长期持续性心房颤动的有效性

持续性 / 长期持续性心房颤动与阵发性心房颤动病例相比，大多数病例的心房肌存在进行性的电学重构和结构重构，心房易颤性较高，只进行扩大肺静脉隔离术的效果较差。

因此目前正在研究附加线性消融和电学指标消融等针对心房颤动基质的消融方法。

笔者医院的研究

笔者医院的数据显示，对于 1 年以内的持续性心房颤动进行以 EEPVI 为基础的消融，可以得到与阵发性心房颤动相同的抑制效果。此外，1 年以上长期持续性心房颤动病例中大约半数的病例通过进行以 EEPVI 为基础的消融，可以得到与阵发性心房颤动相同的心房颤动抑制效果。

这些数据意味着即使是持续性 / 长期持续性心房颤动也存在不进行心房颤动基质的消融只进行 EEPVI 就有效的病例，提示确实掌握和进行 EEPVI 消融对于心房颤动消融非常重要。

EEPVI 的适用性

EEPVI 以左房 / 肺静脉同时造影方法为参照，在窦性心律下可以进行解剖学和电生理学指导下消融。不仅是阵发性心房颤动，对于持续性心房颤的消融也是基本的术式。

2 ④肺静脉隔离术 盒式消融（Box Isolation）

熊谷浩一郎 福冈山王医院心律中心

1 左房后壁对于维持心房颤动有重要的作用，同时隔离肺静脉和左房后壁，可以达到更好的手术效果。

2 考虑到食道损伤的风险，推荐在与食道相邻的后壁消融距离较短的水平消融线，而不是纵向消融线。

盒式消融的优点

肺静脉隔离术的问题

由于分别隔离 4 根肺静脉的术式有引起肺静脉狭窄的风险（图 1a），以及在消融部位近端有残存触发灶的可能等原因，现在越来越多应用扩大隔离同侧上、下肺静脉的术式。但是在左房后壁进行线状消融后有发生心房 – 食道瘘引起死亡的病例报道，食道损伤这一新的问题浮出水面（图 1b）。

什么是盒式消融

笔者等提出在接近食道的左房后壁不进行纵向线性消融而隔离 4 根肺静脉的盒式消融（图 1c）。虽然底部线横向经过食道，仍然有食道损伤的风险，不过与垂直线相比，水平线在与食道相邻的后壁的消融距离较短。

笔者等将以往的同侧扩大肺静脉隔离术式转换为盒式消融后成功率得以提高，包括以下优点：

①肺静脉与左房后壁发生于相同的静脉窦，胎生初期有较多的具有自律性的起搏细胞。

②羊心在心房颤动时的左房后壁包括肺静脉经常可见高频率激动。

③非肺静脉起源灶多见于左房后壁。

④左房后壁在心房颤动的维持中有重要作用。

⑤外科的盒式隔离术有报道可以根治 93% 的孤立性心房颤动。

根据以上所见，连同肺静脉隔离左房后壁应该可以进一步提高成功率。

图 1

盒式消融与肺静脉隔离的比较

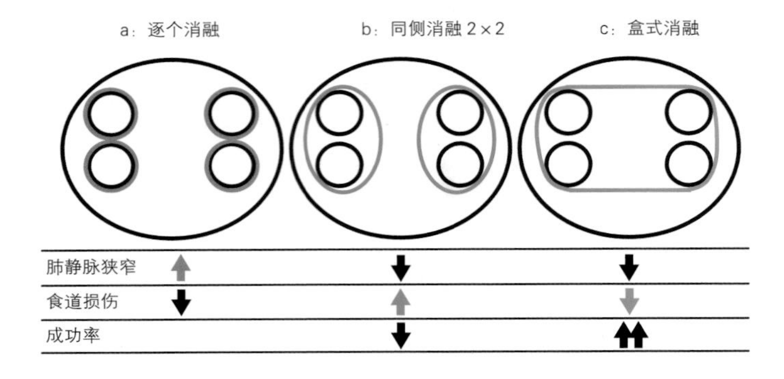

图 2

盒式消融与扩大同侧肺静脉隔离消融线的区别

盒式消融（a）的顶部线和底部线合计为 84mm，扩大同侧肺静脉隔离术（2*2,b）的左右垂直消融线合计为 99mm。食道位置以红线标示，与垂直线相比，水平线在与食道相邻后壁的消融距离较短。LSPV：左上肺静脉；LIPV：左下肺静脉；RSPV：右上肺静脉；RIPV：右下肺静脉。

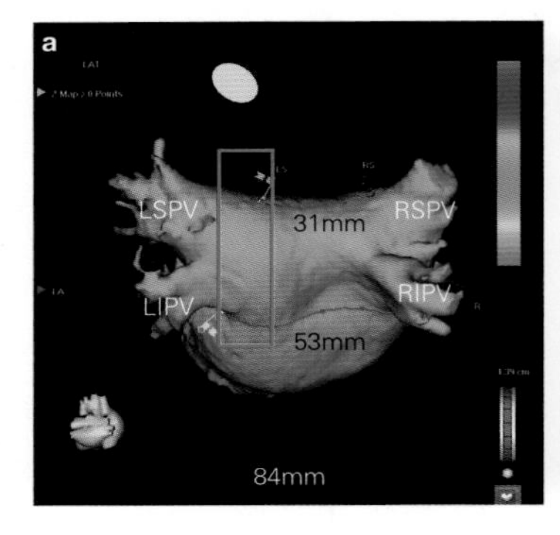

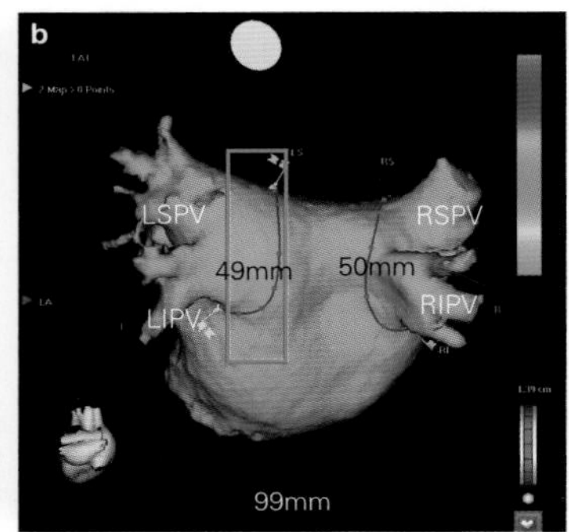

与扩大同侧肺静脉隔离术的区别

盒式消融与以往的扩大同侧肺静脉隔离术最大的区别是左房后壁消融线的设计。Box Isolation 是在顶部线和底部线的两条水平消融线，扩大同侧肺静脉肺离术是沿着肺静脉的垂直消融线。比较二者的消融线的长度可见，大多数病例的水平线比垂直线还要短（图 2）。

在隔离的面积方面，Box Isolation 相比扩大同侧肺静脉隔离术在左房后壁隔离的范围更大。这样就能涵盖左房后壁的非肺静脉起源灶和复杂碎裂心房电位（complex fractionated atrial electrogram，CFAE）区域，以及左房－肺静脉交界处的折返区域。

Box Isolation 还能消融一部分自主神经节（图 3）。因此，Box Isolation 与扩大肺静脉隔离相比，更少的消融可以有更高的成功率。

盒式消融的实际操作

盒式消融首先进行肺静脉隔离，然后在两侧上肺静脉间房顶部（roof line）和两侧下肺静脉间底部（floor line）进行线性消融。

使用三维标测进行肺静脉隔离

笔者使用三维标测（EnSite NavX 或者 CARTO®）进行盒式消融。

笔者医院在进行盒式消融时使用环状导管进行肺静脉标测，消融使用盐水灌注导管，设置为 30W，40℃。如果过度依赖三维标测系统，可能会误判肺静脉开口部的位置，因此也要进行左房造影。

充分认识左房与肺静脉的位置关系后进行三维标测。尽量与术前拍摄的三维 CT 进行准确融合，但是由于呼吸和身体活动会产生细微的偏移，如果只依赖三维标测进行消融，导管会不知不觉进入肺静脉过深，或过于靠心房侧。

由于背景的三维图像是静止图像，而消融中的导管位置受心脏搏动及呼吸影响而变动，因此在实际操作中需要结合透视与造影图像进行比较，确认导管头端的位置。

■肺静脉隔离的顺序

笔者等进行肺静脉隔离时，在前壁进行解剖学消融，后壁进行电生理学消融（图 4）。

①左侧上、下肺静脉前壁在环状导管和三维标测指引下进行连续线性消融，每点放电 30s，持续放电下移动消融。

②到达左下肺静脉的底部时停止放电。不进行靠近食道后壁的垂直线性消融，前壁消融未达到肺静脉隔离时，对后壁及上、下肺静脉间嵴的左房－肺静脉传导部位（Breakthrough 点）进行电生理学消融，完成肺静脉隔离（图 5）。

③左侧肺静脉隔离完成后以同样方式进行右侧肺静脉隔离。对于心房颤动的原因明确为肺静脉起源的病例，即明确起源于肺静脉以及在心房颤动中肺静脉隔离使心房颤动终止并且隔离后不能诱发的病例，肺静脉隔离后即结束手术。

④对于心房颤动起源不明确的病例及肺静脉隔离不能使心房颤动终止的病例，以及肺静脉隔离后可诱发心房颤动的病例，进一步行盒式消融（图 6）。由于大部分的病例心房颤动起源不明确，90% 以上需要进行盒式消融。

■肺静脉隔离后

完成肺静脉隔离后进行顶部线的消融，最后进行底部线消融。由于底部线横向经过食道，需要监测食道内温度（SensiTherm 食道监测系统，圣犹达公司制造），在横向经过食道部位使输出功率小于 20W，当食道温度到达 40℃时停止放电。

图 3

盒式消融的优点

a: 自主神经节；b: 折返；c: 触发灶；d: A+B+C。

SVC：上腔静脉；IVC：下腔静脉。其他缩略语参照图 2。

（改动引自 Heart Rhythm Vol.4，No.6，2007）

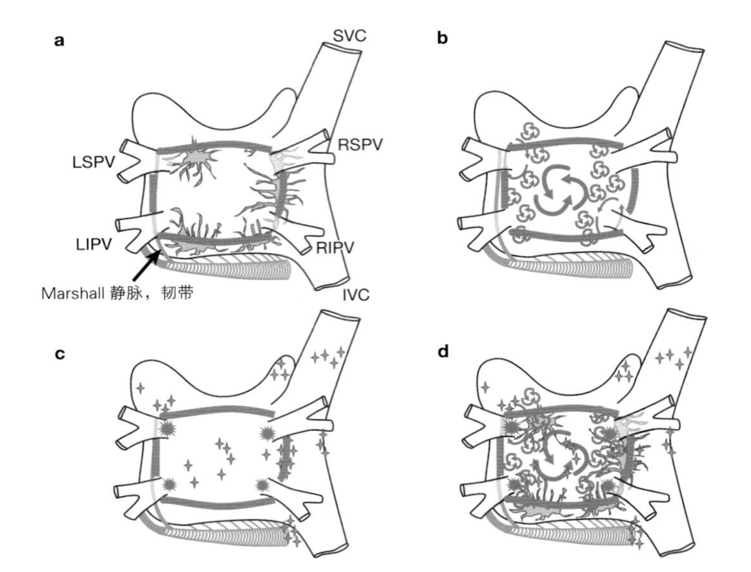

图 4

笔者医院进行的肺静脉隔离术

肺静脉前壁进行解剖学连续性消融，后壁进行电生理学消融。心房颤动明确为肺静脉起源的病例，以及心房颤动中肺静脉隔离使心房颤动停止并且隔离后不能诱发的病例，只进行肺静脉隔离即结束手术。缩略语参照图 2。

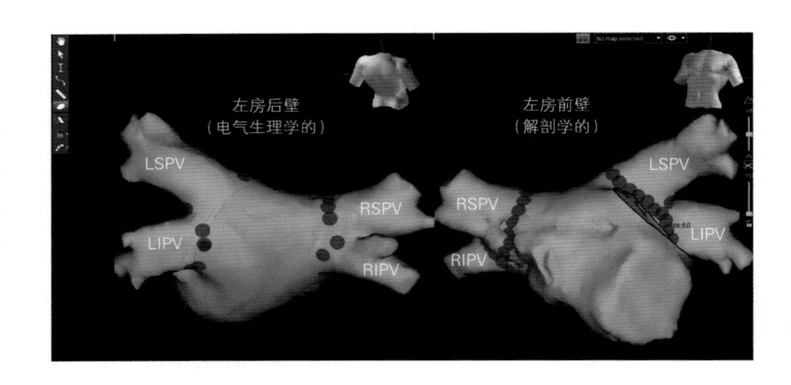

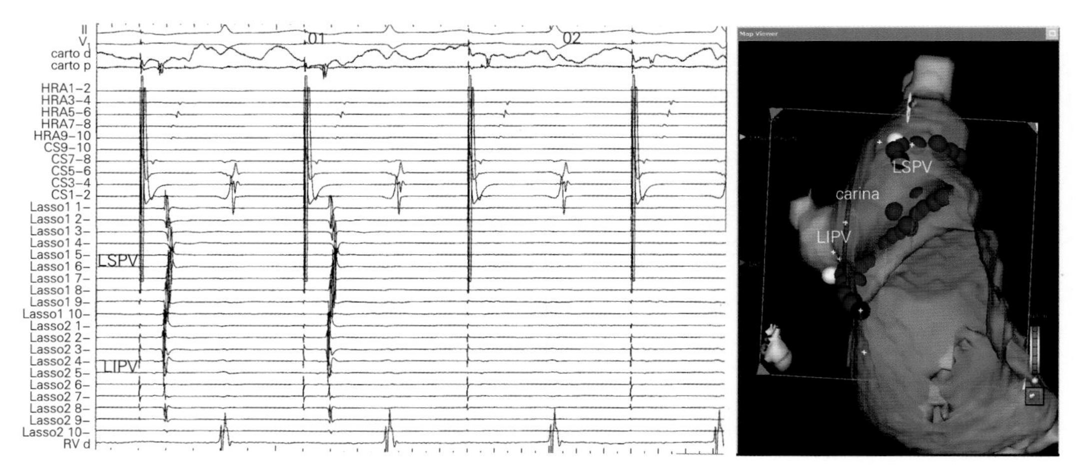

图 5 **肺静脉前壁和嵴部 carina 消融使左侧上、下肺静脉同时隔离**

左侧肺静脉前壁消融未能隔离肺静脉，消融嵴部成功使左侧上、下肺静脉同时隔离。这样就不需要进行后壁垂直线性消融。缩略语参照图 2。

盒式消融

盒式消融的消融终点为双向传导阻滞，即进入盒的传入阻滞和盒向外的传出阻滞。将环状导管与左房后壁接触，如果盒内电位消失则可证明进入盒的传入阻滞（图 7）。

环绕盒消融一圈结束后，盒内电位很少能完全消失，大多数病例在消融线上存在传导裂隙，这与同侧扩大肺静脉隔离术是一样的。传导裂隙存在于顶部线、底部线、上下肺静脉间嵴等处，可以移动环状导管，根据电位的提前程度确定传导裂隙的部位，进行追加消融（图 8）。

顶部线和底部线上无传导裂隙而盒内仍有电位时，可能是上下肺静脉间嵴存在传导裂隙，需要确认 carina 前壁的电位，对残存电位进行追加消融。消除传导裂隙后基本 100% 能达到传入阻滞。

窦性心律时在消融线上进行高功率（10V）起搏，如果不能夺获则证明盒向外传出阻滞（图 9）。

最后进行 ATP 试验，将双 Lasso 送入肺静脉内确认肺静脉未恢复传导。笔者由于采用起搏和消融（pace & ablate）方法，很少能见到 ATP 激发的传导恢复。

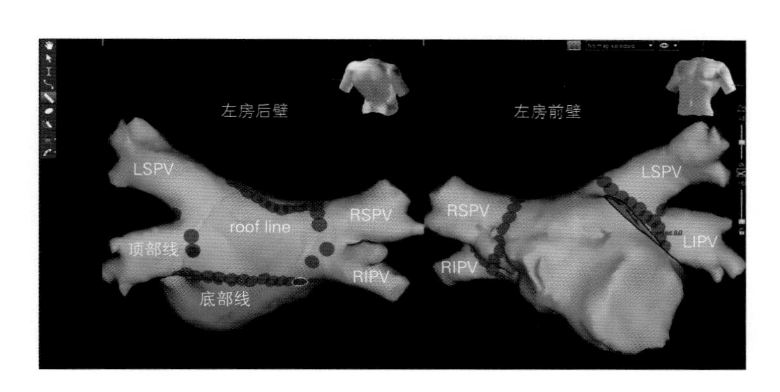

图 6

盒式消融

心房颤动起源不明确的病例、肺静脉隔离无法终止心房颤动的病例、肺静脉隔离后心房颤动仍可诱发的病例，需要进行盒式消融，缩略语参照图 2。

图 7　盒传入阻滞的证明

环状导管接触左房后壁的左侧、中央和右侧，确认盒内无电位。

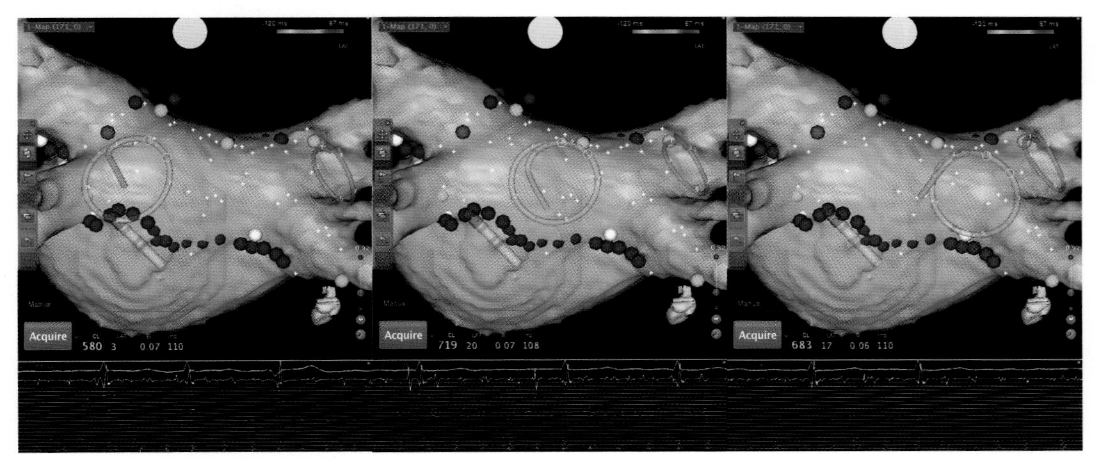

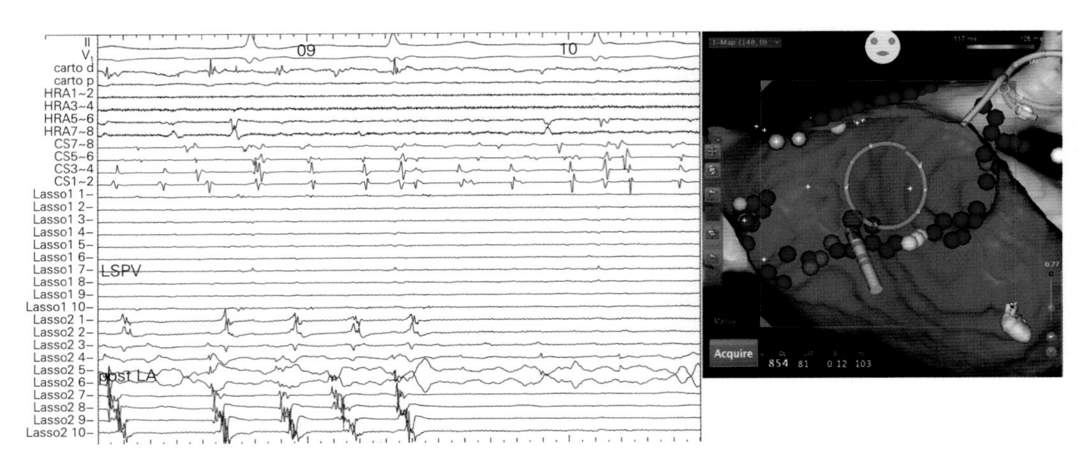

图 8　确定传导裂隙

Lasso1 留置于左上肺静脉（黄色），Lasso2 留置于左房后壁（绿色），心房颤动中消融底部线中央（Lasso #6）的传导裂隙，达到盒的传入阻滞。

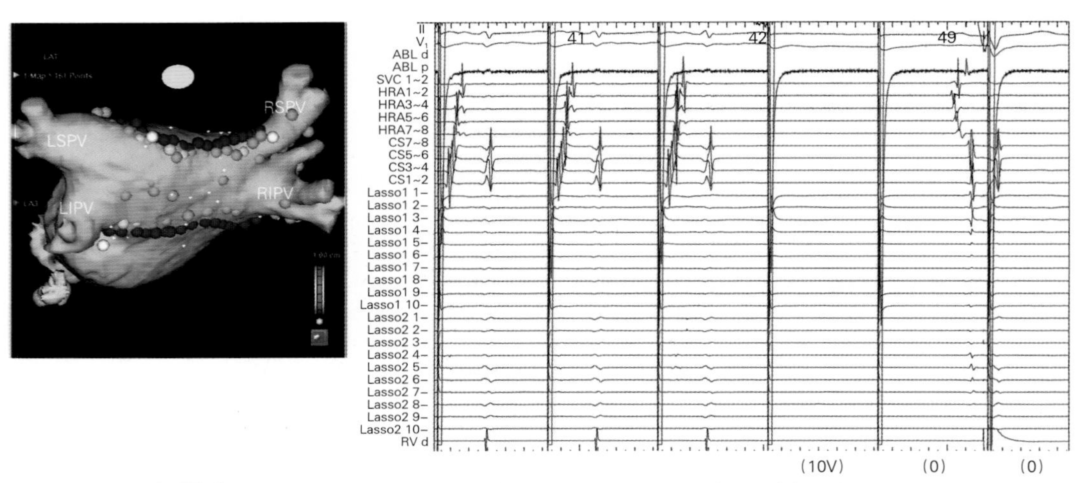

图 9　消融线上的起搏与消融法

窦性心律时在消融线上进行高输出起搏确认无夺获。有夺获时考虑存在传导裂隙，需要追加消融至无夺获。缩略语参照图 2。

Check!!

Pace & ablate 法

起搏的部位能夺获时提示局部未完全坏死，需要边起搏边追加消融，即起搏和消融法（pace & ablate）。这与消融室性心动过速的瘢痕内部意义相同，对于预防肺静脉恢复传导及传导裂隙介导的房性心动过速和心房扑动的复发非常重要。事实上，本中心的再次手术率和房性心动过速的复发率比较低，可能就是由于进行了起搏和消融法。

持续性和长期持续性心房颤动的消融策略

盒式消融对于阵发性心动颤动有很高成功率，对于持续性和长期持续性心房颤动只进行盒式消融并不充分，需要追加 CFAE 消融。由于经常会在心房的广泛区域内记录到 CFAE 电位，需要进行相当多的消融使所有的 CFAE 电位消失，或者使心房颤动终止。因此手术时间和透视时间会延长，并发症也会增加。

Dr's Point

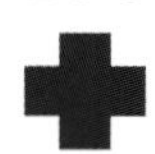

为了尽量减少 CFAE 电位，笔者等在消融 CFAE 前静脉注射尼非卡兰（0.3mg/kg)。注射药物后心房颤动终止的病例直接结束手术，静注后心房颤动仍然持续的病例进行局限性的 CFAE 消融（图 10)。

使用尼非卡兰组与未使用组相比，心房颤动终止率较高、消融数次少，手术时间和透视时间也缩短，1 年后两组间的首次成功率无变化，因此使用尼非卡兰的优点较多，缺点较少。

由于 CFAE 消融的最大缺点是房性心动过速的复发，因此消融应当尽量控制在最小范围内。

图 10

尼非卡兰使 CFAE 局限化

静注尼非卡兰后 CFAE（白色与红色）的范围局限化。A 点已经不是 CFAE 电位，B 点仍然是 CFAE 电位。消融局限化的 CFAE 后心房颤动终止。

a：静注尼非卡兰前

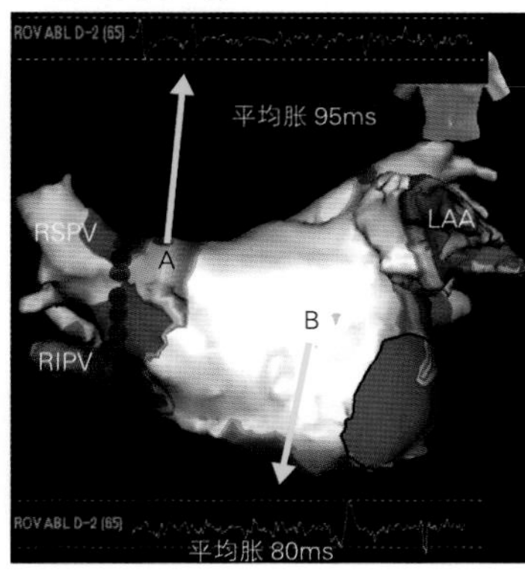

b：静注尼非卡兰后

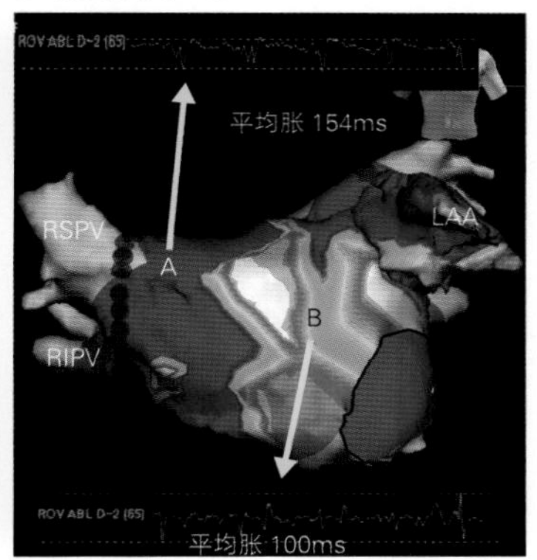

盒式消融的效果

513 例（阵发性 353 例，持续性 73 例，长期持续性 87 例）进行盒式消融患者的效果如下所示。47% 的持续性心房颤动和 80% 的长期持续性心房颤动还进行了 CFAE 消融。初次消融后停用抗心律失常药物后的成功率在阵发性为 80%，持续性为 73%，慢性心房颤动为 64%。

复发病例（阵发性 11%，持续性 18%，慢性 30%）在给予抗心律失常药物后仍有发作时进行再次手术。3% 由于复发心房扑动和房性心动过速进行再次手术。

再次消融时在 88% 的病例发现消融线上存在传导裂隙，再次进行完全隔离，并且进行追加消融：上腔静脉隔离 30%；二尖瓣峡部的线性消融 26%；局灶性房性心动过速的消融 24%；下腔静脉－三尖瓣环峡部消融 20%；传导裂隙介导的心房扑动消融 11%。

随访 24 ± 8 个月停用抗心律失常药物后的成功率在阵发性为 84%，持续性为 79%，长期持续性为 72%。如果包括应用抗心律失常药物后心房颤动消失的病例，成功率分别上升至阵发性为 93%，持续性为 89%，长期持续性为 85%。因此可以认为，盒式消融联合 CFAE 消融是长期持续性心房颤动有效的治疗策略之一。

3 ①心房颤动的基质消融

CFAE 电位消融

桶谷直也 鹿儿岛大学大学院医齿学综合研究科循环呼吸代谢内科学

1 CFAE 电位在时间上和空间上稳定，是心房颤动消融的良好目标。

2 肺静脉隔离后也会有心房颤动发作，因此 CFAE 消融更有必要性。

什么是 CFAE 电位消融

到目前为止，肺静脉隔离术是心房颤动导管消融的唯一主流策略，但是 2004 年 Nademanee 等发表了震撼性的论文。他们报道以复杂碎裂心房（CFAE）电位为指标进行消融，虽然不进行肺静脉隔离，但可以较高比例地终止心房颤动，而且对于阵发性和持续性心房颤动都有很好的效果。

一般认为心房颤动在机制上没有固定的折返环，但是 CFAE 消融基于以下假说，即心房颤动并不是完全无序，CFAE 作为心房颤动的基质发挥着重要作用。CFAE 在时间上和空间上稳定，因此是心房颤动消融的良好靶点。

目前 CFAE 电位消融不容易被其他人模仿，质疑性的意见也很多。但是在进行 CFAE 消融而没有取得良好效果的报道中，无论有无联合肺静脉隔离，心房颤动的终止率都非常低。虽然心房颤动的终止对于 CFAE 消融并不是必不可缺的，但是对于大多数病例来说，终止心房颤动是正确地消融了 CFAE 电位的证明，这种结果与良好的消融效果相关。

因此，以下从如何能够使心房颤动终止的实践要求为重点进行论述，无论是否进行肺静脉隔离。

CFAE 电位

CFAE 电位如图 1 所示，注意消融导管远端（ABL d）的电位。一边注意大头电位一边建立 CARTO® 图，在 CFAE 电位处加以标记，之后进行消融。下面对 3 个代表性的电位进行说明。

a

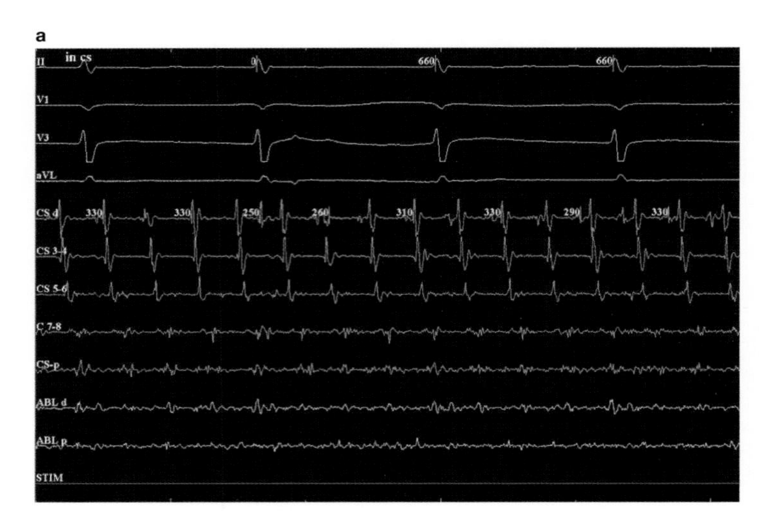

b

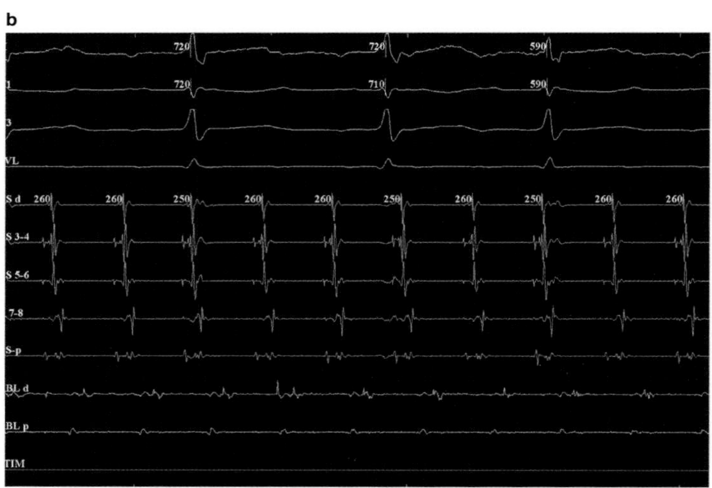

c

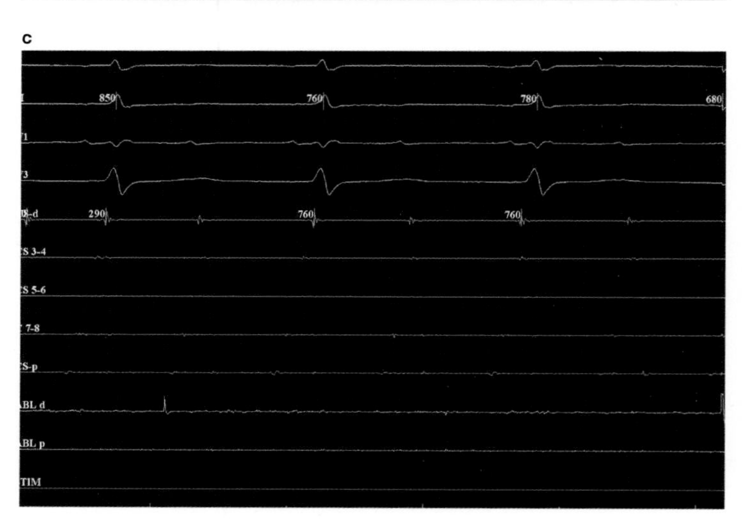

图 1

典型的 CFAE 消融中的靶电位

a：振幅低的连续电位；b: 规整的分裂电位；c: 非常小的最大振幅在 0.06mv 以下的分裂电位。a 是最初的靶点，b 和 c 为心动过速停止部位的电位。

ABL：消融导管；CS：冠状静脉。

振幅低的连续电位（图 1a）

这种电位是 CFAE 消融最初的靶点。

规整的分裂电位（图 1a）

规整的分裂电位主要见于心房颤动变规整，或者在移行为房性心动过速和心房扑动时。CFAE 的 C 所代表的不是连续的 C，而是复杂的 C，认为 CFAE 是连续性电位是种误解。很多情况也写为 CAFE。

这种电位通常多见于之前在以图 1a 中连续性电位为指标进行消融的区域，本病例在此部位消融后心动过速终止恢复窦性心律。

非常小的电位（图 1c）

最大振幅在 0.06mV 以下的分裂电位，与图 1b 一样，多见于之前在以图 1a 和图 1b 样电位为指标进行消融的部位。笔者最初也对“在无电位的地方终止心房颤动”感到惊奇，本病例也是在此处消融后心动过速终止恢复窦性心律。

对图 1a 样的连续性电位并不是进行分散的逐点消融，而是在一定的区域消融。消融后电位会变规整或者变小，通过在之前消融过的点以及在建立 CARTO 图时标记的存在 CFAE 电位的部位周围仔细寻找，就会找到图 1b 和图 1c 样电位，消融后可以终止心房颤动。这也是由于 CFAE 在时间和空间上稳定才能够实现的。

分析心房颤动终止时的心内心电图的比例显示，图 1a、1b、1c 分别为 42%、45% 和 13%。CFAE 消融时对于 CFAE 电位部位进行“区域式”消融很重要，因此 CARTO® 建模非常重要。CARTO® 模型的实时解析度可能不如 X 线透视，但是解剖学上的解析度较高，通过添加模型标记，即使一段时间后也可以很容易在标记点的周围进行高精度的标测。

Dr's Point

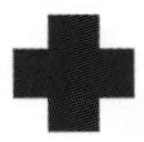

完成一次建模之后基本不需要透视是三维标测的优点，因此笔者等不推荐不用三维标测只在透视下进行 CFAE 消融。

CFAE 与心脏副交感神经节的关系

CFAE 与心脏副交感神经节（GP）的关系在于 6 个主要的 GP 邻近右房和左房，与心房颤动的发生和维持相关。6 个 GP 分别是左房上 GP、左房后侧 GP、左房后间隔 GP、左前降 GP、右房后 GP、右房上 GP（图 2a）。

图2

CFAE与心脏副交感神经节的关系

a：6个主要的心脏副交感神经节(GP)。b，c：阵发性心房颤动的CARTO Map。d：1年以上持续性心房颤动的CARTO Map。比较阵发性心房颤动病例与持续性心房颤动病例可见，CFAE的分布与GP的分布类似。

LAA：左心耳；RAA：右心耳；CS：冠状静脉窦；LOM：Marshall韧带；SVC：上腔静脉；LSPV：左上肺静脉；LIPV：左下肺静脉；RSPV：右上肺静脉；RIPV：右下肺静脉。

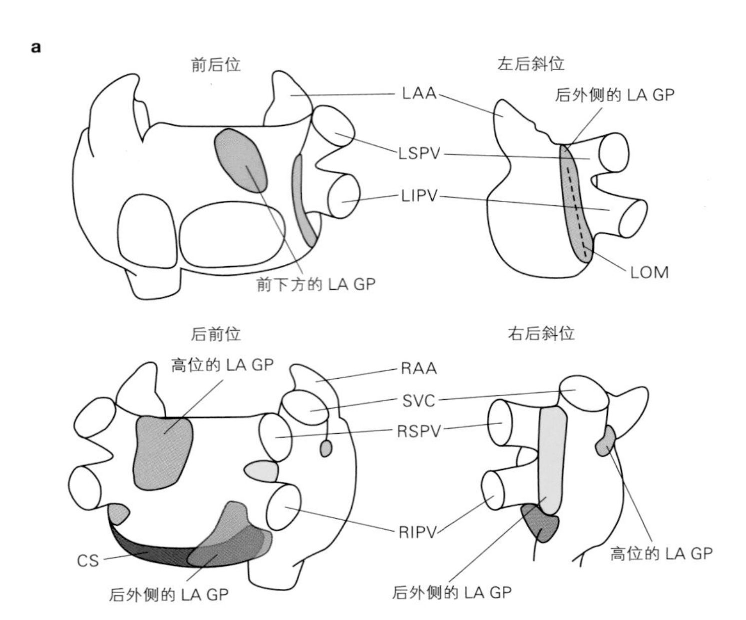

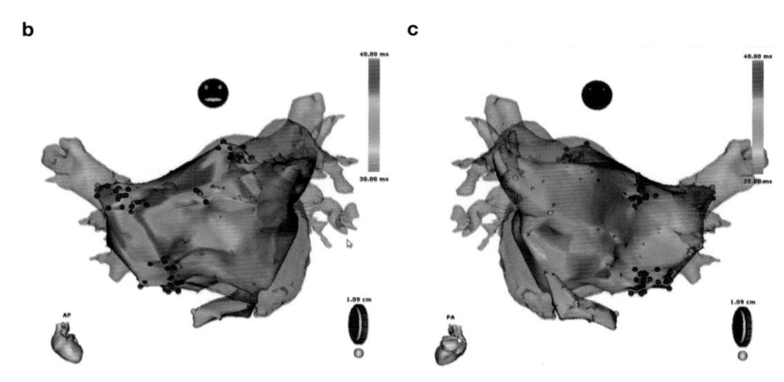

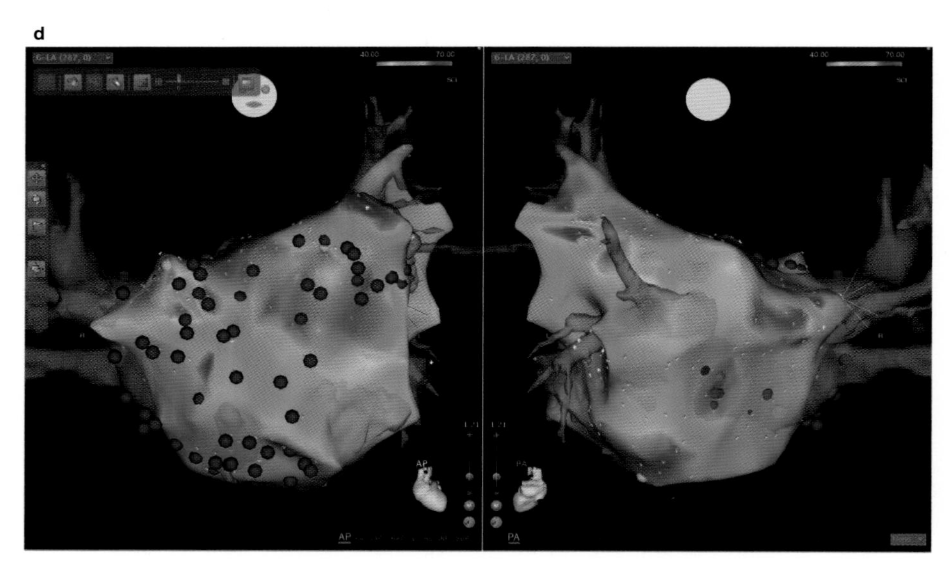

■ GP与CFAE消融部位的比较

前面所述，GP的分布图与实际的CFAE消融部位进行比较如下。图2b、2c为阵发性心房颤动病例的前后位（图2b）和后前位（图2c）的CARTO图。此病例中的消融部位酷似GP的存在部位。

图2d是持续1年以上的心房颤动病例的前后位（左）和后前位（右）的CARTO图。此病例的消融区域不仅是GP的存在部位，前壁和间隔也有多处消融。因此仅从CFAE电位的分布类推，以GP为指标进行消融对于阵发性心房颤动可能更有效果。600例以上阵发性和持续性心房颤动各占半数的病例的心房颤动终止部位分布如图3所示，整体来看心房颤动终止的好发部位与GP的存在部位非常酷似，提示二者间有非常密切的关系。

Check!!

不同病例的处理

关于与肺静脉隔离联合术式的详细操作，CARTOSOUND等最新器械的优点，食道的描记方法，具体的病例，反复发作心房颤动的病例，基础疾病伴有PLSVC的病例，Maze术后病例等特殊病例，心房颤动的终止率、透视时间、手术时间等，在Journal of Arrhythmia的综述中有大量图示说明，可以进行参考

CFAE消融的效果

本中心比较了设置多个排除标准只进行肺静脉隔离病例的平均5年预后，和除左心耳内血栓外不设置排除标准进行CFAE消融病例的平均3年预后，结果显示对于阵发性心房颤动二者基本相同，而对于持续性心房颤动病例只进行肺静脉隔离组的成绩较差。笔者等虽然认为并不是必须要进行肺静脉隔离，但是也不否认进行肺静脉隔离至少在短期内会有良好的效果，目前的一些报道也证实了这一点。

令人担心的是，肺静脉隔离后特别是进行中长期随访后，即使肺静脉被完全隔离仍会发作心房颤动，这在笔者的病例中也不少见。这种情况下当然不能隔离全部的心房，因此在广泛接受肺静脉隔离观点的今天，CFAE消融对于这样的病例就尤为重要，希望本节对大家多少有所帮助。

图 3

CFAE 消融终止心房颤动的部位分布示意图

a：左房的后壁与前壁。b：左房的侧壁与间隔。c：右房的间隔与冠状静脉。下腔静脉 – 三尖瓣环间、上腔静脉 – 右房交界处、右房低侧壁分别以数字编号。可见心房颤动终止部位与心脏副交感神经节的分布类似。

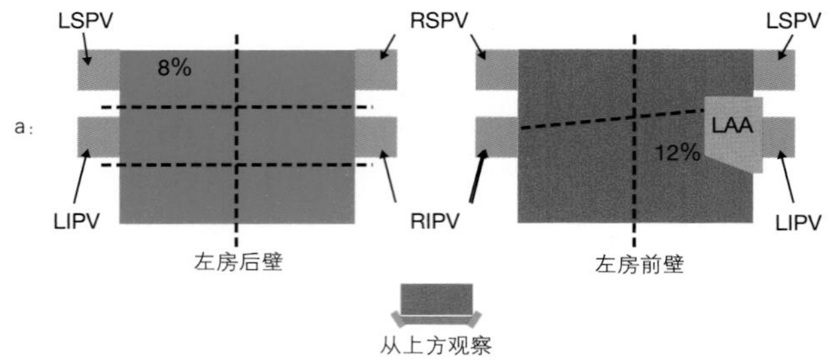

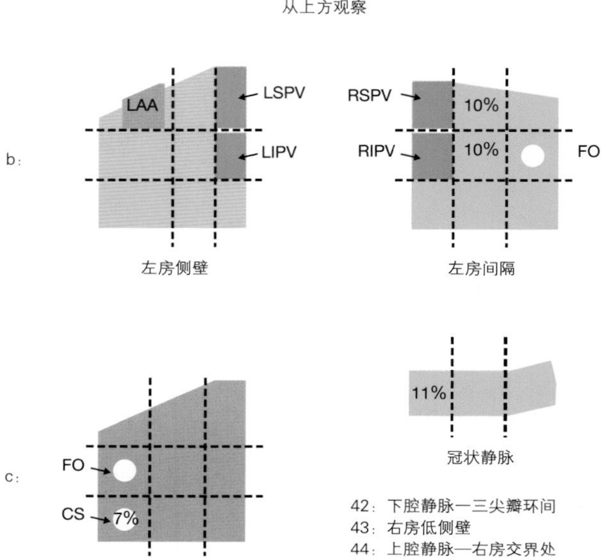

3 ②心房颤动的基质消融

心房内线性消融

松尾征一郎 东京慈惠会医科大学循环内科

1 进行线性消融时形成完全性电传导阻滞非常重要，因此适用于大多数持续性心房颤动病例的治疗。

2 消融顶部线时不在心房顶部而是稍偏下偏后壁更加安全，成功率也更高。

3 要成功达到二尖瓣峡部线性消融阻滞，需要进行术前 CT 成像和可调弯鞘支撑等准备工作。

什么是心房内线性消融

心房内线性消融是在进行导管消融肺静脉后为提高其有效性而附加进行的消融方法，现在作为持续性心房颤动患者的心房颤动基质改良的方法之一，应用越来越多。

心房内线性消融是基于心房颤动由多个随机的折返环路维持的假说。也就是说，线性消融的目的是通过消除维持心房颤动的部分折返环路改良心房颤动基质。

因此，在进行线性消融时形成完全性电学阻滞非常重要。持续性心房颤动病例很多情况需要进行多次消融。为了达到根治心房颤动，多数的病例在初次或者第二次消融时需要进行线性消融，因此线性消融大多数应用于持续性心房颤动病例的治疗。

Check!!

心房内线性消融的优点

在很多情况下，线性消融是治疗持续性心房颤动的消融相关房性心动过速中大折返性房性心动过速所必需的。本方法是持续性心房颤动导管治疗必不可少的消融术式。

心房顶部线性消融

消融方法

消融目的是在左上肺静脉和右上肺静脉之间形成传导阻滞。虽然心房顶部给人的印象是在左房最高处进行消融，但是实际的消融部位是在最顶部略微偏下，即偏向后壁，可以提高消融导管的稳定性和可操作性，提高成功率（图 1）。

偏后壁侧消融时偶尔会消融食道附近，最好进行食道温度监测。此外，进行肺静脉隔离的部位不同，心房顶部线性消融术的难度也不同。即如果肺静脉隔离部位较远，连接左、右两侧肺静脉的线的长度就变长，消融相对困难。

Dr's Point

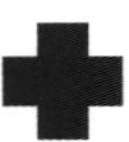

注意尽可能在偏左房侧（近端）隔离肺静脉，也是本消融方法成功的秘诀之一。

■放电时注意事项

进行连续放电而不是逐点放电。放电开始部位为左上肺静脉的隔离部位，原则上根据消融导管上的电位决定开始位置，如果使用三维标测系统记录肺静脉隔离的位置进行参考，可以更容易决定放电起点（图 2a）。

■上肺静脉的隔离

一定不要忘记，进行心房顶部线性消融的前提是完全隔离了左、右两侧上肺静脉。从左上肺静脉开口处开始消融，将消融导管向右上肺静脉方向一边移动一边放电。由于左房顶部不一定都是直线，预先掌握每个病例的解剖学特征

图 1

心房顶部线性消融时的导管位置

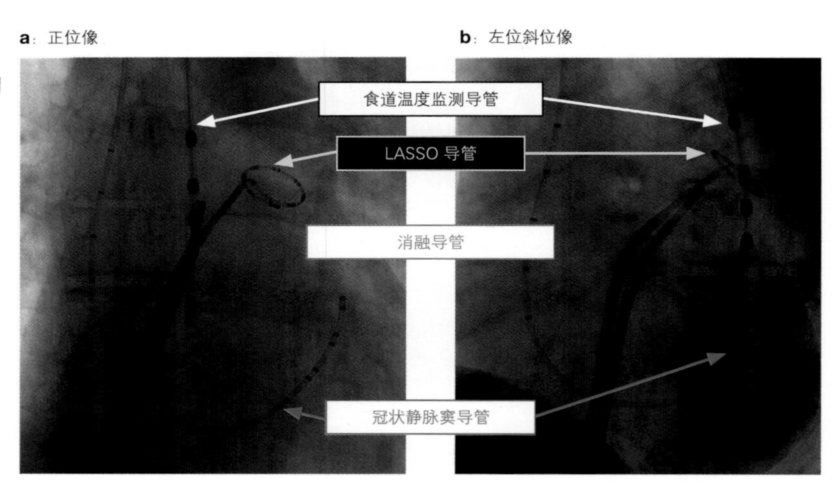

对安全进行消融非常重要。左房顶部大致可以分为平坦形（图 3a）和 V 形（图 3b），特别是 V 形在操作消融导管时一定要加以注意。

■对心房解剖结构的掌握

确认事先通过多层 CT 建立的心房三维图像，最好术中将 CT 图像融合入三维标测系统进行消融。有报道称冠状动脉的走行会使消融困难，因此应尽量事先掌握解剖学结构。

使用盐水灌注导管在每点放电 40 ~ 50s，最大 35W（多数为 30W）。在心房顶部的中央位置导管会不可避免地垂直贴靠，穿孔的风险会增加，可以临时将功率降至 25W。

Check!!

使用可调弯鞘管进行消融

使用可调弯鞘管消融心房顶部时，经常会令术者担心过度的组织贴靠引起穿孔。原则上应当不操作消融导管（呈游离状态），而只操作可调弯鞘管进行消融。

传导阻滞的确认方法

评价左房顶部线传导阻滞时，首先从心房顶部前方（多数在左心耳起搏）的位置进行起搏，确认激动在左房后壁由下向上传导。可用消融导管进行确认，用多电极环状导管可以更清楚地确认激动方向（图 2a）。

a

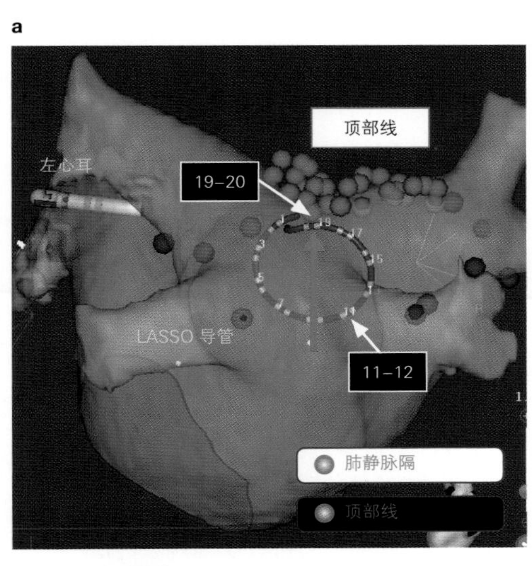

b

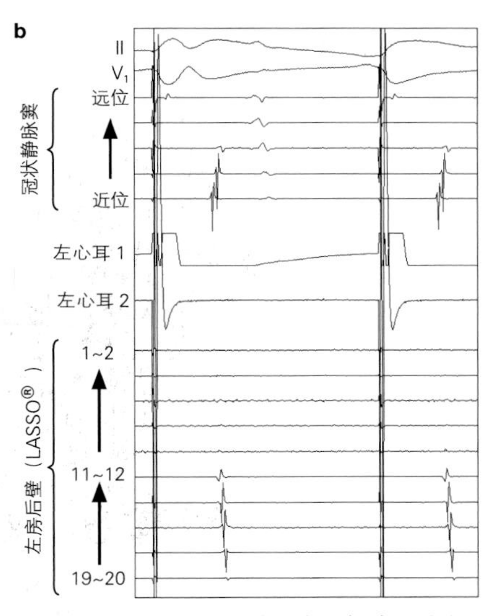

图 2 MDCT 重建的左房三维图像

红点为肺静脉隔离时的放电部位，绿点为心房顶部消融时的放电部位。消融导管置于左心耳内，确认传导阻滞用的 Lasso 导管置于左房后壁。

图3 三维标测系统 CARTO®3 上进行心房顶部线性消融

左右肺静脉间的左心房顶部有平坦形的病例（a）和呈 V 形弯曲的病例（b）等各种形态。

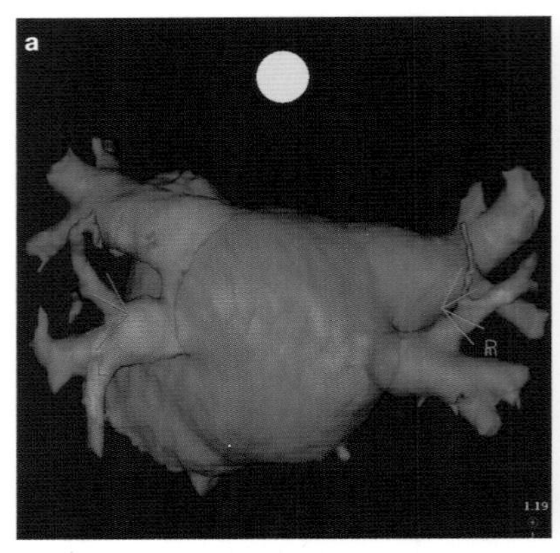

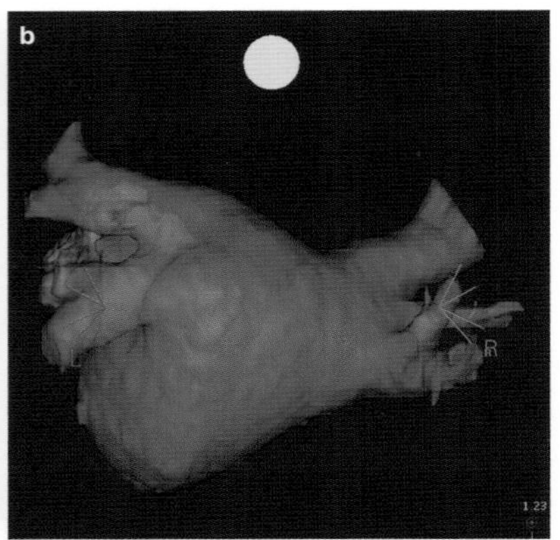

确认激动在后壁由下向上传导后（图 2b），再在消融线上确认记录到双电位。实际上，大多数不能在消融线全程上清楚记录到双电位，此时要特别注意评价是否有连续电位等提示传导延迟的电位。

■左心房顶部阻滞后的远期恢复传导

笔者医院在大约半数（18 例中的 9 例）心房颤动复发病例中，发现左房顶部线性消融部位恢复传导。恢复传导部位多数位于肺静脉开口附近（9 例中的 7 例），因此标测恢复传导部位时，最好在首先确认有无肺静脉恢复传导的同时从心房顶部的两侧开始标测。

二尖瓣峡部线性消融

消融的基础与准备

在心房颤动消融操作中，二尖瓣峡部消融给人的印象是很难达到传导阻滞，但是通过细致的标测和消融方法以及消融器械的准备，90% 以上的病例可以达到传导阻滞。

一般二尖瓣峡部线性消融是从左下肺静脉开始向二尖瓣环 4 ~ 5 点钟方向进行连续放电以达到相应部位的双向传导阻滞（图 4）。同样，完全隔离左下肺静脉也非常重要。左下肺静脉开口与二尖瓣环的位置关系多种多样，为了尽量缩短消融线，灵活运用事先以及术中通过多层 CT 重建的左房三维图像是迈向成功的第一步。

有报道称，在进行二尖瓣峡部线性消融时，冠状动脉左回旋支的走行会影响消融。从这个角度来说，也推荐对于可能进行这种消融术式的患者在术前进行 CT 成像检查。

■消融的顺序

从二尖瓣环开始向左下肺静脉方向进行连续放电。二尖瓣环附近从最大 40W（通常为 35W）开始，随着向左下静脉移动而减少功率，到左下肺静脉开口附近时减至最大 25W。如果保持高功率（35W）在左下肺静脉开口处放电，有的病例会出现 50% 左右的肺静脉狭窄，因此一定要降低功率。可以的话，最好将环状导管送入左下肺静脉，在能够随时透视确认开口状态的情况下进行消融（图 5）。

■二尖瓣峡部消融的要点

二尖瓣峡部消融术的要点是二尖瓣环侧的消融。二尖瓣环的外侧走行有冠状静脉窦，解剖学上远离间隔侧，消融导管的固定不稳定，很多病例不能达到良好的贴靠。因此，在二尖瓣环侧通常使用 35 ~ 40W 的高功率放电。

■使用可调弯鞘管进行支撑

获得充分贴靠的有效方法之一，是使用可调弯鞘管（8.5F，Agilis NxT，圣犹达公司制造）加强消融导管的支撑。使用时要注意，为了避免过度的贴靠张力，不要操作消融导管而是操作可调弯鞘管本身，尽量使导管处于游离状态。

但是只从心内膜侧进行消融有时难以形成双向传导阻滞，此时从冠状静脉窦内进行心外膜侧消融多数会有效。

■使用盐水灌注导管进行放电

左前斜位透视下确认导管朝向心内膜侧（图 6），设置最大 25W（通常 20W），使用盐水灌注导管在冠状静脉窦内放电。虽然以常规的不带有灌注功能的 8mm 消融导管也能在冠状静脉窦内放电，但是由于冠状静脉窦内阻抗较高，放电中很容易使头端温度超过上限，应当尽可能使用带有盐水灌注功能的导管。通过这些准备工作，90% 以上的病例在二尖瓣峡部消融可以达到双向阻滞。

Dr's Point

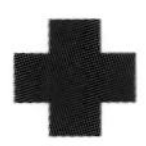

很多情况下可能难以达到传导阻滞，此时改变消融部位也是一个有效办法。可以尝试稍微改变左下肺静脉处的线性消融部位，仍然难以达到传导阻滞时对于伴有二尖瓣环折返房性心动过速的病例，应当考虑从右上肺静脉经由左房前壁至二尖瓣环进行线性消融。

但是前壁线性消融会影响窦性心律下的左房激动顺序，因此应当优先在窦性心律时最晚激动部位的左下至左房后壁进行消融。

图 4

使用 MDCT 进行三维重建图像上的二尖瓣峡部线

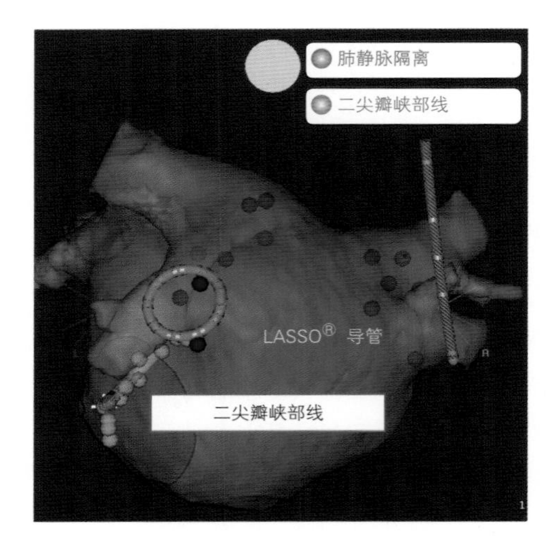

图 5

二尖瓣峡部线性消融时的正位像

Lasso 导管送入左下肺静脉，线性消融部位接近冠状静脉窦导管中间位置（5~6 附近）。

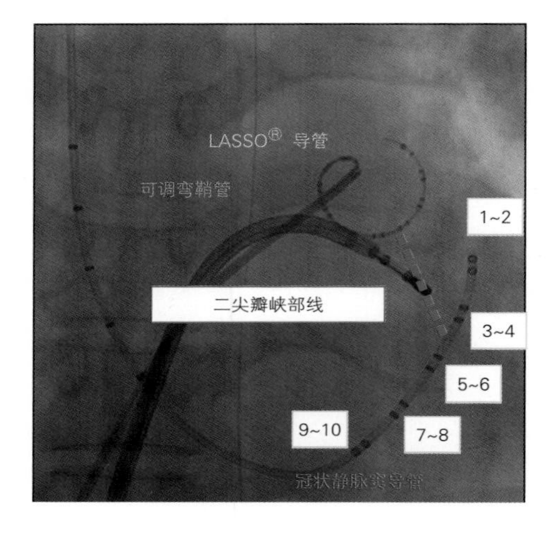

图 6

冠状静脉窦内放电时的导管位置

消融导管相对于冠状静脉窦导管偏向心内膜侧

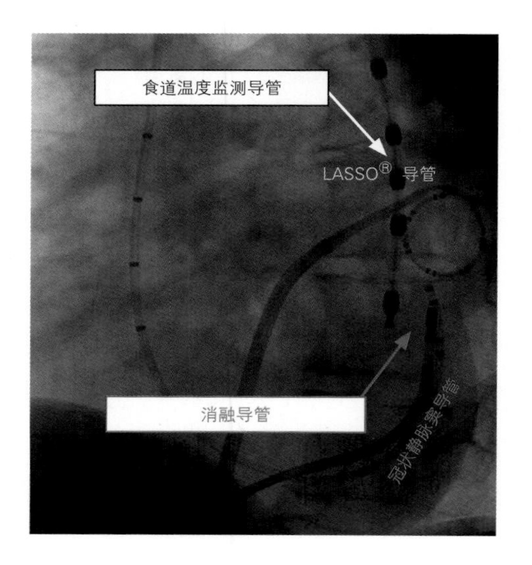

传导阻滞的确认

二尖瓣峡部的传导阻滞成功率有不同的报道，不过如果使用可调弯鞘管，90% 以上的病例可以达到传导阻滞。与心房顶部的传导阻滞不同，二尖瓣峡部传导阻滞的确认比较明确。

确认传导阻滞时最重要的是冠状静脉窦内送入的多电极导管（最好是 10 极导管）与实际进行二尖瓣峡部线性消融部位的位置关系。即要使消融线的二尖瓣环侧位于 10 极导管的中间附近（5，6 电极处）（图 5）。这样在消融部位的偏间隔侧和外侧壁进行起搏，如果起搏部位对侧的激动顺序朝向消融部位，可以判断达到传导阻滞（图 7）。

通常达到二尖瓣环峡部传导阻滞时，从起搏部位至消融对侧的传导时间（二尖瓣环传导时间）基本不会在 120ms 以下。如果在 100ms 以下，即使与消融开始前相比激动顺序发生变化也不能认为达到传导阻滞。此时一定要耐心标测延迟传导部位，争取达到完全传导阻滞。

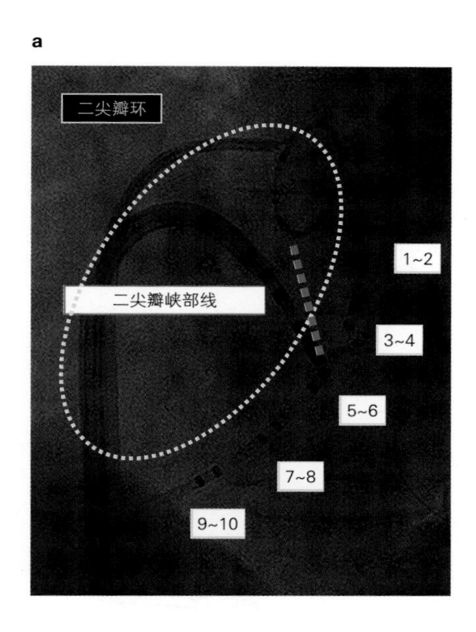

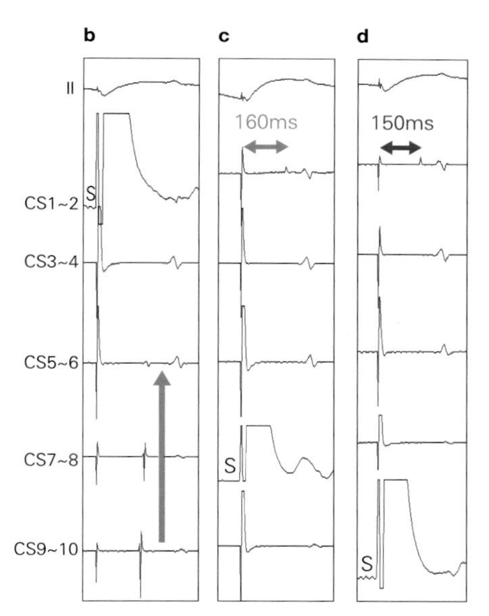

图 7　二尖瓣峡部线的确认　本病例的消融线位于 CS5~6（a）。在消融线外侧起搏时消融线对侧激动由间隔向外侧传导，可以确认逆时针方向传导阻滞（b）。鉴别起搏方法也很有效，本病例在靠近消融线的电极（CS7~8）起搏时（c），与消融线远端电极（CS9~10）起搏时（d）相比，到达对侧电极（CS1~2）的激动更加延迟，可以确认达到顺时针方向的传导阻滞。

二尖瓣峡部阻滞后的远期恢复传导

笔者医院 15 例在初次进行二尖瓣峡部消融术中达到阻滞的病例中，7 例出现恢复传导（46.7%）。第二次消融中除 1 例外，其余 6 例在冠状静脉窦内消融再次达到传导阻滞。因此，第二次消融时最好从包括冠状静脉窦在内的心室侧开始标测。

3 ③心房颤动的基质消融

GP 消融

山城荒平 丰桥心脏中心循环内科

1 内源性自主神经节（ganglionated plexi，GP）包含胆碱能神经元和肾上腺素能神经元，神经节刺激可以同时引起动作电位时程的缩短（early repolarization, 早期复极）和钙瞬变的增大 / 延长，出现早后除极 early after repolarization（EAD）和触发激动（PV firing）。

2 左心房和左心房的自主神经节 GP 中有以下 5 种：① Marshall 韧带 GP（MTGP）；②左上 GP（SLGP）；③左下 GP（ILGP）；④右前 GP（ARGP）；⑤右下 GP（IRGP）。GP 消融需要消融这 5 个 GP。

3 通过高频刺激［high frequency stimulation（HFS）：20V，50ms × 5s, 脉宽：10ms］诱发的房室传导阻滞等迷走神经反应（vagal response），可以确认存在 GP。GP 消融术后在相同位置进行 HFS，通过迷走神经反应消失可以确认心内膜侧的放电效应累及 GP。

4 GPPVI（自主神经节消融术联合肺静脉前庭隔离术：ganglionated plexi ablation plus antral pulmonary vein isolation）期待可以进一步提高阵发性和持续性心房颤动在一次治疗后的成功率。

什么是心房颤动的自主神经节消融

越来越多的报道显示，心房颤动进行自主神经节消融（GP 消融）是提高心房颤动消融治疗成绩的方法之一。报道显示内源性心脏自主神经节的激动是与心房颤动密切相关的致病因素，在动物实验和人体的临床病例中都已证实，GP 的激动可以直接引起肺静脉起源的期外收缩。

表 1

初期 32 例根据 HSF 诊断的各个 GP 的实际数量和使迷走神经反射消失所需要的放电次数

入选对象为 32 例（女性 8 例），平均年龄 59+10 岁，Paf14 例，持续性（>1 周）11 例，长期持续性（>1 年）7 例。每次放电为 35W，40s。

	SLGP	MTGP	ILGP	ARGP	IRGP
GP 的实际数量	3.2 ± 1.5	2.0 ± 1.6	3.8 ± 1.6	3.9 ± 1.9	4.3 ± 2.1
放电次数	4.6 ± 2.2	3.7 ± 2.6	5.0 ± 2.0	6.5 ± 3.6	5.0 ± 2.0

20 世纪 90 年代后期，Haïssagurre 等报道大多数阵发性心房颤动是由肺静脉内心肌袖的异常激动所触发，肺静脉隔离术由此逐渐发展。但是目前还不清楚为什么大部分的触发激动都来自肺静脉。

Patterson 等提出与自主神经活动相关的钙瞬变触发激动假说来说明阵发性心房颤动患者的 PV 触发激动机制。内源性自主神经节（GP）内包含胆碱能和肾上腺素能神经元，神经节刺激可以同时引起动作电位时程的缩短（early repolarization, 早期复极）和钙瞬变的增大 / 延长，出现早后除极 early after repolarization，EAD）和触发激动（PV firing）。

Vaitkevicius 等报道解剖学上存在从心外膜侧的 GP 延伸至肺静脉内的神经纤维，存在由 GP 的激动引起肺静脉内触发激动的解剖学基础。

GP 所在的 5 个区域

从心内膜侧进行高频率高输出刺激可以识别位于心外膜侧的 GP，左房内有 Marshall 韧带 GP（MTGP）、左上 GP（SLGP）、左下 GP（ILGP）、右前 GP（ARGP）和右下 GP（IRGP）5 个分布区域。GP 消融需要消融这 5 个区域。我们对初期进行的 32 例的分析显示，平均每个病例可以确定有 17.2 处 GP，需要进行 24.8 次的 35W 40s 放电使这些 GP 反射消失（表 1）。

什么是 GPPVI

笔者所在的医院主要是使用 CARTO®-XP 或者 CARTO®-3（强生公司制造）这两种三维标测系统进行 GP 消融。

笔者所采用的标准的消融术式是 GP plus antral PV isolation（GPPVI）方法，即首先消融 5 处 GP，然后扩大隔离双侧肺静脉。

GPPVI 的实际操作

建立解剖模型，标测 FAP 图

在心房颤动中或者在窦性心律下诱发心房颤动，在参考 MDCT 的同时，于左房和各个 PV 内移动导管，描记出各个互相独立的结构（图 1）。同时评价各个部位的电位，建立碎裂心房电位图（fractionated atrial potential，FAP）。由于 GP 大部分情况下存在于 FAP 的中心，所以事先评价 FAP 是很重要的。

在左房内标测 100 个以上的部位建立解剖模型后，按照 MTGP、SLGP、ILGP、ARGP、IRGP 的顺序进行高频刺激（HSF：20V；50ms × 5s；脉宽：10ms）。如果局部出现迷走神经反射（vagal response，VR，一过性房室阻滞），即发生房室传导阻滞，RR 间期延长 50% 以上的情况，则诊断为存在 GP。对该部位进行消融，然后再次进行 HSF 确认 VR 消失（图 2、图 3）。HSF 是通过局部的 GP 经由外源性的路径到达房室结而产生房室传导阻滞，阻断这一通路会无法明确 HFS 的反应，必须按照距离房室结由远及近的顺序进行消融。

图 1　建立解剖模型，标测 FAP 图　逐点建立解剖模型的同时，标测 FAP 图。FAP 所在部位有大量的 GP。图中所示为左心房内 5 个 GP 的典型位置。

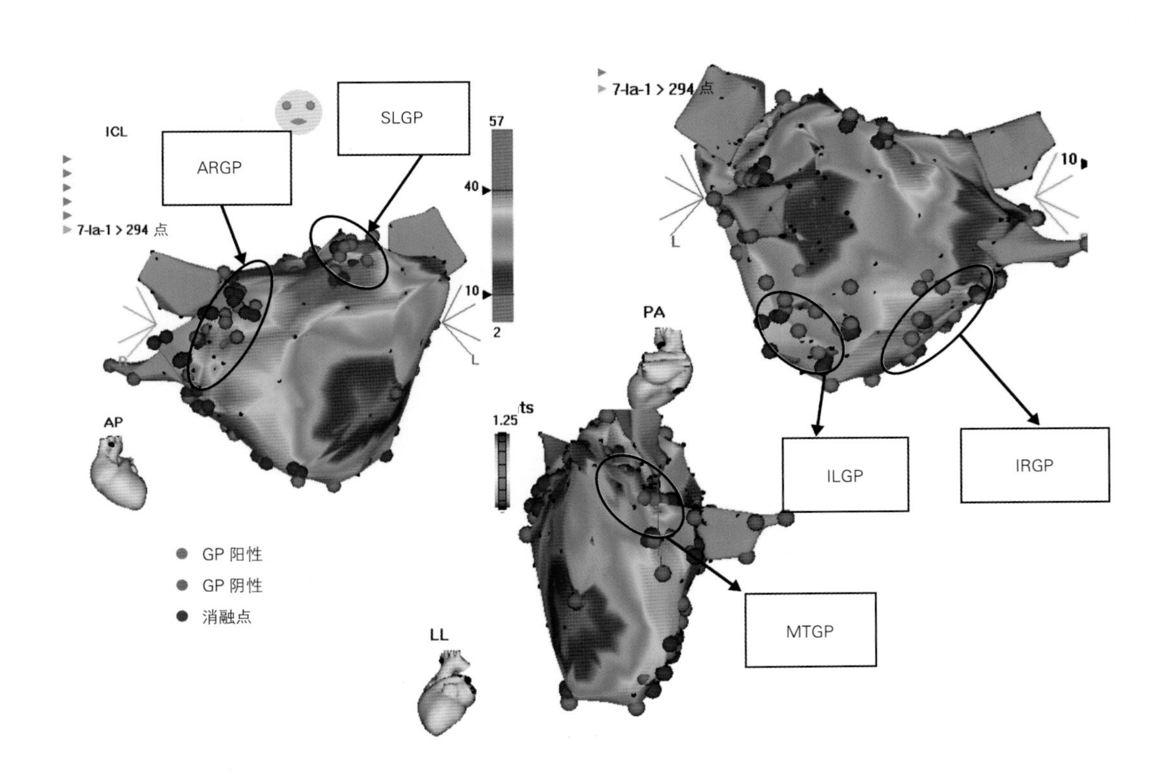

图 2　高频刺激（high frequency stimulation，HFS）

在 SLGP 进行 HFS 引起的实际迷走神经反射，可见 HFS 导致房室传导阻滞引起心脏停搏以及长间歇后血压上升反应消失。HFS 时无法观察电位，因此需要监测血压。设置输出 20V、刺激间期 50ms、脉宽 10ms 进行 5sHFS。

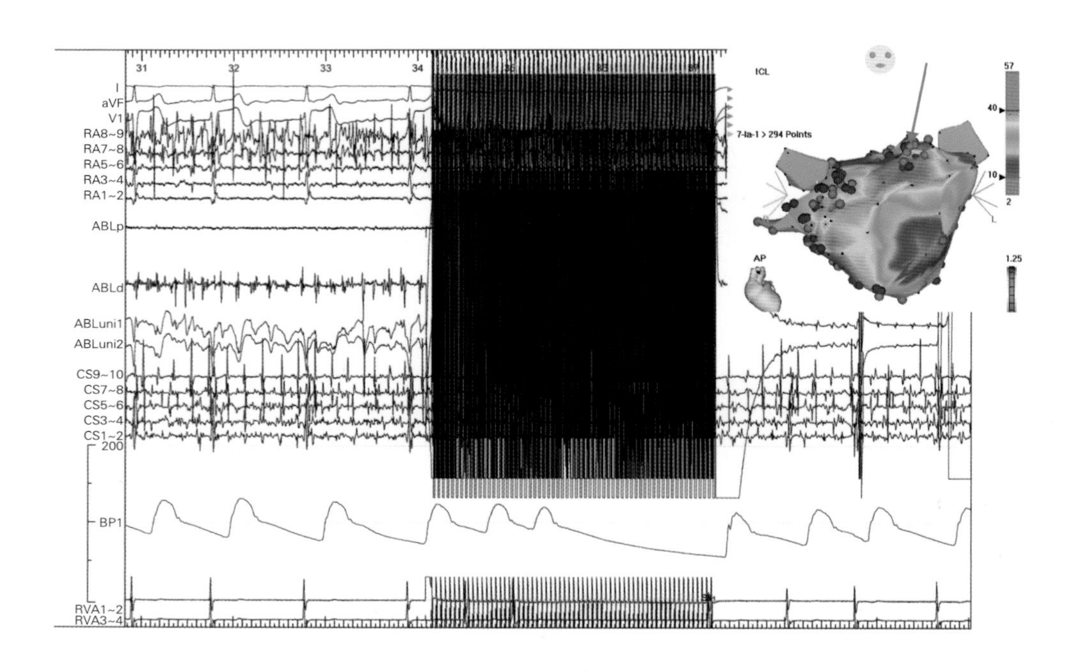

图 3　确认放电后迷走神经反射消失

盐水灌注导管设置 35W 放电 40s 后，HFS 所诱发的迷走神经反射消失。

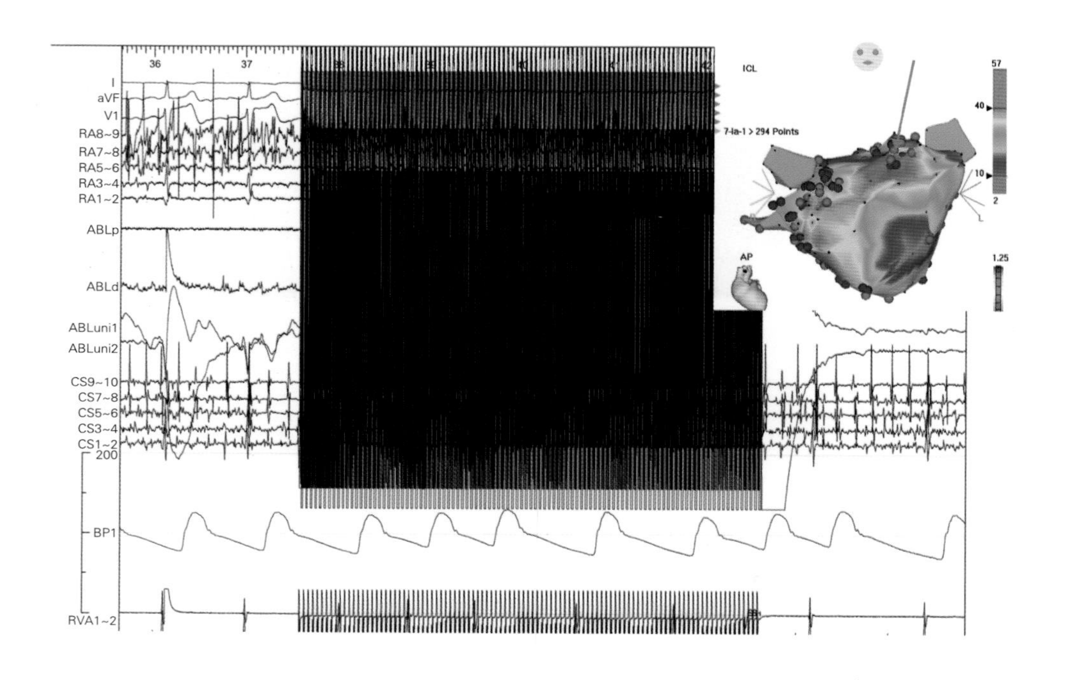

MTGP

MTGP 位于左心耳和左肺静脉之间的嵴部。从肺静脉内回拉导管，在导管弹跳前进行 HFS，放电后确认 VR 消失。将 CARTO® 图像转到 LL 方向可以显示导管位于嵴部。

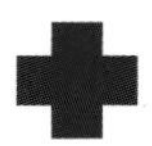

Dr's Point

对左心耳和左肺静脉之间嵴的识别。嵴部有很大的个体差异，与左心耳的关系也多种多样，从解剖学角度识别嵴部非常困难。需要在术前、术中观察 MDCT 图像，识别是否有平坦的部位，是否有锐利凸起的部位，左心耳的位置是高还是低等。

嵴部很宽时，有的病例在 PV 侧进行刺激不能到达 GP，如果不在嵴的平坦部位和 LAA 侧进行刺激，HFS 会无法发现 GP。

MDCT 的虚拟内视镜视图对于识别嵴部很有帮助（图 4）。

SLGP，ARGP

SLGP 位于距离 LSPV 1 ~ 2cm 的左房顶部（图 1）。不同病例的分布不同，有的在后壁侧，有的在 LAA 侧的顶部和前面。导管在顶部的操作比较困难，需要将长鞘送入左房，小心调节单弯导管反向贴靠。

ARGP 位于 RS、RIPV 的开口前方 1 ~ 2cm。可以从 RSPV 逐渐回拉导管，用 HFS 确认 GP 的存在部位。不同的病例中有的与 RSPV 开口较远，有的位于 RIPV 的底部附近。

图 4 嵴部较宽病例的 MTGP 的位置

所示为 LIPV 前壁和 LAA 后壁间有距离的病例，红点所示为 MTGP。LAA 侧的嵴的两侧都是 GP 阳性。LIPV 前面的蓝绿色为 GP 阴性。在同部位没有完成肺静脉隔离时，在 LIPV 前面的黄点处达到肺静脉隔离。b 图所示的三维 CT 的虚拟内视镜视图对于理解 Marshal 韧带的走行很有帮助。

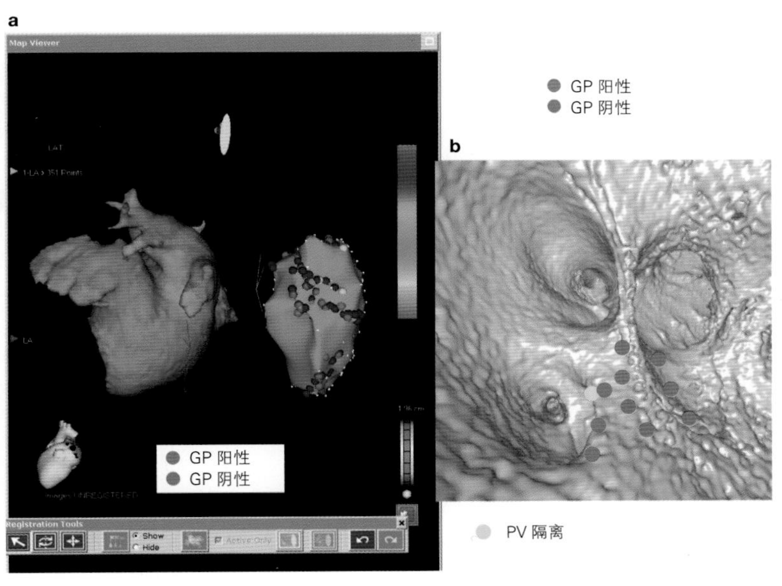

Check!!

将放电输出设置为比常规肺静脉隔离高出5W左右对心外膜侧GP的消融效果较好。但是需要注意过度放电会导致pop和心包填塞。近年来日本也开始使用接触压力导管技术，由于接触压力、输出、放电时间决定了消融损伤的大小，需要根据接触压力调整输出。

笔者等的经验是对于MTGP无法提高接触，通常接触力为5～10g，需要进行35W×40s的通电（图5）。另一方面，SLGP、ARGP容易达到较强的接触压力，吸气时甚至会超过50g，因此可以进行低输出消融（图6）。

ILGP、IRGP

ILGP位于距离LIPV底部2cm以上的部位，IRGP多数位于RIPV底部附近（图1）。在瓣环附近进行HFS时可能会夺获心室而诱发心室颤动。如果消融导管记录到心室波，注意不要进行HFS。GP与食道重合的情况较多，这种情况下不要进行消融。20W左右的低功率很难完全消融位于心外膜侧的GP。不完全的透壁消融可能成为术后发生房性心动过速的原因（图7），这种情况下不进行消融更为有利。

肺静脉前庭隔离（antral PV isolation）

GP消融后如果心房颤动仍然持续，则再次进行FAP标测。根据MTGP、SLGP、ARGP的消融点进行肺静脉隔离。如果开始在GP消融时相对密集放电以减少裂隙，肺静脉前庭隔离就会更加容易（图8）。

GP消融对心房颤动基质的影响

根据CARTd或者CARTO3® 所附带的CARTO® CAFE Module模块的ICL map进行FAP标测（详细设置可参考第236页~242页）。GP存在于表现为FAP的部位，FAP是寻找GP的向导。笔者中心以进行了GP消融的持续性及慢性心房颤动患者为对象，比较分析了GP消融前后的FAP标测图（图9）。

如图所示，大多数病例的ICL map中代表每2.5s出现40次以上FAP的红色区域急剧减少，很多病例在放电部位以外的FAP也同样减少。推测只进行GP消融就消失的距离放电部位较远的FAP是心房颤动维持中的旁观者，因此不需要进行消融。

如果开始即进行CFAE消融术式，很可能会进行不必要的放电，GP消融可以说是有效的中等程度CFAE消融。

图5 MTGP 消融部位的接触压力

即使在嵴的部位使用长鞘配合旋转接触压力仍然很低，下段所示的 10s 内的接触压力的变化很小并且不受呼吸的影响。在这样的部位需要从 35W 开始放电，有时需要 40W。注意在 5g 以下的接触压力时导管头端的向量不能显示贴靠方向。整个 LA 的颜色是标测的接触压力，10g 以下为红色，50g 以上有穿孔的危险，因此用紫色表示。

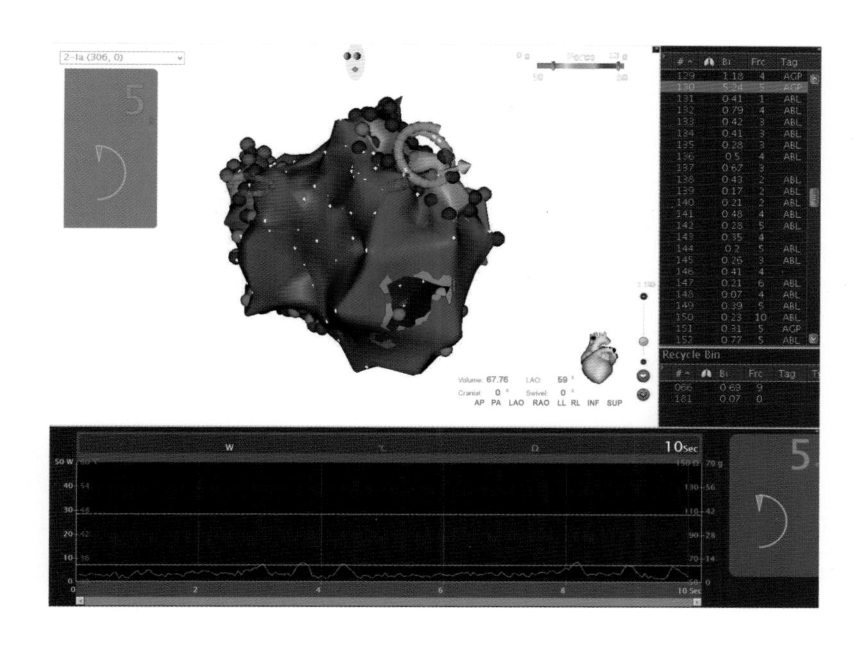

图6 SLGP 消融部位的接触压力

此处的接触压力为 27g。SLGP 和 ARGP 与房顶相近的部位，以及 ARGP 与主动脉相邻的部位接触压力会提高，经常会超过 20g。大多数可以用低功率进行 GP 消融。深吸气时接触压力可能会超过 70g，因此导管垂直贴靠很危险。接触力在 5g 以上的部位可以用向量表示消融导管的贴靠方向，非常有效。

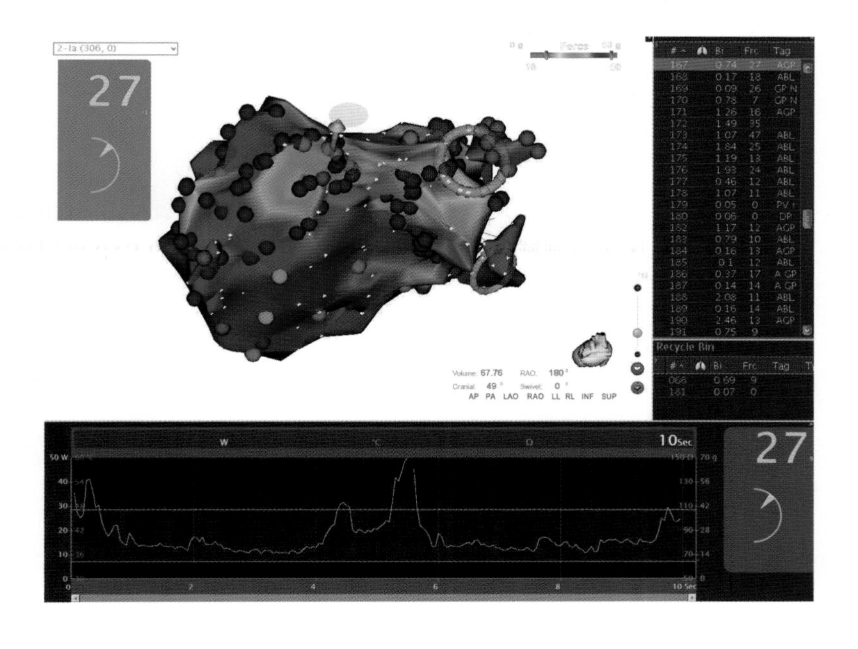

图 7 不完全的 ILGP 消融后发生的房性心动过速

GPPVI 后发生周长为 214ms 的房性心动过速。由于 ILGP 在食道的前面，在 20W 的放电部位形成局灶性微折返（localized reentry）。局部可记录到碎裂电位，在同部位放电后房性心动过速终止，不能再被诱发。

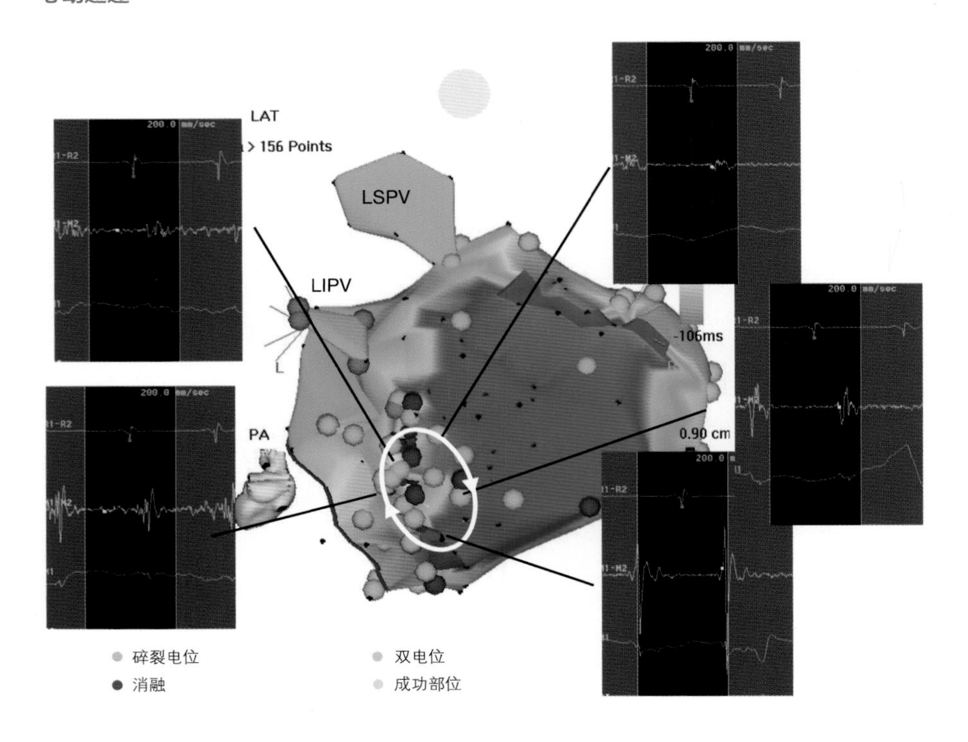

图 8 GPPVI 病例的消融点

GP 消融后进行肺静脉前庭隔离。连接 GP 消融过的点进行前庭部隔离。确认达到双向电传导阻滞。

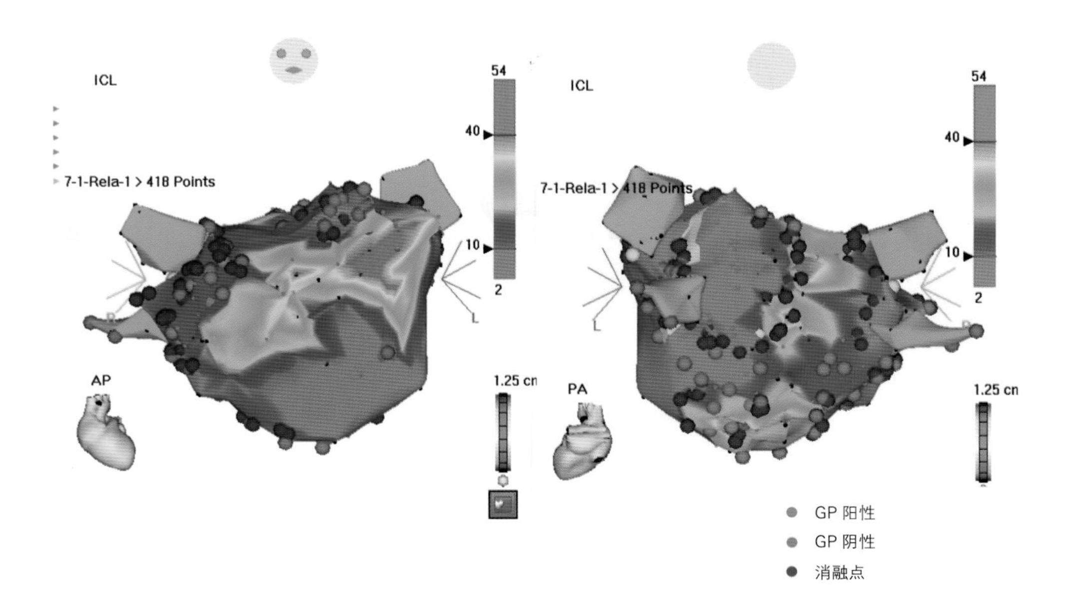

治疗效果与并发症

治疗成绩

笔者等早期在 73 例患者 [阵发性心房颤动 44 例，持续性心房颤动（>1 周）21 例，长期持续性房颤（>1 年）] 进行第一次消融术后，将持续 30s 以上的心房颤动和发生房性心动过速定义为复发，成功率分别在阵发性心房颤动为 91%，持续性心房颤动为 85%，长期持续性心房颤动为 58%（图 10）。

并发症

并发症包括 1 例心包填塞，5 例术后出现房性心动过速。房性心动过速的原因是在与食道相邻的 inferior GP 进行低功率放电部位形成基质导致的局灶性微折返（图 7），在这些部位很难使迷走神经反射消失，之后在与食道阴影相重叠的部位进行消融后终止了心动过速。之后房性心动过速的并发症减少，期待成功率会进一步提高。

图 9　GP 消融前后的 FAP 图

左侧为 GP 消融术前，右侧为 GP 消融术后的 FAP 标测图。显示未进行直接放电的左房后壁和右肺静脉前面的 FAP 消失，只残留了左心耳的前壁侧的 FAP。本病例经过 1 年的随访，在未应用抗心律失常药物情况下无复发。

FAP 标测图的设置变更为：阈值：0.03～0.2mv；时长值：13～80ms；颜色范围为 10～40。

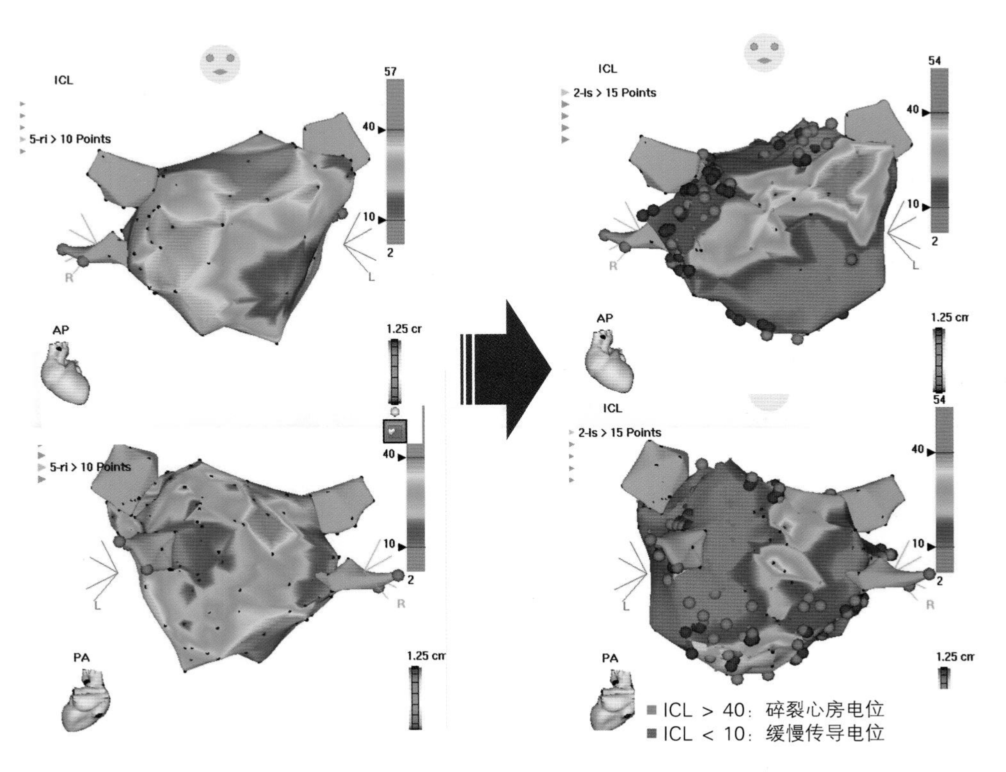

图 10

1 次 GPPVI 后的成功率

成功的定义为在 3 个月的空白期后不发生持续 30s 以上的心房颤动和房性心动过速。平均随访时间为 9 ± 3.4 个月。与本院之前的 APVI 相比，PAF 和持续性 AF 的成功率都有提高。

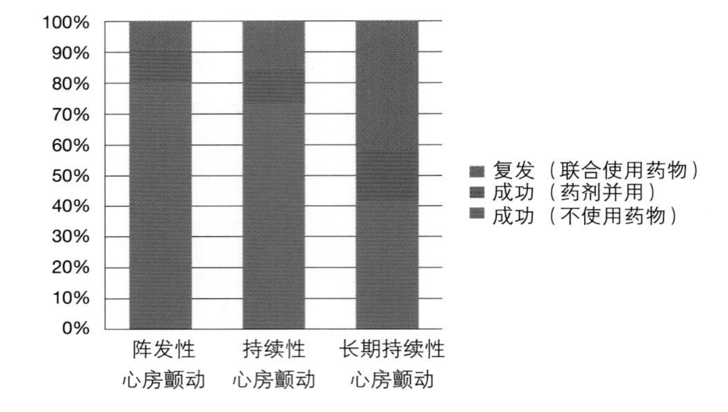

3 ④心房颤动的基质消融

递进式消融

小松雄树 Hôpital Cardiologique du Haut-L é v ê que，Universit é Victor Segalen Bordeaux II

1 包括肺静脉隔离、电位指导下消融、左房线性消融和右房消融共 4 种消融术式。

2 递进式消融以心房颤动终止为消融终点。

什么是递进式消融

随着肺静脉隔离术的确立，导管消融治疗心房颤动的有效性在提高，适应证从阵发性心房颤动扩大至持续性心房颤动。但是持续性心房颤动只进行肺静脉隔离的治疗成绩有限，有研究在肺静脉隔离之外进行不同的附加消融术式，但是不同中心的术式与消融终点都不同。

消融方法

2005 年由 Haïssagurre 等报道的递进式消融以心房颤动终止为消融终点。包括以下 4 种消融术式（图 1)。

①肺静脉隔离。

②电位指导下消融。

③左房线性消融。

④右房消融。

Check!!

递进式消融的终点

递进式消融术中心房颤动的急性终止（消融术中恢复为窦性心律或者转变为房性心动过速）率高达 66%~87%。心房颤动术中终止组与未终止组相比，术后窦性心律维持率明显提高。由于递进式消融中心房颤动终止与术后窦性心律的维持相关，因此以心房颤动终止作为消融终点。

图 1

递进式消融的各种术式及相应的终点

RSPV：右上肺静脉。
RIPV：右下肺静脉。
LSPV：左上肺静脉。
LIPV：左下肺静脉。
LAA：左心耳。
CS：冠状静脉窦。
MA：二尖瓣环。

a：肺静脉隔离

RSPV　LSPV
RIPV　LIPV

b：电位指导下消融

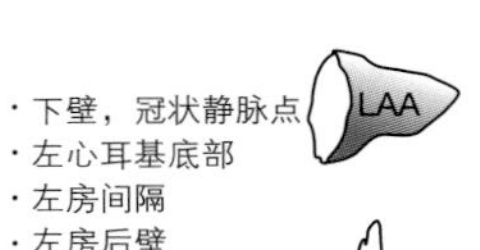

・下壁，冠状静脉点
・左心耳基底部
・左房间隔
・左房后壁

CS

c：线性消融

・心管顶部
・二尖瓣环
MA

各个步骤的终点　隔离　局部电位的规律化　双向传导阻滞

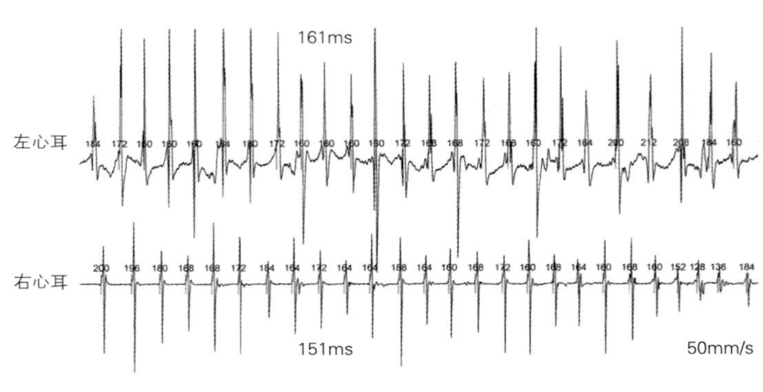

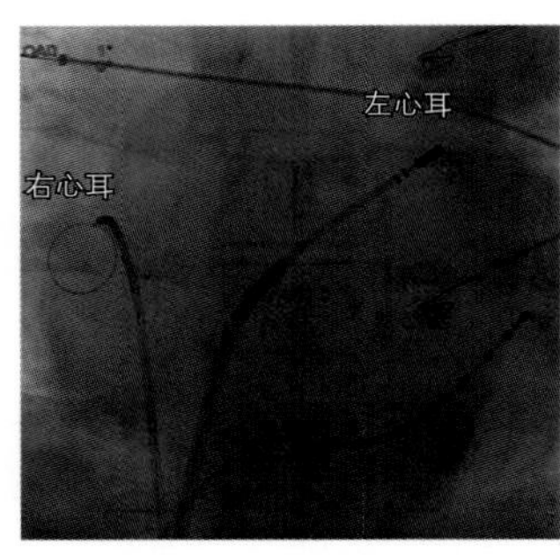

图 2　在左右两侧心耳测量的心房颤动周长　在左、右两侧心耳同时测量心房颤动周长。心房颤动周长为根据大约 30 次心房激动所计算的平均值。

测量心房颤动周长

递进式消融在每个步骤之后都在左、右侧心耳测量心房颤动周长同时进行消融（图 2）。心房颤动周长为根据 20 ~ 30 次心房激动所计算的平均值。在心耳测量心房颤动周长的理由是心耳电位较大相对于其他部位更清晰，容易测量。

递进式消融的操作步骤

1. 肺静脉隔离术

是心房颤动消融的基石，是递进式消融的第一步。通常根据环状导管（LASSO，强生公司）的电位指标进行肺静脉隔离。心房颤动中有时会很难确定肺静脉电位，需要在恢复窦性心律后用 LASSO 导管确认 4 根肺静脉已经全部隔离。

2. 电位指导下消融

是进行肺静脉隔离后的下一步，以心房颤动中所见的以下这些复杂电位为消融靶点（图 3）。

①连续性电活动。

②碎裂电位。

③高频电活动。

④阶梯式电活动。

盐水灌注导管设置为输出 25～35W，温度 35～45℃进行消融。电位指导下消融的停止放电标准是局部电位规律化或者呈低电位化（图 4、图 5）。

消融区域多数在冠状静脉窦附近、左心耳开口、左心房前壁、左房间隔、左心房顶部等，可以以此为中心进行标测。冠状静脉窦消融的导管操作是在左心房沿着二尖瓣环移动导管，相当于从房间隔到二尖瓣环 3～4 点钟方向的位置（图 4）。

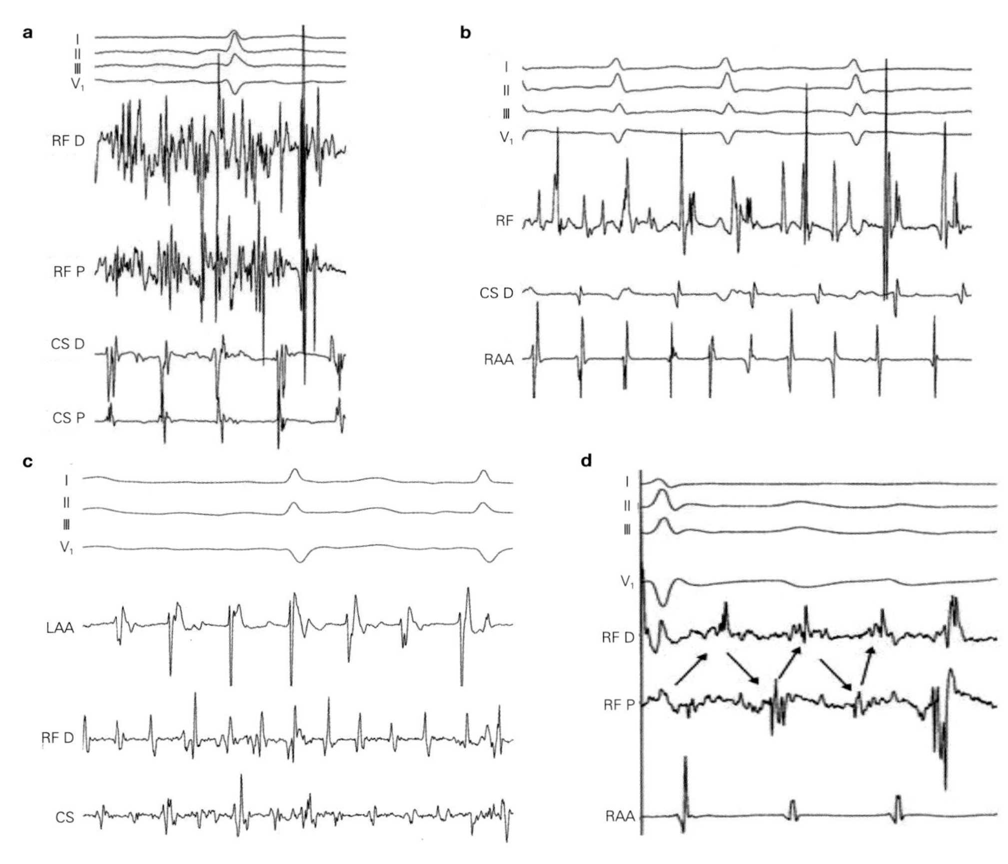

图 3　电位指导下消融的靶点电位

a：连续性电活动（无等电位线的连续电位）。
b：碎裂电位。
c：高频电活动（局部极短周期电位）。
d：阶梯式电活动（消融导管的远端和近端可见不同时相的电位）。

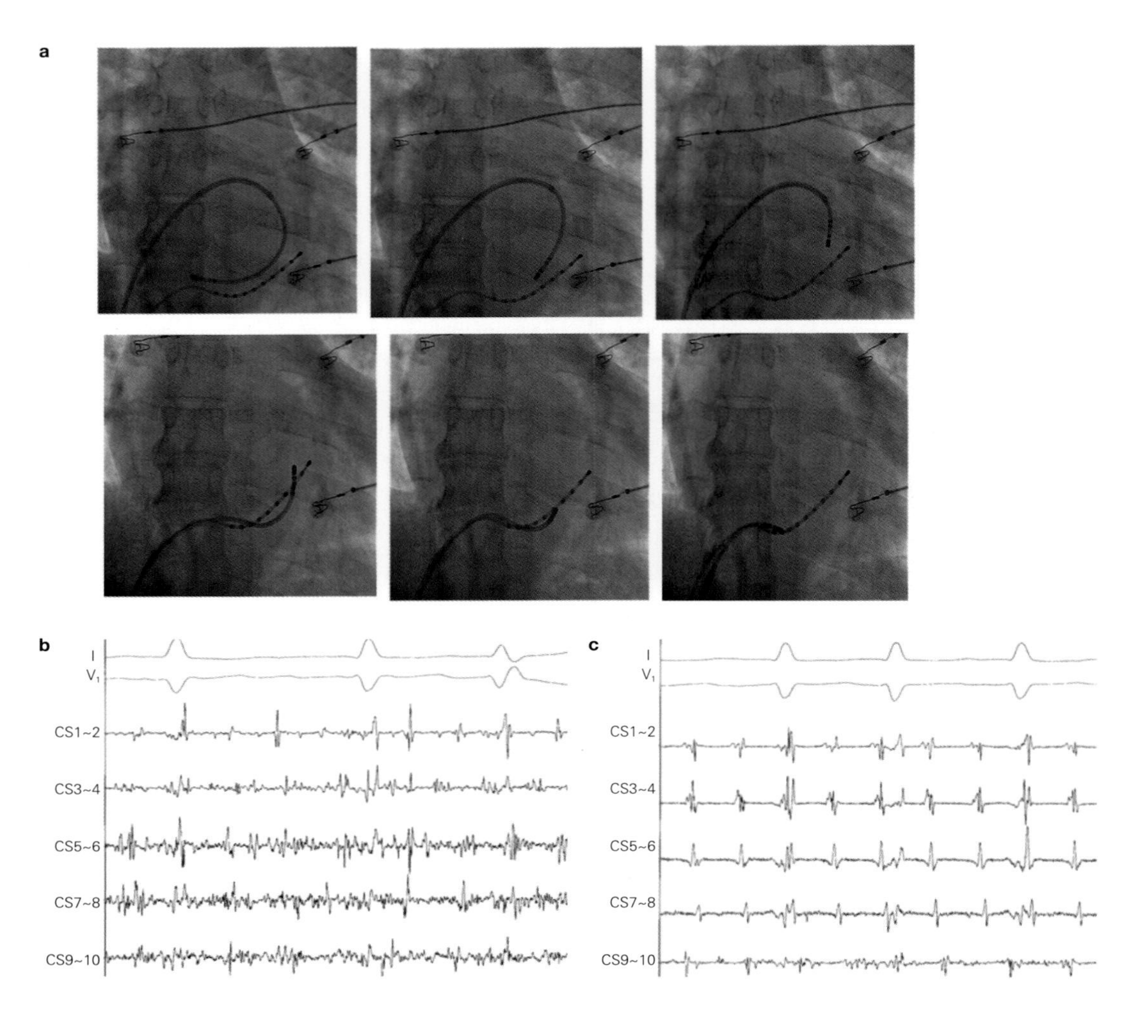

图 4 左心房下壁与冠状静脉窦消融

a：左心房下壁（心内膜侧冠状静脉窦）消融和冠状静脉窦（CS）内消融的透视像；b：消融前的 CS 电位；c：消融后的 CS 电位。局部电位规律化或者低电位化是电位指导下消融的停止放电标准。

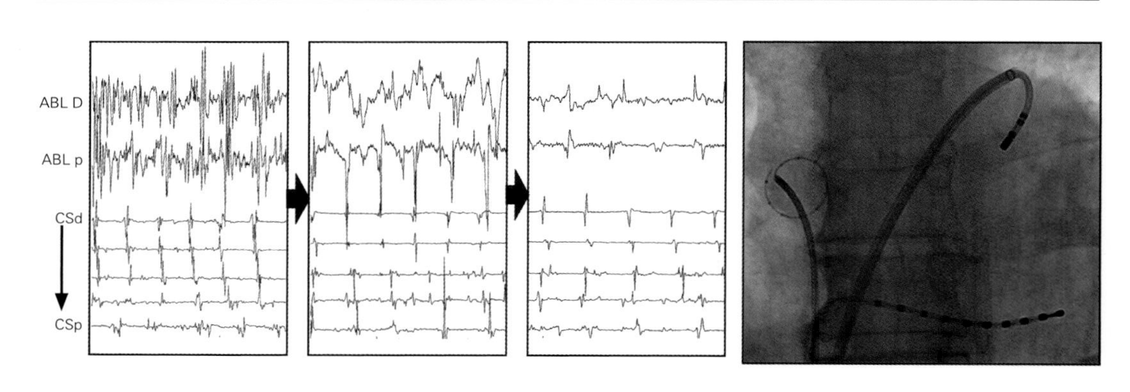

图 5 左心耳基底部消融

消融前可见连续性电活动，消融后可见局部电位规律化以及低电位化。

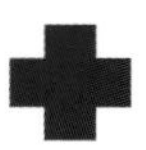

Dr's Point

冠状静脉窦内消融多数是从二尖瓣 3～4 点钟的位置到开口处进行连续性消融，最好将功率限制在 20～25W，在远端阻抗较高的部位应当进一步降低功率或者避免放电。在冠状静脉窦内放电中将导管与心肌一侧接触非常重要。

3. 左房线性消融

电位指导下消融后，下一步是进行左房线性消融。左房线性消融包括在左、右两上肺静脉之间进行顶部线性消融（图 6）和在左下肺静脉和二尖瓣环之间进行二尖瓣峡部线性消融（图 7）。

与下腔静脉－三尖瓣环间峡部消融相比，左心房有时很难达到完全阻滞，特别是为了达到二尖瓣峡部线的完全阻滞，很多情况下需要在冠状静脉窦内消融。心房颤动中进行线性消融时，可以局部电位振幅下降为指标，反复拖拉进行连续消融。

■线性消融时的注意事项

线性消融对于持续性心房颤动虽然有效，但是残存的传导裂隙可能形成心律失常复发的基质。进行线性消融时需要在恢复窦性心律后确认双向传导阻滞，未达到双向阻滞时需要进行追加消融完成阻滞线，这点非常重要。

4. 右房消融

右房消融的原理是电位指导下消融，和左心房一样以复杂电位作为消融靶点。复杂电位的好发部位包括右心耳开口附近（特别是前壁侧）、界嵴（crista

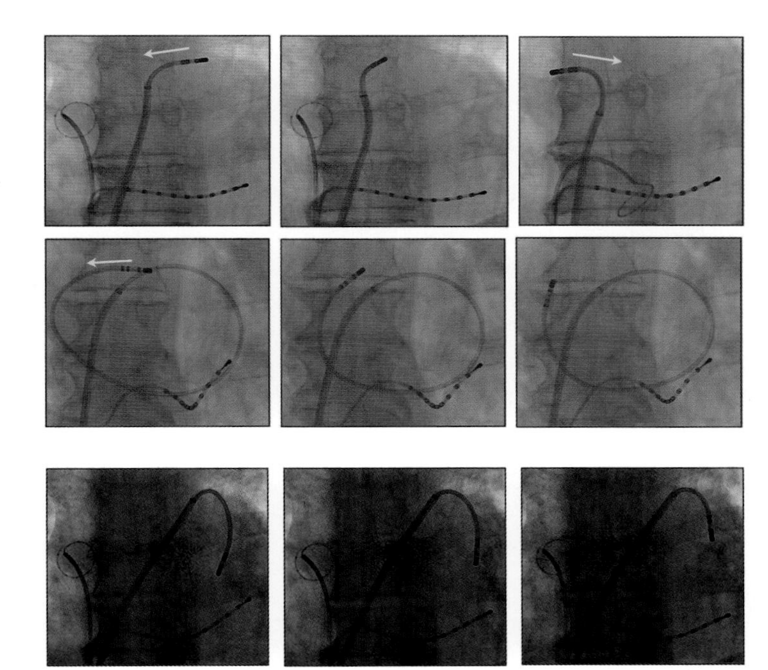

图 6 心房顶部线性消融

图 7 二尖瓣峡部消融

terminalis)、右侧房间隔和冠状静脉窦开口等。

■心房颤动中进行右心房消融时的注意事项

①确认房室结附近和 His 电位，避免在相应部位放电。

②尽量避免在窦房结附近消融。

③消融右心房游离壁时，避免损伤右侧膈神经。

Dr's Point

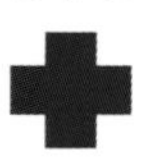

为了避免膈神经麻痹，放电前起搏消融导管确认没有夺获右侧膈神经，消融中在透视下确认右侧膈肌伴随呼吸运动非常重要。

进行右房消融的指标

比较左心耳和右心耳的心房颤动周长是递进式消融术中进行右房消融的一个有效指标。递进式消融术中在不同阶段心房颤动周长逐渐延长，最后转归为房性心动过速或者窦性心律，而心房颤动周长的延长方式在不同病例中是多种多样的。

心房颤动周长的延长

在递进式消融的不同阶段左、右两侧心耳的心房颤动周长同等程度延长的病例中，大多数通过左房线性消融可以终止心房颤动。另一方面，左房消融术后如果左心耳的周长延长，而右心耳的心房颤动周长延长很少时，大多数需要进行右房消融（图 8）。

Dr's Point

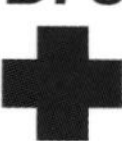

进行递进式消融后右心耳的心房颤动周长明显短于（20ms 以上）左心耳侧时，是进行右房消融的一个指标。

图 8

递进式消融中心房颤动周长的变化

a：左房消融使左心耳和右心耳的心房颤动周长同时延长，消融左心房顶部时移行为房性心动过速的病例。

b：左房消融使得左心耳的心房颤动周长延长，而右心耳的心房颤动周长无明显变化，右房消融中移行为房性心动过速。比较两侧心耳的心房颤动周长的变化，可以推测纤颤性激动在哪个心房更占优势。

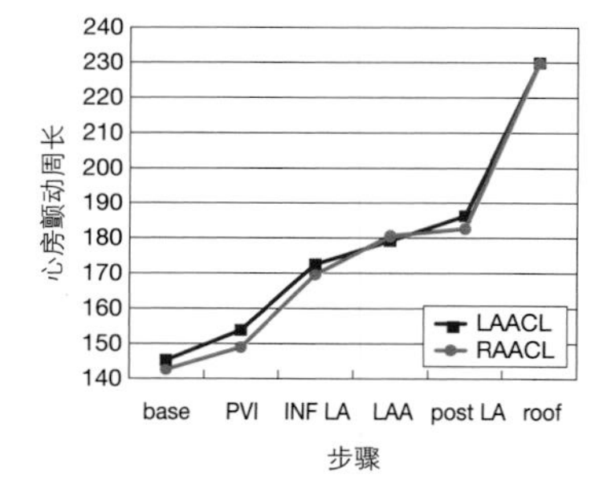

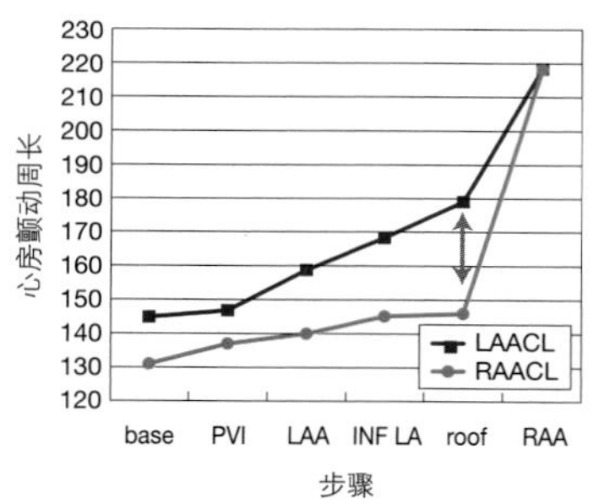

a：基线的心房颤动周长

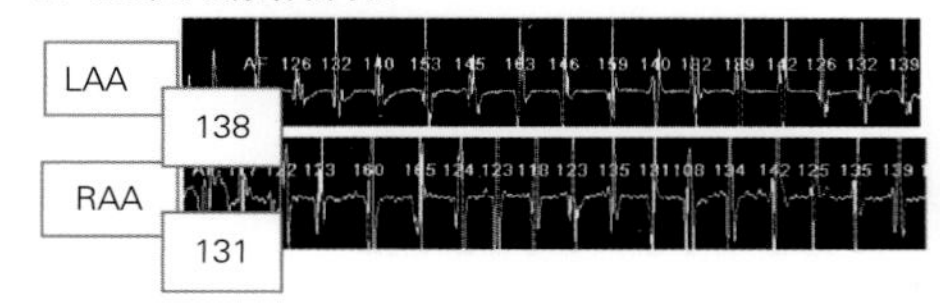

b：肺静脉隔离和电位指导下消融后

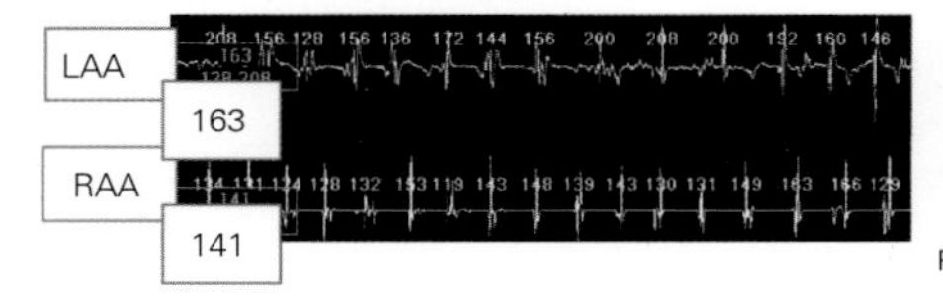

c：心房顶部和二尖瓣峡部线状消融后

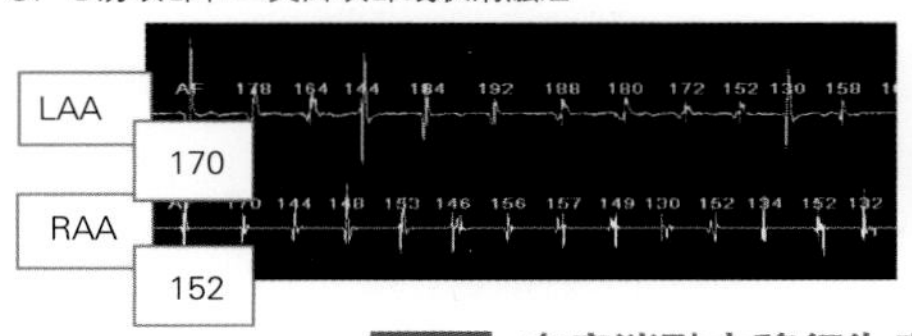

d：右房消融中移行为房性心动过速

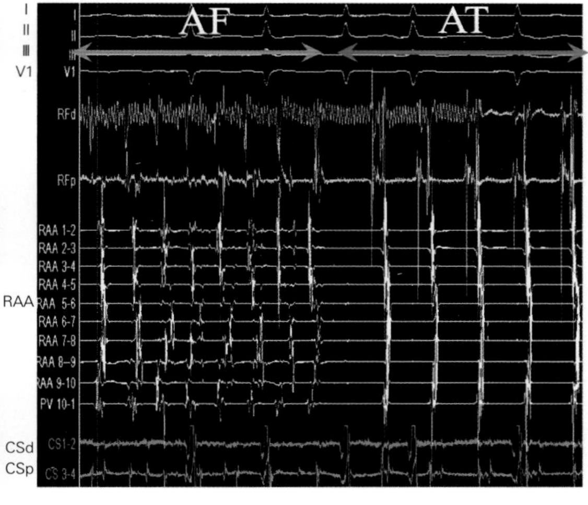

图 9　右房消融中移行为房性心动过速

左房消融使得左心耳的心房颤动周长延长，而右心耳的心房颤动周长无明显变化，右房消融中移行为房性心动过速。

a：基线的心房颤动周长。

b：肺静脉隔离和电位指导下消融后。

c：心房顶部和二尖瓣峡部线性消融后。

d：右房消融中移行为房性心动过速。

心房颤动终止后的房性心动过速

递进式消融中心房颤动终止的大多数形式是移行为房性心动过速（图 9）。

为了明确房性心动过速的机制，可以冠状静脉窦导管记录的电位为参照，以消融导管标测心房内的激动模式。详细的策略如 Jaïs 等的报道所述，在此不再赘述。

递进式消融术后的房性心动过速的机制中大约半数是围绕二尖瓣环、上下肺静脉周围或者三尖瓣环的大折返性心动过速。标测如果排除了大折返性房性心动过速，则标测局灶性房性心动过速。心房颤动消融术后特异性的心动过速是局限在小范围内的局灶折返性房性心动过速（localized reentrant atrial tachycardia）。

折返性房性心动过速的特征

①在较小范围内（通常 2cm 以下）记录到占房性心动过速周长 75% 以上的电位。在此范围之外激动呈离心性传导。

②在此小范围的 PPI 与心动过速周长一致，或者在 20ms 以下。

③相同部位存在延迟电位。

心动过速多数起源于心房颤动中进行放电的部位，也可以起源于没有放电过的部位。

图 10

递进式消融术后的长期成绩

初次消融及多次消融术后的正常窦性心律维持率。

SR：正常窦性心律。

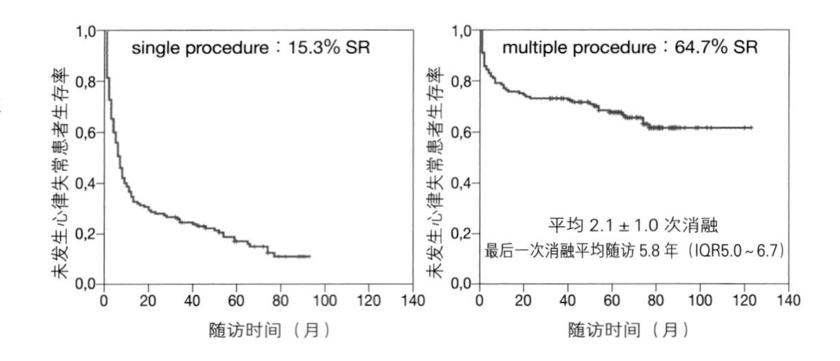

递进式消融术后的临床成绩

最近波尔多中心报道了 150 名持续性心房颤动患者进行递进式消融的长期成绩，平均进行 2.1 ± 1.0 次消融，最后一次消融后平均随访 5.8 年，64.7% 的患者在没有服用抗心律失常药物的情况下，未出现心房颤动以及房性心动过速的复发（图 10）。

多因素分析显示，初次消融时心房颤动终止、左房内径 <50mm 和心房颤动的持续时间 <18 个月是长期无复发的独立预测因素。

递进式消融术的终点

也有报道认为，初次消融中心房颤动终止与长期临床成绩无关，但是报道中的消融术式为只进行肺静脉隔离，只进行电位规整化，或者是肺静脉隔离 + 电位规整化，都不是递进式消融的术式。

不可否认，患者的基线特征也可能会影响心房颤动终止的效果，心房颤动终止是否对所有的持续性心房颤动病例都是必需的还有待讨论。但是本节所述的已往进行递进式消融的报道都明确显示，心房颤动终止与良好的长期成绩相关，可以说心房颤动终止是递进式消融明确的消融终点。

递进式消融的不足与展望

递进式消融还没有确立能够准确识别心房的哪个部位是维持心房颤动的主动基质，哪个部位是被动基质的方法。另外，不仅是左心房 – 肺静脉之间恢复传导，线性消融未达到传导阻滞以及恢复传导也是导致复发的原因。

此外，还有心房颤动持续时间较长的患者和左房内径较大的患者等在消融术中心房颤动难以终止的病例。希望随着将来技术的进步，在确定参与维持心房颤动的主动基质，或者形成透壁性损伤、提高线性消融的传导阻滞成功率上有更大的提高。

3 ⑤心房颤动的基质消融

DF 消融

熊谷浩司　群马县立心脏血管中心循环内科

1. 广泛的肺静脉电隔离可以减少一半的心房颤动基质。
2. 附加进行高 DF（主导频率）区域和连续性 CAFE 区域消融，虽然急性期心房颤动的终止率低，但是可以降低诱发率。
3. 消融部位数量少于通常的 CFAE 消融。
4. 对于阵发性心房颤动和 5 年以内的持续性心房颤动维持窦性心律有效。

DF 消融的概念

近年来，导管消融治疗心房颤动的进步令人刮目，不仅是阵发性心房颤动，慢性心房颤动也有很大进步。但是现在主流的同侧广范围肺静脉电隔离术与肺静脉单独隔离相比，虽然可以去除触发灶和心律失常基质，提高消融效果，但是对于持续性心房颤动疗效有限。这是由于心房重塑使左心房和肺静脉的解剖学结构发生变化。

因此在肺静脉隔离的基础上，通过进行顶部线、二尖瓣峡部线等解剖学线性消融和心房内基质消融即复杂碎裂心房电位（CFAE）部位消融，有报道显示 80%～90% 的持续性心房颤动在消融中停止，术后的窦性心律维持率高。但是线性消融有致心律失常作用，术中及术后可能会发作房性心动过速。

Dr's Point

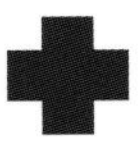

CFAE 消融的心房颤动终止率在不同的医疗机构间不同，为 16%～46%。CFAE 电位代表的是真正的心房颤动基质，还是继发性的电位，目前还没有研究定论。即对以各向异性传导、纤颤样传导为机制的 CFAE 电位进行消融的效果并不佳。

连续性 CAFE 的定义

Lin 等将 50ms 以下的平均碎裂周长（FI）定义为连续性 CAFE。认为这是时间和空间上稳定的表现为最快速电活动的使心房颤动持续的转子。此外，有高频的主导频率（DF）的心房颤动基质也是表现为维持心房颤动的转子的潜在的消融目标。

但是与肺静脉单独隔离相比，有报道联合进行肺静脉隔离和 DF 消融的方法的长期效果并无变化。这是由于 CAFE 与 DF 只有 50% 左右的重叠，可能并没有完全消融重要的连续性 CAFE。

此外，没有在冠状静脉窦和右房进行 DF 标测和 DF 消融，而且在肺静脉隔离前进行 DF 消融，没有评价以转子为靶点的附加的 DF 和连续性 CAFE 部位的消融效果。

本节论述肺静脉隔离后的左房、右房、冠状静脉窦的 DF 和连续性 CAFE 的特征和分布，以及在同部位为靶点进行消融方法的效果。

DF 消融的方法

消融对象为 50 例心房颤动患者，23 人为阵发性心房颤动，9 人为持续性心房颤动（持续时间 9.1 ± 3.6 个月），18 人为 1 年以上的持续性心房颤动。阵发性心房颤动以心房连续刺激诱发心房颤动，所有病例在心房颤动下先以双 Lasso 技术进行广范围同侧肺静脉电隔离术。

DF 消融的实际操作

使用 NavX 系统（圣犹达公司制造）和 3.5mm 盐水灌注导管（Sarafi，圣犹达公司制造），设置温度 42℃，功率 30W（流速：13mL/min）。放电前进行食道造影防止损伤食道，放电时监测食道温度。同时，对下腔静脉、三尖瓣环间解剖学峡部追加线性消融。

心房颤动未终止时进行双侧心房、冠状静脉窦的 CAFE 标测（连续记录 5s 电位），在所有的记录部位进行快速傅立叶变换（FFT）分析。从双侧心房在 8Hz 以上的高 DF 值的最大值处开始顺次消融。即使心房颤动终止也要对全部的高 DF 值部位进行消融。

DF 消融未能终止心房颤动时，消融连续 CAFE 部位（FI ≤ 50ms）。即使心房颤动终止也要消融全部的连续 CAFE 部位。消融连续性 CAFE 而心房颤动未终止时进行电复律，恢复窦性心律后，由冠状静脉窦进行心房连续刺激确认能否诱发。左心房内不进行线性消融。

DF 消融的效果

阵发性心房颤动与非阵发性心房颤动的心房颤动基质的比较

双侧心房的连续性 CAFE 与变异性 CAFE（50ms ≤ FI ≤ 120ms）的分布在

非阵发性心房颤动高于阵发性心房颤动。双侧心房的碎裂 FI 在非阵发性心房颤动低于阵发性心房颤动。另一方面，双侧心房的平均 DF 值在非阵发性心房颤动比阵发性心房颤动高。但是左心房的平均高 DF 值在非阵发性心房颤动比阵发性心房颤动低（表 1）。

肺静脉隔离前后的心房颤动基质的比较

比较肺静脉隔离前后的双侧心房的心房颤动基质可见，肺静脉隔离后的左心房的碎裂度平均值显著延长。双侧心房的连续性 CAFE 与变异性 CAFE 的分布显著减少。另一方面，肺静脉隔离后的双侧心房的平均 DF 值显著减少（表 2）。

■肺静脉隔离前后的 CAFE 与高 DF 区域分布的变化

肺静脉隔离后双侧心房的连续性 CAFE 与高 DF 区域的分布发生变化（图 1）。显著减少 45.8% 的连续性 CAFE 和 45% 的高 DF 区域。特别是连续性 CAFE 在阵发性心房颤动减少 76%，非阵发性心房颤动减少 44.3%。高 DF 区域在阵发性心房颤动减少 80.2%，非阵发性心房颤动减少 37.5%。

此外，高 DF 区域与 CAFE 区域部分重叠，虽然在附近但是并不完全一致（图 2）。肺静脉隔离后双侧心房的高 DF 区域只有 14.1% 与连续性 CAFE 区域重叠，其余的 85.9% 与连续性 CAFE 区域分离。

DF 消融的急性期效果

消融使 18 例（36%）心房颤动终止，32 人需要电复律（图 3）。阵发性心房颤动 17 人，非阵发性心房颤动 1 人。11 人在高 DF 区域终止心房颤动，1 人在左肺静脉嵴部的连续性 CAFE 区域终止，其余 6 人在肺静脉隔离中既不是高 DF 值也不是 CAFE 区域部位终止。只有 8% 可以诱发出心房颤动。

DF 消融的长期效果

随访 9.4 ± 2.7 个月，心房颤动的无复发率在阵发性心房颤动、持续性心房颤动、1 年以上持续性心房颤动分别为 96%、89%、44%。Kaplen-Meier 分析显示，阵发性心房颤动与非阵发性心房颤动的无复发率有显著性差异（96% vs 59%，P=0.001）（图 4a）。

此外，以 ROC 分析计算的与非阵发性心房颤动复发相关的持续期间的 Cut-Off 值为 66 个月（敏感度 70%，特异度 88.2%，P=0.014）。随访 9.4 ± 2.7 个月，心房颤动的无复发率在心房颤动持续时间 66 个月以下和以上组有显著性差异（78% vs 22%，P=0.005）（图 4b）。

表 1 阵发性心房颤动和非阵发性心房颤动的心房颤动基质的比较

	阵发性心房颤动	非阵发性心房颤动	*P* 值
CAFE 解析			
左房的平均 FI (ms)	214.5 ± 67.6	184.4 ± 48.6	0.153
右房的平均 FI (ms)	226.4 ± 68.4	223.4 ± 59.6	0.833
左房最碎裂部位的 FI(ms)	52.5 ± 12.3	44.7 ± 4.0	0.003
右房最碎裂部位的 FI(ms)	57.0 ± 14.4	46.1 ± 5.1	0.001
左房的连续性 CAFE 率 (%)	2.2 ± 3.8	5.1 ± 5.3	0.002
右房的连续性 CAFE 率 (%)	1.5 ± 3.1	3.4 ± 4.9	0.005
左房的变异性 CAFE 率 (%)	42.3 ± 16.3	55.8 ± 4.9	0.002
右房的变异性 CAFE 率 (%)	38.1 ± 18.2	47.5 ± 7.2	0.020
频率分析			
左房的平均 DF (Hz)	5.8 ± 0.4	6.7 ± 0.6	< 0.001
右房的平均 DF (Hz)	5.7 ± 0.5	6.2 ± 0.5	0.005
左房的平均高 DF (8~11Hz) (Hz)	9.5 ± 0.4	9.1 ± 0.6	0.013
右房的平均高 DF (8~11Hz) (Hz)	8.5 ± 2.8	9.3 ± 0.7	0.771
左房的最高 DF (Hz)	10.6 ± 0.2	10.3 ± 0.7	0.335
右房的最高 DF (Hz)	9.8 ± 1.1	10.3 ± 1.0	0.059

表 2 肺静脉隔离前后的心房颤动基质的比较

	肺静脉隔离前	肺静脉隔离后	*P* 值
CAFE 解析			
左房的平均 FI (ms)	189.2 ± 51.9	256.3 ± 60.4	< 0.001
右房的平均 FI (ms)	220.7 ± 65.2	229.8 ± 47.0	0.399
左房最碎裂部位的 FI(ms)	45.2 ± 4.2	47.0 ± 12.5	0.359
右房最碎裂部位的 FI(ms)	46.4 ± 5.8	51.5 ± 11.3	0.006
左房的连续性 CAFE 率 (%)	4.7 ± 5.1	2.4 ± 3.8	0.025
右房的连续性 CAFE 率 (%)	3.6 ± 4.9	2.1 ± 2.7	0.042
左房的变异性 CAFE 率 (%)	54.2 ± 9.7	43.5 ± 12.8	< 0.001
右房的变异性 CAFE 率 (%)	48.0 ± 10.1	42.0 ± 10.2	0.013
频率分析			
左房的平均 DF (Hz)	6.5 ± 0.6	6.2 ± 0.6	< 0.001
右房的平均 DF (Hz)	6.2 ± 0.5	6.0 ± 0.5	< 0.001
左房的平均高 DF (8~11Hz) (Hz)	9.2 ± 0.6	8.7 ± 2.2	0.215
右房的平均高 DF (8~11Hz) (Hz)	9.2 ± 0.7	7.7 ± 3.4	0.018
左房的最高 DF (Hz)	10.4 ± 0.6	10.1 ± 1.0	0.129
右房的最高 DF (Hz)	10.2 ± 0.8	9.4 ± 1.3	0.005

图 1

肺静脉隔离前后的 CAFE 和高 DF 区域分布的变化

肺静脉隔离后，双侧心房的连续性 CAFE (a) 和高 DF 区域 (b) 的分布发生变化。

PVI：肺静脉隔离；**P*=0.05；***P*<0.01；****P*<0.05。

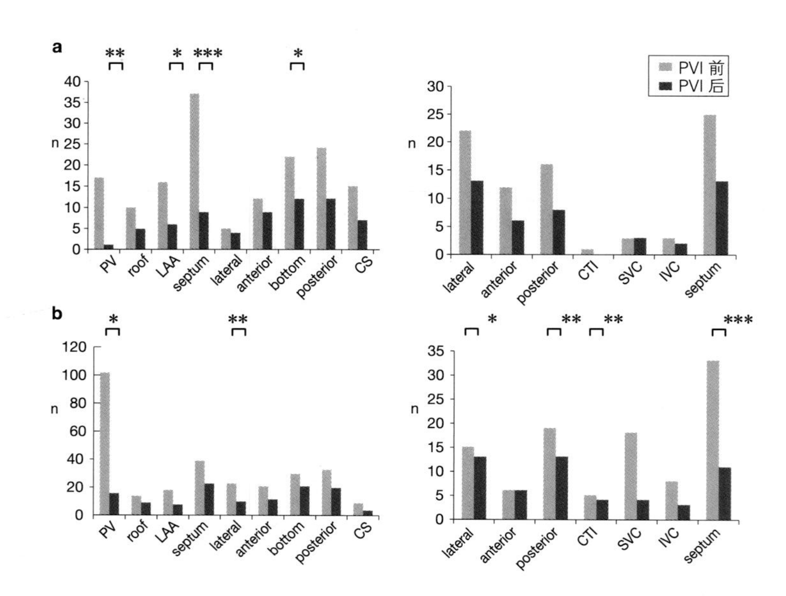

图 2

肺静脉隔离前后的 CAFE 和高 DF 区域分布的变化

左房后壁的连续性CAFE附近（白色）存在高DF区域（紫色），右上肺静脉和左下肺静脉的高DF区域与CAFE区域一致。肺静脉隔离后这些CAFE和DF区域减少。

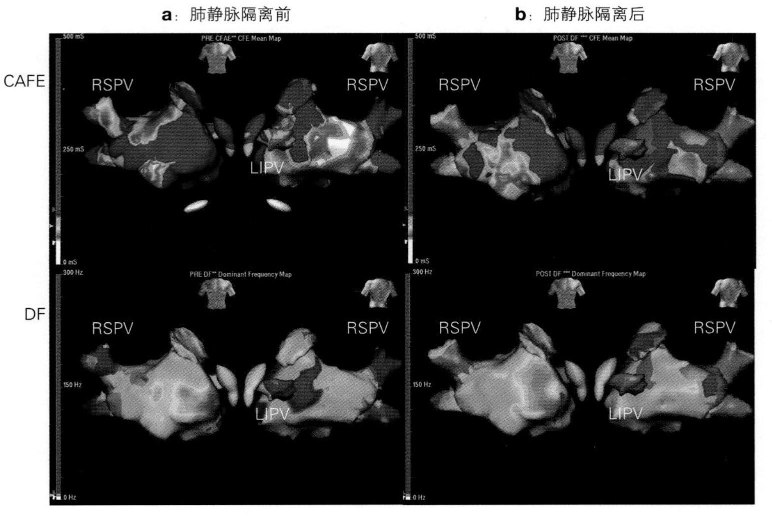

图 3

肺静脉隔离与 DF 消融

持续性心房颤动患者在进行肺静脉隔离（红色标记）、高 DF 区域（黄色标记）和连续性 CAFE 区域（褐色标记）消融后心房颤动未终止，需要进行电复律。但是远期效果良好，在不使用抗心律失常药物情况下可以维持窦性心律。

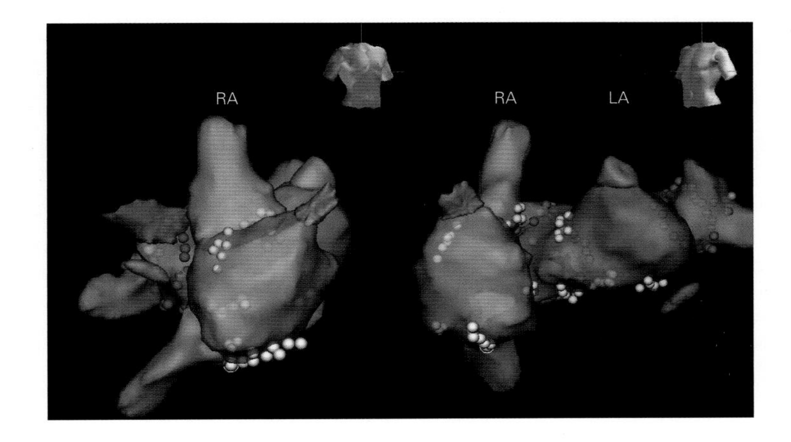

图 4 DF 消融的长期成绩

a：阵发性心房颤动和非阵发性心房颤动的无复发率有显著性差异。
b：心房颤动的无复发率在心房颤动持续时间 66 个月以下和以上组有显著性差异。

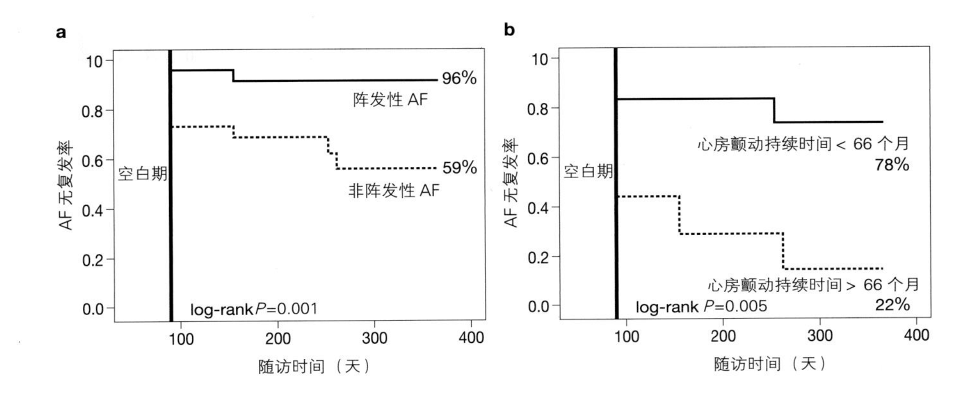

■复发形式

复发形式没有房性心动过速，都是心房颤动。不使用抗心律失常药物比例在阵发性心房颤动为 91%，非阵发性心房颤动为 52%。如果汇总抗心律失常药物使用组与非使用组，心房颤动无复发率在阵发性心房颤动为 100%，非阵发性心房颤动为 78%。

DF 消融的作用

心房颤动的频率解析

众所周知，主导转子（Mother rotor）学说包括心房颤动的机制，即心房颤动由转子维持。心房颤动的激动传导样式不规则，通过 FFT 分析可以测量隐匿的周期性。FFT 分析中加权最大的为 DF，一般认为代表转子，特别是在阵发性心房颤动中肺静脉存在 DF，肺静脉隔离可以使颤动周长延长，心房颤动终止。

Check!!

Mother rotor 学说

前述的研究中消融使心房颤动终止的病例大部分是阵发性心房颤动。双侧心房的平均 DF 值在非阵发性心房颤动比阵发性心房颤更高，但是左房的高 DF 值在非阵发性心房颤动比阵发性心房颤动低，提示 rotor 在持续性心房颤动中的参与程度较小。Nademanee 等报道以 CFAE 电位为指标进行消融可以使很高比例的心房颤动终止。

虽然认为 CFAE 电位也是维持心房颤动的驱动机制，但是与实际的 DF 记录部位并不完全一致，还不清楚 DF 自身是否是维持心房颤动的机制。

由阵发性心房颤动到持续性心房颤动

目前隔离左房肺静脉前庭部的扩大肺静脉隔离是阵发性心房颤动的主流术式。不仅有隔离效果，还有改良心房颤动基质作用，有时持续性心房颤动也会在消融中终止。肺静脉隔离在减少心房颤动基质方面是有效的方法，但是对于心房整体都进行性变性的持续性心房颤动的效果还不充分。目前一般单独或者联合进行解剖学线性消融、CFAE 消融、左房自主神经节消融等作为心房颤动基质改良的方法。

Dr's Point

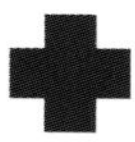

本研究也显示心房颤动的无复发率在阵发性心房颤动和大约 5 年以内的持续性心房颤动效果良好，此外复发形式都是心房颤动，没有房性心动过速。以 DF 为靶点进行消融的部位要少于通常的 CFAE 消融，也不进行线性消融。但是在超过一定程度的心房颤动持续时间后，转子的参与程度下降，以 DF 和连续性 CAFE 为靶点进行消融的有效性可能会下降。

DF 消融的优点

广泛肺静脉电隔离可以减少一半左右的心房颤动基质，隔离后附加消融高DF区域和连续性CAFE区域，对于维持阵发性心房颤动和大约5年以内的持续性心房颤动的窦性心律有效。

3 ⑥心房颤动的基质消融

慢性 AF 消融的终点

吉田健太郎，油井庆晃 茨城县立中央医院循环内科

1 持续性 AF 消融的术式包括 PVI、左房线性消融、CFAE 消融和 GP 消融等。

2 设定消融终点时需要综合考虑术式的组合、患者的全身状态以及 AF 的持续时间等。

3 根据不同病例不同的 AF 机制和 AF 基质，设定有效术式，权衡既不增加并发症又能达到最佳的效果。

持续性 AF 消融的终点

持续性心房颤动（atrial fibrillation，AF）的消融方法，在肺静脉隔离（pulmonary vein isolation，PVI）之外还有左房线性消融（liner ablation）、CFAE 消融和 GP 消融等多种方法，取得了一定的效果。

一般认为，针对 AF 触发灶进行治疗的 PVI 以及对 AF 基质的改良和去碎裂化碎片整理是治疗有效的基石。但是现在还没有确立最佳的治疗策略，临床中需要根据医疗中心、术者和患者的情况来设定消融终点。

本节中基于目前已有的报道，将在设定持续性 AF 消融终点方面的注意事项进行汇总概述。

消融的术式

肺静脉隔离（PVI）

不仅是阵发性 AF，持续性 AF 的触发灶大部分也是起源于肺静脉（pulmonary vein，PV）的房性期外收缩（atrial premature contraction，APC）。Tilz RR 等报道，40% 的持续性 AF 只进行 PVI 消融也可以维持窦性心率。有的观点认为，持续性 AF 进行 PVI 消融时的消融线不仅隔离了触发灶，同时也进行了

AF 基质的改良。

消融终点是达到左房－肺静脉间的双向传导阻滞，但是一个主要问题是很多病例在远期会出现传导恢复，有报道显示，通过进行 ATP 激发试验对恢复传导部位进行追加放电可以预防复发。

左房线性消融（liner ablation）

Gaita F 等报道持续性 AF 进行 PVI 后附加进行二尖瓣峡部线性消融和左房顶部线性消融治疗有效，进行二次手术（2nd session）后随访 3 年不使用药物下的窦性心律的维持率在只进行 PVI 组为 39%，附加进行左房线性消融组为 75%。左房线性消融不仅对于 AF 基质改良有效，而且对于预防术后发生大折返性心律失常也有效。

Dr's Point

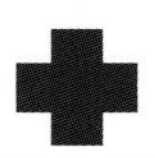

消融的终点是达到双向传导阻滞，但是实际上有的病例很难达到完全的传导阻滞。如果消融线上存在传导裂隙，需要注意可能会发生医源性房性心动过速。

CFAE 消融

Nademanee 等报道以 AF 中的心房内连续电位和碎裂电位为指标放电进行基质改良可以终止 AF。现在很多的医疗中心都将 CFAE 消融作为 AF 的基质改良方法，荟萃分析也有报道 CAFE 消融的效果。

非 PV 触发灶消融

阵发性 AF 的触发性房性期前收缩（trigger APC）大多数为 PV 起源，20% 左右为源自上腔静脉和左房后壁的非 PV 触发灶，是 PVI 后 AF 复发的原因之一。

Inoue 等对持续性 AF 病例进行电复律，研究 AF 复发时的 trigger APC。消融完全根治 trigger APC 组与未完全根治组相比复发率显著减少（63% vs 11%）。此外 Lin 等报道，PVI 联合非 PV 触发灶的消融可以达到窦性心律维持率为 70% 的良好结果。

GP 消融

中川等报道了 GP 消融的效果，通过在心内膜侧进行高频刺激（high frequency stimulation）确定出现迷走反应（vagal response，一过性房室传导阻滞）的部位可以判断 GP 的所在部位。消融后迷走反应消失为消融终点。

荟萃分析显示，PVI 联合进行 GP 消融对于阵发性和非阵发性 AF 都有效。

消融的实际操作

设定消融终点时的注意事项

目前还没有完全确立持续性 AF 的消融术式，消融的治疗策略依赖于医疗中心和术者。首先要选择 PVI 联合何种附加术式（图 1）。

各种术式的消融终点如表 1 所示。有时手术时间会很长，需要考虑患者的镇静状态、基本情况，具有冷却功能的导管（灌注导管）进行的补液量与尿量的体液平衡等因素（图 2），设定手术过程整体的消融终点。

关于消融术中 AF 终止

根据 Haïssagurre 等的报道，PVI 联合线性消融和 CFAE 消融可以使 80% 以上病例的 AF 终止，因此作为消融终点是合适的。

但是消融术中 AF 终止是否与之后的复发相关，目前报道的结论还不一致。

Rostock 等报道多变量分析显示：①长 AFCL（≥ 150ms)。②持续时间短（1 年以内)。③小的左房内径（≤ 47mm）与放电中 AF 终止相关，第 2 次消融中 AF 终止组在之后的复发显著减少。

另一方面，Elayi CS 等进行的前瞻性评价 PVI 联合 CFAE 消融的复发率的研究显示，放电中 AF 终止组与 AF 转为房性心动过速（atrial tachycardia，AT）组及 AF 未终止组相比在复发率上没有显著差异。此外，还有报道消融使 AF 周长变慢或者 DF 下降是 AF 终止和维持窦性心律的强效预测因素。

Check!!

放电中 AF 终止

持续时间短和左房内径小的持续性 AF 容易在放电中 AF 终止。放电中 AF 终止组可能是有效改良了维持 AF 的基质，有报道可能会降低复发率。

诱发试验

持续性 AF 消融中进行心律失常诱发试验的有效性还未确立。有几项报道显示，消融后不能诱发 AF 和 AT（non inducibility）与较低的复发率相关，但是也有认为消融术中诱发的 AT 与临床的 AT 并不相同，而且在能够反复诱发出 AF 和 AT 时要根治所有心律失常也不现实。

对于阵发性 AF 中的诱发方法，有报道认为使用异丙肾上腺素相比心房快速刺激是 AF 复发的更好的指标。

图 1 PVI 应当联合何种术式

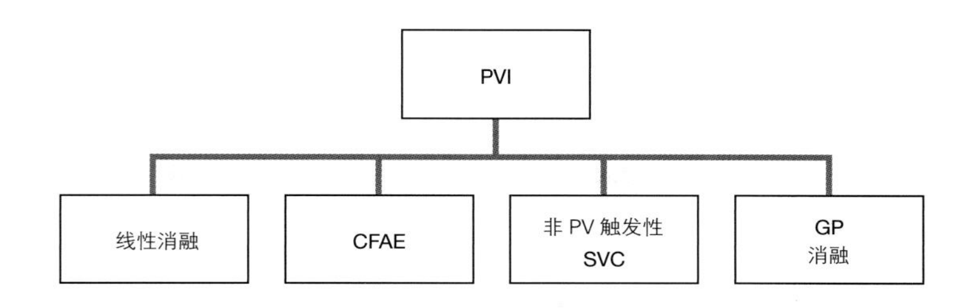

表 1 各种术式的消融终点

术式	终点	评价
PVI	双向传导阻滞	
LA 顶部线	双向传导阻滞	
二尖瓣峡部线	双向传导阻滞	有的病例操作困难
CFAE（左房）	AF 终止	
CFAE（左房 + 右房）	AF 终止	有的病例操作时间长，消融范围广
非肺静脉触发灶	APC 消失	有的病例为多源性 APC
SVC	双向传导阻滞	
GP 消融	迷走反应消失	

图 2 把握平衡

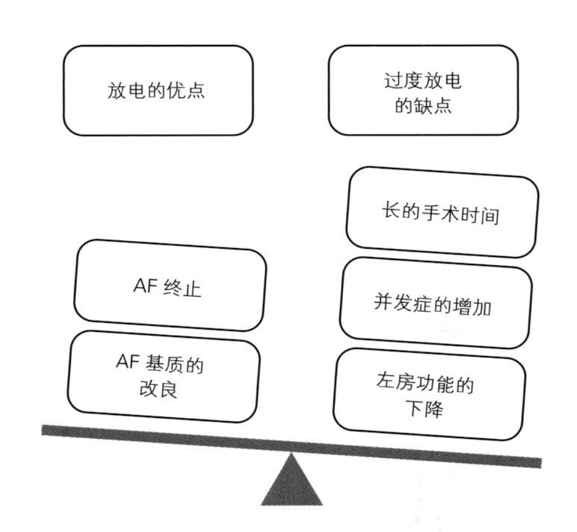

手术时间与并发症

有时会很难达到使双侧心房所有的 CFAE 电位消失，形成完全性阻滞线。在将放电中 AF 终止作为消融终点时，手术时间延长就成为一个问题。另外，如果进行大范围消融，随着瘢痕区域增加，可能出现左房功能下降。大多数持续性 AF 患者伴有心房的扩大和变薄，更加需要注意心脏穿孔和食道损伤等并发症。

Check!!

注意高风险病例

AF 消融并发症之一的脑梗死多见于心脏功能下降、左房扩大、$CHADS_2$ 评分高的病例，对于可能发生并发症的高风险病例，需要注意避免过度的手术时间。

AF 消融治疗的课题

可以说某种程度上已经确立 AF 消融是针对触发灶 APC 进行消融以及 PV 参与的心律失常基质进行消融。虽然使 AF 维持的心房的 AF 基质对于持续性 AF 更重要，但是基质的确定方法还不清楚。

关于 AF 持续的复杂机制，有 Moe 等提出的同时存在多个折返环的多子波学说，以及 Jalife 等提出的周期极短的局灶兴奋的主导转子（Mother rotor）学说，但是并未在人类中证明其存在。

放电使 AF 终止的部位并不是特定的位置，而是随病例不同而不同，这就提示与 AF 持续相关的心律失常基质并不是统一的。如何能够确定不同病例中各种各样的 AF 机制和 AF 基质，以及是否与消融相关，还是今后需要研究的课题。

消融的终点需要根据医疗中心、术者、患者状态设定能够完成的术式（表 2），既不会增加并发症，又能取得最佳的效果，要求术者进行综合判断达到最佳平衡。目前这样的判断还主要依赖于术者的经验，已经有研究在探索普遍的、客观性的指标。

表 2　设定消融终点时的注意事项

相关项目	注意事项
术式	PVI 联合何种术式
AF 终止	放电中能否使 AF 终止
患者的全身状态	能否保持安静，是否进行合理的镇静和疼痛管理，年龄，原本的 ADL 等
盐水灌注导管的使用	心功能下降的病例是否进行合理的水分管理
预计手术时间	可接受的手术时间是多长
AF 持续时间	持续时间超过 1 年，还是 1 年以内
消融次数	第 1 次消融，还是多次消融

3 ⑦心房颤动的基质消融

二尖瓣峡部消融的电生理学

宫崎晋介 土浦协同医院循环内科

1 正确诊断二尖瓣峡部传导阻滞需要耐心细致。

2 诊断时需要设置适当的起搏位置和起搏刺激强度。

3 CS 导管所记录电位的判读对于诊断很重要。

二尖瓣峡部消融的操作、终点、效果和方法学等已在其他章节论述，本节论述在心房颤动消融中必须要注意的二尖瓣峡部的电生理学。

什么是二尖瓣峡部

二尖瓣峡部的解剖学形态

二尖瓣峡部的解剖学形态在长度和厚度都有很大的个体差异。在二尖瓣后侧壁和低位进行线性消融达到完全性二尖瓣峡部传导阻滞时，多数病例需要在冠状静脉窦（coronary sinus，CS）内放电。

另一方面，在高侧壁进行线性消融时多数不需要在 CS 内放电。这是由于 CS 上有 CS 肌束，肌束与左心房之间的连接在不同病例之间有较大差异，越是远端连接越松散。因此送入 CS 内的导管上记录的电位受到与心房和心室之间解剖学位置关系影响，不只记录到 CS 心肌电位，也能记录到左房电位。

二尖瓣峡部的概念

一般来说，CS 肌束电位高尖为近场电位，左房电位低钝为远场电位。但是在广泛消融后，仅通过形态来鉴别通常会很困难。在二尖瓣峡部消融中，对 CS 肌束电位的解析有时候很重要，需要加以注意。

图 1

心外膜存在裂隙的病例

a：窦性心律下的腔内心电图

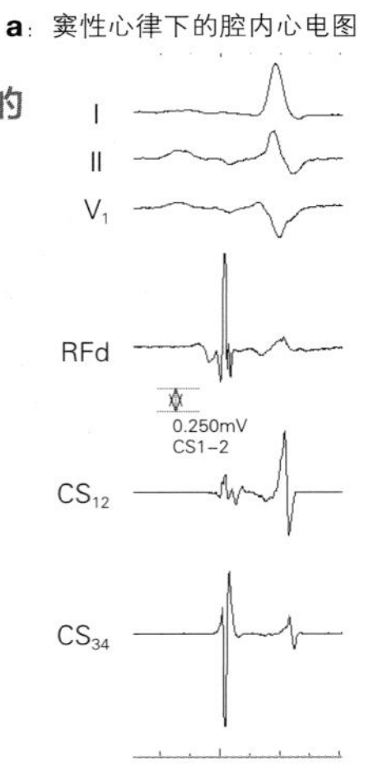

b：起搏时的腔内心电图

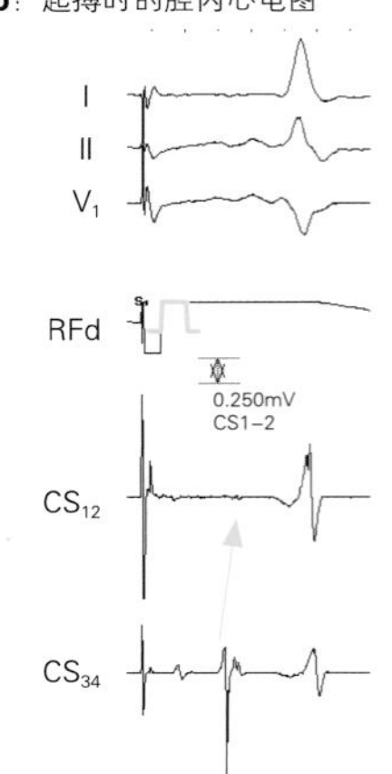

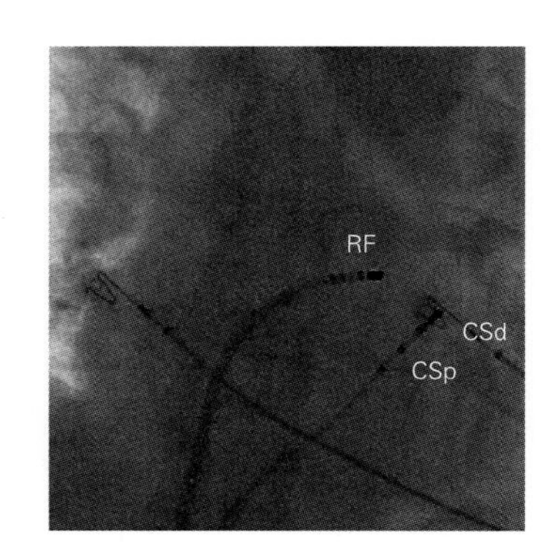

图 2

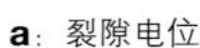

a：裂隙电位

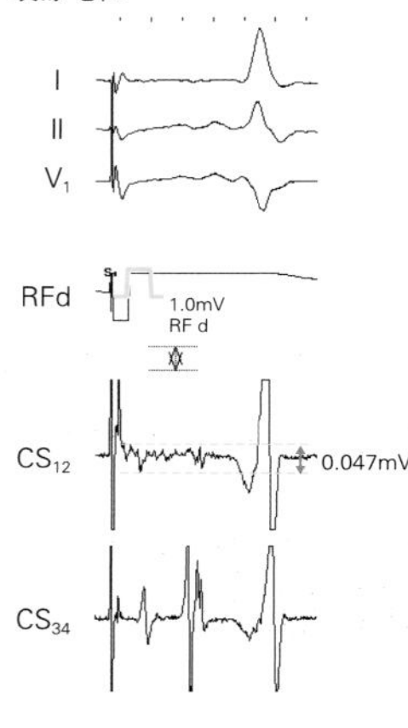

b：传导阻滞

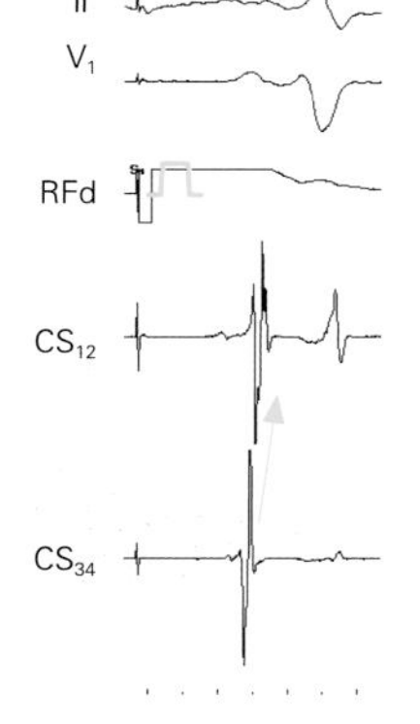

传导裂隙的寻找方法

未达到二尖瓣峡部线传导阻滞时需要寻找传导裂隙。此时需要密切观察 CS 内导管上记录的电位。

病例：确认裂隙位于心外膜侧

下面为一例在心外膜侧发现裂隙的病例。本病例在持续性心房颤动进行初次消融时进行了二尖瓣峡部线性消融，并确认达到了双向传导阻滞。

5 个月后在第二次手术时的窦性心律下的腔内心电图如图 1a 所示，为了确认传导阻滞，在左房前壁（左心耳附近）起搏时的腔内心电图如图 1b 所示。看起来 CS 的激动顺序由近至远达到了传导阻滞。但是放大电位的比例后如图 2a 所示可见连续性低幅电位，考虑为裂隙电位。

■思考

本病例在起搏时很容易诱发出围绕二尖瓣环折返的房性心动过速（atrial tachycardia，AT），在此部位放电后如图 2b 所示达到传导阻滞。由于长期持续性心房颤动病例原本记录的电位就比较小，而且多数进行了广泛的消融，很多情况下难以解释电位。因此，应当尽量放大电位的比例，仔细观察。

Dr's Point

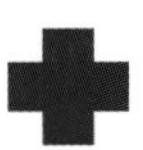

从消融线对侧（前侧壁）起搏观察 CS 的激动顺序时，4 极的标测导管提供的信息会不充分。即使由近向远传导但是并未达到传导阻滞的情况也不少见，最好将导管充分接近消融线附近，或者使用 10 极的标测导管。

病例：确认裂隙位于心内膜侧

下面为一例在心内膜侧确认裂隙的病例。本病例为阵发性心房颤动，使用多极可以同时标测和同时放电的导管（TVAC，ablation frontier 公司制造）进行二尖瓣峡部线性消融。本病例一次放电（所有电极同时放电）即达到二尖瓣峡部的双向阻滞。

图 3a 为放电后在左心耳起搏时的电位，CS 由近端向远端传导，消融线上电位呈双电位，确认达到阻滞。但是放置导管观察 17min 后如图 3b 所示，突然出现低幅的连续电位（*），即出现恢复传导。对此部位进行选择性放电后再次达到阻滞。

■思考

本病例在二尖瓣峡部只进行了一次放电（周围没有进行任何消融），显示出典型的消融线上裂隙电位的形态。

病例：持续性心房颤动进行第 2 次消融

在消融操作中，应该如何判断是应该在心内膜侧放电还是在心外膜侧放电呢?

本病例为持续性心房颤动进行第 2 次消融的病例。对诱发出的围绕二尖瓣环折返的 AT 进行二尖瓣峡部消融。心内膜侧放电后继续进行心外膜侧放电，可见由起搏部位（CS3~4）至心外膜局部由 80ms 突然传导延迟至 162ms。

■思考

如图 4a 所示，比较心内膜电位和心外膜电位，可见与心外膜相比心内膜为 130ms，传导延迟还不充分。此病例之后判断存在心内膜侧裂隙，最终如图 4b 所示延长至 170ms，但是最终未达到双向传导阻滞。

图 3

心内膜侧存在裂隙的病例

a：起搏时的电位

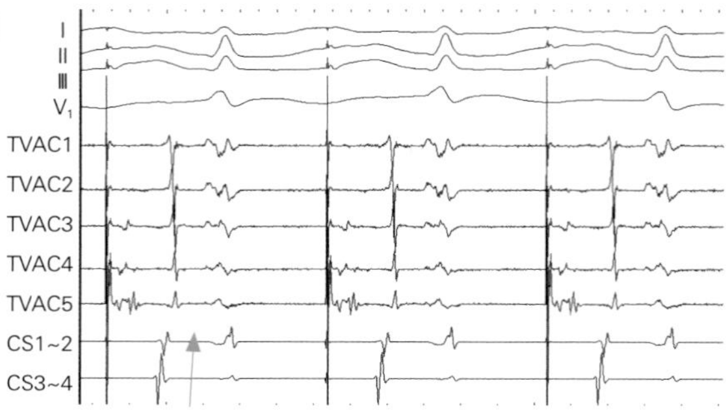

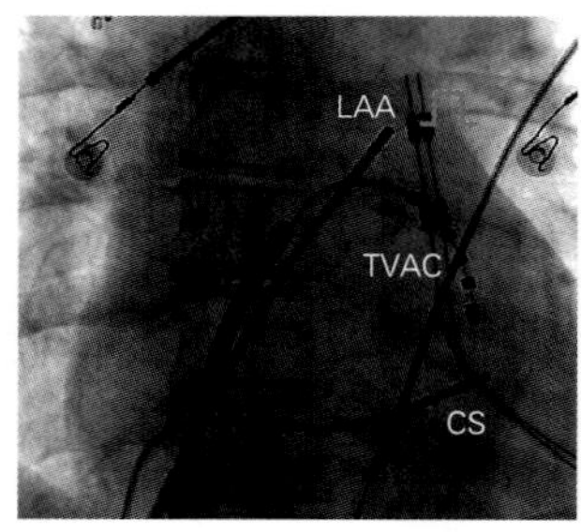

b：17min 后的电位

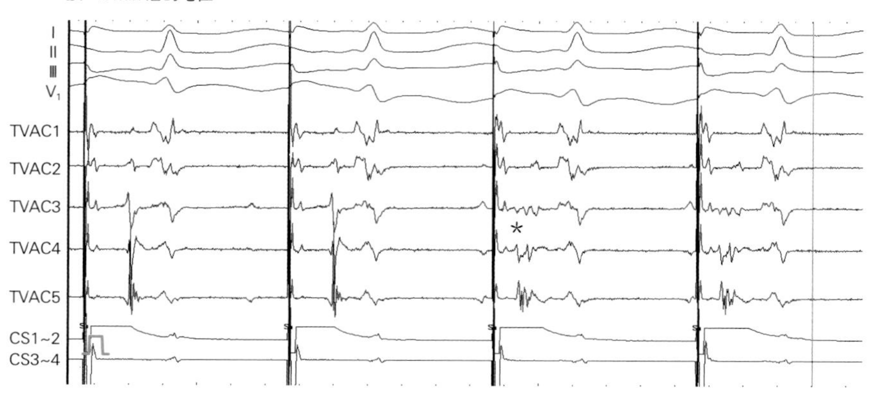

图 4

放电部位的比较

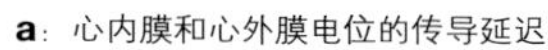

a：心内膜和心外膜电位的传导延迟

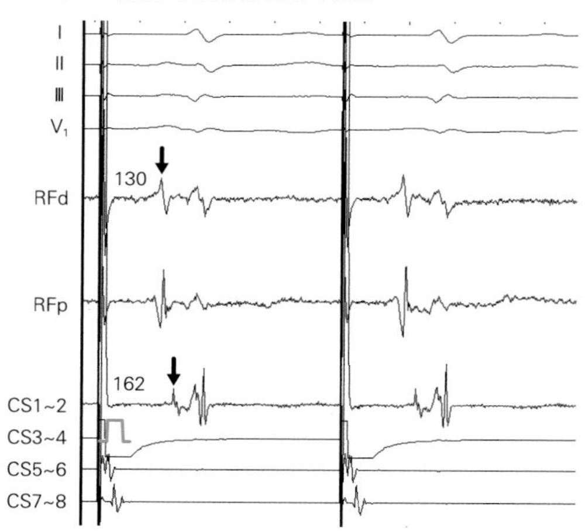

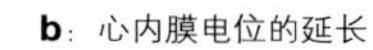

b：心内膜电位的延长

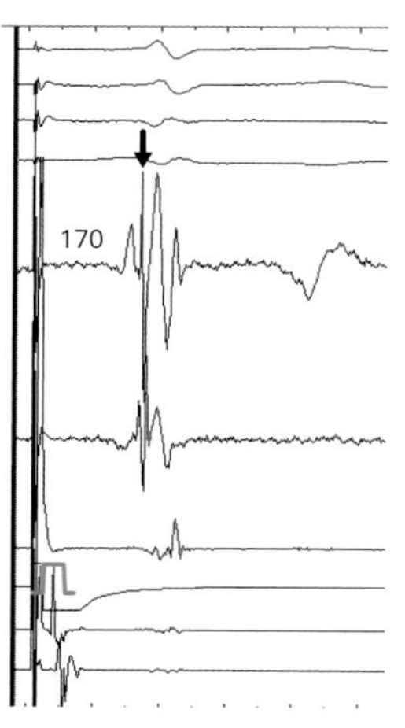

Check!!

确定最佳放电部位

像这样比较心内膜侧和心外膜侧记录的电位对于确定最佳放电部位很有效。可能的话，可以将 CS 导管深送至消融线的两侧以便于判断。

确认传导阻滞时必须注意的事项

在鉴别缓慢传导和完全性传导阻滞时，鉴别起搏（differential pacing）技术比较简便而广泛应用。使用此方法正确评价阻滞时，理论上也需要在尽量靠近消融线的附近进行起搏。

但是实际的消融线大多数并不是一条完整的直线，而是呈蛇行扭曲样。由于对周围组织也有消融，与其说是线不如说是面。

病例：起搏位置与输出能量的关系

下面病例提示起搏位置与刺激输出能量的重要性。本病例如图 5 所示 CS 导管送入较深。如图 5a 所示起搏 CS5~6 时到达消融线对侧的消融导管的传导时间非常短，为 122ms，考虑未达到传导阻滞。

然后在此部位进行低输出起搏时，如图 5b 所示传导时间显著延长至 148ms，而且在 CS 近端起搏时传导时间缩短，提示已经达到传导阻滞。

■思考

为什么会出现这种现象呢？消融导管进行起搏时如图 5c 所示 CS 近端呈由近向远传导，CS 远端呈由远向近传导。可见本例的瓣环部的阻滞线在偏后壁的 CS5~6 附近。实际上观察图 5a、5b 的 CS 导管上的电位可见图 5a 中夺获了消融线对侧的电位（图 5 箭头）。

Dr's Point

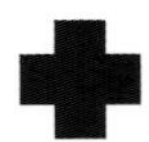

CS 进行起搏时必须要注意起搏毕竟是在心外膜进行。要想知道起搏夺获了什么，需要仔细观察 CS 导管上记录的电位。因此，不仅要注意刺激部位，还要充分注意刺激强度。

病例：持续性心房颤动进行第 4 次消融

进行广泛的心房消融和 CS 内放电后电位的解析会更加困难，本例为持续性心房颤动进行的第 4 次消融治疗，接受了包括线性消融在内的各种消融术式。在 CS3~4 起搏下进行消融时可见局部电位突然的传导延迟，提示达到传导阻滞（图 6）。

图 7 为完全阻滞后的窦性心律下（a）和左心耳起搏下（b）的心腔内电位。CS 导管记录有多个电位，从一处记录很难推断电位的起源。但是根据不同节律下电位的变动和使用起搏技术来比较这些电位，可以区分开 CS 心肌电位（c）和左房电位（a）。

图 5

CS 导管送入较深的病例

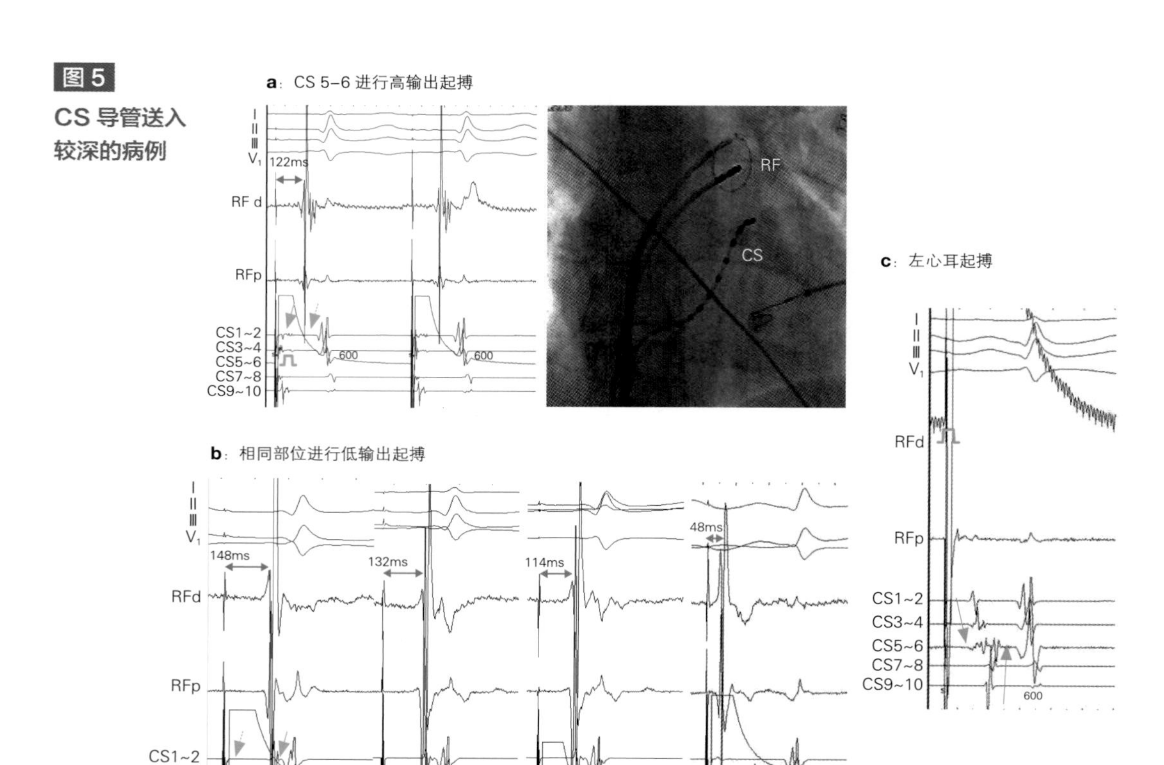

图 6

持续性心房颤动进行第 4 次消融的病例

进行了包括线性消融在内的所有消融术式。CS3~4 起搏下进行消融时可见局部电位突然的传导延迟，提示达到传导阻滞。

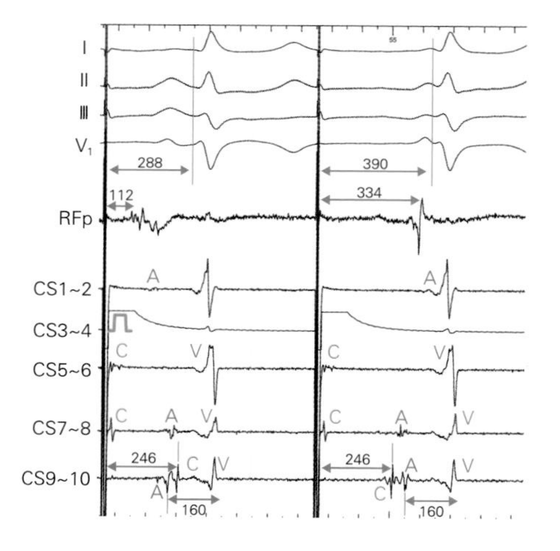

■思考

认识到这一点，可以理解 CS 电位的激动并不一定反映左房内的激动。实际上，在进行广泛的心房消融后，CS 与左心房的相连接处只存在于 CS 开口部的病例并不少见。这种情况下从 CS 内进行起搏要确认二尖瓣峡部阻滞时即使夺获了 CS 心肌，如果未夺获左心房肌则无法进行鉴别起搏。

注意假性传导阻滞

需要注意 Takatsuki 等报道的所谓假性传导阻滞。左心耳进行起搏时看起来 CS 的激动顺序由近端至远端（特别是在较小增益观察 CS 上的电位时），但是将电位足够放大后观察则如图 7c 所示，左房电位由远端向近端传导（红色箭头）。

需要注意，这种情况提示左房内未达到传导阻滞。另一方面很少见的是，有时会在心内膜侧达到传导阻滞而心外膜未达到。如图 8 所示，通过在心内膜侧进行鉴别起搏技术有助于明确诊断。

对二尖瓣峡部消融的评价

是否必须进行二尖瓣峡部消融，是否必须达到完全性传导阻滞暂且不论，现状是多数的中心并没有正确地评价是否达到二尖瓣峡部传导阻滞。突然显著的传导延迟并不意味着传导阻滞，在消融线两侧进行起搏有时也无法充分诊断，消融线上的标测也非常重要。如果未达到完全的房顶线阻滞，不仅会使激动沿瓣环折返，还要牢记可能会沿房顶部旋转，特别是在传导延迟显著的病例诊断会变得困难。

因此，在解读既往报道的与二尖瓣峡部线相关的论文结果时，需要考虑到这些因素。由于篇幅所限详细内容请参照其他章节。

Dr's Point

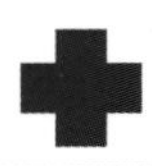

在进行广泛消融后出现传导延迟的病例，需要认识到有的病例无论使用何种起搏技术可能也无法鉴别完全性传导阻滞与缓慢传导。

图 7

达到传导阻滞后的心内电位

通过比较不同节律下电位的变动和使用起搏技术，可以鉴别 CS 心肌电位（b）和左房电位（a）。

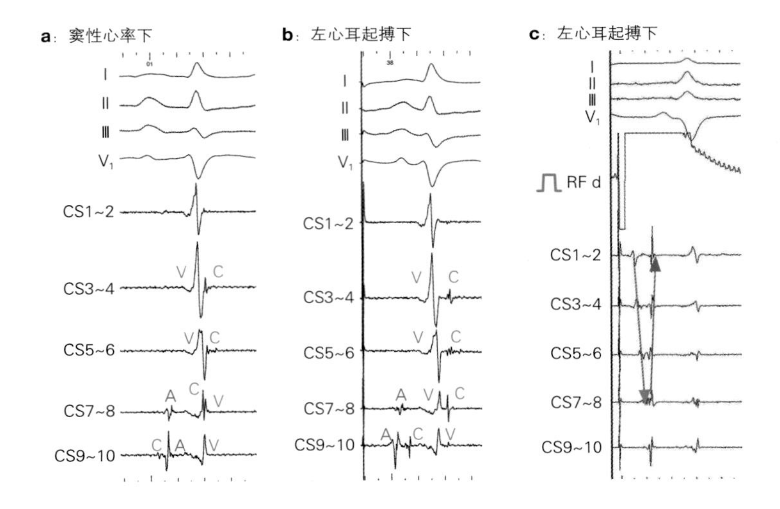

图 8

左房内传导阻滞所见

通过在心内膜面使用鉴别起搏技术进行判断。

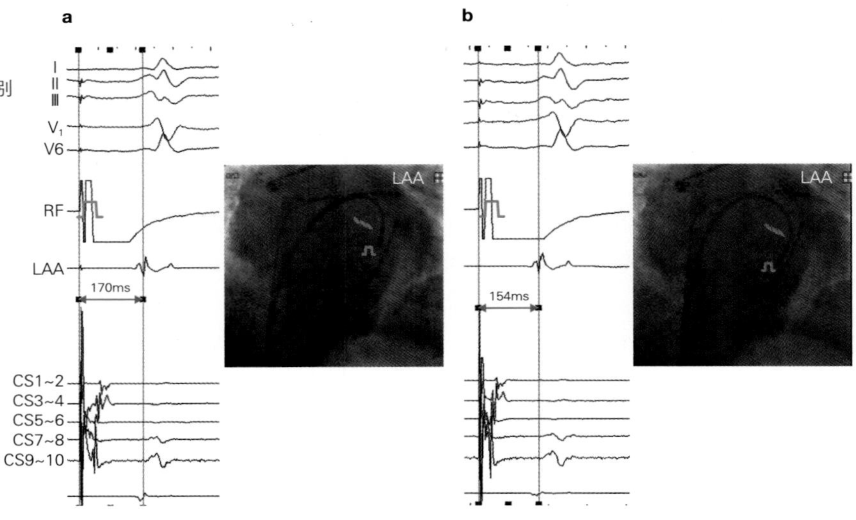

4 非 PV 触发灶消融

井上耕一　樱桥渡边医院心脏血管中心心律失常科

1 消融非 PV 触发灶对持续性心房颤动很重要。

2 消融基质和消融非 PV 触发灶，对提高消融成绩非常重要。

大部分心房颤动起源于肺静脉内的局灶性激动（PV foci），但是有部分心房颤动由肺静脉以外的局灶性激动所触发。这种非肺静脉起源的心房颤动的触发灶称为非 PV 触发灶。

本节从心房颤动消融治疗的视角阐述非 PV 触发灶。

非 PV 触发灶的发生率和起源

文献报道非 PV 起源触发灶在阵发性心房颤动患者中的发生率大概在 20% ~ 30%。非 PV 触发灶最多起源在左心房后壁，其他多见于上腔静脉和右心房（界嵴周围）（表 1）。

持续性心房颤动也经常有非 PV 触发灶。Kurotobi 等报道与阵发性心房颤动患者相比，持续性心房颤动患者的非 PV 触发灶的数量显著增多。

Dr's Point

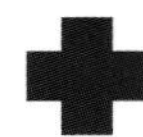

一般认为，阵发性心房颤动中的触发灶和持续性心房颤动中的基质非常重要。但是相对于阵发性心房颤动，消融非 PV 触发灶的重要性对于持续性心房颤动更为重要。

表 1 非 PV 触发灶的发生率

	文献 1	文献 2	文献 3
病例数量	n=240	n=160	n=214
对象	阵发性心房颤动	阵发性心房颤动	持续性 AF：44 例，阵发性 AF：170 例
触发灶的定义	诱发 AF 的 PAC	诱发 AF 的 PAC	CL<350ms 的 PAC
非 PV 触发灶的发生率	36（24%）	68（28%）	107（50%）
左房（后壁）	27（11%）	30（19%）	31（14%）
左房（后壁以外）		5（3%）	27（13%）
上腔静脉	27（11%）	3（2%）	41（21%）
右房（包括界嵴）	10（4%）	5（3%）	16（7%）
Marshall 静脉 / 韧带	6（3%）		
冠状静脉窦开口处	1（0.4%）	4（3%）	16（7%）
房间隔	1（0.4%）		7（4%）
其他			4（2%）

AF：心房颤动；PAC：房性期外收缩。

消融非 PV 触发灶的必要性

HRS/EHRA/ECAS 专家共识声明中，11 条“关于消融技术的建议”中一个是非 PV 触发灶的消融，记述为“如果在心房颤动消融术中在肺静脉外确认有触发灶，应该考虑消融此触发灶”。

对于阵发性心房颤动患者，无论引起心房颤动的触发灶起源于 PV 还是非 PV，毫无疑问都需要进行消融。

消融触发灶对于持续性心房颤动的患者也很重要，特别是消融引起 IRAF（immediate recurrence of AF）的病例（电复律恢复窦性心律后马上又转为心房颤动的情况）的非 PV 触发灶。持续性心房颤动中大约 1/4 病例的维持是基于触发灶的机制。9% 的持续性心房颤动具有触发 IRAF 的非 PV 触发灶，能否消融这些触发灶对于消融成功与否有很大影响。

消融的策略

持续性心房颤动的消融策略的主流是肺静脉隔离联合广泛基质改良术，但是很多情况下难以达到与文献报道一致的效果。另一方面，近年来不断有报道显示，肺静脉隔离联合非 PV 触发灶消融对于持续性心房颤动也有效。因此，关于持续性心房颤动病例进行“肺静脉隔离 + 非 PV 触发灶消融”的有效性和合理性的研究成为一个热点。由于持续性心房颤动中非 PV 触发灶的发生频率很高，因此其消融备受瞩目。

非 PV 触发灶的标测

常规非 PV 触发灶标测的顺序

1. 确认不是 PV 起源触发灶

PV 起源触发灶的发生率远远超过非 PV 触发灶，处理也相对容易。因此首先要排除 PV 内的触发灶，确认是否为肺静脉起源；或者直接进行肺静脉隔离。如果隔离后仍然有触发灶，则诊断为非 PV 触发灶。

2. 判断是否为上腔静脉起源

上腔静脉的发生率比较高，也是标测和消融比较容易的部位。如果是上腔静脉起源则相对简单。可以将导管置于上静脉内确认提前程度。

3. 根据 12 导联心电图判断右房起源还是左房起源

12 导联心电图上的 I、aVL 导联如果正向起源于右房，负向则起源于左房，下壁导联如果正向起源于偏上方，负向则起源于偏下方，如此可以进行大致诊断。

4. 根据心腔内电图中进行大致标测

根据心腔内电图判断左心房还是右心房起源。如果是起源于左心房，可以大致判断为左侧还是右侧、前壁或后壁、心房顶部或基底部。

5. 使用三维标测系统进行详细的标测

三维标测系统是标测非 PV 触发灶时必备的工具。在可疑的部位进行集中标测。使用 EnSite 系统的非接触式标测也是有效的方法（图 1 ~ 图 4，参照病例）。

6. 进行消融

在大部分适合进行标测的非 PV 触发灶之外，有时候不得不进行消融标测。即根据在放电后非 PV 触发灶消失，推断局部为起源的标测方法。

非 PV 触发灶标测困难的原因

一般来说，非 PV 触发灶的标测比较困难。

期外收缩为单一起源稳定出现，不易移行为心房颤动或者移行后即可马上终止，非 PV 触发灶是可以容易标测的条件。

相反，具有以下特征的触发灶的标测比较困难。

出现频率少的病例

出现频率少会使等待的时间变长，标测也变得困难。

图 1　使用非接触式标测进行有效的非 PV 触发灶消融

EnSite 系统使用球囊（Array）进行非接触式标测时，可以在一次心搏进行标测。充分利用非接触式标测可以标测常规方法标测困难的具有多个非 PV 触发灶的病例，以及发生频率较少的非 PV 触发灶和引起 IRAF 的非 PV 触发灶。本病例为肺静脉隔离术后由两个非 PV 触发灶移行为心房颤动的病例。区别起源相近的多个 PAC 的同时进行标测会非常困难，本病例通过在移行为心房颤动时进行一跳标测（One-beat mapping），确认非 PV 触发灶分别起源于左上肺静脉附近的左心房后壁（图 1a）以及左心耳附近的左心房顶部（图 1b），局部分别放电后非 PV 触发灶消失。

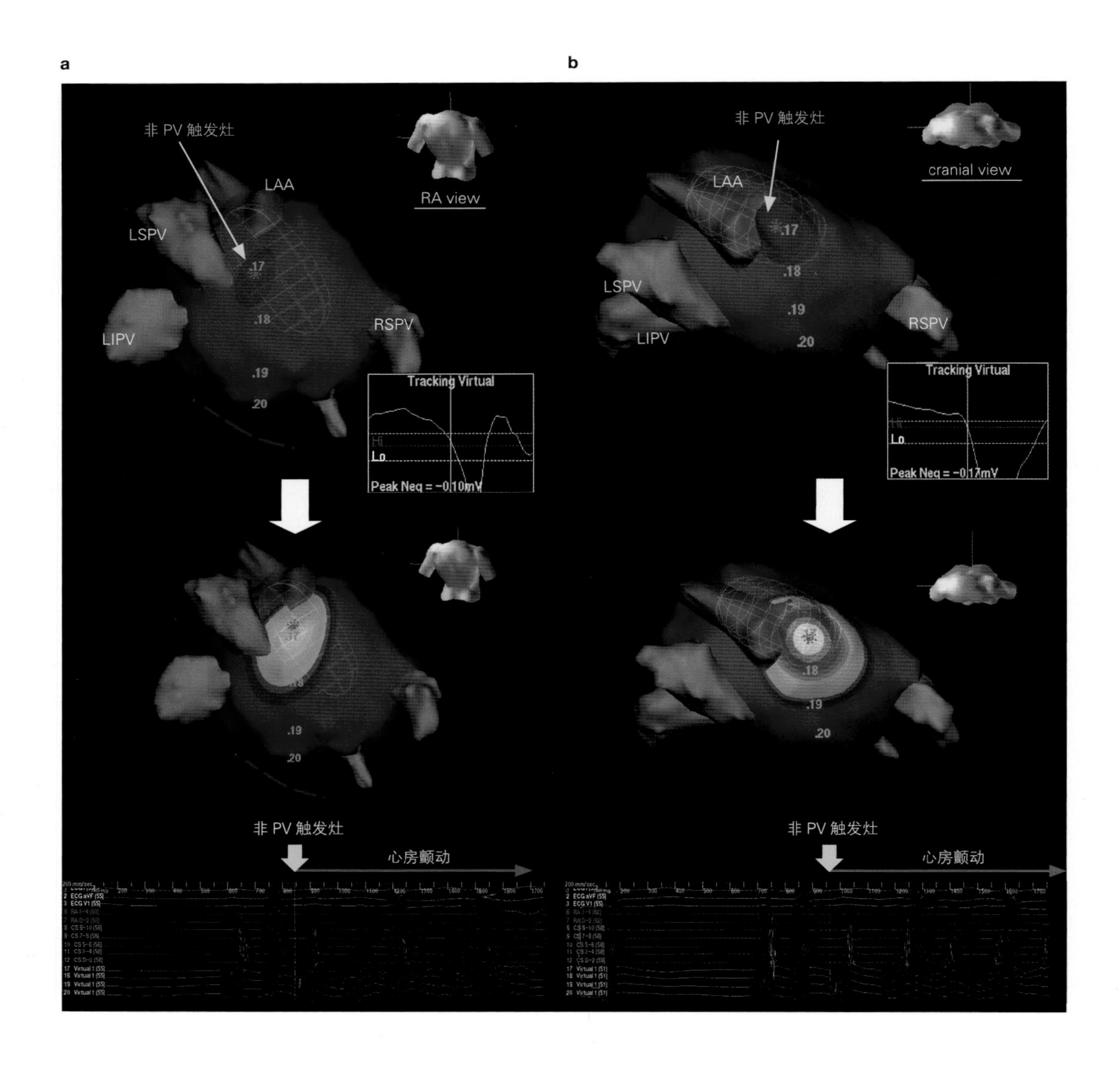

多处起源不规则出现的病例

很多情况下，通过心腔内电图和 12 导联心电图无法立刻区别室上性期外收缩。多处起源且不规律出现时，标测很难顺利进行。

出现非 PV 触发灶后立刻移行为心房颤动的病例

电复律（electrical cardioversion，ECV）恢复窦性心律后立刻又移行为心房颤动的现象称为 IRAF，这样的病例每一次标测都要进行一次电复律，ECV 的次数明显增多，标测非常困难（图 1 ~ 图 4，参照病例）。

只有在儿茶酚胺（异丙肾上腺素等）负荷时才出现触发灶的情况

负荷时在导管刺激下很容易出现期外收缩，因此标测经常会比较困难。

不同起源的非 PV 触发灶的消融方法

肺静脉附近和左心房后壁起源的非 PV 触发灶

肺静脉附近是比较频繁出现非 PV 触发灶的部位，因此最好进行肺静脉扩大隔离。肺静脉隔离后出现非 PV 触发灶时，以消融导管和环状导管寻找最早激动部位。确认非 PV 触发灶起源于 PV 附近时，可以进行局灶消融、扩大肺静脉隔离的范围、在左心房的顶部和底部形成阻滞线隔离后壁等方法，进行触发灶的消融或者隔离。

上腔静脉起源的非 PV 触发灶

与肺静脉一样，上腔静脉也有心肌袖包绕，是触发灶发生率较高的起源部位。与局灶性消融相比，隔离上腔静脉相对更容易。

Check!!

将环状导管放置在上腔静脉与右心房交界处，根据电位指标按照激动提前顺序进行放电，可以进行节段式隔离（segmental isolation）。
笔者等使用盐水灌注导管，以 15 ~ 20W，20 ~ 30s 进行放电。

上腔静脉的右后侧壁心外膜侧有右侧膈神经走行。在内膜侧放电也很容易损伤膈神经，因此在右侧上腔静脉放电时，放电之前要以 5 ~ 10V 进行起搏确认没有膈肌夺获。出现膈肌夺获时要避免在局部放电，必须要放电时则要减少功率，减轻导管的接触力量，进行短时间放电（图 1 ~ 图 4，参照病例）。

另外，因为上腔静脉与窦房结比较近，意外放电可能会导致窦房结功能不全。因此应当在窦性心律下放电，放电中确认心房的最早激动部位在其他部位。放电时心率增加提示损伤窦房结，需要避免在相应部位放电。

隔离后上腔静脉电位消失，通常会见到自发电位。

图2 表现为 IRAF 的非 PV 触发灶的导管消融

有的病例进行电复律使心房颤动终止后，随着非 PV 触发灶的出现，立刻又会移行为心房颤动（非 PV 触发灶引起的 IRAF 病例）。这样的病例每一次标测都要进行一次电复律，消融非常困难。

本病例在肺静脉隔离后进行电复律但是立刻移行为心房颤动，为了标测非 PV 触发灶反复进行了 5 次电复律。

在图 2a 所示导管的位置，可见在环状导管记录的最早激动的非 PV 触发灶后移行为心房颤动（图 2b）。

考虑非 PV 触发灶起源于此范围，局部（紫色标记）进行片状消融后非 PV 触发灶消失，之后不再复发维持窦性心律。

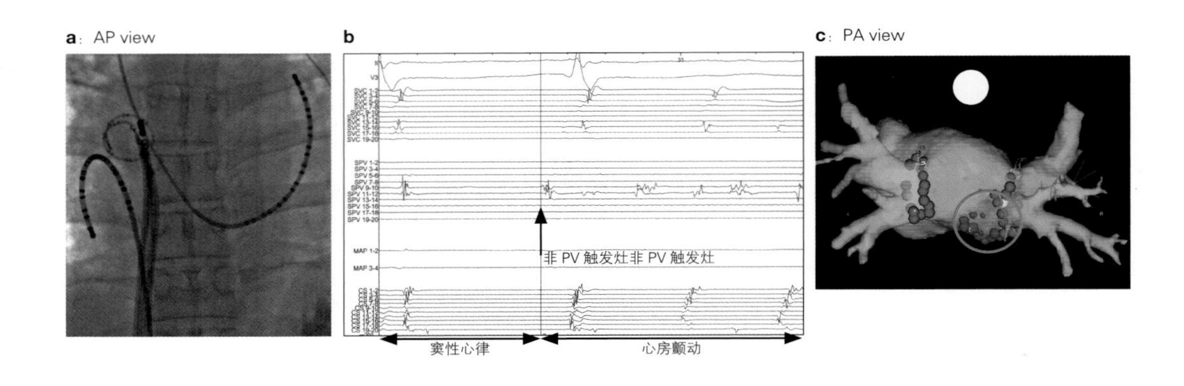

图3 膈神经走行导致上腔静脉起源的非 PV 触发灶消融困难

将环状导管放置在上腔静脉，以 20W 20s 消融窦性心律下显示最早激动处电极（橙色的电极）的部位，之后最早激动移至黄色的电极。

同部位进行放电后，最早激动再次移至红色电极。但是在此部位以 10V 起搏时夺获膈神经，可见膈肌收缩。由于必须要在此部位放电进行隔离，反复以 10W 10s 进行放电后终于达到隔离。本病例只进行了右侧壁的消融就达到了上腔静脉隔离。

（红色标记：20W 20s 的放电部位；粉色标记：10W 10s 的放电部位；紫色标记：起搏夺获右侧膈肌的部位）

a：AP view

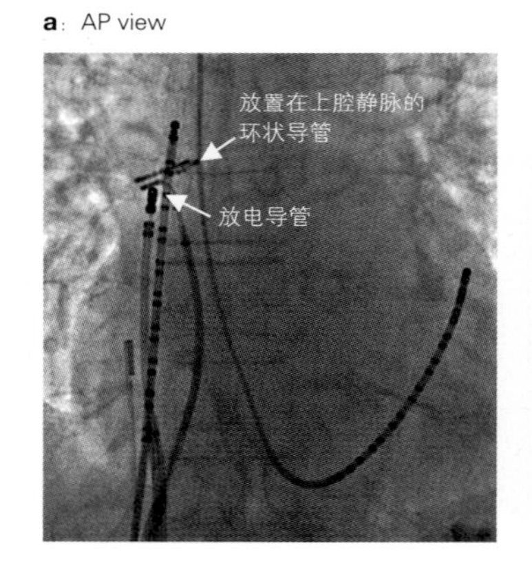

b

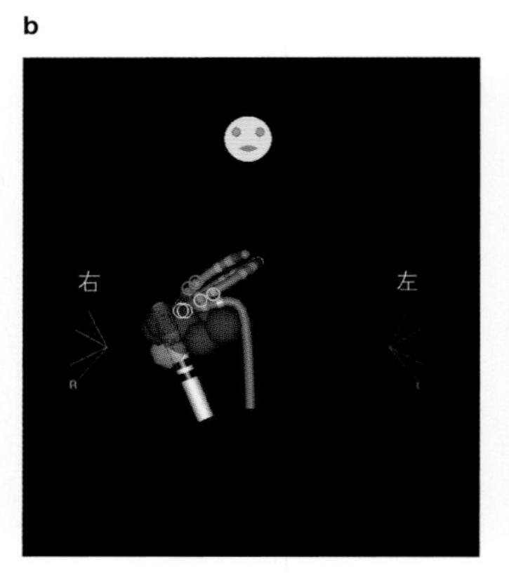

c：PA view

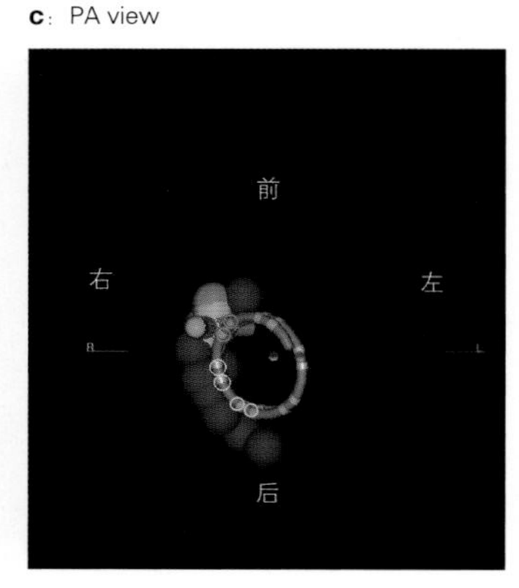

图 4　使用三维标测系统标测非 PV 触发灶

由于肺静脉隔离后右心房内可见频发期外收缩，因此使用 EnSite 系统标测最早激动部位。A 是右后方视图，双电位部位以茶褐色标记，考虑此处为界嵴（cristal terminalis）。界嵴的下部后方与下腔静脉的交界处确认为最早激动部位，局部进行一次放电后期外收缩消失，然后在附近进行共计 5 次的巩固放电。

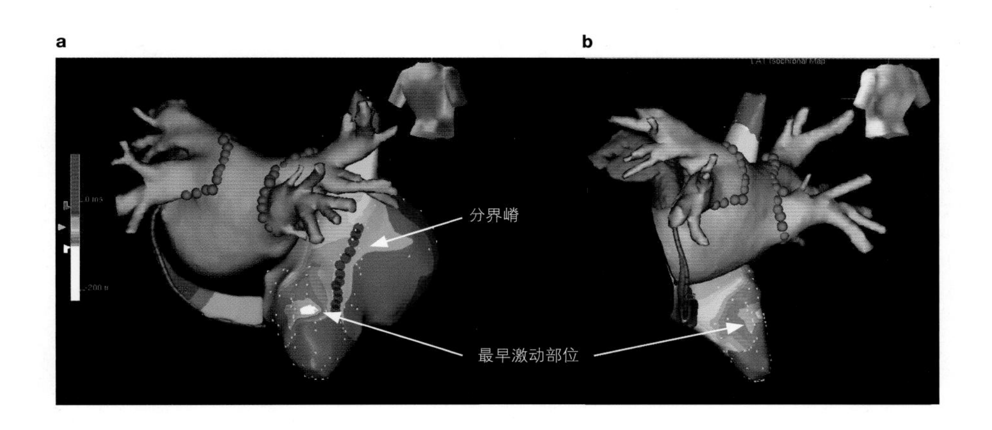

右心房起源的非 PV 触发灶

右心房内的窦房结、房室结、膈神经等很多结构在放电时可能发生并发症，需要加以注意。右心房内界嵴（crista terminalis）的下部是触发灶的好发部位，相应位置的标测比较容易，可以比较放心进行放电，比较容易进行消融（图 1~图 4，参照病例）。

冠状静脉窦起源的非 PV 触发灶

冠状静脉窦和心大静脉有心肌袖，也可以形成非 PV 触发灶。冠状静脉窦是开口直径在 10mm 以上的管状结构，心肌数量比较多，与左心房之间有交通，很难与左心房瓣环部起源的触发灶进行鉴别。

即使能够进行标测，导管也很难在 CS 中进行顺畅操作，进行局灶性消融非常困难。虽然也有进行冠状静脉窦隔离的报道，但是实际操作一般以冠状静脉窦内电位的振幅下降以及心房颤动周长的延长作为目标进行放电。

Marshall 韧带起源的非 PV 触发灶

Marshall 韧带是左侧上腔静脉的残存组织，具有心肌袖，在周围还有称作 Marshall 韧带 GP 的自主神经节。虽然有报道提示此处为心律失常的起源部位，但是导管的送入和电位的记录都很困难。鉴别是起源于 Marshall 韧带还是邻近的左心房后壁，非常困难。

此外，由于无法直接消融 Marshall 韧带，只能在左心房侧 Marshall 韧带与左心房相邻的二尖瓣环峡部进行放电消融 Marshall 韧带。

房间隔起源的非 PV 触发灶

房间隔除卵圆孔以外由左心房侧和右心房侧两层形成，两侧都要进行标测。有的部位能同时记录到左心房和右心房的两个电位，很多情况下难以判断起源于哪一侧心房，因此很难确定起源灶，经常要进行“消融式标测”。此外，在前间隔基底部有 His 束，放电时需要加以注意。

非 PV 触发灶消融的病例

图 1～图 4 为 4 例进行非 PV 触发灶消融的病例。每例都有丰富信息，希望供大家参考。

今后的展望

可以说在消融技术上已经确立肺静脉隔离是心房颤动消融的基石(cornerstone)。为了进一步提高消融成绩，目前一致认为进行基质的消融和进行非 PV 触发灶的消融非常重要。

前者已经有很多的报道，而关于后者的有效性和消融方法的报道较少。近年来，尤其是在持续性心房颤动病例中非 PV 触发灶备受瞩目。今后随着经验的积累，目前还认为比较困难的心房颤动消融的成功率会更高吧。

5 预防复发的方法：ATP 方法

山根祯一 东京慈惠会医科大学循环内科

1 肺静脉隔离后通过在快速静注 ATP 所判明的传导恢复部位进行追加消融，可以防止传导恢复。

2 ATP 方法可以减少初次消融后的心房颤动复发率，在发现传导恢复时还可以重复进行 ATP 方法。

什么是 ATP 方法

导管消融治疗心房颤动已经是广泛开展并得到确认的方法。但是一直以来指出心房颤动与其他的心律失常治疗相比术后的复发并不少见，还是必须要解决的问题。在复发的原因中，最多见的是一过性隔离的肺静脉至左心房的传导恢复，即肺静脉传导恢复。通过再次消融达到再次隔离，大多数的病例可以根治。

为了使导管消融减少复发，通过一次手术即可达到根治，作为重要的改良方法而提出的 ATP 方法的目的就是提高肺静脉隔离的成功率。

ATP 方法预防传导恢复

一过性隔离的肺静脉在之后发生传导恢复，意味着残存有不完全消融部位（即未完全消融的组织）。如果能知道初次消融中存在不完全消融部位及其位置，进行追加消融就可以达到完全性消融。

2004 年曾有报道称，快速静注 ATP 可以使隔离的肺静脉一过性传导恢复。以此为契机，2007 年笔者等报道了对此传导恢复部位进行追加消融的方法。目前以提高心房颤动消融成绩为目的，已经广泛应用 ATP 方法预防传导恢复。

具体方法

完成肺静脉隔离后（可能的话观察 30min 左右），快速静脉注射 20 ~ 40mg ATP。将环状导管置于上、下肺静脉的前庭部（进行隔离时消融部位附近），左

图 1

快速静注 ATP 后左侧上、下肺静脉分别出现一过性传导恢复

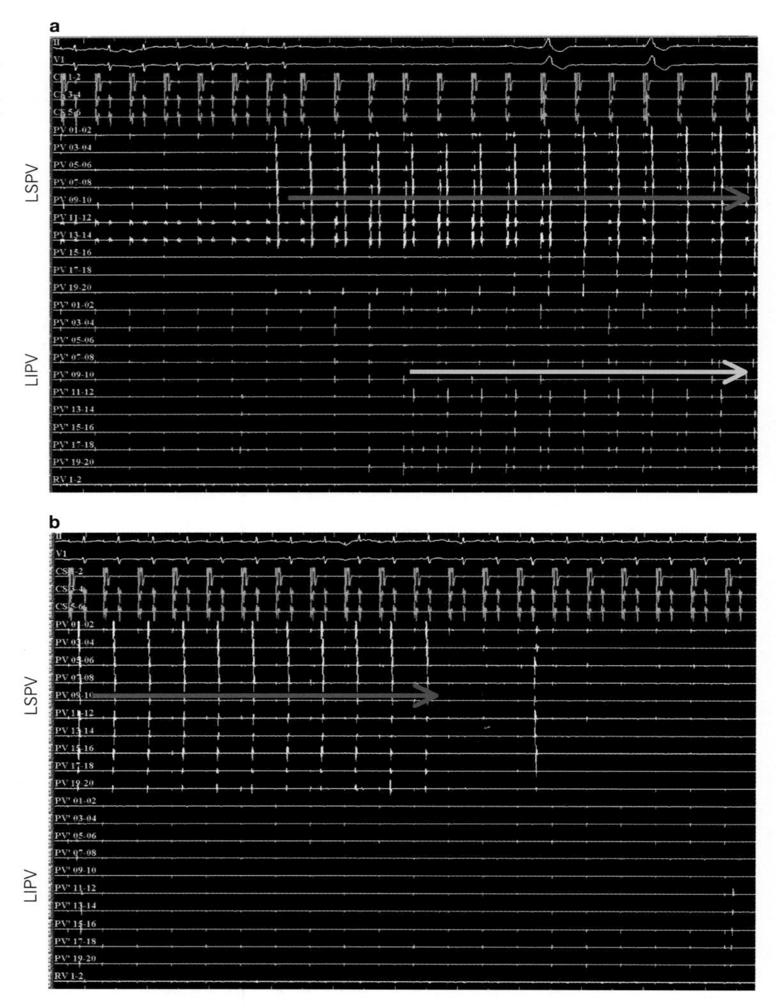

侧肺静脉在 CS 起搏下，右侧肺静脉在窦性心律或者 SVC 起搏下快速静注 ATP。最好提前静滴异丙肾上腺素或少量静注（4～6μg），使窦性心率提高 10～20 次 /min。

笔者医院的实际病例

图 1 为实际病例。左侧上、下肺静脉电隔离后快速静注 20mg ATP，上、下肺静脉分别出现一过性传导恢复。此时，以环状电极导管确定传导恢复肺静脉的最早激动部位，在此部位近端数毫米处进行射频消融（通常在放电时恢复的传导已经消失）。

追加放电后再次快速静注 ATP，确认不能诱发传导恢复。如果再次出现传导恢复，则重复同样操作。传导恢复部位不一定局限于一个部位，多个部位出现传导恢复的情况也不少见。

图2

通过加用 ATP 方法提高心房颤动的治疗效果

与常规进行肺静脉前庭部隔离（pulmonary vein antrum isolation，PVAI）方法相比，追加 ATP 方法使心房颤动消失率由 60% 提高至 80%（阵发性心房颤动进行初次消融的治疗成绩）。

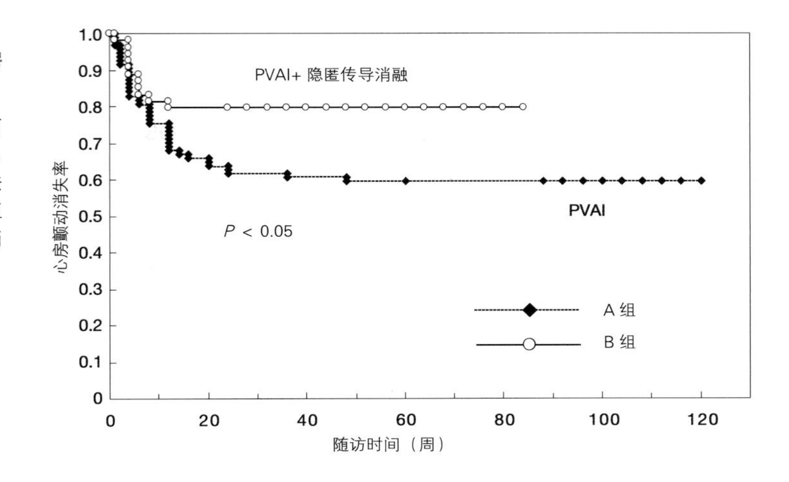

ATP 方法提高消融成绩的效果

图 2 为使用 ATP 方法提高消融成绩的效果。阵发性心房颤动进行初次肺静脉前庭隔离术的长期效果为大约 60% 维持窦性心律。肺静脉前庭隔离联合 ATP 方法（对消融不充分部分进行追加消融）使初次消融成绩显著提高至大约 80%。通过追加 ATP 方法可以显著减少初次消融手术后的心房颤动复发率。

Dr's Point

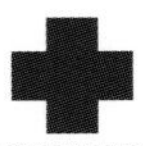

即使使用 ATP 法仍有 20% 左右的心房颤动复发，对于这部分患者进行再次手术仍然可见肺静脉的传导恢复。即还是由于未能够完全诱发肺静脉开口处的未彻底消融组织。因此笔者等接下来提出了重复 ATP 方法。

ATP 方法诱发传导恢复

由于不完全消融部位具有随时间依赖性传导恢复的性质，我们尝试间隔一定时间反复以 ATP 方法诱发传导恢复。如图 3 所示，肺静脉前庭隔离术后每隔 30min 评价有无时间依赖性传导恢复以及有无 ATP 诱发出传导恢复，每次出现传导恢复时进行追加消融。

结果如图 3b 所示，完成肺静脉前庭隔离后 30min 及 60min 时肺静脉传导恢复比较多见，而在 90min 后很少出现。

如图 4 所示，通过这种方法消除传导恢复显著减少了阵发性心房颤动的初次消融后的复发，长期成功率达到 92%。临床实践中观察时间为 60min 即可，不需要所有病例都等到 90min 时评价传导恢复。

图 3

重复 ATP 方法的操作方法

a: 完成肺静脉前庭隔离后每隔30min，对于时间依赖性传导恢复和 ATP 依赖性传导恢复进行追加消融。

b：时间依赖性和 ATP 依赖性传导恢复在 PAVI 结束后 30min 和 60min 时比较常见，90min 时很少见到再传导。

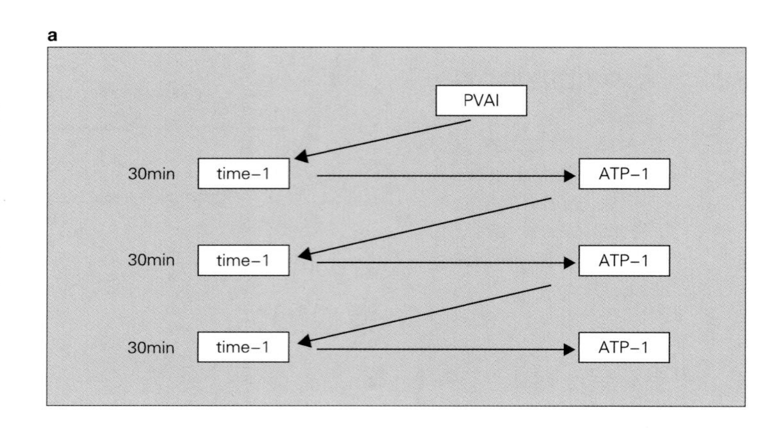

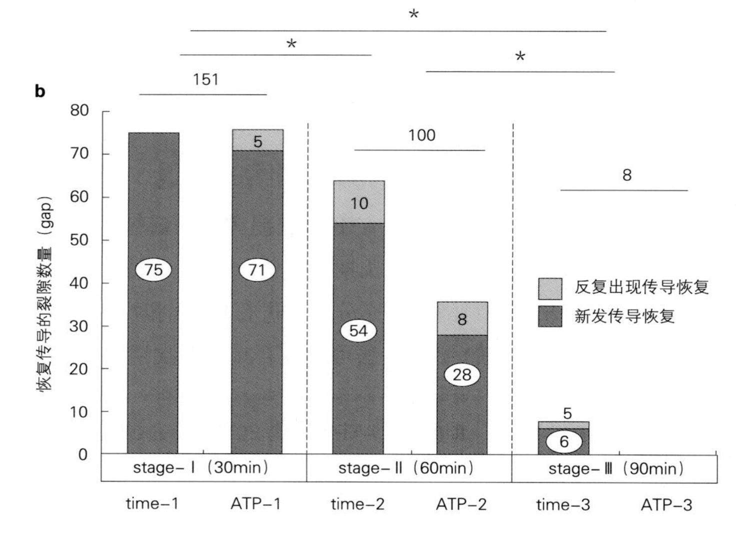

图 4

重复 ATP 方法对肺静脉前庭隔离术的治疗效果（PAF，第 1 次消融）

通过进行重复 ATP 方法，阵发性心房颤动进行肺静脉前庭隔离的初次治疗成功率上升至 92%。

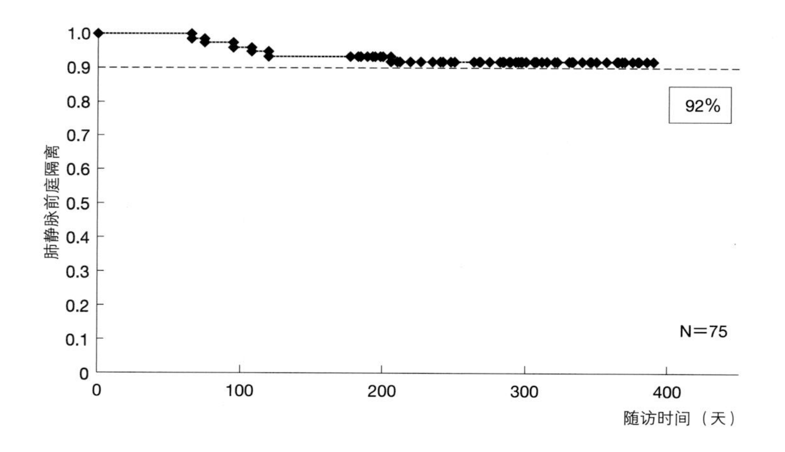

图 5

ATP 所激发的腺苷电流 (IK_{Ado})

可见相比左心房（LA），ATP 在肺静脉（PV）激发出高密度电流。

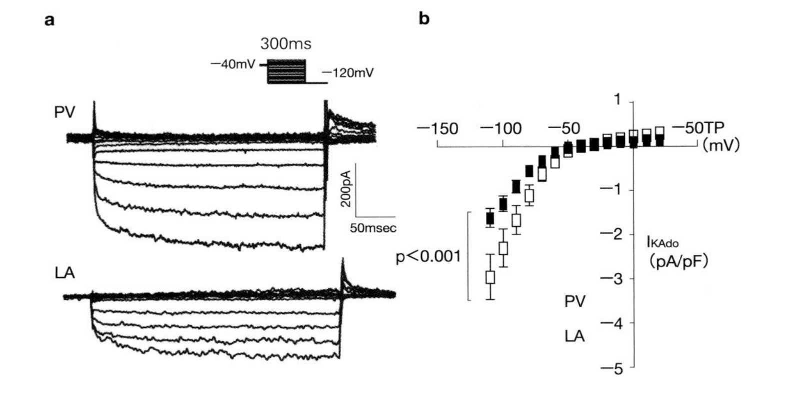

ATP 方法使肺静脉恢复传导的机制

Datino 等使用单个离体心肌细胞进行膜片钳实验，阐明了 ATP 使肺静脉传导恢复的机制。与左心房肌相比，ATP 敏感性内向整流特性的 K 通道电流（IKAdo）显著呈高密度性分布于肺静脉心肌。静注 ATP 后 IKAdo 增加，使肺静脉心肌的静息膜电位形成超极化（图 5）。

Check!!

静注 ATP 促进传导恢复

消融损伤的心肌细胞（half-killed myocardium）的静息膜电位变浅不能除极化，类似达到电隔离，但是在静注 ATP 后细胞产生超极化，从而恢复传导。简单地说，就是半死的细胞受到 ATP 作用后在短瞬间恢复活性。因此 ATP 有助于一过性显示出左房和肺静脉连接部位的不完全消融部位。

关于 ATP 方法效果的争议

对于联合 ATP 方法能否提高消融疗效还有反对意见。有的研究认为 ATP 所诱发的肺静脉传导恢复不一定意味着之后心房颤动的复发；还有研究认为对于 ATP 诱发出肺静脉传导恢复的病例，即使进行追加消融消除恢复传导，治疗效果也要劣于无传导恢复的病例。

基于笔者治疗病例的体会

笔者等曾确认并报道进行追加消融消除 ATP 诱发的传导恢复后的治疗成绩与原本无传导恢复的病例一致。为什么同一问题会出现不同的报道结论呢？虽然各个中心的方法有所差异，不能一概而论，推测对于 ATP 方法报道否定性结果的中心可能在治疗后仍然残存有未完全消融的组织。也就是说可能是 ATP 方法未能充分显露出未完全消融的组织，或者是显示出的传导恢复部位未能完全消融彻底。

当然 ATP 法现在还是不完善的方法，毫无疑问，研究开发出能够确切不残余未彻底消融组织的方法非常重要。最近有报道联合使用潘生丁可能增强 ATP 诱发传导恢复的效果，期待能够提高治疗效果。

如何提高治疗效果

心房颤动导管消融如何提高肺静脉隔离术的完成度达到永久性隔离，对于减少术后复发非常重要。现在应用主流的射频能量完成肺静脉电隔离后，不可避免可能会残存部分未完全消融部位。无限制地增加消融能量、消融次数和导管的贴靠，容易增加过度消融引起的并发症，因此研究能够高效确定不完全消融部位，加以彻底消融的方法是当务之急。

ATP 法和重复 ATP 法可以安全并且高效地对不完全消融部位进行追加治疗，提高治疗成绩。本方法很便宜，但是需要一定时间操作，可能有些人对此避而远之。但是为了一次手术能够接近完美地达到肺静脉隔离，只能专注进行费力的操作，舍此无他。对于可以节省很多的时间和操作，减少进行二次手术的患者来说，这才是更高效率的方法吧。

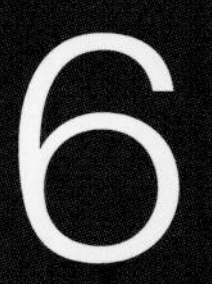

6 大剂量异丙肾上腺素给药法

桑原大志 横须贺共济医院循环中心

1 给予大剂量异丙肾上腺素可以高效率特异性地诱发阵发性心房颤动。

2 给予大剂量异丙肾上腺素有显示急性期肺静脉传导恢复的作用。

3 给予大剂量异丙肾上腺素不仅对于阵发性心房颤动，对于决定持续性心房颤动患者的消融终点也很有效。

心房颤动消融的根本在于明确心房颤动的起源，在相应部位进行消融治疗。本节对作为诱发心房颤动最有效的方法之一的大剂量异丙肾上腺素给药法进行说明。

大剂量异丙肾上腺素给药法

据 Oral 等报道的方法，异丙肾上腺素以 5μg/min 起始，每隔 2min 增加 5μg/min，最大至 20μg/min。用药中出现收舒期血压下降（85mmHg 以下）和强烈的胸部压榨感时停止给药。本方法在 80 例阵发性心房颤动患者中诱发出 67 例，在 20 例非阵发性心房颤动患者中诱发出 1 例心房颤动。

Check!!

Oral 等的报道

报道显示，大剂量异丙肾上腺素给药法诱发阵发性心房颤动的敏感度为 88%，特异度为 95%。

笔者医院的实际病例

笔者医院也对 70 例阵发性心房颤动患者实施了本方法。给药方法与上述相同，但是也许是由于人种差异，血压很容易降至 85mmHg 以下，因此停止给药的收缩期血压标准设为 70mmHg。

表 1

异丙肾上腺素用量与诱发出的心房颤动患者例数（对象：70 例阵发性心房颤动患者）

异丙肾上腺素用量	患者数（人）
异丙肾上腺素给药前	10
5 μg/min	10
10 μg/min	6
15 μg/min	17
20 μg/min	4
最大剂量 + 心房高频率刺激诱发心房颤动 + 心内电复律	14
诱发率	87%（61/70）

图 1

对阵发性心房颤动患者给予高剂量异丙肾上腺素

70 例阵发性心房颤动患者在消融前给予大剂量异丙肾上腺素负荷，明确的心房颤动（红点），房性心动过速（蓝点），反复发作的心房期外收缩（3 次 /min 以上）（黑点）的起源部位如图所示。

LSPV：左上肺静脉；LIPV：左下肺静脉；RSPV：右上肺静脉；RIPV：右下肺静脉；LAA：左心耳；MA：二尖瓣环；FO：卵圆窝；CS：冠状静脉窦；SVC：上腔静脉；IVC：下腔静脉；RAA：右心耳。

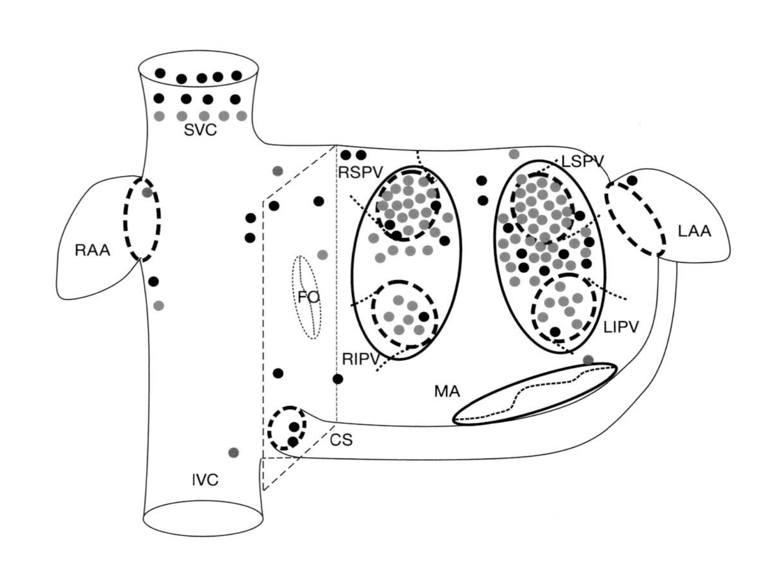

最大剂量也不能诱发心房颤动时，则以心房高频率刺激诱发心房颤动，观察 1min 后进行心内直流电复律，之后等待自然发作的心房颤动。异丙肾上腺素用量与诱发出心房颤动的患者例数间关系如表 1 所示。

Dr's Point

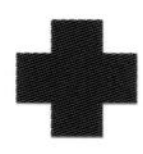

随着用药剂量增加，诱发出心房颤动患者的累计数量增加，总计 87% 的患者可以诱发出心房颤动，与 Oral 等的报道基本一致。由于未在正常对照组进行本方法，特异性还不明确。

大剂量异丙肾上腺素给药的临床效果

对 70 例阵发性心房颤动患者实行本方法，诱发出的心房颤动、房性心动过速，重复出现的心房期外收缩（3 次 /min 以上）的起源如图 1 所示。非肺静脉起源的这些房性心律失常的好发部位为：上腔静脉、左房后壁、房间隔、冠状静脉窦开口和界嵴。

将阵发性心房颤动患者140人分为大剂量异丙肾上腺素负荷及低剂量异丙肾上腺素负荷（0.3～1 μg/min）两组，每组各70人。肺静脉隔离术后的消融终点定义为异丙肾上腺素负荷不能诱发心房颤动、房性心动过速和重复出现的心房期外收缩（3次/min以上），术后的无心房颤动发生率如图2所示。

Check!!

大剂量异丙肾上腺素给药的效果 -1

进行大剂量异丙肾上腺素负荷组的无心房颤动发生率高，考虑是本方法诱发出非肺静脉起源的房性心律失常起源灶，通过消融治疗预防了心房颤动的复发。

Check!!

大剂量异丙肾上腺素给药的效果 -2

异丙肾上腺素负荷中或者负荷后，高剂量负荷组有9例，低剂量负荷组有1例出现肺静脉隔离后的左房肺静脉传导恢复，分别进行了再次隔离。考虑到大剂量异丙肾上腺素给药显示急性期传导恢复的作用，也与术后较高的无心房颤动发生率相关。

大剂量异丙肾上腺素给药对术后心房颤动复发的预测效果

Crawford等报道与以心房高频刺激不能诱发心房颤动为消融终点相比，以大剂量异丙肾上腺素给药法也不能诱发心房颤动为终点，在抑制术后心房颤动复发方面是特异性更高更好的方法。

笔者医院的实际病例

笔者医院对92例进行导管消融的阵发性心房颤动患者在进行肺静脉隔离和上腔静脉隔离后进行大剂量异丙肾上腺素负荷给药法。分为30例可以诱发出心房颤动、房性心动过速和重复出现的心房期外收缩（3次/min以上）中任何一种房性心律失常的心律失常诱发组，和62例无法诱发出上述心律失常的心律失常无诱发组两组，比较术后的无心房颤动发生率。

结果如图3所示，心律失常诱发组的心房颤动复发率较高。虽然尝试尽可能局灶消融治疗本方法诱发出的心律失常，但是心房颤动复发率仍高于非诱发组。

Dr's Point

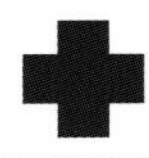

根据以上结果可知，大剂量异丙肾上腺素给药对于在初次消融时显示与心房颤动起源相关的房性心律失常起源灶有很高的特异性。

图2

大剂量异丙肾上腺素负荷组（70人）与低剂量异丙肾上腺素负荷组（70人）的术后无心房颤动发生率

大剂量异丙肾上腺素负荷组的无心房颤动发生率较高

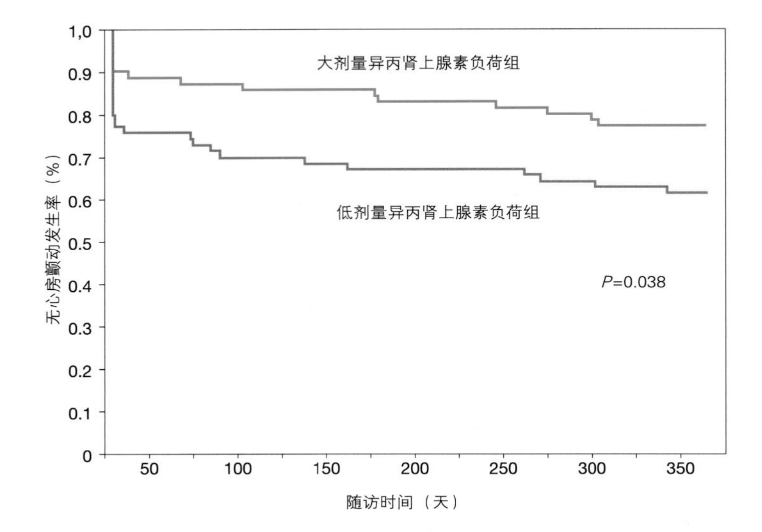

图3

大剂量异丙肾上腺素负荷对术后无心房颤动发生率影响的比较

肺静脉隔离和上腔静脉隔离后给予大剂量异丙肾上腺素负荷，30例可以诱发出心房颤动、房性心动过速和重复出现的心房期外收缩（3次/min以上）中任何一种的心律失常诱发组和62例无法诱发的心律失常无诱发组的术后无心房颤动发生率。心律失常无诱发组的无心房颤动发生率较高。

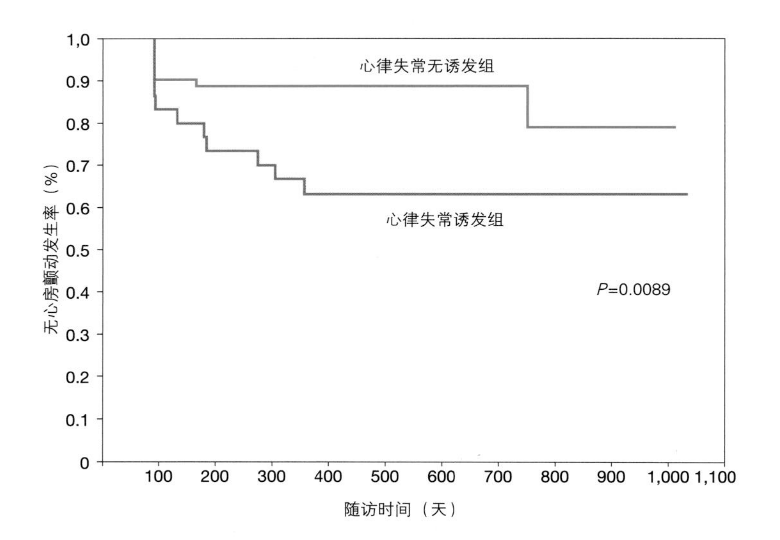

持续性心房颤动给予大剂量异丙肾上腺素的意义

本方法对于持续性心房颤动的消融也有效。40 例持续性心房颤动患者在消融前进行心内直流电复律恢复窦性心律后进行本方法。68% 的患者可以诱发出心房颤动（表 2），心房颤动、重复出现的房性期外收缩（3 次 /min 以上）的起源如图 4 所示。起源的好发部位与阵发性心房颤动患者基本相同。

50 例持续性心房颤动患者进行肺静脉和上腔静脉隔离后，与阵发性心房颤动患者一样，将“大剂量异丙肾上腺素给药不能诱发心房颤动、房性心动过速和重复出现的心房期外收缩（3 次 /min 以上）”定义为消融终点，术后的无心房颤动发生率如图 5 所示。

Dr's Point

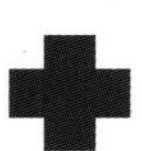

图 5 所示的无心房颤动发生率可见与阵发性心房颤动患者基本相同的较高无心房颤动发生率，考虑本方法不仅对于阵发性心房颤动患者，对于持续性心房颤动患者的消融也有效。

表 2 异丙肾上腺素给药量与心房颤动诱发患者数量（对象：持续性心房颤动患者 40 人）

异丙肾上腺素给药量	患者数（人）
异丙肾上腺素给药前	9
5 μg/min	0
10 μg/min	0
15 μg/min	1
20 μg/min	1
最大剂量 + 心房高频率刺激诱发心房颤动 + 心内电复律	16
诱发率	68%（27/40）

图 4 持续性心房颤动患者给予大剂量异丙肾上腺素

40 例持续性心房颤动患者在消融前给予大剂量异丙肾上腺素负荷，明确出现的心房颤动（红点）和重复出现的心房期外收缩（3 次 /min 以上）（黑点）的起源灶。

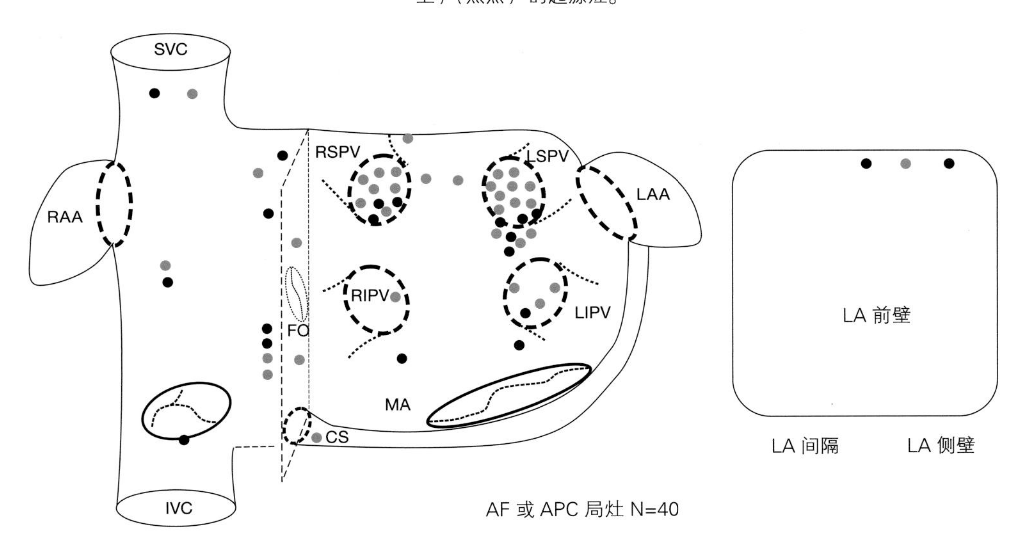

图 5

持续性心房颤动患者的术后无心房颤动发生率

50 例持续性心房颤动患者进行肺静脉隔离和上腔静脉隔离，将“大剂量异丙肾上腺素负荷不能诱发心房颤动、房性心动过速和重复出现的心房期外收缩（3 次 /min 以上）”定义为消融终点时的术后无心房颤动发生率。

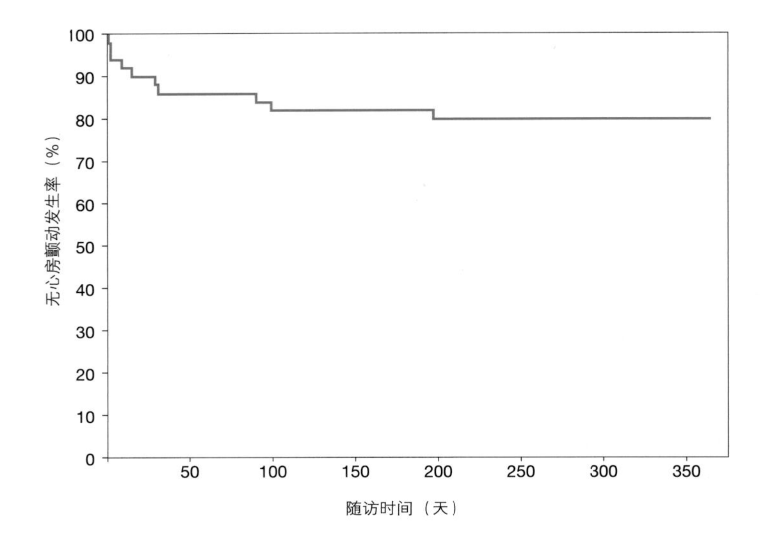

7 可调弯鞘的有效性

江里正弘　医仁会武田综合医院心律失常科

1 可调弯鞘具有非可调弯鞘所不具有的到达心腔内目标区域的性能，有助于提高包括接触压力在内的导管稳定性。

什么是可调弯鞘

以肺静脉扩大隔离术（EEPVI）为主，有多种导管消融（RFCA）方法治疗药物抵抗性的心房颤动（AF）。术中需要在左右心房内进行流畅的导管操作、稳定的心腔内放置以及与消融部位心肌有良好的接触。

但在很多病例中，使用常规的非可调弯鞘进行包括消融在内的心房内导管操作时会很困难。本节中结合笔者使用双向可调弯鞘的经验，以鞘的概况、操作方法和注意事项为中心进行说明。

鞘的概况及外观

鞘的概况

- 全长：91cm（体部 71cm，手柄部 20cm，旋钮部 4cm）。
- 直径：内径 8.5F，外径 11.5F。
- 头端：不透光标记 / 含 0.042 英寸（1.1mm）弯孔。
- 内腔：PTFE 包膜，带止血阀，双向弯。

Check!!

什么是双向弯导管

具有双向打弯功能（tight curve：与体部成 180°；slight curve：与体部成 90°），可以根据导管的放置位置选择打弯的程度（图 1）。

图 1

可调弯鞘的外观

a,b：鞘管包括体部①和手柄②，手柄处有旋钮③。

c,d: 旋转旋钮可以相对手柄处侧管平面进行弯曲（tight curve：与侧管成 180°；slight curve：与侧管反方向成 90°）。

E: 可以根据有无左房扩大和消融部位选择不同弯型（小～中型）（弯的直径还有大弯型，但是很少用于心房颤动消融）。

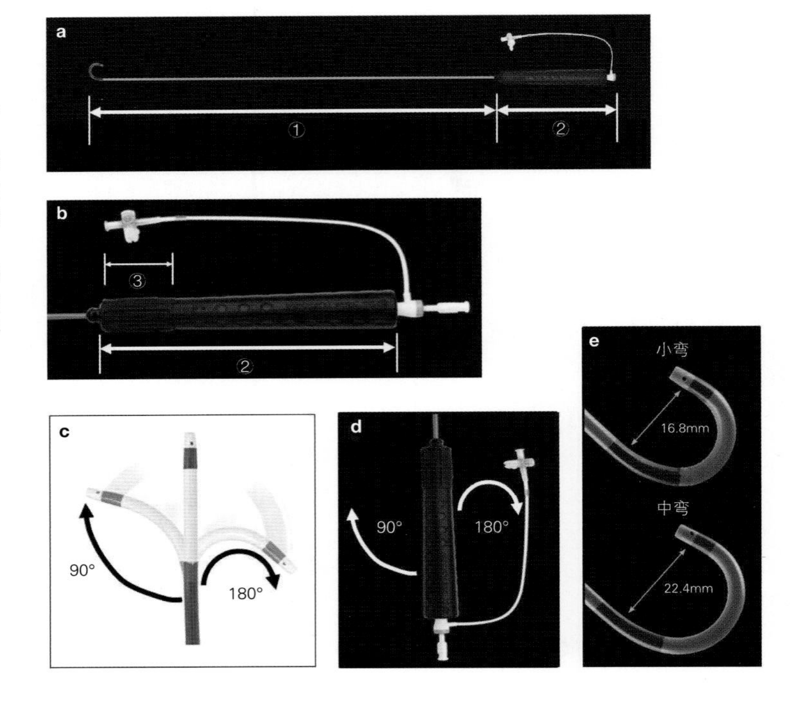

图 2

可调弯鞘的一般握持方法

a: 右手握住旋钮，左手握住穿刺部位附近的鞘管体部进行操作。

b: 右手握住手柄和消融导管，左手握住旋钮进行操作。

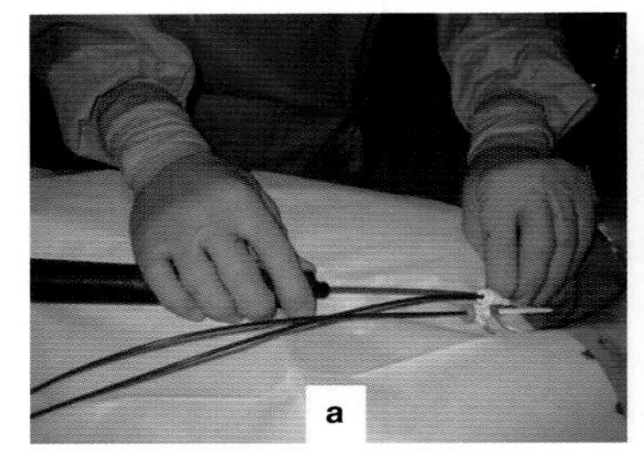

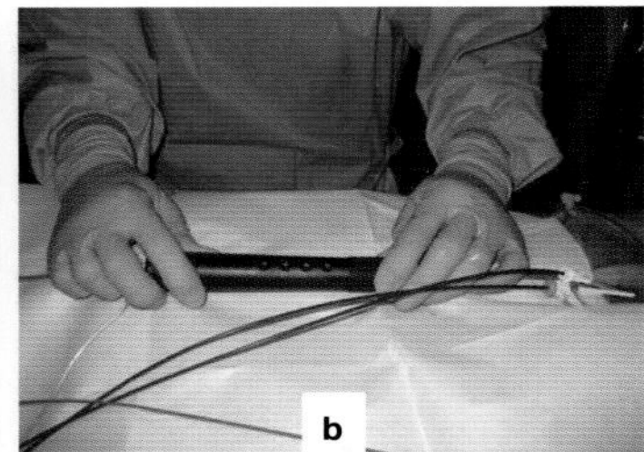

鞘的握持及操作方法

鞘的握持方法（图 2）

①右手握住旋钮，左手握持穿刺部位附近的鞘管体部。

②右手握住手柄和消融导管，左手握住旋钮进行操作。

没有固定的方法，可以根据术者的喜好进行操作。笔者使用可以同时进行外鞘的打弯和导管的推送的第二种握持方法。

■鞘的打弯

通过旋转鞘的手柄使外鞘体部弯曲，以连接于手柄的侧管（三通管）为平面，顺时针旋转旋钮时在侧管方向打弯 180°，逆时针旋转时与侧管反方向打弯 90°。

Dr's Point

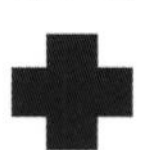

鞘管内的导管是可调弯式时，需要事先了解导管的弯曲平面，送入导管时注意使鞘管的弯曲平面（侧管附着平面）与导管的弯曲平面相平行，这样在进行导管操作时，可以不受外鞘体部弯度的影响而顺利进行操作。

■心腔内鞘管的操作方法

由于心脏扩大而使导管头端无法到达心肌，以及在右下肺静脉周围进行导管操作（后述）等情况以外，尽量不要操作导管，而是只进行鞘管操作。也就是说，导管头端的活动是受鞘管操作控制的（被动式导管操作）。

尽量使导管头端不伸出鞘管远端（通过不透明标记可以识别）（透视上不超过 2mm），使导管的近端电极位于在鞘管远端刚能看到的程度。这样更容易使鞘管的张力传至导管头端，达到更好的固定。

Check!!

鞘管操作困难病例

在心房扩大等情况下，只操作鞘管无法使导管头端到达心肌表面时则不受此限制，根据不同病例的心内电位、透视图像、三维图像（电解剖标测所得图像）的信息，需要细微调节导管与鞘管的出入程度。

使用可调弯鞘进行 AF 消融的实际操作

肺静脉扩大隔离术（EEPVI）

EEPVI 时消融难点主要在左右心房顶部（roof）、左肺静脉－左心耳间区域（ridge）、右下肺静脉区域（RIPV）。这些地方与目标心肌很难良好贴靠，经常出现消融不充分。

特别是嵴部覆盖左上下肺静脉两侧时，从肺静脉侧加以旋转很容易消融，但是大部分的病例嵴部未到达左下肺静脉，平坦地移行至左房前庭部（antrum），同部位的导管固定非常困难。

而且本区域与其他的心房区域相比心肌很厚，不稳定的导管固定是消融复发的重要因素。实际上，有报道初次 EEPVI 后复发病例的左心房－肺静脉间传导恢复部位大多数位于此区域。

■包含 ridge 部的 EEPVI 术式

进行包含嵴部的 EEPVI 术时，使用可调弯鞘可获得与心肌的良好接触。

图3

使用可调弯鞘进行 EEPVI-1

进行左右上肺静脉房顶部（roof）的消融

a：左肺静脉房顶部。b：右肺静脉房顶部的消融导管和可调弯鞘。为了保持心肌的良好贴靠，导管头端尽量不伸出鞘管（只有导管远端电极伸出鞘管程度），使导管头端和鞘管一体式操作。

各图中导管的放置位置

CS：冠状静脉窦；LSPV：左上肺静脉；LIPV：左下肺静脉；RSPV：右上肺静脉；RIPV：右下肺静脉；RA：右房侧壁；HBE：His 束记录部位；RVA：右室心尖部；SVC：上腔静脉；Halo：右房三尖瓣周围；ABL：消融导管；Eso：带有食道温度监测的探头

a 图中环状导管位于左上下肺静脉开口处，b 图中环状导管位于右上下肺静脉开口处。

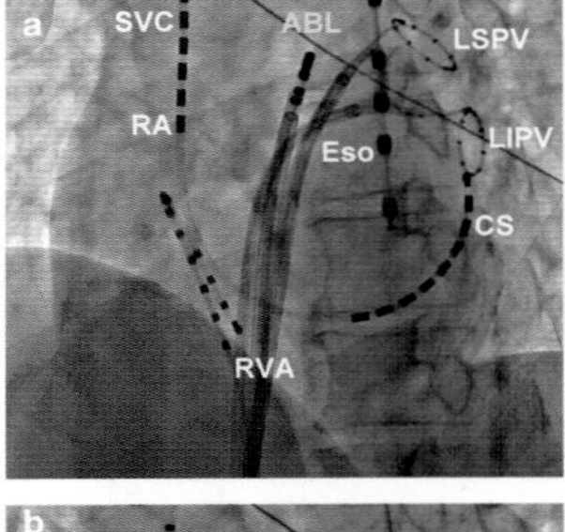

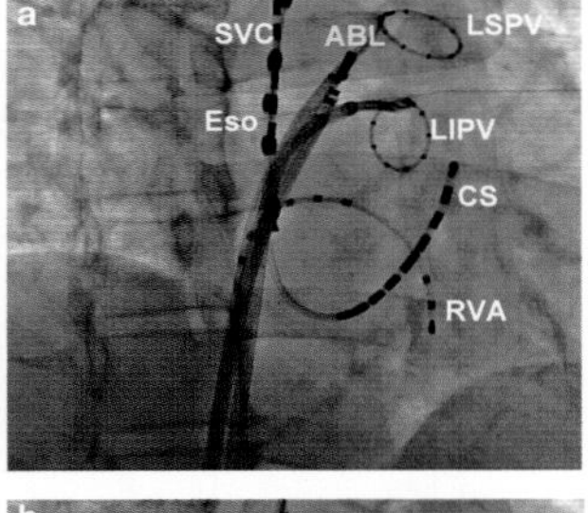

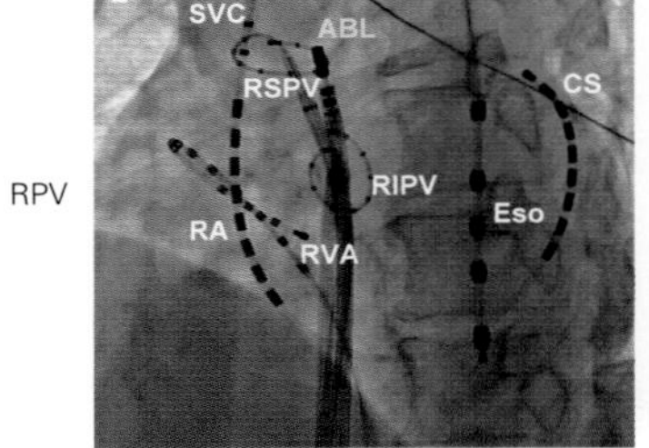

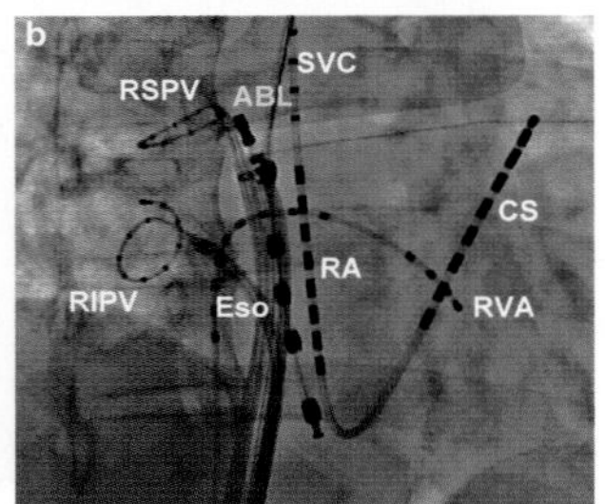

图4

使用可调弯鞘进行 EEPVI-2

所示为右下肺静脉前庭消融。在此部位使用鞘管的 tight curve 侧（需要使用小弯型的鞘管）最大程度打弯，大多数可以达到稳定贴靠（a），鞘管不能充分打弯时，需要将鞘管暂时退至右房侧，只进行导管的操作（b）。

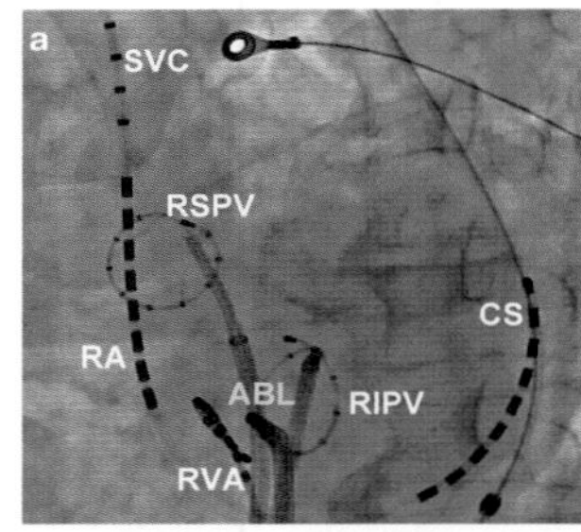

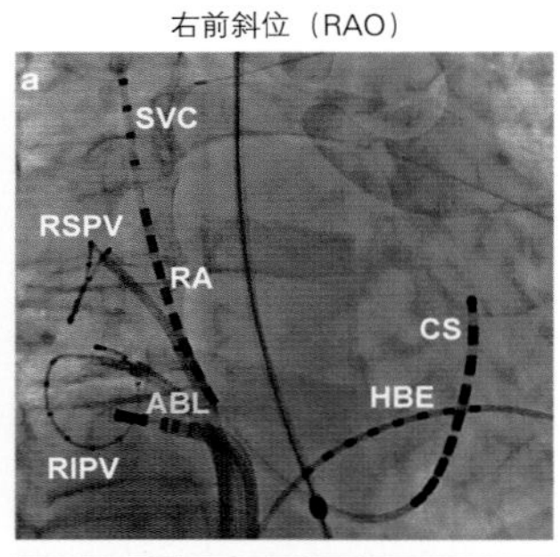

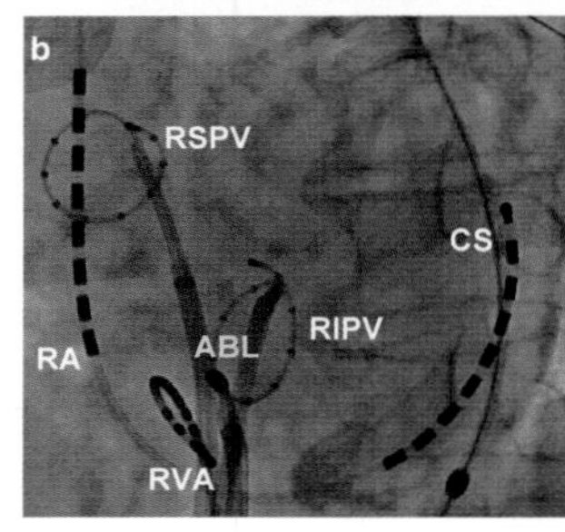

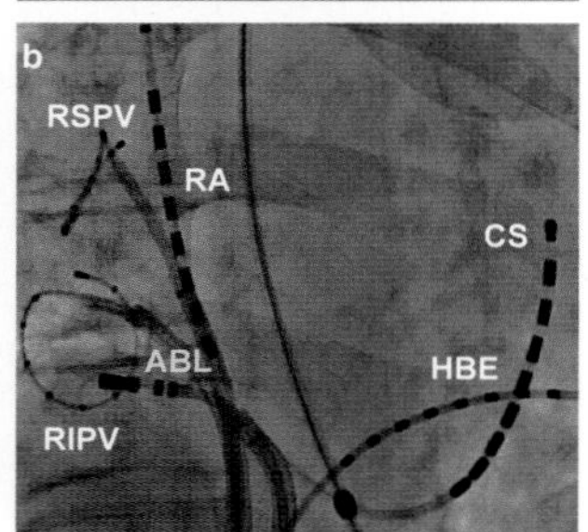

如前所述，注意尽量导管不要伸出鞘的头端，使鞘与导管头端的活动一致（图3）。

过度贴靠担心引起心肌穿孔时，不要进行导管操作（如前所述右手握持手柄和导管时保持小指轻轻接触导管的体部程度)，将鞘整体送入左心房，进行与心肌的贴靠。贴靠时，如果导管活动，说明导管头端与心肌表面相接触，在此处可轻轻稳定导管。推荐此方法用于嵴部和顶部的消融。

■隔离右下肺静脉

由于房间隔穿刺的位置关系影响，使用鞘操作有时反而更复杂。理由之一是可调弯鞘进入左心房的房间隔穿刺部位与右下肺静脉下壁（前庭下壁）区域接近，鞘的打弯处与间隔穿刺处重叠，鞘不能充分弯曲，无法与目标心肌良好接触。多数情况下，二者接近时鞘打成最大程度弯曲可以达到充分贴靠，当鞘不能够充分弯曲时，可以将鞘暂时撤至右心房侧，只进行导管的操作（图4)。

进行二尖瓣－左下肺静脉间峡部线性消融

二尖瓣峡部的线性消融从解剖学上看，消融部位与右房峡部（三尖瓣－下腔静脉间）相比长，使用非可调弯鞘进行导管操作时经常会比较困难。特别是在左心房扩大以及与瓣环的距离长的病例，导管头端伸出鞘时鞘与导管进行整体操作很困难。

此外，非可调弯鞘的塑弯角度是固定的，为了固定稳定而前送鞘时，会与操作中的导管打弯角度形成夹角，导管头端反而不易到达目标部位，与心肌的接触可能会更加不稳定。

使用可调弯鞘时通过鞘自身的弯曲，与导管之间无成角差，二者可作为一体进行操作。进行峡部瓣环侧操作时，必须使导管伸出鞘，此时可以配合导管弯曲调节鞘的打弯角度，得到更好的导管接触力（contact force)。以下为具体的操作方法。

■左心房无扩大，鞘管头端可到达瓣环侧附近时（图5)

①边打弯鞘管（相对于侧管方向顺时针旋转手柄，使鞘管远端与鞘的体部接近180°）边推送鞘管头端，尽量到达瓣环侧。

②手柄与侧管一侧呈逆时针方向旋转，缓解松开鞘管弯曲角度同时进行消融，微调整鞘管角度至到达左肺静脉下端。

■左心房扩大，鞘管头端无法到达瓣环附近（图6)

①边打弯鞘管边推送鞘管，到达左肺静脉下缘附近。

②导管伸出鞘管头端，到达瓣环侧。

③消融中注意导管头端与心肌的接触，一点点只回撤消融导管。

④导管近端电极即将进入鞘管头端时，只操作鞘管，完成消融。

图 5

使用可调弯鞘进行二尖瓣峡部线性消融 -1

没有心房扩大的病例，要使导管头端尽量不伸出鞘管。

从心室瓣环侧（a）至左下肺静脉底部（b）进行线性消融时，一边打弯鞘管一边在心房内推送鞘管可以使导管头端到达心室瓣环侧，旋转旋钮逐渐松开鞘管弯曲，完成至左下肺静脉侧的消融。消融中不操作导管，只进行鞘管的操作。

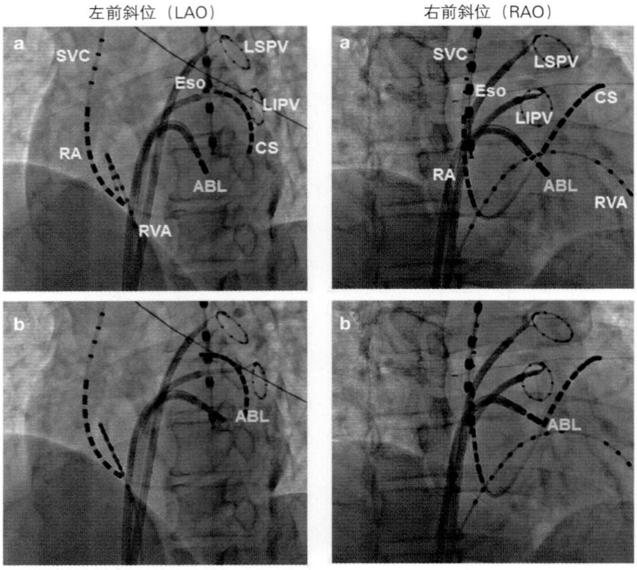

左前斜位（LAO）　右前斜位（RAO）

图 6

使用可调弯鞘进行二尖瓣峡部线性消融 -2

在心房扩大的病例鞘管无法到达心室瓣环侧时，尽量使鞘管头端固定在左下肺静脉开口附近或者与瓣环接近的部位，然后一边伸出导管一边到达瓣环。如果是双向弯导管，通过操作导管自身可以与心肌有良好贴靠（以导管头端背侧贴靠心肌等）。

从瓣环侧（a）开始，鞘管不动缓慢回撤导管，直至左下肺静脉底部（b）完成消融。在瓣环侧消融时除了鞘管还要操作导管自身，为了使鞘管的张力尽量传导至导管头端，当导管回撤入鞘管一定长度（近端电极部分）时，切换为只操作鞘管进行消融。

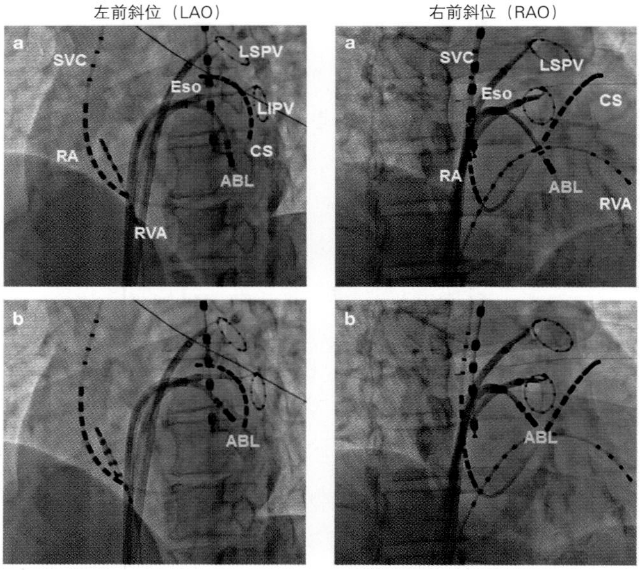

左前斜位（LAO）　右前斜位（RAO）

笔者一般时刻注意导管头端与心肌的接触力量，尽量使用前述方法消融。

进行三尖瓣－下腔静脉间峡部线性消融

AF 消融中右心房追加进行三尖瓣－下腔静脉间峡部（cavo tricuspid isthmus line，CTI）线性消融时，对于右心房扩大和 CTI 比较长的病例，导管头端无法到达 CTI 的三尖瓣环侧，获得良好的心肌接触比较困难。

此时使用可调弯鞘可使导管头端到达瓣环侧，获得良好接触。利用鞘管的弯度使导管头端朝向瓣环侧，将导管从鞘管推送至瓣环侧，可以使导管头端与心肌更加平行。必要时使导管向下弯曲，保持与心肌良好的贴靠（图 7）。

线性消融中一边观察电位信息，一边微调导管的弯度，同时缓慢回撤鞘管，这样通常可以使导管头端和心肌之间有良好的贴靠。

使用可调弯鞘的注意事项

并发症

■心肌穿孔

可弯曲导管鞘的优点之一是手动操作向导管施加的接触压力几乎都可以到达组织而有良好的稳定性。但是接触力会略高于单独使用导管时对心肌表面的接触力，因此会伴随某种程度穿孔的风险。

Piorkowski 等报道使用非可调弯鞘进行 AF 消融时操作中穿孔发生率是 0%（0/83，P=0.497），而在使用可调弯鞘时发生率为 2.4%（2/83）。

Dr's Point

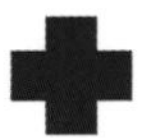

在导管头端容易形成垂直贴靠的心房顶部和心房下壁操作时，尤其需要加以注意。在这些部位进行操作时，如前所述，首先要使导管头端伸出鞘管若干，只操作鞘管进行心肌贴靠，确认导管头端与心肌表面有无接触非常重要。

■血栓，栓塞

可调弯鞘管的内径是 8.5F，略大于消融导管，因此在送入消融导管时，在消融导管和鞘管之间会产生很小的空隙。有人认为这样会伴有血栓形成的风险，因此有的术者在使用时会犹豫不决，特别是担心在左心房内的操作。但是也有报道显示，可调弯鞘和非可调弯鞘在血栓和栓塞事件上并没有显著差异 [1.2/5（1/83）vs 0%（0/83）]。

Dr's Point

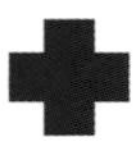

为了预防血栓栓塞，笔者所在中心在消融操作中在鞘管内持续静滴微量的肝素盐水（2～3mL/h），目前还没有发生有意义的血栓和栓塞事件的病例。

图 7 使用可调弯鞘进行三尖瓣峡部线性消融

右房扩大和峡部较长的病例只利用导管的头端有时会难以到达心室瓣环侧，通过微调可调弯鞘的弯度和消融导管的弯度就可以很容易到位。

调整鞘管的弯度超过瓣环附近，一边使导管伸出鞘管头端，一边微调使之接近瓣环底部，尽量使导管与心肌表面平行（a）。消融开始后首先只操作导管，然后慢慢回撤至鞘管头端，当导管到达鞘管头端附近时，整体操作鞘管和导管慢慢下拉至下腔静脉。在回撤时可以调节鞘管的旋钮有时要微调手柄（b）使导管头端保持与心肌平行贴靠。在下腔静脉附近如果贴靠不稳定容易落入静脉内，可以利用鞘管的弯度使导管头端尽量与静脉壁接触（c）。这样就可以使导管头端在消融中始终保持与心肌表面呈平行位置，达到稳定贴靠。

左前斜位（LAO）

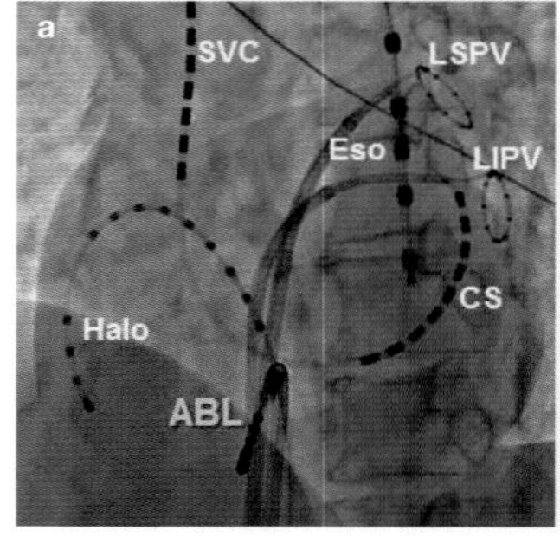

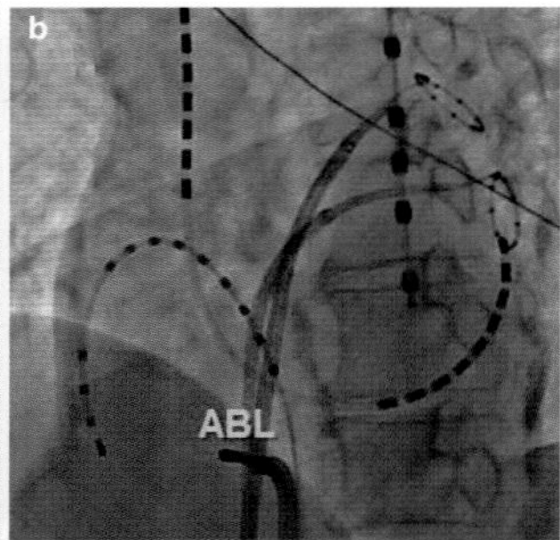

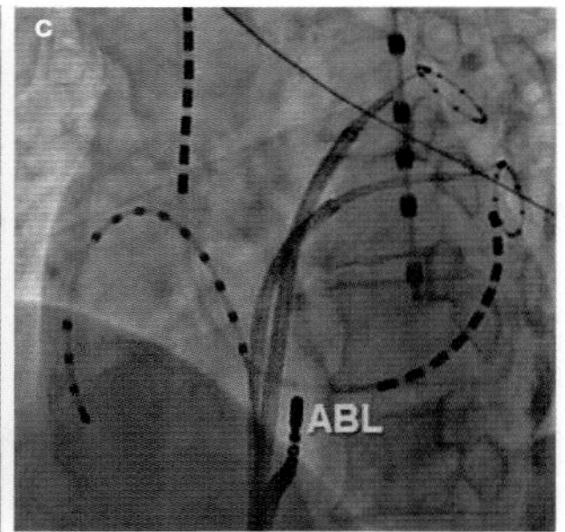

右前斜位（RAO）

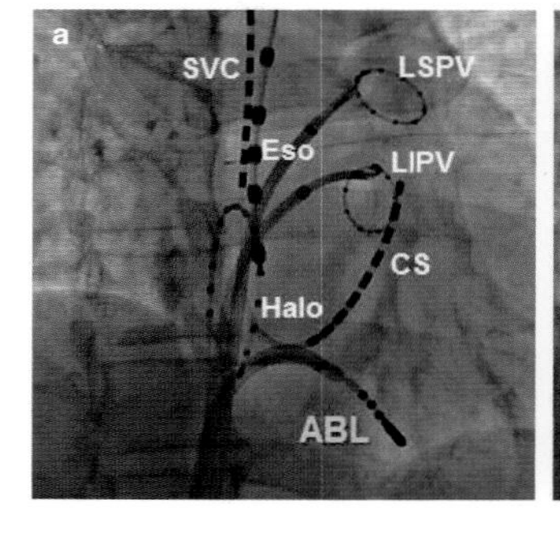

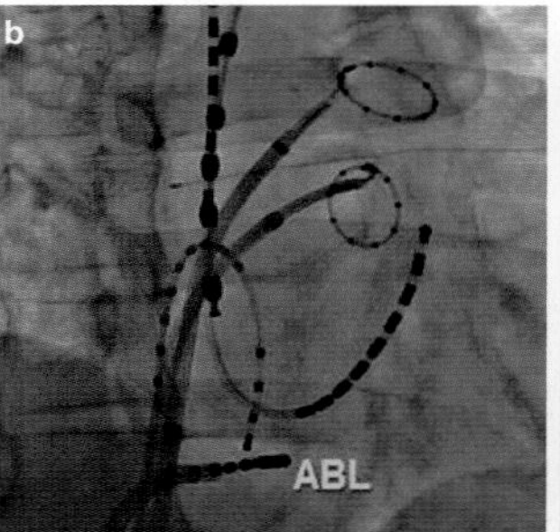

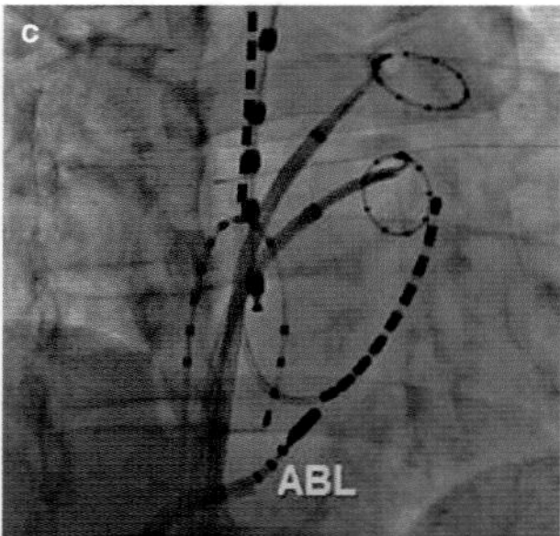

总结

本节以实际操作为中心，讲述了可调弯鞘在AF消融中的有效性。如前所述，并没有固定的操作方法，各位术者可以参考本节并结合个人见解进行实践。

使用可调弯鞘具有到达非可调弯鞘无法到达的心内目标区域的性能，同时有助于提高包括接触力在内的导管稳定性。本鞘管可以成为使AF消融成功率飞跃的一个重要工具。

8 导管消融上腔静脉起源的心房颤动

合屋雅彦 小仓纪念医院循环内科

1 非肺静脉起源的心房颤动是使阵发性心房颤动根治率下降的原因之一，文献报道发生率为 20% ~30%。肺静脉以外的起源中，最常见的是上腔静脉起源。

2 消融包括上腔静脉起源在内的非肺静脉起源心房颤动，需要先进行起源部位的诊断，然后再进行消融。

自 1998 年 Haïssaguerre 等报道“触发心房颤动的心房期外收缩存在于肺静脉，消融期外收缩可以根治心房颤动”以来，射频导管消融心房颤动已经有了飞跃性的发展。但是，现在日本广泛进行的对肺静脉以及周围进行电隔离的扩大肺静脉隔离消融对阵发性心房颤动的根治率为 85% ~90%，并未达到根治所有病例。原因之一为非肺静脉起源的心房颤动。

本节对于在非肺静脉起源心房颤动中最常见的上腔静脉起源心房颤动进行论述。

非肺静脉起源心房颤动的发生率

肺静脉以外起源中最常见的是上腔静脉起源。1967 年 Ito 和 Hashizume 等研究已经明确在包括上腔静脉等胸腔静脉存在心肌延伸。之后的研究显示胸腔静脉内的延伸心肌具有自律性。

肺静脉起源心房颤动的比例依据文献和经验大约为 90%。报道显示非肺静脉起源心房颤动的比例占 20% ~ 30%。起源部位可分为两类：第一类是上腔静脉、下腔静脉、Marshall 静脉 / 韧带、冠状静脉窦等肺静脉以外的胸腔静脉；第二类是界嵴、左房后壁和房间隔等非血管系统。

上腔静脉起源的心房颤动的发生率为 2% ~ 10%，笔者所在中心的 1450 例心房颤动消融病例中 33 例（2.3%）是由上腔静脉起源的期外收缩触发的心房颤动。

图 1

上腔静脉起源心房颤动的实际病例

ATP 负荷后可见，窦性心律时心房电位（↓）后面记录到的上腔静脉尖峰电位在期外收缩时逆转，即尖锋电位提前（*）的现象。此期外收缩触发了心房颤动。II，V_1：体表心电图 II，V_1 导联；HRA：高右房；SVC：上腔静脉；CS：冠状静脉。

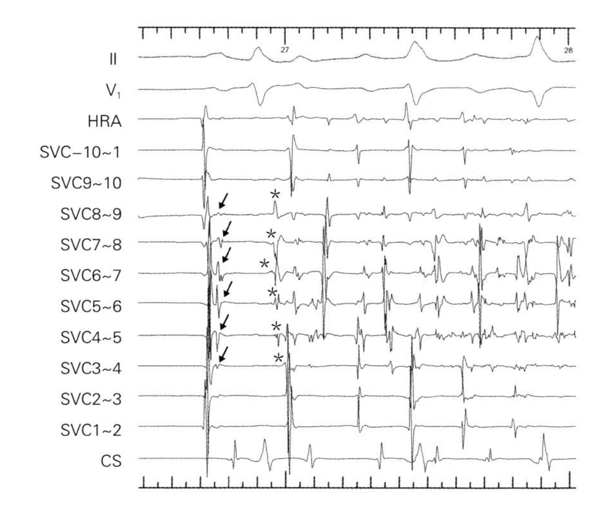

图 2

上腔静脉起源心房颤动的实际病例

上腔静脉内规律激动（*）的“肺静脉内心动过速”基本呈 2：1 传导至心房（↓）。TA：三尖瓣环。

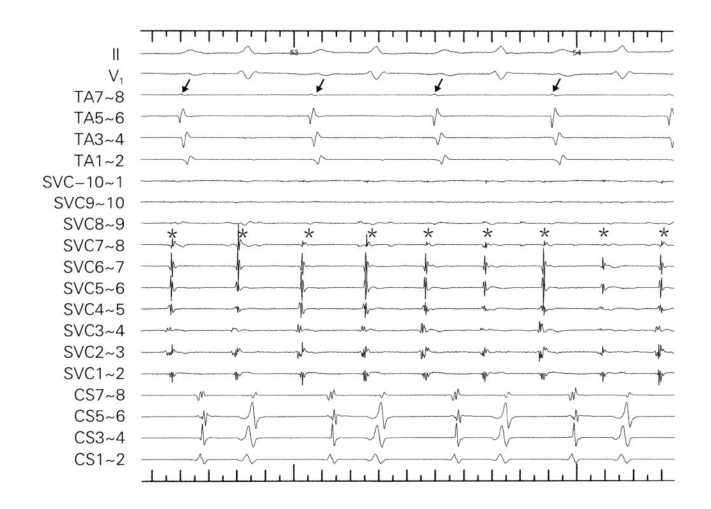

导管消融上腔静脉起源的心房颤动

2000 年 Tsai 等最早报道导管消融上腔静脉起源的心房颤动。Tsai 等报道 130 例心房颤动中有 8 例（6%）的上腔静脉内存在期外收缩，通过消融起源部位，即进行局灶性消融可以治疗心房颤动。之后 Goya 等报道上腔静脉 – 右心房间与肺静脉 – 左心房间一样存在电学连接（Breakthrough，每个病例 1.4 ± 0.5 处），对电学连接部位消融可使上腔静脉与肺静脉一样达到电隔离。

上腔静脉隔离消融的操作方法

笔者的中心只是在确认上腔静脉起源的心房期外收缩（图 1），或者心房颤动、房性心动过速（图 2）时进行上腔静脉隔离消融。上腔静脉隔离消融时如图 3 所示，首先进行上腔静脉造影，明确解剖学上右心房 – 上腔静脉的交界处，然后将环状多极电极导管置于头侧 1cm 处，以此电极导管记录的上腔静脉电位为指标进行消融。

在窦性心律下进行消融时如图 4~ 图 6 所示，可以肺静脉尖峰电位最早出现的电连接部位（Breakthrough）为靶点进行消融。但是如图 1~ 图 2 所示，肺静脉内电位呈心动过速（肺静脉内心动过速）或者心房颤动（肺静脉内心房颤动）样时难以确定最早突破点，需要进行环状消融。电隔离成功时与肺静脉隔离一样，上腔静脉内的尖峰电位消失。

尖峰电位消失后在上腔静脉内进行起搏，确认上腔静脉 – 心房间形成双向传导阻滞，并以 ATP 负荷确认有无休眠传导。

上腔静脉隔离消融时必须注意的事项

①右心房由界嵴（crisita terminalis）分为静脉窦起源部分和原始心房起源部分。界嵴上方经由右房前壁到达间隔，即界嵴形成右心房与上腔静脉在前方的分界线。

②右侧膈神经走行于上腔静脉 – 右房交界处的后侧方心外膜侧。不仅是上腔静脉隔离时，有报道称右侧肺静脉隔离消融时也会损伤右侧膈神经，需要加以注意。

Check!!

如何避免膈神经损伤

膈神经损伤多数是一过性，但是也有表现为呼吸困难的病例，应尽量加以避免。因此笔者等在放电前以消融导管进行起搏（输出 5V），尽量不在夺获膈神经的部位放电。如果必须要放电时，应避免过高的输出功率（通常在 20W 以下），放电中注意在透视下确认膈肌的运动。

③上腔静脉 – 右房交界处与窦房结比较接近，有损伤窦房结的病例报道，这点也要注意。

病例报告

下面为本中心病例。Holter 心电图如图 7 所示，Ⅱ导联可见比窦性心律（↓）下 P 波高尖、周期短的连续期外收缩（*）。这是即使在 Holter 心电图上也能明确的上腔静脉起源的特征性表现，看到这种图形首先怀疑上腔静脉起源是很重要的。

电生理检查中，在 ATP 负荷后图 1 中所记录到窦性心律时心房电位后方的上腔静脉的尖峰电位（↓）在期外收缩时逆转，尖峰电位提前（*）的现象。此期外收缩触发了心房颤动，诊断为上腔静脉起源的心房颤动。

图 5、图 6 为上腔静脉近端的电解剖图。环上腔静脉一周可记录到双电位（图中淡蓝色），代表电生理学上肺静脉 – 右房交界处。图中红色所示最早激动部位为电学连接部位，由此处激动呈局灶性向上腔静脉近端整体传导。

图3

上腔静脉造影与环状导管放置部位

通过上腔静脉造影的正面（a）和左前斜位（b）影像，确定右房与上腔静脉的解剖学移行部位（图中→）。环状导管放置于偏头侧约1cm处。

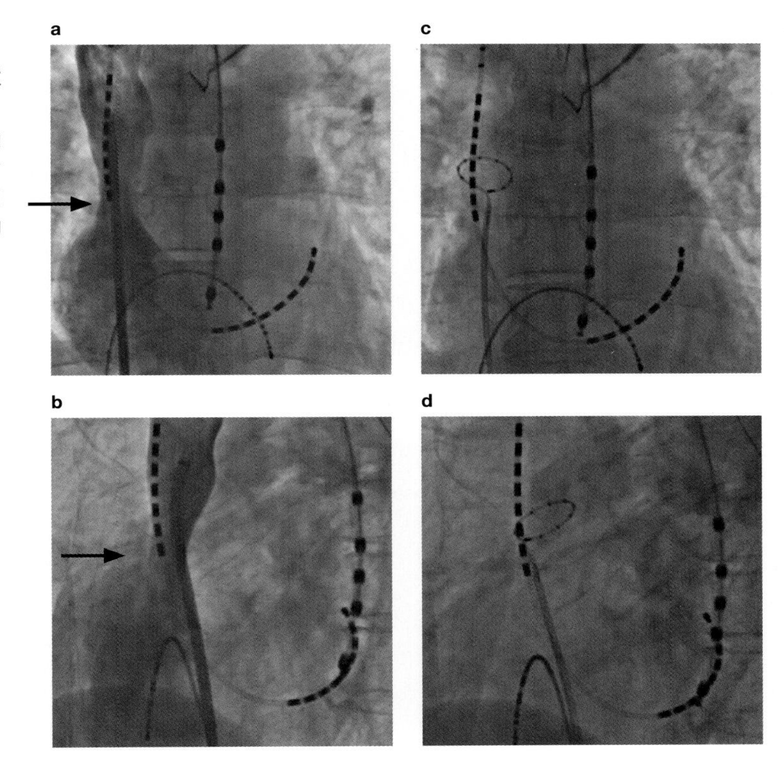

图4 有两处连接部位病例的上腔静脉电隔离

a: 最初的电学连接部位消融前的心内电图，消融导管上的心房电位与上腔静脉尖峰电位融合。
b: 第二个电学连接部位消融前后。
c: 心腔内心电图，图右所示为第二个 breakthrough 的位置。
aV_F: 体表心电图 aV_F 导联；HBE：His 束。

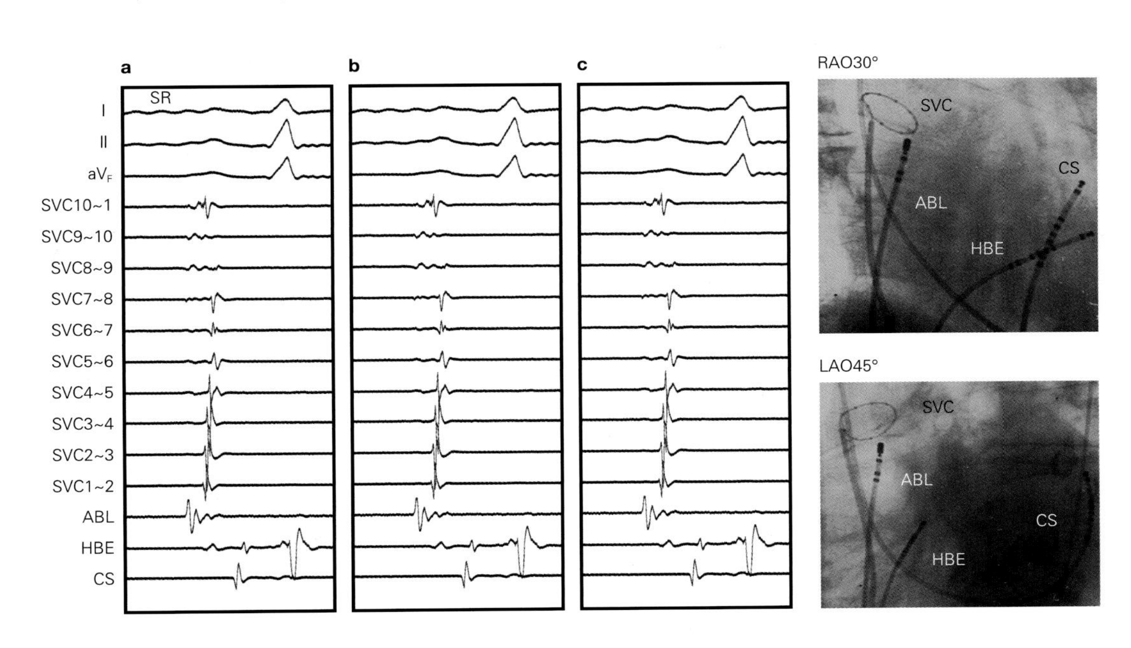

图 5 右房－上腔静脉交界处的电解剖标测

AP，LL, 及 PA 位，R：参考电极（本病例为冠状静脉记录的心房波）；A：心房波；SP：尖峰电位。

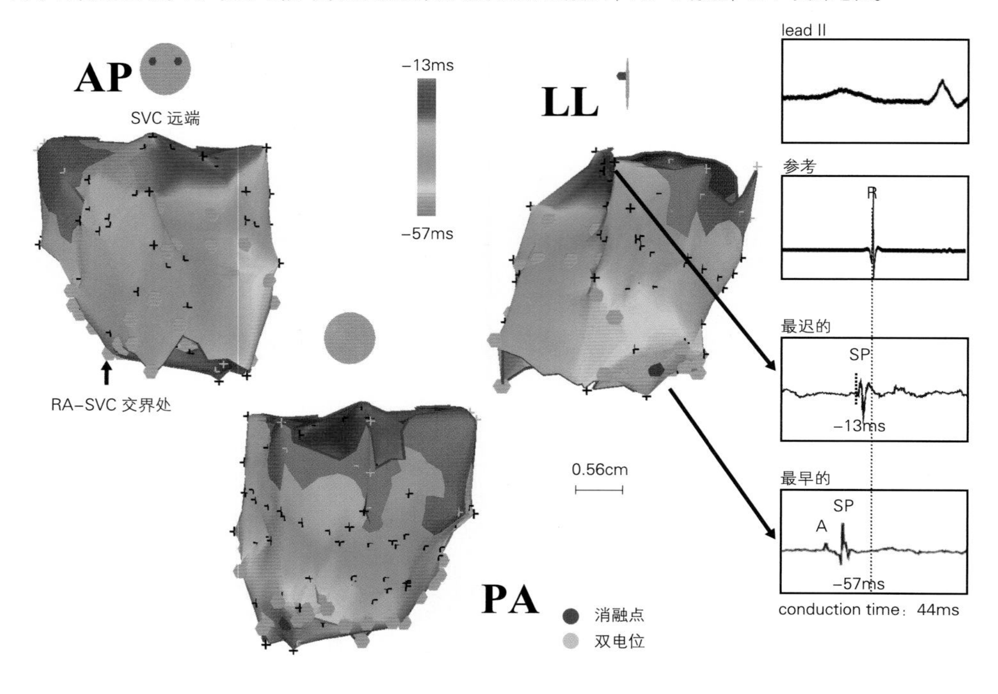

图 6 右房－上腔静脉交界处的电解剖标测

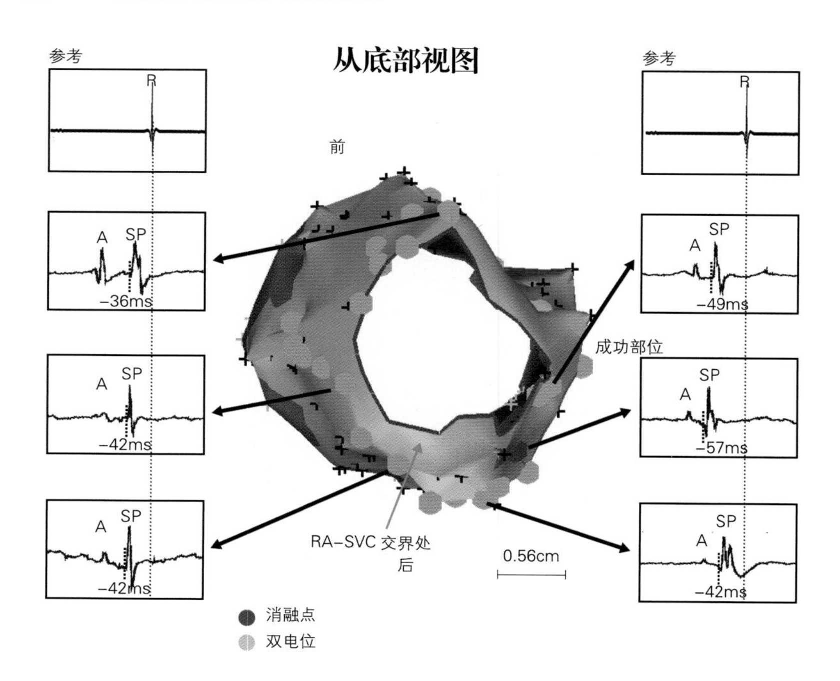

图 7

Holter 心电图所见肺静脉起源心房颤动

II 导联上在窦性心律后连续出现很短周期的高尖 P 波。这是强烈提示上腔静脉起源的表现。

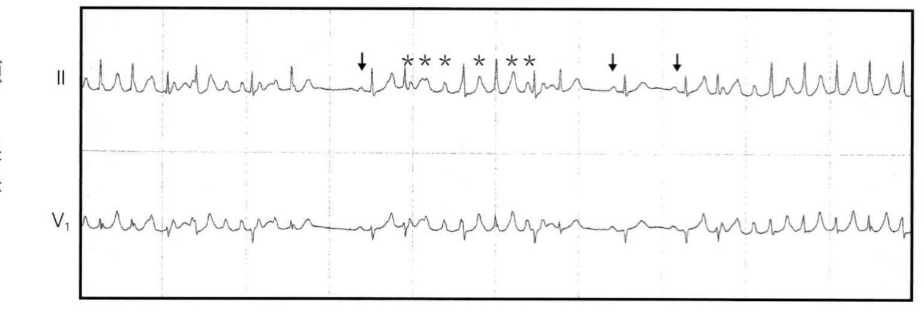

电隔离不需要环上腔静脉全部消融，只消融电子连接部位即可达到隔离。本病例仅消融 2 处即隔离上腔静脉。

此外，心房颤动也可以起源于下腔静脉。但是发生频率明显少于上腔静脉，既往仅有数例病例报道。考虑其原因为延伸至下腔静脉的心房肌比上腔静脉短。

如何提高心房颤动消融的有效性

以上论述了上腔静脉起源的心房颤动。消融包括上腔静脉起源在内的非肺静脉起源心房颤动与常规的肺静脉隔离消融不同，需要先进行起源部位的诊断，然后再进行消融。

为了明确诊断起源部位，术前分析记录的期外收缩的出现形式、心电图波形，术中在肺静脉隔离后进行异丙肾上腺素负荷、ATP 负荷试验和起搏等，尽量不要遗漏起源局灶，对于提高心房颤动消融的有效性很有必要。

9 Marshall 静脉（PLSVC）

远山英子，熊谷浩一郎 福冈山王医院心律中心

1 Marshall 静脉消融对于心房颤动的根治是必需的，通过心内膜或者心外膜侧都可以进行标测。

2 对于有 PLSVC 的 AF 病例，要牢记 PLSVC 可能是肺静脉隔离术后的非肺静脉起源灶，发现异位早搏或触发 AF 时需要进行 PLSVC 隔离。

3 PLSVC 隔离的并发症和复发率较高，因此在 PLSVC 内放电时需要加以注意。

心房颤动的触发灶

自 1998 年 Haïssaguerre 等报道肺静脉内起源的异常激动触发心房颤动（atrial fibrillation，AF）以来，已经广泛开展在肺静脉及其周围进行电隔离的扩大肺静脉隔离术，根治率大约为 90%。

但是，20% ~ 30% 为触发灶在肺静脉以外的非肺静脉起源 AF，已报道的部位包括上腔静脉、冠状静脉窦（coronary sinus，CS)、永存左上腔静脉（persistent left superior vena cava，PLSVC)、Marshall 静脉和下腔静脉等。

房性心律失常的机制

要理解 PLSVC 及 Marshall 静脉起源的房性心律失常的机制，需要理解其发生过程（图 1)。

①在胎生初期形成作为上腔静脉原始基础的左、右总主静脉。

②产生连接左、右总主静脉间的吻合，发育为左头臂静脉，左侧静脉血流经左头臂静脉回流入右侧总主静脉。

③右前主静脉及右侧总主静脉逐渐发育成为右侧上腔静脉，左前主静脉及左侧总主静脉成为左上腔静脉（胎生 8 周左右)。

④由于左侧静脉系统通常退化消失，左、右两侧存在的静脉回流移向右侧，之后左侧上腔静脉缩小形成 Marshall 静脉（左房斜静脉)。

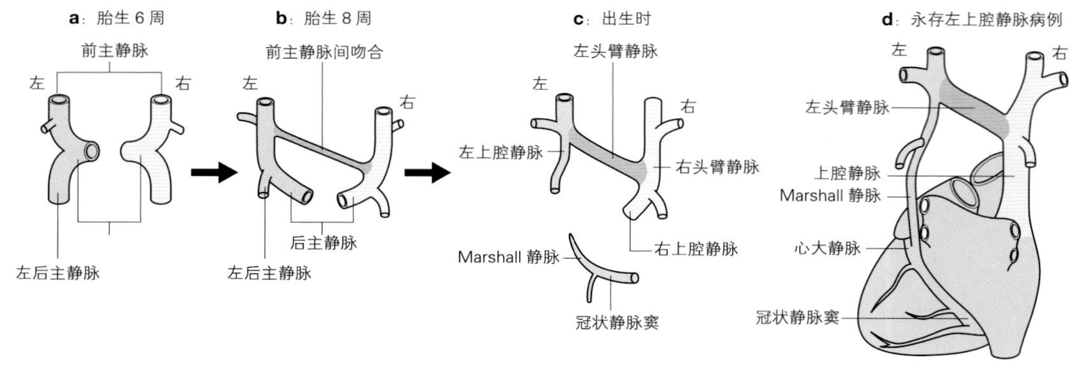

图 1 左侧上腔静脉与 Marshall 静脉的解剖

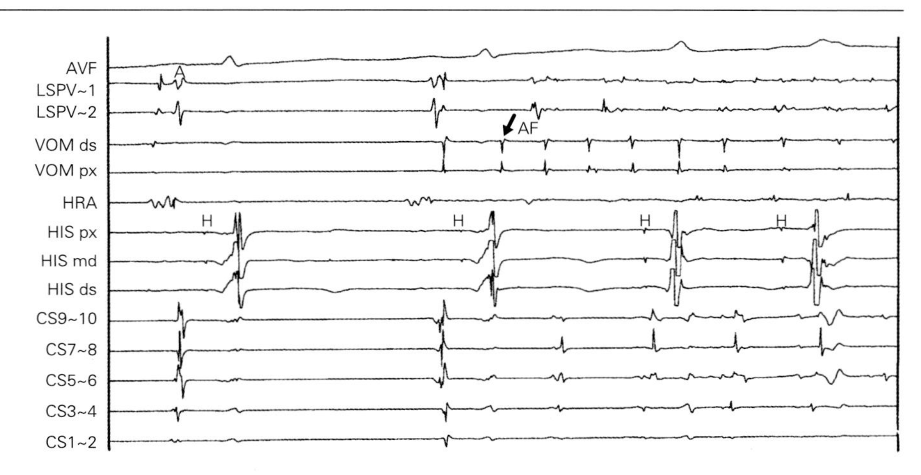

图 2 Marshall 静脉起源的心房颤动

LSPV：左上肺静脉；VOM：Marshall 静脉；HRA：高位右房；HBE：His 束；CS：冠状静脉窦；AF：心房颤动。

■什么是 Marshall 静脉

Marshall 静脉是在左心房后壁由左上方向右下方的斜行静脉，走行于左心耳及左侧肺静脉之间的心外膜侧汇入 CS，在左下肺静脉附近末端形成 Marshall 韧带。在发育阶段由于静脉回流的右侧通道未完成，使得左前主静脉和左侧总主静脉（左侧上腔静脉）残存时形成 PLSVC，左侧上半身的静脉血流经左侧上腔静脉回流入 CS。

在胎生期的发育过程中，PLSVC 及 Marshall 静脉内有心肌袖（myocardial sleeve）延伸以及存在儿茶酚胺敏感性起搏细胞，这就成为触发 AF 的异位兴奋的起源灶。

Marshall 静脉

最早在 1999 年，Hwang 等报道了 Marshall 静脉起源的 AF。图 2 所示为 Marshall 静脉起源的期外收缩诱发心房颤动的腔内图。Marshall 静脉含有交感神经纤维及心肌纤维束（Marshall bundles），纤维束在多个部位与左心房、左侧肺静脉和 CS 的心肌袖相连接。这些部位作为 AF 发生机制中触发和驱动的基质，有可能形成折返。

此外，有报道在狗的心房颤动模型中，Marshall 静脉可记录到比其他部位短的颤动周长，可能与心房颤动的维持有关。因此，Marshall 静脉对于心房颤动的发生和维持发挥着重要的作用，在此部位进行消融对于心房颤动的根治是必需的。

通过心内膜侧和心外膜侧都可以进行 Marshall 静脉的标测。通常在左房心内膜侧可记录到尖峰（spike）状的 Marshall 电位的左下肺静脉开口下方是 Marshall 静脉起源灶的最佳放电部位，Marshall 电位的消失判断为消融成功。

Check!!

心内膜侧途径消融困难的病例

心内膜途径消融困难的病例可以进行心外膜侧途径消融。Marshall 静脉内以及周围存在自主神经丛，消融可能还有干预自主神经作用。最近还有报道，Marshall 静脉内注入酒精可以作为消融的替代方法。

PLSVC

PLSVC 是残存的胎生期的左侧总主静脉，见于 0.3% ~ 2% 的 AF 消融病例。PLSVC 基底部分布有与 CS 相连续的心肌，有报道认为这种 PLSVC 的心肌就是房性心律失常的起源灶。

AF 消融病例

Hsu 等报道在 851 例 AF 消融病例中有 5 例（约 0.5%）发现 PLSVC，都在 PLSVC 内存在触发 AF 的异位搏动。他们在常规的肺静脉隔离术后继续进行 PLSVC 隔离术。将多电极导管留置在 PLSVC 内发现 CS–PLSVC 之间有平均 4 处，左房 –PLSVC 之间有平均 2 处的心肌连接，在此部位放电后 5 例中有 4 例的 PLSVC 隔离成功。

从这 4 例患者的 PLSVC 进行起搏不能夺获左房，证实达到双向阻滞，术后也无 AF 复发。PLSVC 内留置的多极导管电位上显示，窦性心律时远场的心房电位后可记录到尖峰状的 PLSVC 电位，PLSVC 起源期外收缩并移行为 AF（图 3）。

Check!!

与 PLSVC 隔离相关的报道

其他报道中的病例也都是进行肺静脉隔离术，对于术后复发病例中有 PLSVC 的病例，以及术中有自然发作的 PLSVC 起源的异位搏动或者在异丙肾上腺素负荷后出现，考虑为非肺静脉起源灶的病例，积极进行 PLSVC 隔离。

图 3

永存左上腔静脉病例

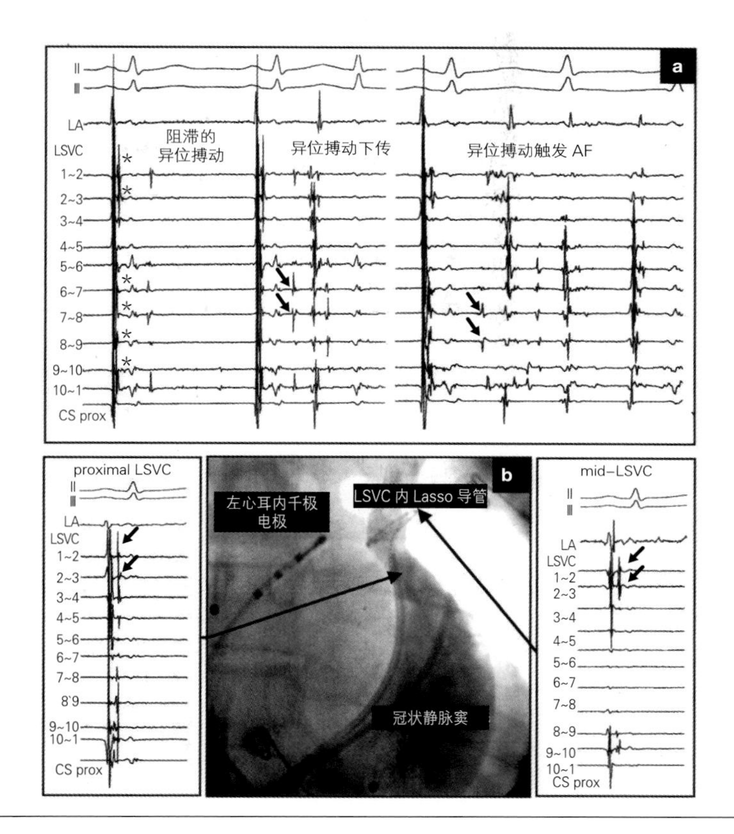

图 4

永存左上腔静脉病例进行的造影三维 CT 图像（个人病例）

下腔静脉（IVC）与左侧上腔静脉（LSVC）相连接，褐色点表示消融部位。

RA：右房；LA：左房；SVC：上腔静脉；CS：冠状静脉窦。

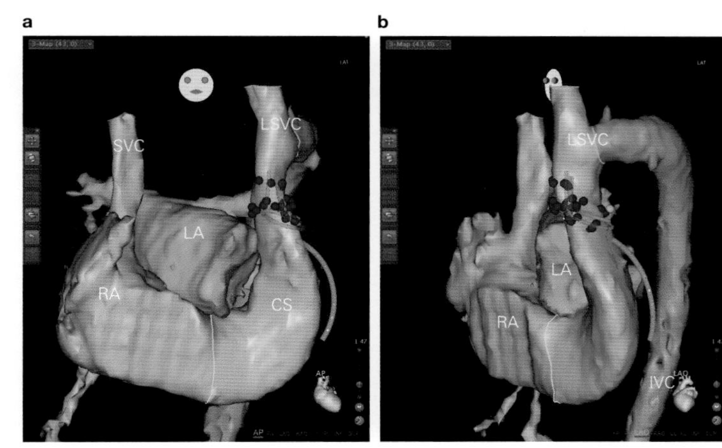

病例提示：通过隔离 PLSVC 达到根治 AF 的病例

笔者等的病例中，有仅隔离 PLSVC 就达到根治 AF 的病例，下面加以介绍。

■影像所见

图 4 为药物治疗无效的阵发性 AF（约 50 岁女性）患者的术前造影三维 CT 图像。可见下腔静脉通过 PLSVC 汇入巨大的 CS，未见回流至右心房。因此，无

法经股静脉送入导管至右心房，房间隔穿刺困难，放弃进行肺静脉隔离术。

■手术经过

导管经下腔静脉逆行送入 LSVC，以 CARTO® 3 系统建立窦性心律时的激动图，窦性心律时激动传导模式为从右房经 CS 传导，未见到由左房至 CS 和 PLSVC 的激动传导。

将环状导管放置在 CS-PLSVC 交界处时出现心房期外收缩，期外收缩的最早激动部位在 PLSVC（图 5）。此时可以见到心房电位和 PLSVC 电位的反转，CS 内激动由 CS 远端向近端传导，即激动由上方向下方传导。考虑心房期外收缩的最早部位在比 CS 远端更上方的位置。

进行异丙肾上腺素负荷时同样从 PLSVC 内反复发作 AF，起始比体表心电图的 P 波提前 76ms（图 6），并且提前于 CS 远端，在 PLSVC 的上方显示提前激动。AF 中的腔内电图显示 AF 平均周长显著缩短为 120ms，PLSVC 内可记录到碎裂心房电位（CFAE）样的非常快的电位。

图 7 显示正位及左前斜位环状导管和消融导管的位置。环状导管放置在 CS-PLSVC 交界处。使用盐水灌注导管（Navistar Thermo-cool）消融，设置为 30W，40℃，在环状导管的下方（CS 侧）基本呈环状进行 PLSVC 隔离。消融后只残余心房电位，PLSVC 电位消失（图 8）。

由于无法记录左心房内电位，无法明确消融前后有无 PLSVC 至左心房及左

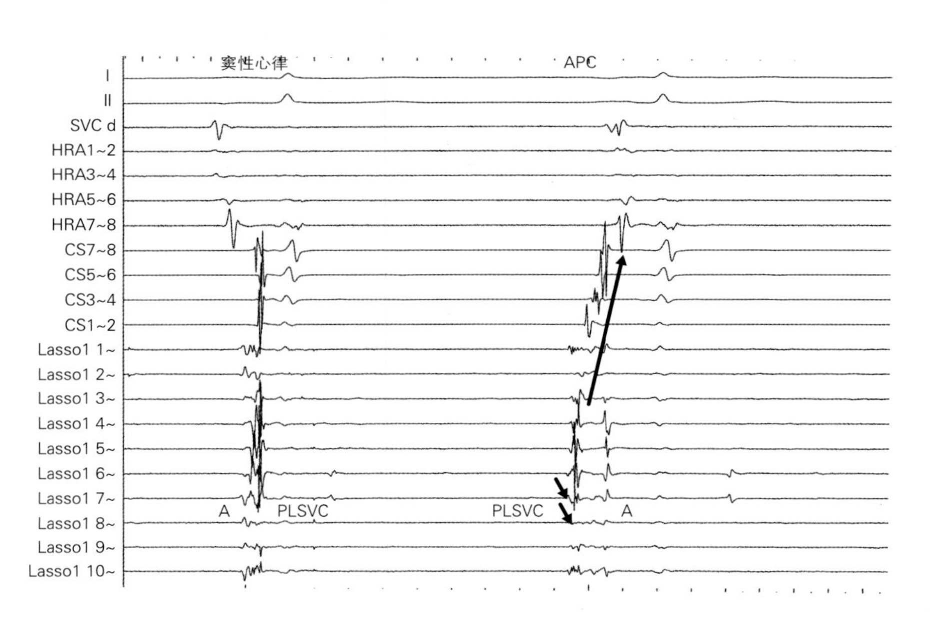

图5 环状导管放置于 CS-PLSVC 交界处时的腔内图（个人病例）

心房期外收缩（APC）的最早部位在 PLSVC，可见心房电位与 PLSVC 电位的反转，CS 内激动由远端向近端传导。APC 的最早激动部位比 CS 远端更偏上方。

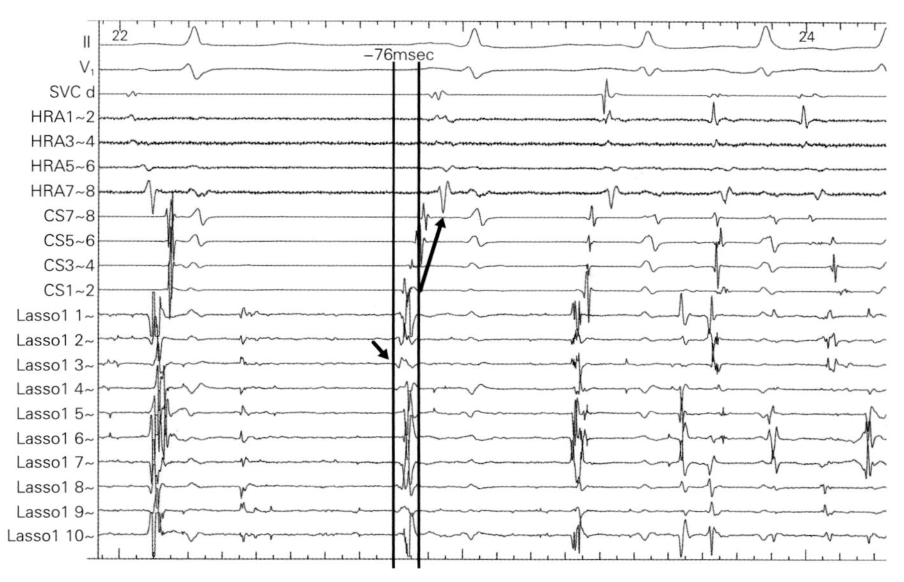

图6 异丙肾上腺素负荷诱发 AF（个人病例）

出现 AF 时 PLSVC 的激动最早，起始提前体表心电图上的 P 波 76ms。

图7

消融部位（个人病例）

导管经 IVC 逆行性送入 PLSVC，环状电极放置于 PLSVC-CS 交界处。在环状导管的下方（CS 侧）进行消融。

a：正面

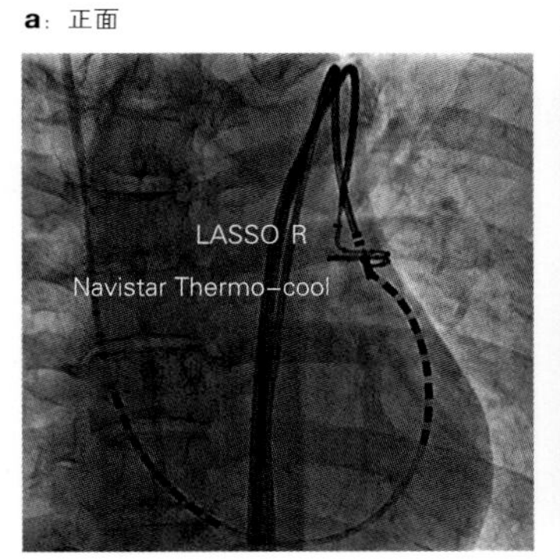

b：LAO

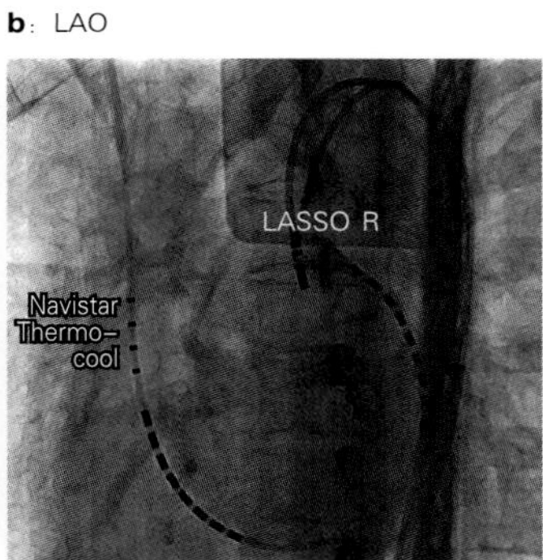

图8

消融前后的 LSVC 电位（个人病例）

消融后仅残余心房电位，PLSVC 电位消失。

a：消融前

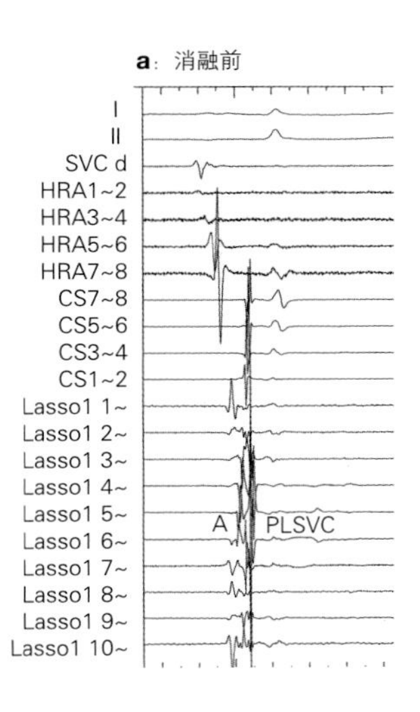

b：消融后

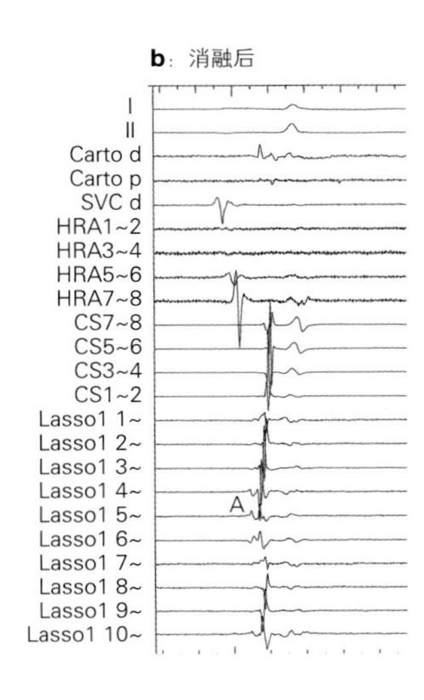

侧肺静脉的激动传导。消融后进行异丙肾上腺素负荷无法诱发心房颤动，术后 1 年未服用药物 AF 无复发。

■思考

本病例未进行肺静脉隔离术，只进行 PLSVC 隔离即达到 AF 根治，考虑肺静脉与 AF 的发生无关，具有儿茶酚胺敏感性的 PLSVC 的异常激动是 AF 发生的原因。

根据这些结果可知，对于有 PLSVC 的 AF 病例要牢记 PLSVC 可能是肺静脉隔离术后的非肺静脉起源灶，发现有异位兴奋及触发 AF 时需要进行 PLSVC 隔离。

Dr's Point

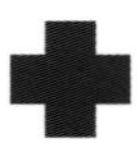

肯定 PLSVC 隔离的有效性同时，也有报道显示 PLSVC 隔离相关的并发症较多以及复发率较高。并发症包括解剖学特异性相关的左侧膈神经损伤和心包填塞，因此在 PLSVC 内放电时需要加以注意。PLSVC 内的传导恢复是术后复发的原因，有时需要进行多次消融。

Ⅳ

心房颤动导管消融与三维标测

1 CARTOSOUND®

中村绞规，内藤滋人 群马县立心脏血管中心循环内科

1 使用 CARTOSOUND® 进行心房颤动导管消融，可以提高手术的精准度。

2 心房颤动消融需要熟练掌握技术，通过理解三维技术等最新技术的特性并有效地灵活运用，可以用更短时间安全而且有效地进行消融。

使用 CARTOMERGE™ 进行心房颤动消融

心房颤动进行导管消融是难度较高的手术操作，主要因素包括：

①心房和肺静脉的解剖复杂，很难掌握三维结构。

②解剖上的个体差异很大。

随着 CARTO® 系统（强生公司制造）和 EnSite 系统（圣犹达公司制造）等三维标测系统的问世，可以将以前只能通过二维透视图像获得的导管与心血管结构的位置信息与通过导管所得到的电学信息同时进行三维评价。

CARTOMERGE™ 的优点

CARTO® 系统在 2008 年升级为 CARTO® XP，包括将 CARTO® 构建的三维解剖与 CT 或 MRI 图像进行融合的功能（CARTOMERGE™）。CARTOMERGE™ 在心房颤动消融中的优点已经有所报道，如表 1 所示。

能够实时进行 CARTOMERGE™

2010 年问世的 CARTO® 3 包含 CARTOSOUND®，可以将根据心腔内超声导管所得的实时信息建立的三维模型与 CT/MRI 图像进行 CARTOMERGE™ 超声融合。日本也于 2012 年 4 月开始临床使用（图 1）。本节根据本中心应用 CARTOSOUND® 进行心房颤动消融的经验进行解说。

表1 CARTOMERGE™ 的优点

在 CT/MRI 图像上实时显示导管的位置信息
通过虚拟内视镜视图可以掌握心腔内的详细三维解剖
非透视下操作导管可以减少透视时间
把握食道、冠状动脉、膈神经等心房周围组织的位置信息
提高消融操作的学习曲线
提高治疗成绩

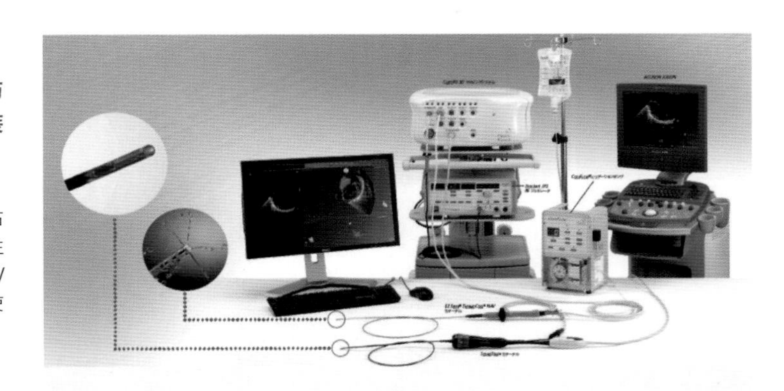

图1

CARTO® 3 系统与 SOUNDSTAR® · 超声诊断装置的构成

搭载 CARTOSOUND® 模块的 CARTO® 3 系统包括工作站、PIU、定位板、贴片、射频仪（Stockert J70）和通用性超声波图像诊断装置。与专用的标测/消融导管 SOUNDSTAR® 可以同时使用。

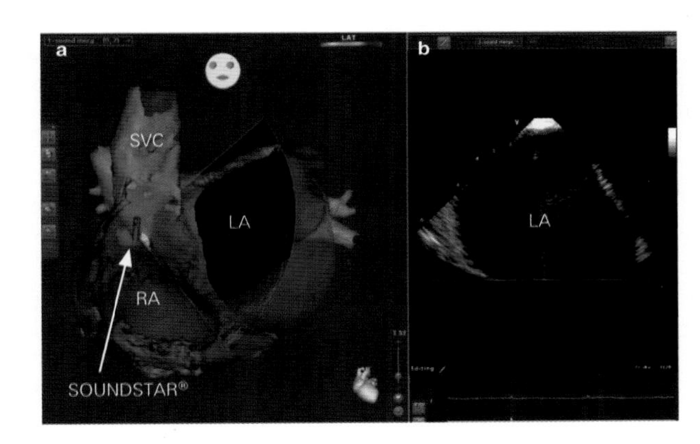

图2

CARTO® 3 系统图像

可以在 CARTO® 3 系统上显示实时的超声波图像（b）和超声波束在心腔内的方向（a）。

LA：左房；RA：右房；SVC：上腔静脉。

CARTOSOUND® 的原理

CARTOSOUND® 使用头端带有磁场感知器，装有 64 个线阵的采用相控阵（Phase trace）扫描方式的专用心腔内超声导管（SOUNDSTAR®）。与 CARTO® 系统专用的标测和消融导管一样，磁场感知器感知位于导管床下方的定位板上三个磁场发生器所发出的磁场强度，在三维上定位导管头端位置。

SOUNDSTAR® 可以正确识别导管的位置以及方向和角度，在系统上可以实时地显示超声波束的方向（图 2），根据获得的超声波图像可以进行三维解剖模型的重建。

CARTOSOUND® 在心房颤动消融中的应用

本中心按以下顺序使用 CARTOSOUND® 进行心房颤动消融。

①在左侧或右侧股静脉留置 10F 鞘管。

②将 SOUNDSTAR® 送至右心房，进行左心房及肺静脉的解剖建模，进行超声融合。

③进行房间隔穿刺。与以往的心腔内超声导管一样，可以用 SOUNDSTAR® 确定卵圆窝的穿刺点，鞘管顶在卵圆窝上形成的帐篷样突起（图 3），以及确认穿刺针进入左心房内。

④ CARTO® 系统及双 Lasso® 技术指导下使用开环灌注导管（ThermoCool®，强生公司制造）进行扩大肺静脉隔离术，必要时追加进行线性消融和 CFAE 电位消融等心房颤动基质改良术。

⑤消融中监测血栓形成、有无心包积液、爆裂气泡的发生等。

超声融合的实际应用

下面介绍本中心进行超声融合的具体方法和注意事项。超声融合的方法在不同的中心多少有些差异，笔者等按照以下的方法取得了良好的结果。

建立模块

将术前完成的 CT 或 MRI 图像导入 CARTO® 3 系统，建立左心房和肺静脉的三维图像。同时构建可能是消融目标的右心房、上腔静脉、冠状静脉窦以及消融中必须加以注意的食道、主动脉、冠状动脉等周围组织模型。

使用 CARTOSOUND® 建立解剖模型

透视下将 SOUNDSTAR® 的头端送至上腔静脉与右心房的交界附近，顺时针旋转导管使超声波束指向患者背侧，可以描记出右肺静脉（图 4）。

Dr's Point

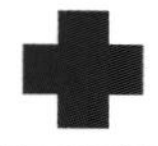

CARTO® 3 系统画面上以头位和 PA 位显示 SOUNDSTAR® 和左房的 CT/MRI 片段图像，与实际的位置关系大致一致，容易想象出超声波束指向左房的哪个方向（图 4、图 5）。

在描记出右肺静脉的体位逆时针旋转导管，可以按顺序描记出右肺静脉、左心房和左肺静脉（图 5：a ～ c）。左房左侧和左肺静脉距离留置于右心房内的 SOUNDSTAR® 较远，由于超声波的衰减会使图像不清晰，通过比较薄的卵圆窝进行描记比较容易得到清楚的图像。

图 3

间隔穿刺时描记的帐篷样突起（箭头）

LA：左房；LIPV：左下肺静脉；LSPV：左上肺静脉；RA：右房。

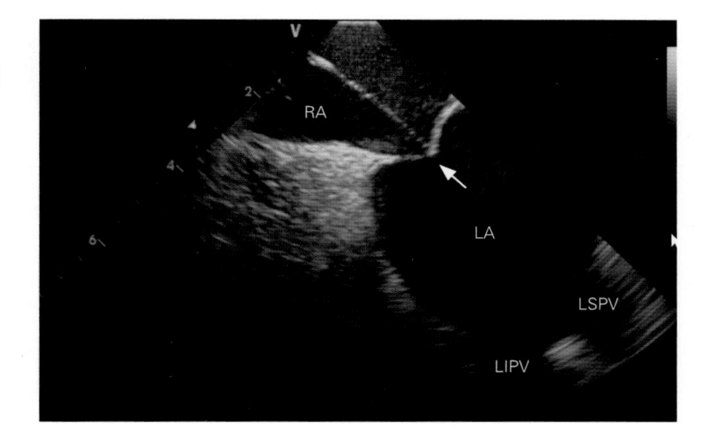

图 4

SOUNDSTAR® 头端位于上腔静脉和右房交界处时的透视图像（a）和 CARTO® 3 系统图像（b）

CS：冠状静脉窦；LA：左房；PA：肺动脉；RIPV：右下肺静脉；RSPV：右上肺静脉。

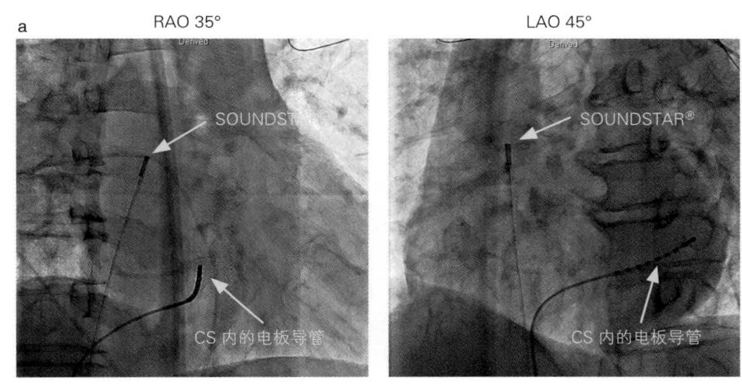

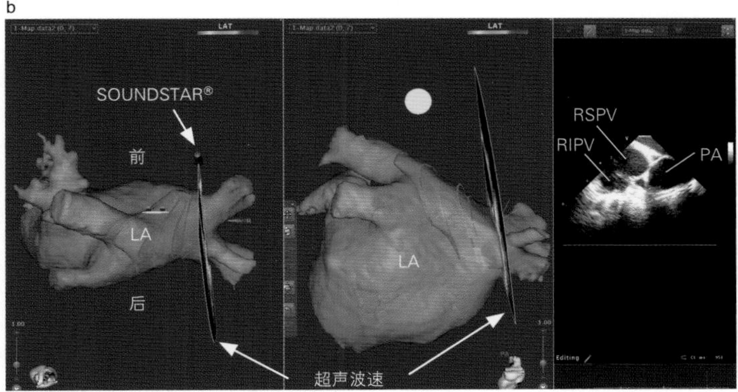

Dr's Point

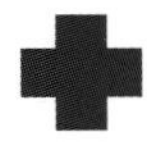

①导管位置通常会位于卵圆窝头侧描记右肺静脉，因此在逆钟向旋转导管时要有回拉的操作，越接近卵圆窝的位置越容易描记出距离导管较远的部位。

②导管头端过于接近房间隔无法描记出全部左房时，可以打弯导管使头端离开房间隔。

在导入 CARTO® 3 系统的超声图像上取得左房和肺静脉内膜面的轮廓（点的集合），建立解剖模型（图 5）。

影像融合

通过视觉对齐和表面融合将 CARTOSOUND® 建立的模型与 CT/MRI 图像进行融合。

进行目视调整的路标最好选择超声波和 CT/MRI 图像上容易确定的解剖学部位，笔者等将右肺静脉的上、下静脉间嵴部后壁侧设置为路标。另一方面，左肺静脉的上、下静脉间嵴部能描记清晰时也适合作为路标，但是在超声图像上很多情况并不清晰。

进行视觉对齐后，根据取得的内膜轮廓进行表面融合（图 6）。可以计算出所有点与 CT/MRI 图像距离的融合误差。

进入左心房后以透视和肺静脉造影为指标，以消融导管大致标测出扩大肺静脉隔离线，确认前后、左右、上下方向没有大的偏差。有时导管所标测的点与进行超声融合后的 CT/MRI 图像有很大的偏差，原因有多种，笔者的经验是标测点多数偏向 CT/MRI 图像的头侧。

图 5 使用 CARTOSOND® 建立左房解剖模型 通过导入 CARTO® 3 系统的超声波图像建立左房和肺静脉的内膜面轮廓（a ~ c 的绿线）

a：右上、下肺静脉（RSPV/RIPV）与上、下静脉间嵴部的图像　**b**：左房后壁（PW）的图像

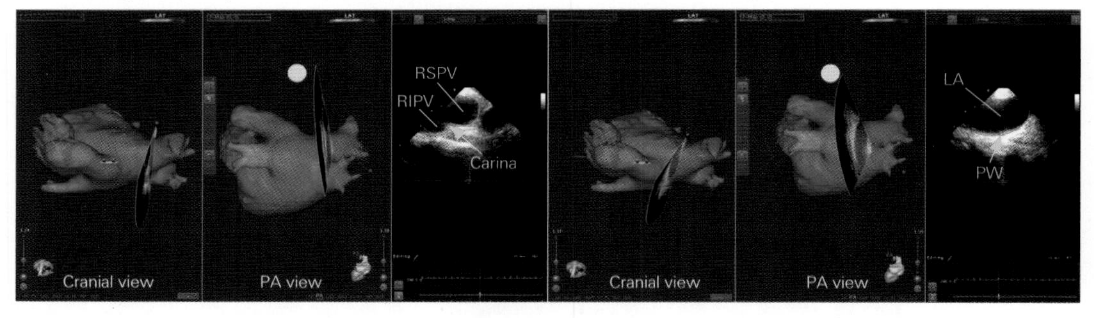

c：左房顶部（roof）和左上肺静脉（LSPV）的图像

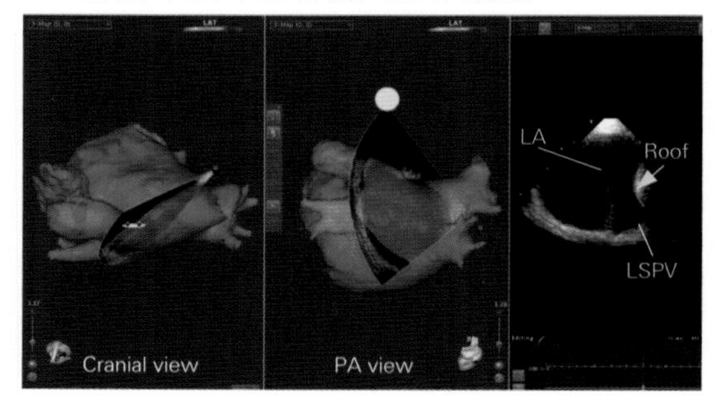

■经常出现标测点偏向 CT/MRI 图像的头侧时

①标测点与 CARTOSOUND® 建立的解剖模型大致一致，但是与 CT/MRI 图像有偏差（图 7）：虽然提示与超声融合并不一致，但是多数情况下通过调整取得轮廓时的呼吸时相（去除吸气时取得的轮廓）和取得轮廓的部位（去除左房前壁、侧壁、下壁等容易发生偏差的部位），可以得到良好的融合。

②解剖模型与标测点有很大偏差时：提示最初建立的解剖模型与标测时的

图 6 通过目视调整和表面融合进行左房的解剖模型和 CT 图像的 CARTOMERGE™

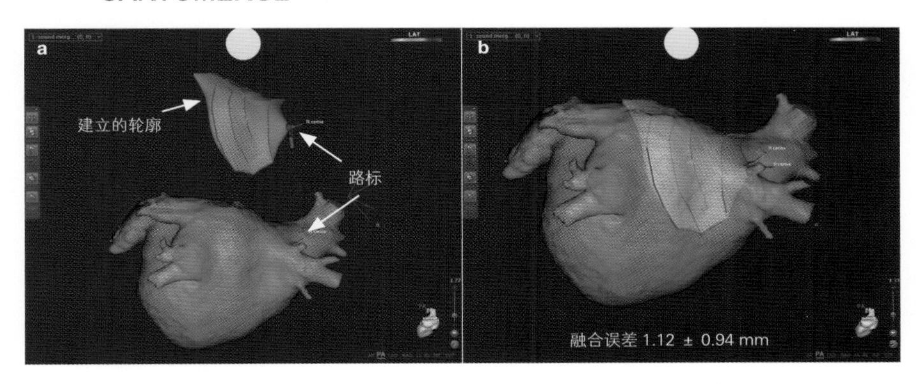

图 7 通过调整轮廓取得部位和呼吸时相得到良好的超声融合的病例（a: 调整前；b: 调整后）

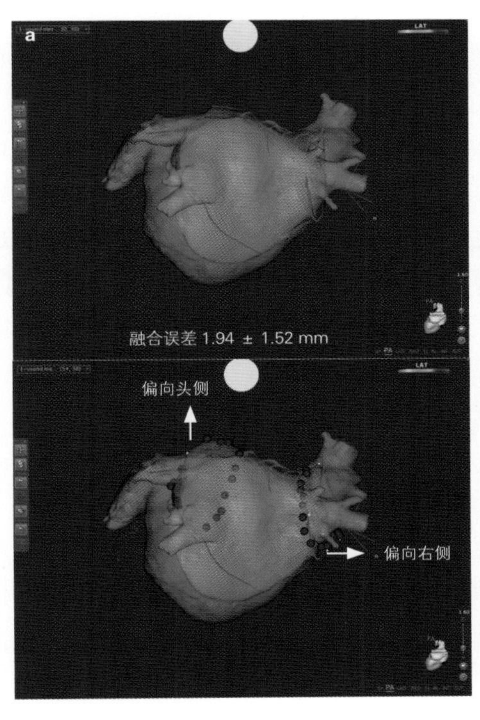

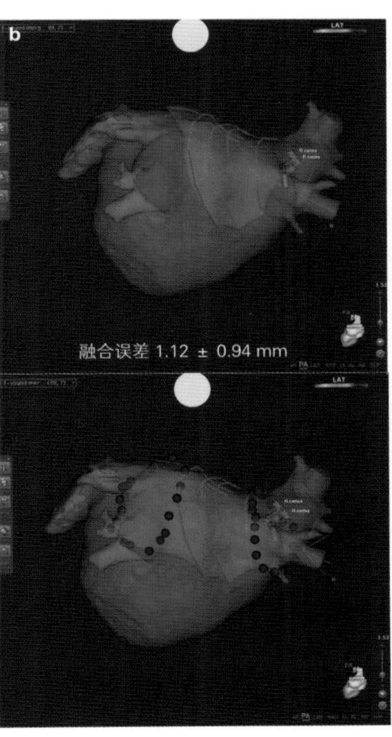

解剖模型间有偏差。此时即使当初的模型与 CT/MRI 图像有良好的融合，但是放电的点并不会与融合的图像一致，需要重新建立解剖模型。导致偏差的原因包括建立模型至标测完成之间进行的电复律的影响以及环状电极导管引起的肺静脉移位等。这些影响在多数情况下不会干扰消融操作，但是有时会导致较大的偏差。解决此问题的最好办法是在射频放电前进行 SOUND merge，但是由于长鞘和导管留置在左房内使得超声图像不清晰，难以进行良好的融合。

确认超声融合没有较大的偏差后，进行射频放电（图 8）。

取得良好超声融合的要点

与其他 CARTOMERGE™ 的相同要点

其他的 CARTOMERGE™ 进行导管取点与使用 SOUNDSTAR® 取得内膜轮廓的相同，注意事项如下。

1. 呼气时取轮廓

日本多数的中心在镇静下进行心房颤动消融，心脏的位置会随呼吸有较大的变动。呼气时心脏的位置比较稳定，但是吸气时位置的变动会较大，因此在呼气时统一取得所有内膜轮廓非常重要。

2. 使取得轮廓的时相与 CT/MRI 图像重建的时相匹配

由于左房的形状和大小随着心动周期而变化，因此应当在与 CT/MRI 图像重建的相同时相取得轮廓。笔者中心采用的是心电图上 RR 间期的 70% 时相，也有的中心采用相当于 RR 间期 30% ~ 35% 的 T 波终末部的时相。

3. 以心房顶部为中心从左房后壁开始进行 SOUND merge（图 7）

据报道，其他的 CARTOMERGE™ 以左房后壁为中心进行融合可以得到良好的一致性。原因之一是左房后壁随呼吸和心脏收缩引起的变动比较小，这点对于 SOUND 融合同样重要。其他的 CARTOMERGE™ 由于导管的过度贴靠会担心使左房顶部移向外侧，但是对于 SOUND merge 来说是适合取得轮廓的部位。

另一方面，左房前壁和侧壁、下壁的变动比较大。本中心对连续进行 Sound merge 的 40 例病例进行分析，比较从左房后壁以心房顶部为中心取得轮廓和在全部左房取得轮廓的方法的结果显示，融合误差在前者显著降低（1.41 ± 0.24mm vs 1.77 ± 0.22mm）（图 9）。

SOUND merge 特有的要点

1. 在房间隔穿刺前建立解剖模型

左房内留置的长鞘和导管会影响超声波的传导，在左房内会容易使超声波图像不清晰。特别是左房左侧和左肺静脉距离 SOUNDSTAR® 较远，即使没有这些导管干扰也不容易描记，因此推荐在进入左房操作前建立解剖模型。

图 8

使用超声融合进行扩大肺静脉隔离术

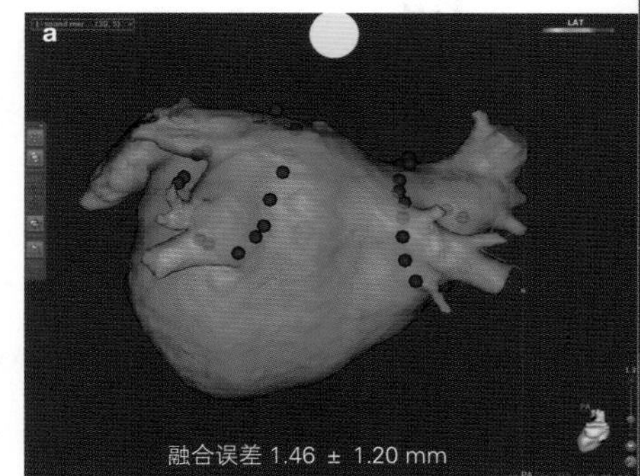

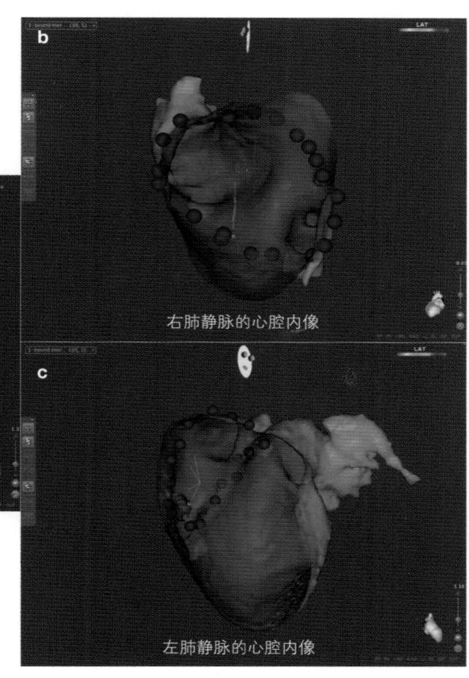

图 9

Sound merge 的不同轮廓取得部位进行融合误差的比较

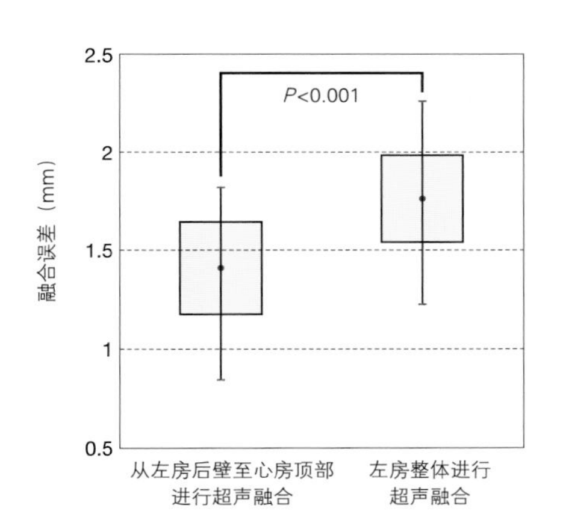

2. 以描记出右肺静脉的位置为基准进行 SOUNDSTAR® 操作

心房颤动患者的左房的大小和两侧心房的解剖学位置关系存在很大的个体差异，因此在右房内操作 SOUNDSTAR® 的位置和旋转程度随病例各不相同。

由于上述方法描记右肺静脉比较容易，在习惯导管操作和超声波图像的指向前，以描记出右肺静脉的位置为基础进行操作可以顺畅地进行解剖建模。

3. 无偏倚地取得轮廓

在右房内操作 SOUNDSTAR® 会限制取得左房轮廓的范围。

1）与 SOUNDSTAR® 相近的部位容易描记清晰，远处容易不清晰。

2）SOUNDSTAR® 所得到的二维超声波图像平面以导管为中心呈放射状（图 4b）。

基于以上理由，与导管相比较近的左房右侧和前壁、右肺静脉的轮廓密度较高，与导管较远的左房左侧和左肺静脉的轮廓密度较低。因此以左房的右前侧为中心进行融合的结果，相对于 CT/MRI 图像解剖模型容易偏向右前方。

如果与左房右侧同样取得左房左侧的轮廓就可以解决这个问题，但是如前所述的理由取得左房左侧的轮廓有局限性。因此考虑到左房左侧的轮廓密度，必要时要少取左房右侧和前壁的轮廓以达到平衡。

4. 从右室流出道取得轮廓（图 10）

右房内描记左房左侧和左上肺静脉经常会很困难，但是大多数的病例通过将 SOUNDSTAR® 导管送入右室流出道可以清晰地描记出相同部位。右室流出道内操作导管时，由于导管的头端较硬，需要注意不要用力顶在右室流出道游离壁。

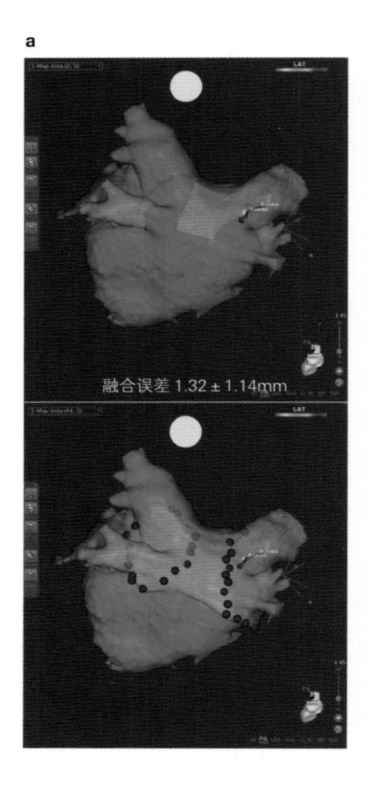

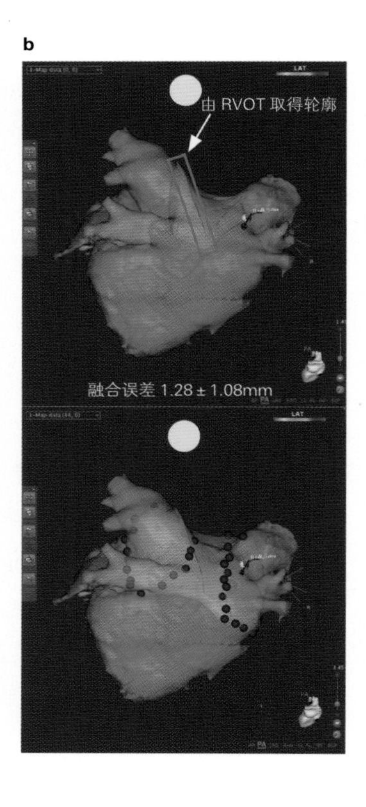

图 10

通过追加由右室流出道（ROVT）取得的轮廓，取得良好 SOUND merge 的病例（a：追加前；b：追加后）

CARTOSOUND® 的优点及展望

总结使用 CARTOSOUND® 进行心房颤动消融的优点如下：

①使用 SOUND merge 进行良好的图像整合。

②减少透视时间。

③在实时的超声波图像下进行安全的房间隔穿刺，监测并发症等，尤其对于心房颤动消融经验较少的术者是很大的优势。

心房颤动消融需要熟练的技术，通过理解三维技术等最新技术的特性，并灵活加以运用，可以用更短的时间进行安全而且有效的消融。引入 CARTOSOUND® 使大多数的术者可以容易地进行准确度较高的 CARTO® 融合，有助于在详细的三维图像上导航导管以及术中监护的安全管理。

2 EnSite Velocity

土谷 健 EP Expert Doctors-Team Tsuchiya

1 原则上在窦性心律下进行消融。

2 左心房内无低电压区域（<0.5mV）时，无论心房颤动为何种类型，只进行肺静脉前庭隔离术（pulmonary vein antrum isolation，PAVI）。

什么是 EnSite Velocity

EnSite 系统包括 Array 模式和 NavX 模式，根据不同病例可以选择不同的标测方法。本节针对 NavX 模式最新版本的 Ensite Velocity 进行说明。

Velocity 根据心腔内构建的三维电场内各个部位的电学阻抗值的差异确认导管的位置，因此称为基于阻抗的标测系统（impedance-based system）。将体表 NavX 贴片贴于颈部后面和左大腿内侧、前后胸部、侧胸部，共 3 组 6 枚，构成心脏电向量空间的 *XYZ* 三维轴。贴片间相互有微弱的恒定电流形成电场。然后通过送入心内的电极导管感知电压测量阻抗值，根据衰减度确定电极的位置。

最新版本 Velocity 3.0 可以在假想空间上导航最大 132 电极的导管，建立解剖模型（Geometry）。通过将在心内膜表面记录的双极电位的电位信息投射到模型上相对应的位置，可以进行激动标测、电压振幅标测和 CAFE 标测。

Velocity 的优点

Velocity 的优点包括可以实时显示多个电极的位置，多点同时记录电位，是不限制使用导管的种类的三维标测系统等。而且从 Velocity 3.0 开始有连续呼吸补偿功能，可以连续监测每 3s 的呼吸引起的位置变动，进行导管位置的呼吸补偿。

Velocity 的缺点

另一方面，Velocity 由于是基于阻抗的标测系统，在进行 DC 电除颤等引起阻抗发生一过性变化的操作及体液量变化引起体内阻抗变动，以及作为位置基准点（positional reference catheter）的位置参考电极发生移位时，导管的显示位置会发生移位，此时需要手动修正模型的位置。

使用 Velocity 的注意事项

建立解剖模型

Velocity 在建立解剖模型时，具有同步建立电解剖图的"one map"功能。笔者等使用双向弯环状电极 Reflextion HD（圣犹达公司制造），在建立模型的同时进行电压标测。

Check!!

最新版本的进化

最新版本 version3.0 开始应用"one model"功能，不需要分别建立左房曲面和肺静脉等圆柱状结构再与左房相结合，而可以一次性同步建立详细的解剖模型。

位置参考

建立模型时位置参考（Positional reference）电极非常重要。笔者等考虑到与心跳和呼吸的同步，尽量减少导管移动和与其他导管的干扰，将 5F 的四极电极作为参考电极留置在主动脉的无冠窦内（noncoronary cusp，NCC）。但是对于高龄者和主动脉显著钙化者，也可以使用虚拟参考（virtual reference）功能，将贴片间的中心作为参考。

优化（Field Scaling）与融合

由于体内的阻抗衰减不均一，刚建成的解剖模型图像是扭曲的，优化具有修正偏差的功能，即通过以电极间的距离替代绝对距离进行填充，以此修正图像的扭曲（图 1）。

此外，Velocity 不是像 CARTO® 将术中建立的解剖模型叠加（merge）到事先建立的三维 CT 图像（DIF）上，而是如图 2 所示，将术中建立的解剖模型与 DIF 合并变形，进行 DIF 融合（Fusion）。

心房颤动消融中 Velocity 的实际应用

笔者等进行心房颤动消融的方法与策略

笔者等原则上在窦性心律下进行消融。如果 DC 复律不能中止则在心房颤动状态下进行手术操作，大部分在肺静脉隔离完成后进行 DC 复律都能恢复窦性心律。以穿刺一次房间隔送入二根鞘管的方法，将 SL0 长鞘和可调弯鞘管 Agilis 两根鞘管送入左心房，建立左心房解剖模型的同时进行电压标测。

■治疗策略

治疗策略是在左心房内无低电压区域（<0.5mV）时，无论何种心房颤动类型，只进行肺静脉前庭隔离（pulmonary vein antrum isolation，PVAI）。放电时使用开环冲洗灌注导管（Safire Blue，圣犹达公司制造），通常不直接操作导管，而是通过调节 Agilis 鞘管进行放电。

通常以 30W 功率在各个部位放电 10～15s，拖拉式放电使各个消融部位相连续。在左房后壁偏左侧放电时，为避免食道损伤，功率减至 25W，同时以食道温度感知导管（Sensi Thermo，圣犹达公司制造）监测食道温度。食道温度超过 39℃时暂时停止放电（图 3）。

PVAI 完成后静脉注射 20mg ATP 判断肺静脉有无传导恢复（dormant conduction），应用以往的消融方法在静脉注射 ATP 后有 40% 的肺静脉传导恢复，而在使用 Agilis 鞘管后肺静脉传导恢复显著减少至 2%。

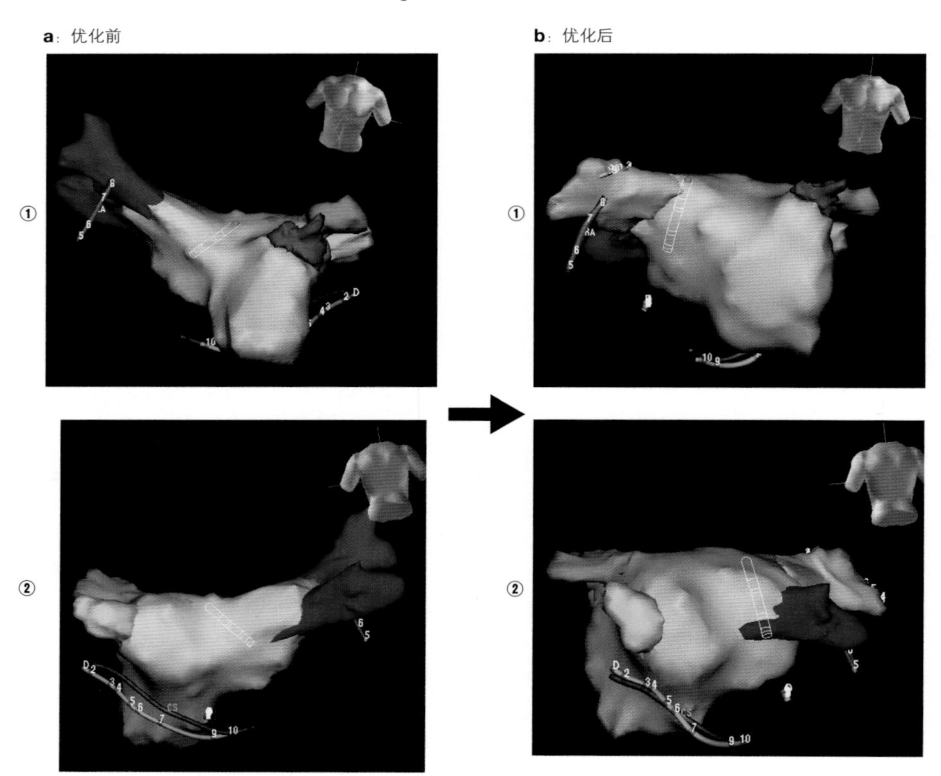

图 1 优化的实际病例

a：优化前的左房解剖模型（①为 RAO view，②为 PA view）。
b：优化后的解剖模型。
field scaling 后的模型接近左心房形态。

备忘录

电压图（Voltage map）上发现左心房内存在低电压区域时（占左房面积的 5% 以上），无论心房颤动为何种类型，完成 PAVI 后在低电压区域放电，并进行线性消融（心房顶部线或者前壁线）连接放电区域与肺静脉和二尖瓣环，可以取得良好的效果。

图 2　NavX 进行融合的实际病例

a：RAO 位（上面）和 PA 位（下面）根据解剖模型与三维 CT 进行的左房重构图像。

b：融合后的左房。

a

① RAO 所见

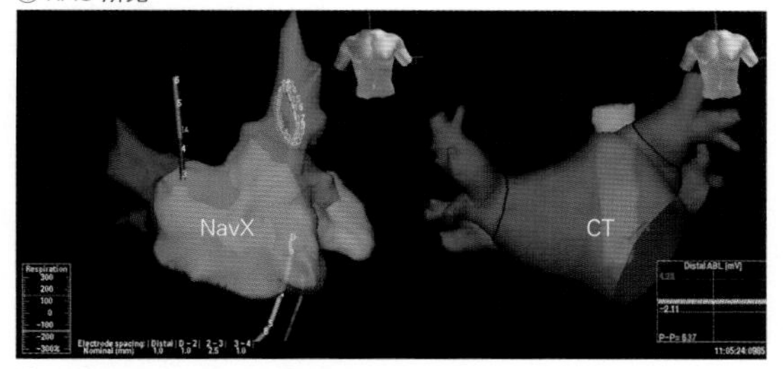

② PA 所见

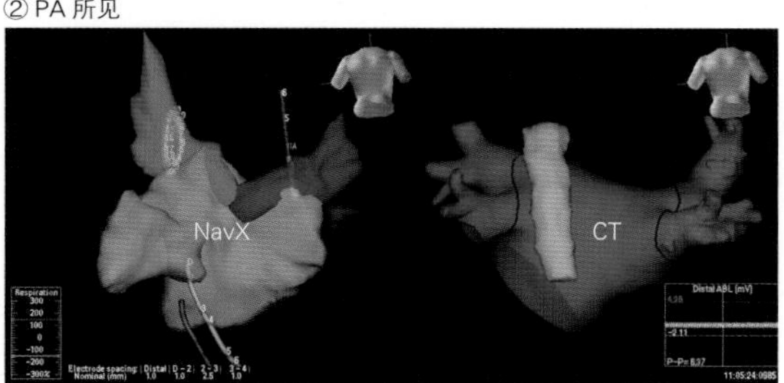

65M

b

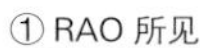

① RAO 所见

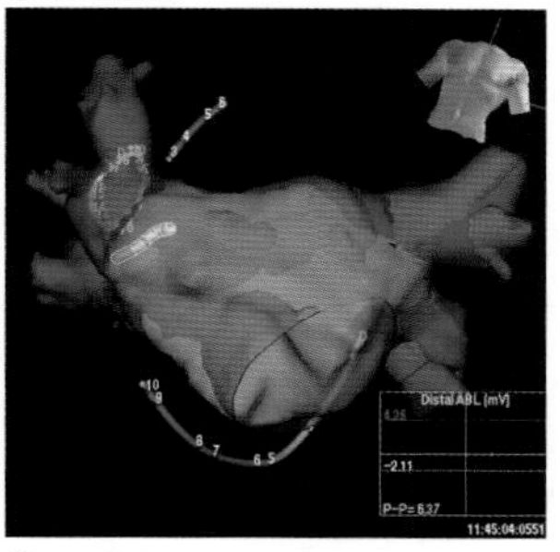

② PA 所见

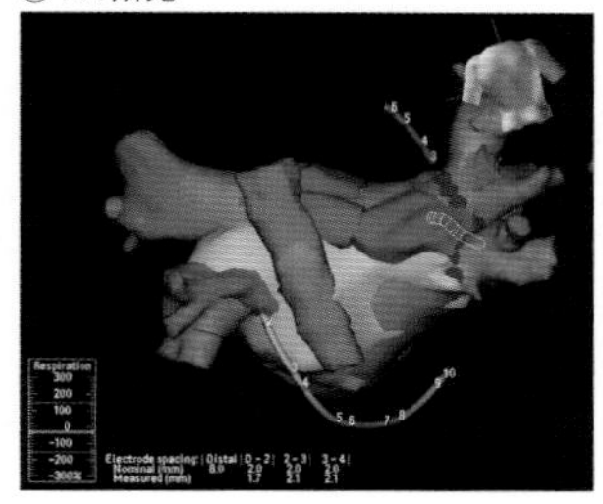

图 3

应用 NavX 进行肺静脉隔离术

a：从内侧观察左侧左心房的虚拟内视镜左房图像（endoscopic view）。

b：从后方观察左心房时的消融线。

c：放电时各个电极导管的透视下位置。

ABL：消融导管；CS：冠状静脉窦；LAA：左心耳；LIPV：左下肺静脉；LSPV：左上肺静脉；NCC：无冠窦；Ref：位置参考导管；RIPV：右下肺静脉；RSPV：右上肺静脉；RA：右房；RV：右室心尖部。

a

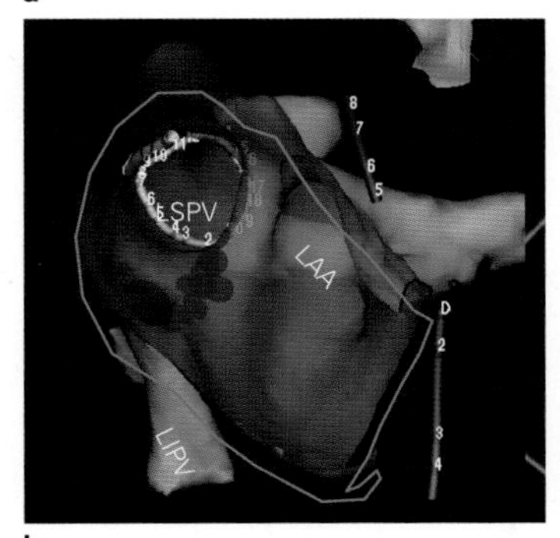

b

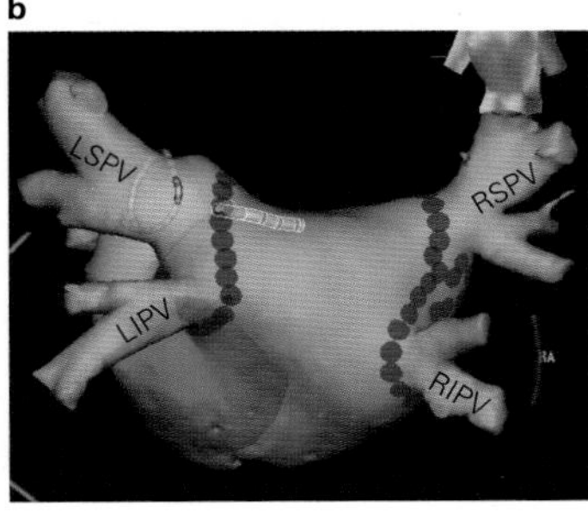

c

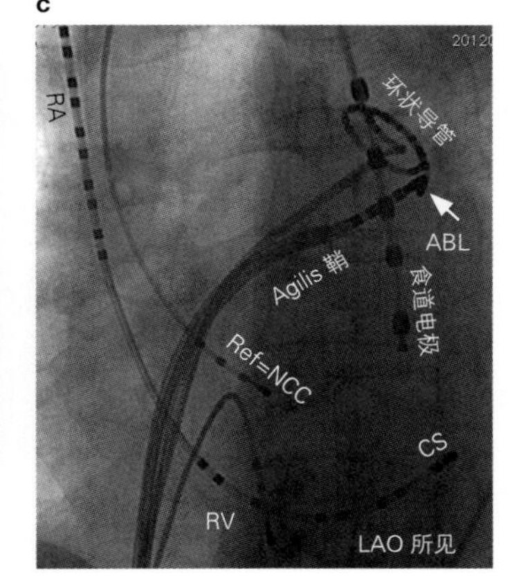

肺静脉标测（PV）map

PAVI 进行一次线性消融后，由于 PAVI 线上存在左房－肺静脉间传导裂隙，有时无法完成 PV 隔离。此时可以用环状电极标测肺静脉局部激动，确定传导裂隙。图 4 为通过 PV map 确定传导裂隙，进行放电的病例。进行 PV map 时，由于只记录 PV 电位，将时间窗口设定为从左房激动（A 波）的终末至 QRS 波的起始是很重要的。

继发性房速心动过速

心房颤动消融伴随的房性心动过速（AT）可以发生于术中和术后，由于药物治疗抵抗，多数需要进行消融治疗。大多数为大折返性机制，也有局限于小范围内的微折返（localized reentry）和局灶性激动机制的病例。

无论何种情况都是在心动过速中进行激动标测，最好根据心电图上 P 波的形态和基线的有无等预先推测 AT 的起源和机制。图 5 为在慢性心房颤动进行 PAVI 术中右房后壁起源的局灶性 AT，通过 velocity 的激动标测迅速确定了起源灶，放电后 AT 停止。

CFAE mapping

使用 EnSite 系统进行 CFAE 标测，详见其他章节。

图 4　PV 标测的实际病例

a 图所示为 LAO 位①和 PA 位②左心房。左侧肺静脉共干的传导裂隙清楚显示在 PV map 上。激动传导如右侧条形所示呈由白到紫的顺序。b 图所示为放电隔离肺静脉时的心内电位。

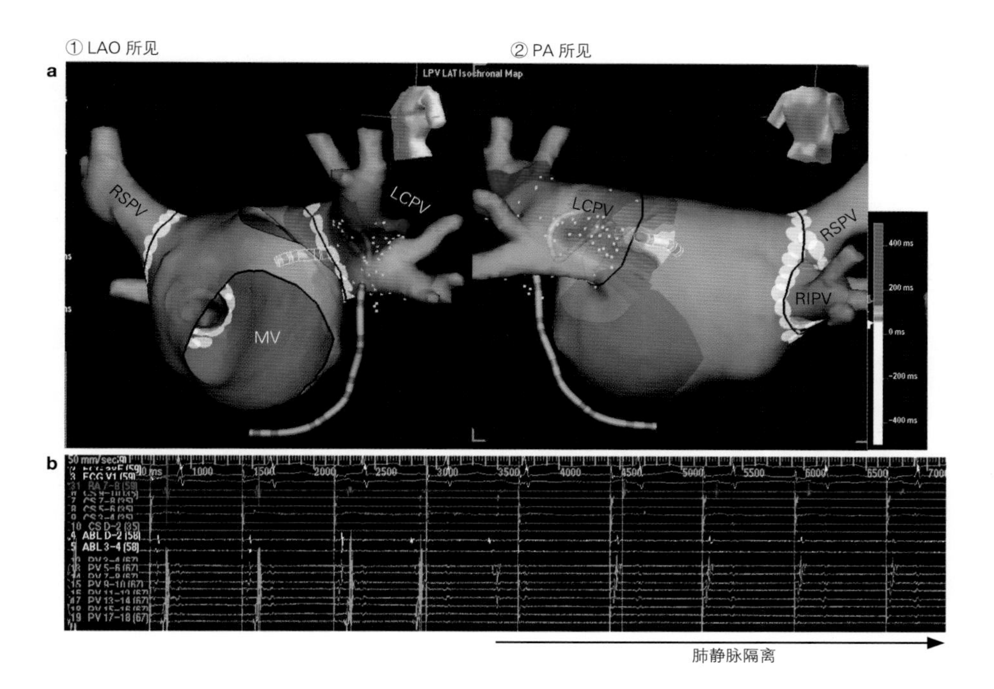

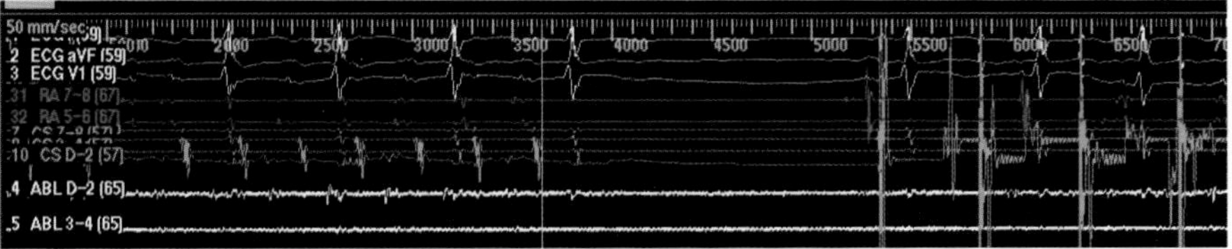

图 5　右房后壁起源的局灶性房性心动过速的激动标测和放电终止

激动传导示意与图 4 相同，缩略语与图 3 相同。RAA：右心耳；SVC：上腔静脉。

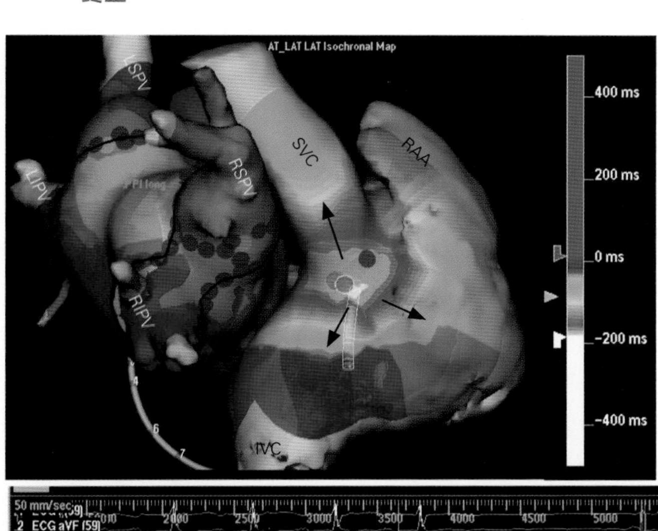

3 EnSite Array

宫本康二 国立循环病研究中心心脏血管内科心律失常科
土谷 健 EP Expert Doctors-Team Tsuchiya

1 现在进行导管消融心房颤动的主流操作是使用能够立体表现心腔和导管位置的三维标测系统。

2 当判断使用 EnSite Array 的优点超过缺点时，可以考虑使用 EnSite Array 进行心房颤动消融。但是实际上 EnSite NavX 和 CARTO® 的功能也在强化，近年来 EnSite Array 在心房颤动消融中的使用在逐渐减少。

本节中结合具体病例，概述使用三维标测系统之一的 EnSiteArray 进行心房颤动消融。

什么是 EnSite Array

使用 EnSite Array（圣犹达公司制造，美国）时，首先要将专用的 MEA 导管多电极阵列放置到推测为心律失常起源的心腔内。

MEA

MEA 的头端附有球囊，周围呈网状覆盖有多个电极。通过在 MEA 的头端和近端的环状电极与另外送入的标测导管之间反复流动高频的微小电流（5.68kHz），在距离 MEA 的中心大约 6cm 的范围内产生电场。根据与 MEA 的相对位置可以掌握标测导管在电场中的位置，通过确定 MEA 周围的位置，可以三维识别出导管的位置。导管并不是专用的，可以根据术者的喜好使用各种各样的导管。

通过在心腔的心内膜面上移动标测导管建立心内膜面的解剖重构模型（geometry）。解剖模型建立后，通过心腔内悬浮的 MEA 可以随时间变化连续记录心腔内整体的心内膜面的总心肌激动的远场电位，通过逆向进行拉普拉斯（Laplace）转换求得心腔内膜面整体的虚拟单极电图（virtual unipolar electrogram,

VUE），将其投射在解剖模型的 3360 个点上（non-contact mapping，NCM）。

虚拟激动图

通过跟踪 VUE 的电压振幅随时间的变化，可以将心内膜面的激动传导实时描绘成三维图像（虚拟激动图）。由于虚拟激动图是在心肌激动的同时进行描绘，因此可以研究每次心搏的激动传导。

使用 EnSite Array 进行心房颤动消融的优点

使用 EnSite Array 进行心房颤动消融，首先要在左心房内放置 MEA，MEA 头端的猪尾样部分应放置在左心耳的位置。使用 Mullins 的外鞘比较容易放置球囊。

控制肝素用量目标使活化凝血时间（activated coagulation time，ACT）在 300s 以上。使用 Halo 导管、环状导管（Lasso，Optima 等）和消融导管等构建左心房解剖模型后，分别建立 4 根肺静脉以及左心耳的模型，然后与左心房模型相结合。以上为使用 EnSite Array 进行心房颤动消融的准备。

之后操作在解剖模型上显示的消融导管，进行肺静脉隔离等术式。根据需要也可以建立心房期外收缩和房性心动过速的虚拟激动图。

Check!!

确定激动的发生部位

报道显示，引起心房颤动的心房期外收缩中大约 80% 是肺静脉起源，其余 20% 为非肺静脉起源。EnSite Array 通过一次心搏就可以了解心动过速的激动传导，因此不仅是肺静脉起源的心房期外收缩，还可以确定其他部位起源的心房期外收缩。

病例提示 1：在药物治疗无效性阵发性心房颤动使用 EnSite Array

图 1 为所提示的病例。50 岁男性，使用 EnSite Array 对药物治疗无效性心房颤动进行了消融。首先进行两侧扩大肺静脉隔离术，但是在肺静脉隔离后仍发生数次由心房期外收缩触发的心房颤动（图 1a）。使用 EnSite Array 分析心房期外收缩的激动传导后明确起源位于房间隔（图 1b）。从左心房侧在此部位（房间隔）放电无效，从右心房侧向此部位放电后心房颤动终止（图 1c）。

Dr's Point

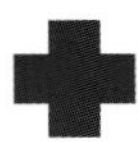

本病例中的房间隔是触发心房颤动的心房期外收缩的起源，也与心房颤动的维持有关，因此 EnSite Array 对于确定非肺静脉起源灶很有效。但是需要注意，与球囊较远位置的虚拟电极电位的可信性下降。

图1 以房间隔起源的心房期外收缩为触发灶的心房颤动

a：心房期外收缩后发生心房颤动。图的下部显示心房颤动发生时的电位，从上依次显示为心电图 I，aVF,V_1 导联，冠静脉窦（CS），房间隔相当于编号 6~10 部位的虚拟单极电图。

b：触发心房颤动的心房期外收缩的虚拟激动图。图中所示从正面观察的左心房。可见激动从房间隔下部起始。

c：消融心房期外收缩的起源灶。同部位放电后心房颤动终止，恢复窦性心律。

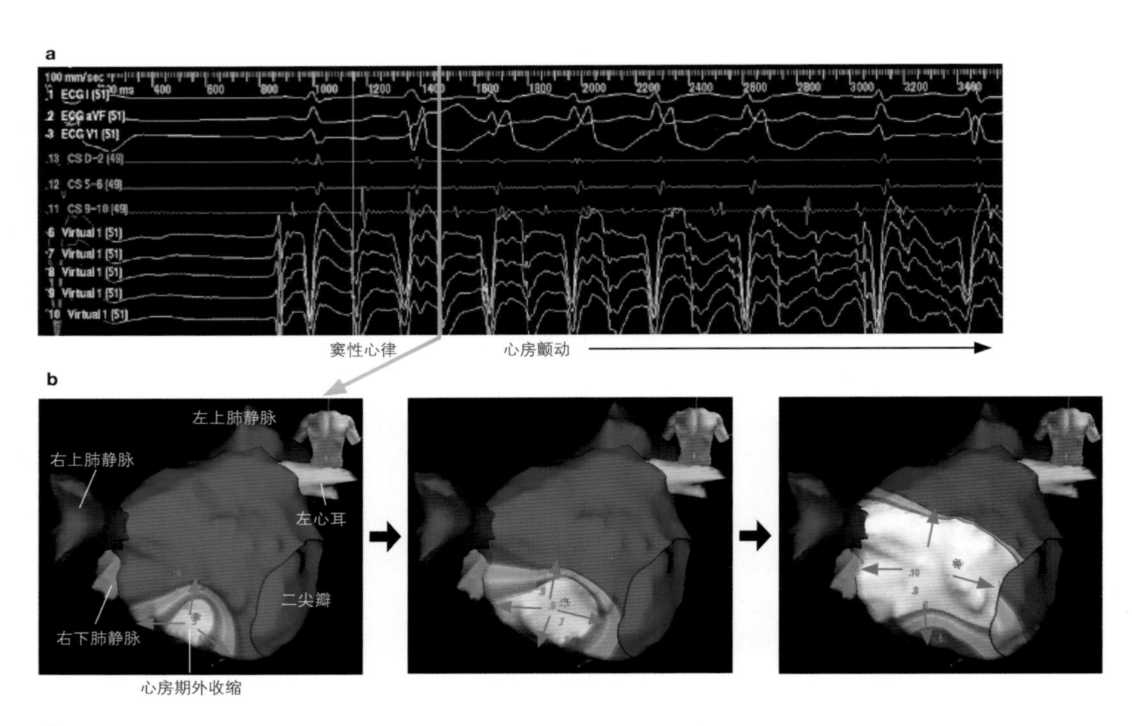

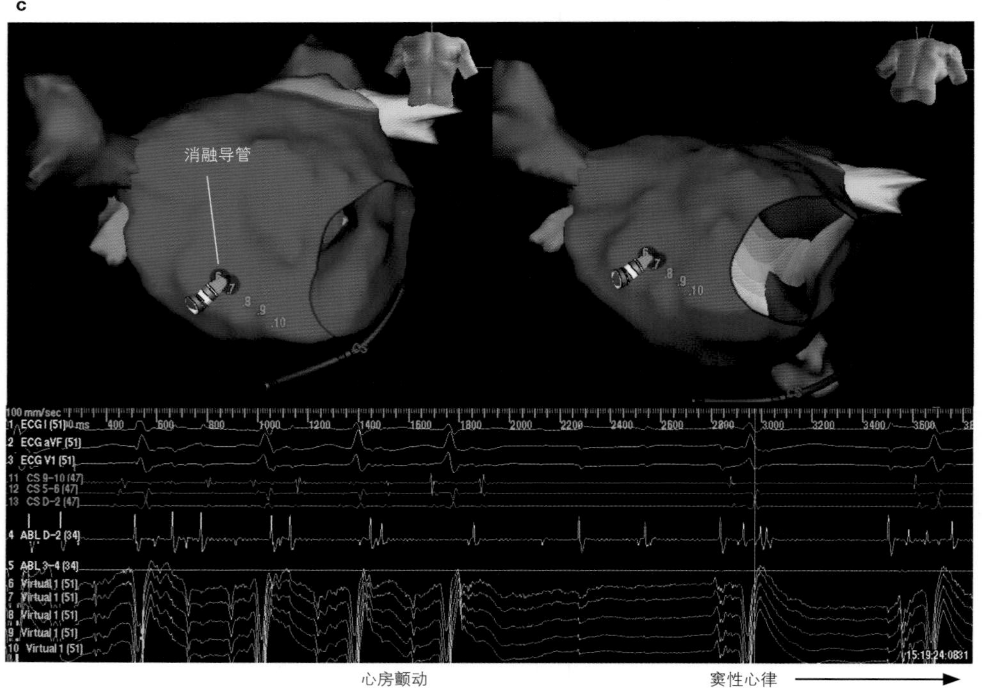

病例提示 2：持续性心房颤动进行消融

使用 EnSite Array 也不能显示心房颤动中所有的激动传导模式。但是在放电使心房频率下降的情况下则有可能显示。

图 2 为所提示的病例。50 岁男性，对持续 9 个月的持续性心房颤动进行消融。心房颤动中进行两侧扩大肺静脉隔离术后周期延长，但是心房颤动仍然持续。使用 EnSite Array 的 NCM 观察心房颤动的激动发现从左心耳基底部发出反复局灶性激动（图 2a、2b）。以接触模式记录各个部位的接触性双极电位，建立复杂碎裂心房电位（CFAE，周期 <120ms）图后，在同一部位确认存在 CFAE。

图 2 肺静脉隔离术后的心房颤动中的激动传导模式

a，b：肺静脉隔离术后的心电图以及虚拟激动图。图中所示为从左前上方观察的左心房。可见左心耳基底部反复发出的激动。

c：在左心耳基底部放电后的心房颤动中的虚拟激动图。图中所示为从前上方观察的左心房。激动发生于右肺静脉附近的左心房顶部。

d：在相同部位放电后心房颤动停止。

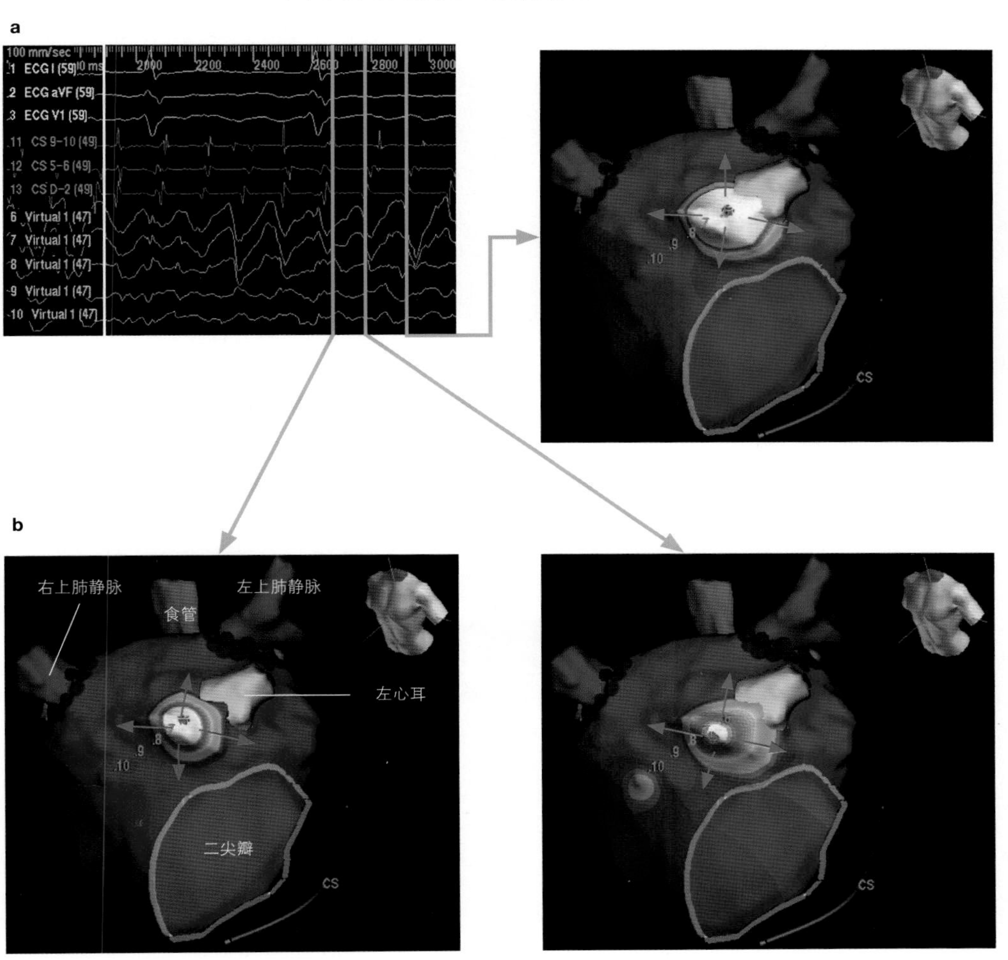

以 40W 输出功率在相应部位进行局部放电再进行线性消融至左上肺静脉，激动模式转变为从右肺静脉附近的左心房顶部发生的局灶性快频率激动（图 2c）。以 40W 在左心房顶部的激动发生部位放电后心房颤动终止（图 2d）。

像这样，能够随着激动传导样式的变化进行消融也是 EnSite Array 的特征。

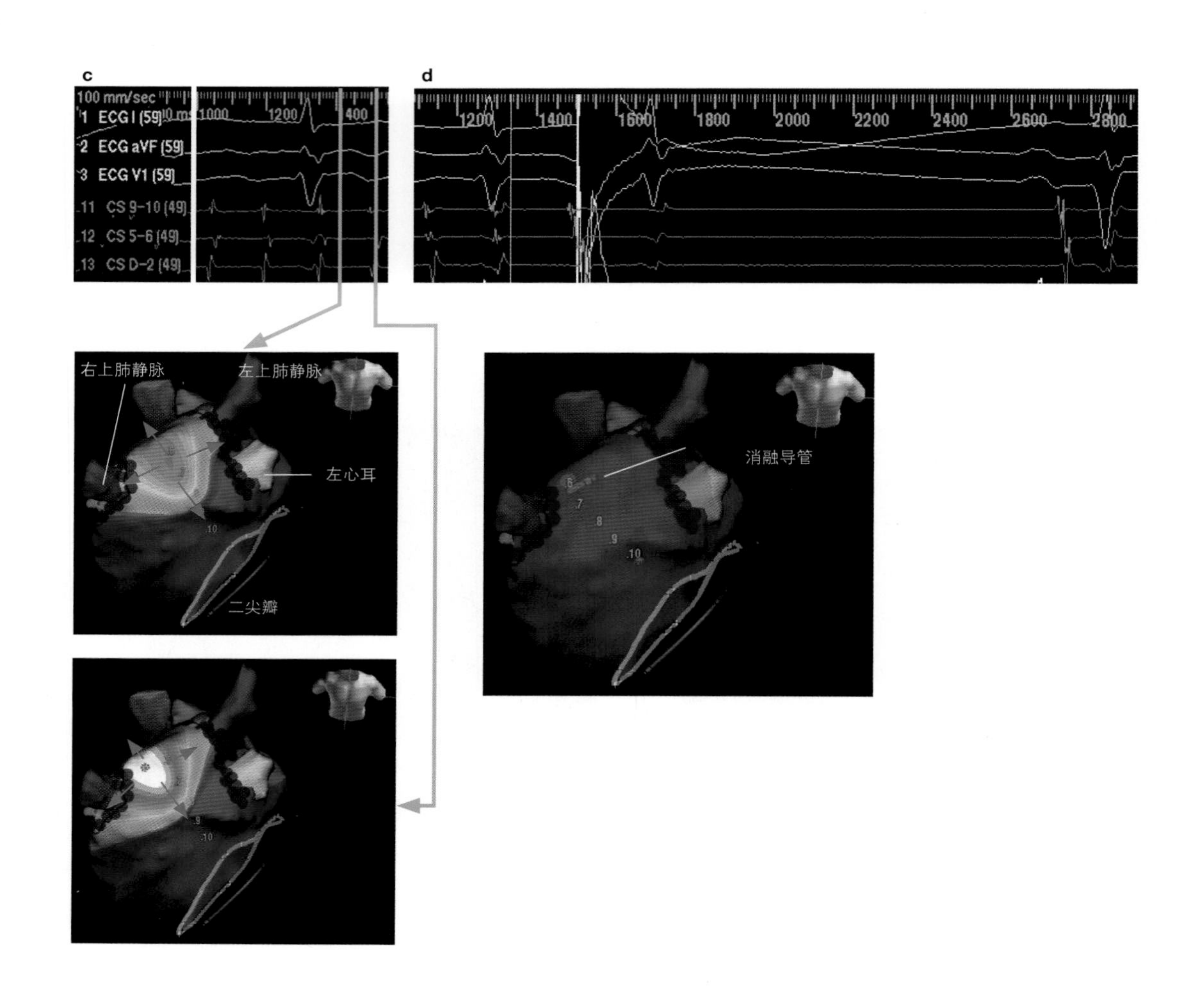

阻滞线

折返性心动过速的消融中必须在关键传导部位进行线性消融。心房颤动的消融中有时需要在左心房顶部和二尖瓣峡部等部位进行线性消融。确认阻滞线完整非常重要，如果消融线上部分残存有传导性，作为传导裂隙在术后可能会导致心律失常。使用 EnSite Array 在完成消融线后于线的两侧进行起搏，可以轻松掌握消融线上传导残存部位裂隙的位置和是否达到双向阻滞。

心房颤动消融不仅是治疗心房颤动，还必须要治疗消融中及术后出现的房性心动过速。EnSite Array 对于确定房性心动过速的起源和折返环路也是有效的。而且从 EnSite Array 的 6.0J 版本开始，可以像 EnSite NavX 和 CARTO® 一样进行接触式标测，使用 EnSite Array 也可以对心房颤动中的 CFAE 部位和窦性心律下的低电位区域等认为是心房颤动基质的部位进行接触性标测，确定位置进行放电。

使用 EnSite Array 进行心房颤动消融的问题

使用 EnSite Array 具有上述优点，但是也有不少问题。EnSite Array 常见的问题包括距离 MEA 较远的位置（4cm 以上）和低电压区域的虚拟电极电位信息的可信性下降等，但是在心房颤动消融中使用 EnSite Array 的最大的问题是使操作变得复杂。在左心房留置 MEA 并使之固定稳定需要有一定的经验，另外在左心房置入 MEA 的状态下操作消融导管也需要一定的经验。

今后的展望

以上概述了使用 EnSite Array 进行心房颤动消融。当预估使用 EnSite Array 的益处超过风险时，可以考虑使用 EnSite Array 进行心房颤动消融。但是实际上 EnSite NavX 和 CARTO® 的功能也在强化，近年来 EnSite Array 在心房颤动消融中的使用在逐渐减少。

但是不仅限于心房颤动，NCM 的优点并不少，希望今后 NCM 的开发能够克服上述问题。

4 ① CFAE-map CARTO®

山城荒平 丰桥心脏中心循环内科

1 根据设置值可以从视觉上以不同颜色显示 CFAE 区域。可以建立多种图形，可以建立根据周长定义的 CFAE 以外的图形，还可以处理 CFAE 电位特征性的 CL 的突然性变化。

2 噪音干扰是最大的敌人！！高噪音水平状态下记录的 CFAE 电图可信性低，导管室去除噪音干扰非常重要。

3 在正确的磁场下可以获得位置信息，并通过消融前后的 CFAE 电图正确地比较时间。

什么是 CARTO® CFAE 模块

已经有报道证实导管消融 CFAE 电位的有效性，CARTO® CFAE 模块能够提高心房复杂碎裂电位（complex fractionated atrial electrograms，CFAE）诊断准确度，进行 CFAE 电位的自动定量化和可视化的工具软件。

CARTO® CFAE 模块在 Navistar 导管采点时将导管记录的 2.5s 内的电位进行波形分析，自动进行 CFAE 评价。

CARTO® CFAE 模块的基本原理是以满足设置条件的电位的间距和个数为基础进行 CFAE 定量计算。CFAE 电图显示与每一点的 CFAE 参数相关的数值。每一点的波形分析的结果以不同颜色显示在 CFAE 电图上，根据 CFAE 倾向的强度显示为赤橙黄绿青蓝紫的颜色（红色：强；紫色：弱）。

需要设置电压（振幅）和时长两个参数的条件决定测量间距。

CARTO® CFAE 模块只测量满足设置电压的最小值和最大值之间条件的电位振幅。然后测量满足条件的电位峰值之间的间距，对于其中满足设置时长条件的间距和个数进行 CFAE 定量分析。

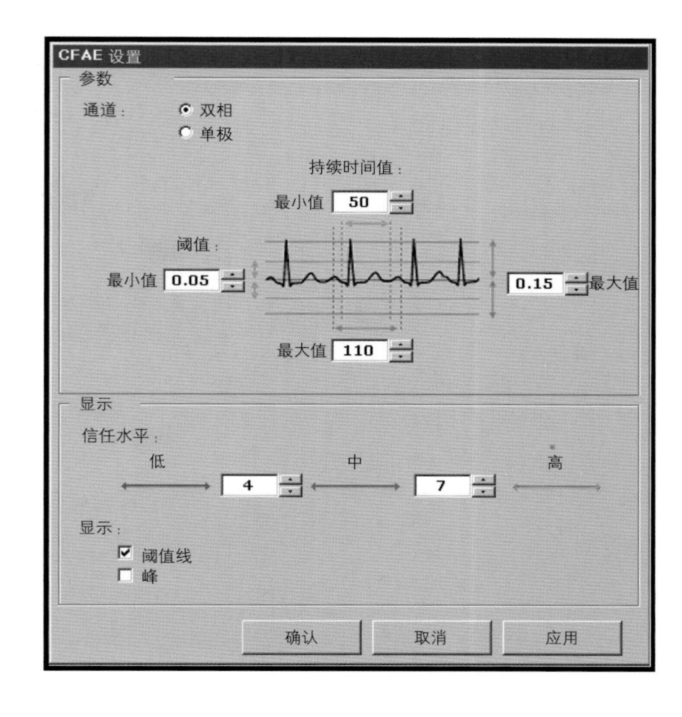

图 1

CARTO® CFAE 模块的设置画面

默认设置电压为 0.05～0.15mV，时长为 50~110ms。设置排除了 0.05mV 以下和 0.15mV 以上的电位，测量 0.05~0.15mV 之间的波峰。各个波峰之间的间距在 50ms 以上、110ms 以下时诊断为 CFAE 电位。

基本算法

取样时间为 2.5s。

根据电压（振幅）和时长两个参数进行解析。

CARTO® CFAE 模块的设定值

进行以下设置确定间距（图 1）。

1. 阈值（电压振幅）……最小值 / 最大值

定义每个点在 2.5s 的记录内的最大和最小的振幅阈值（±）。最小值可以排除噪音，最大值可以排除非 CFAE 电位和远场电位。系统根据这些设定值定义阈值内所有的波峰。

2. 持续时间……最小值 / 最大值

定义连续两个波峰之间的时间，即间距。

设定值以下的视为连续电位，设定值以上的不判断为 CFAE。

图 2

噪音水平和间距

a：在导管记录电位的窗口内显示阈值的条块，可以确认噪音水平。

b：CFAE 电位的间距在本病例是 5，SCI 是 83ms，ACI 是 92ms。

a

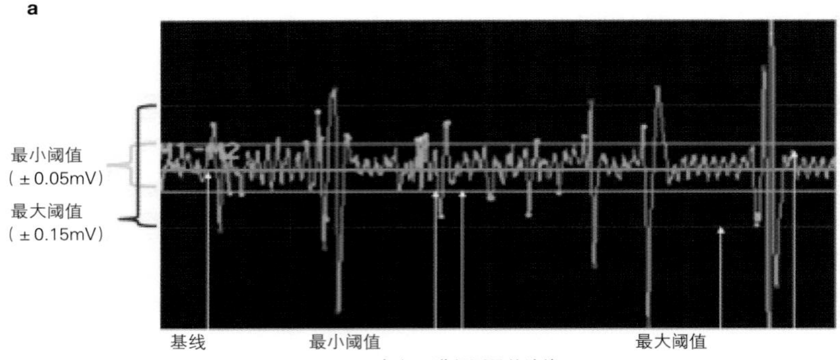

白点：进行测量的波峰
紫点：不进行测量的波峰

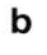

b

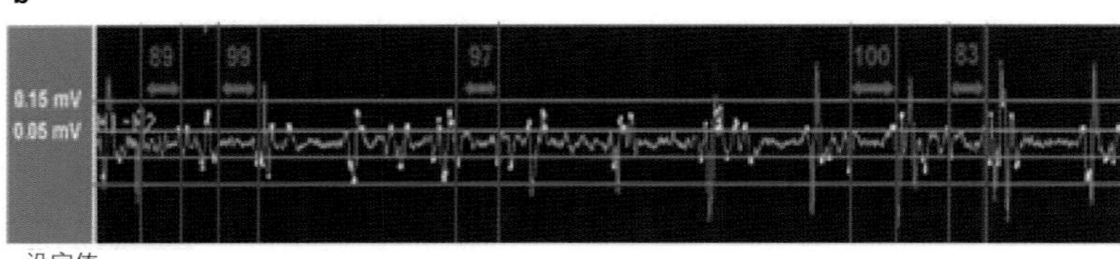

设定值
双通道

电压：	最小，0.05mV	最大，0.15mV
时长：	最小，50msec	最大，120ms

逐点解析结果

SCI（最短间距）	= 83ms
ACI（平均间距）	= 92ms
ICL（间距个数）	= 5

3. 可信水平值……高值 / 低值（图 2）

在 CFAE 图上表示可信水平标记时定义标记点。各点的间距超过输入值的点标记为红色，位于两个输入值之间的点用蓝色标记。笔者所在的中心并未使用此设置。

CARTO® CFAE 电图的表示方法

CARTO® CFAE 模块根据电位的间距可以定量化计算 CFAE 电位。定量方式有 3 种，可以表示为最短可信区间（SCI）、平均复杂区间（ACI）、区间可信水平（ICL）等 3 种 CFAE 电图。以下说明各种 CFAE 电图（图 3）。

SCI

以 2.5s 记录的间隔内最短的间距值为基础将不同颜色显示在 CFAE 电图上。每一点检测出的最小间距如果较短显示为红色，如果较长显示为紫色。

ACI

以 2.5s 内记录的间距的平均值为基础建立 CFAE 电图。

图 3 各种 CFAE 电图

3 种 CFAE 电图不能相提并论。

a：SCI 电图

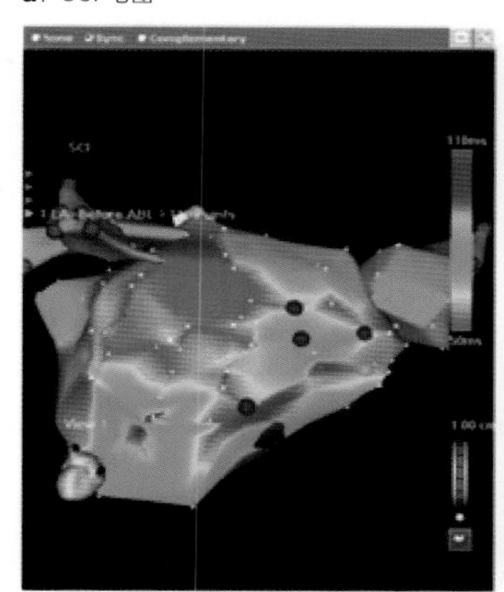

b：ACI 电图

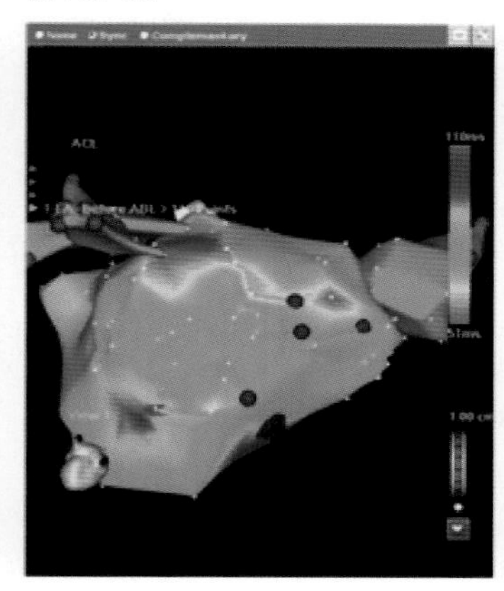

c：ICL 电图

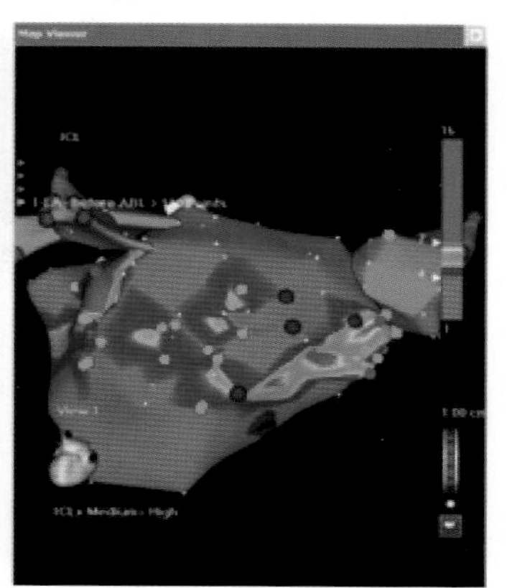

每一点检测出的间距的平均值较短者显示为红色，较长者显示为紫色。颜色比例尺上显示检测出的最大持续时间（紫色）和最小持续时间（红色）。

ICL

以 2.5s 内记录的间距的个数为基础建立 CFAE 电图。

检测出的间距的个数多者显示为红色，少者显示为紫色。

对于确认 CFAE 电位的重复性有效。

笔者所在中心在引进 CARTO® CFAE 模块之前，从外观上判断 CFAE 电位，手动建立碎裂心房电位（主观 FAP）电图。与主观心房碎裂电位电图相似，在中川博教授（俄克拉荷马大学医学部内科心脏心律失常部门教授）指导下将阈值设置为 0.03～0.2mV，持续时间设置为 13～80ms，将颜色范围在 10～40 的 ICL 电图作为 FAP 电图使用。

病例提示

以下为实际病例。持续性心房颤动病例在心房颤动中的 CFAE 电图。主观 FAP 电图和 ICL 电图相类似。SCI 电图如图所示，对一个部位电位的不同解读会形成完全不同的结果（图 4～图 7）。

根据笔者的经验，SCI 电图有时和 ICL 电图相类似，但是在实际病例中 SCI 电图经常会过高评价 CFAE 区域，很难表现出 Nadamanee 定义的 CFAE 电位中不同程度的差异，慢性心房颤动病例难以形成电位梯度，通常整体显示成红色。

图 4

同一病例的主观 CFAE 电图（持续性心房颤动病例）

a：AP

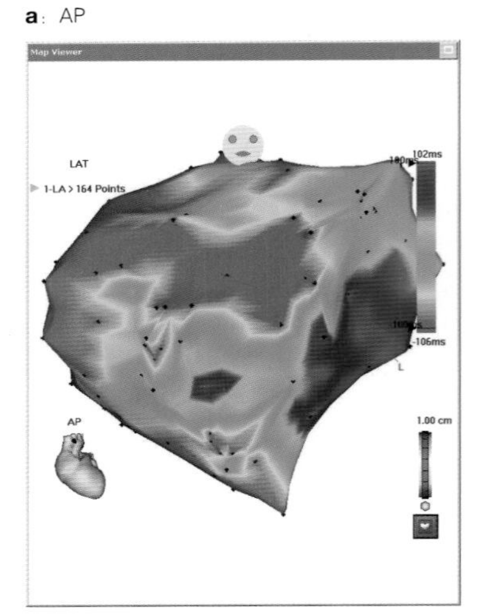

b：PA

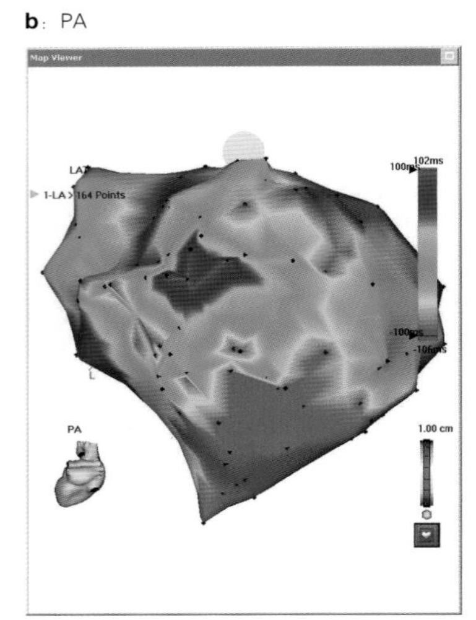

图 5

同一病例的 FAP(ICL) 电图（持续时间 13~80ms，电压 0.03~0.20mV）(持续性心房颤动病例)

颜色范围 10~40

a：AP

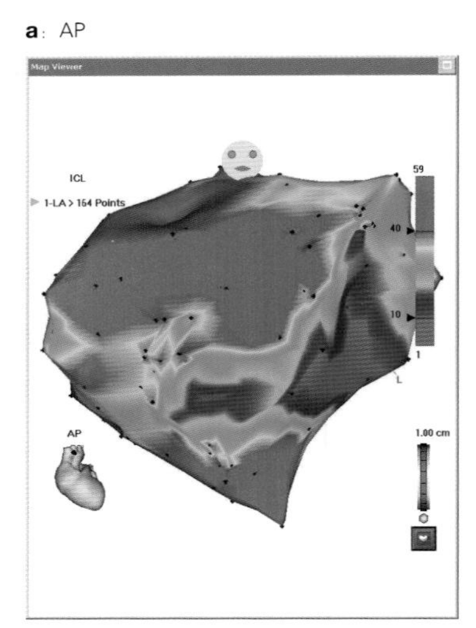

b：PA

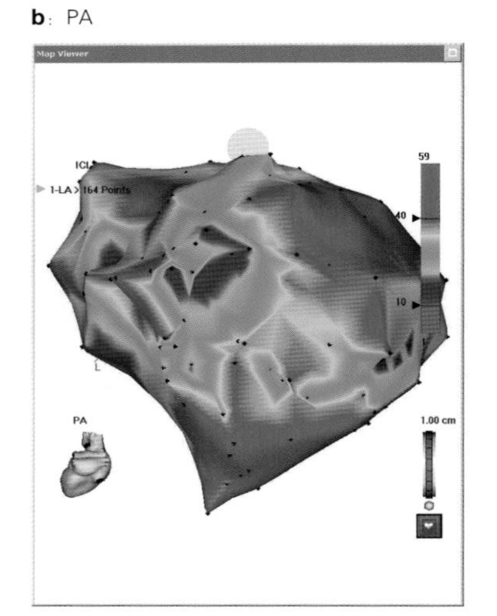

Dr's Point

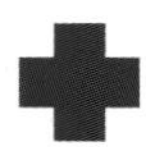

噪音水平较高时

①测量波峰时，如果感知到噪音，会过高评价 CFAE 区域，因此阈值必须设置在超过噪音水平 0.01~0.02mV 的程度。

②另一方面，CFAE 电位如果加上噪音水平，会超过设定的阈值，虽然看起来是明确的 CFAE 电位，但是会显示为紫色。因为阈值的色条（Bar）会实时地显示在电位窗口内，因此需要随时确认。

图6

同一病例的 SCI 电图（持续时间 50～120ms，电压 0.05～0.15mV）（持续性心房颤动病例）

a：AP

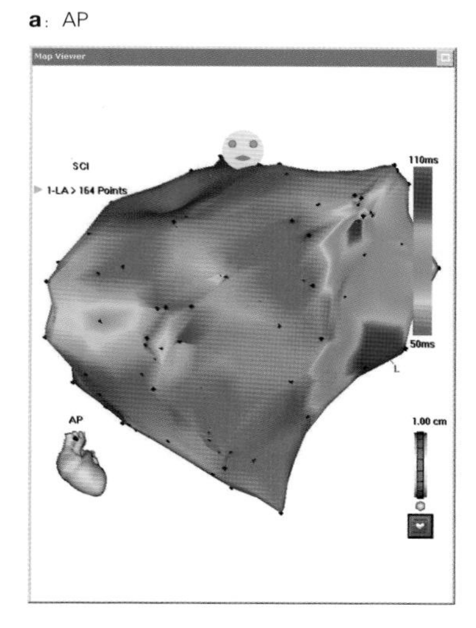

b：PA

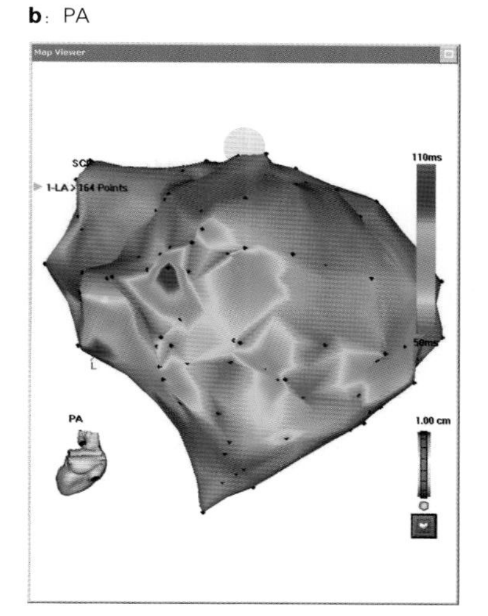

图7

○圆圈部位电位的评价

SCI 电图中显示为红色。

主观电图判断为非 CFAE 电位，显示为紫色。默认的 SCI 电图为 51ms，因此显示为红色。

FAP 电图中为 18ms，因此显示为蓝色。E 图所示在笔者医院的设置中 SCI 为 13ms，显示为红色。

a：FAP

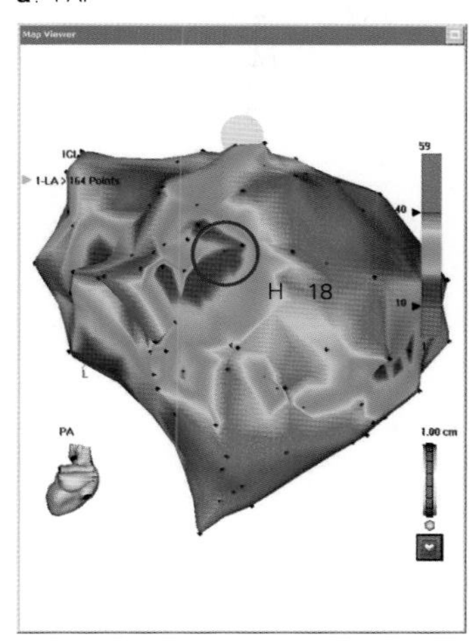

b：主观电图

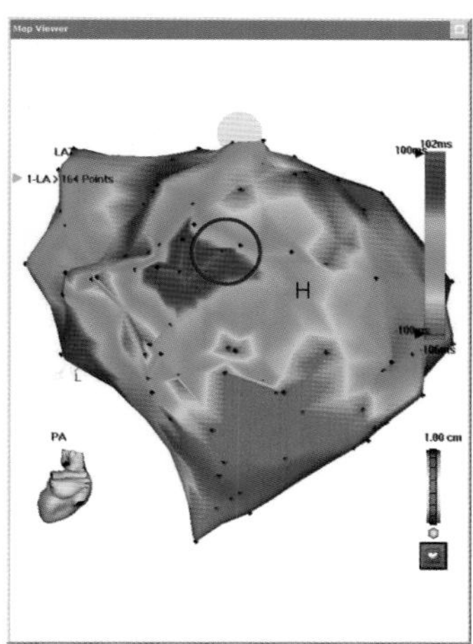

c：SCI

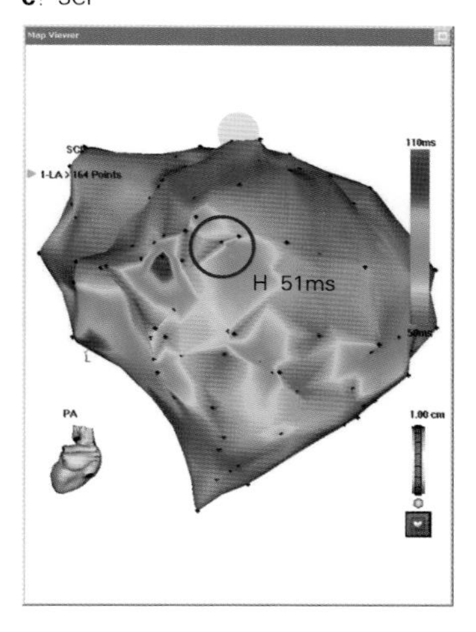

d：默认设置

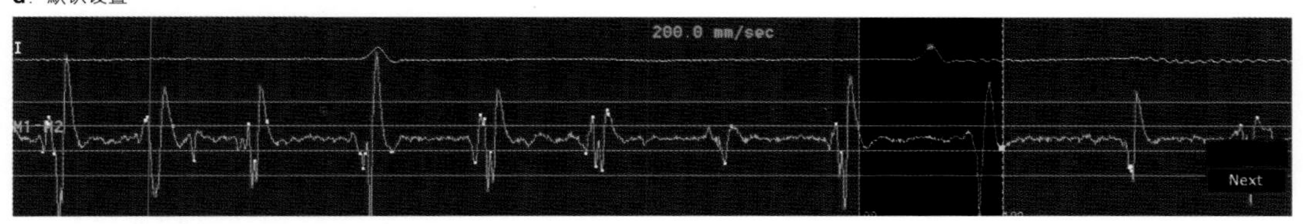

e：笔者医院的设置

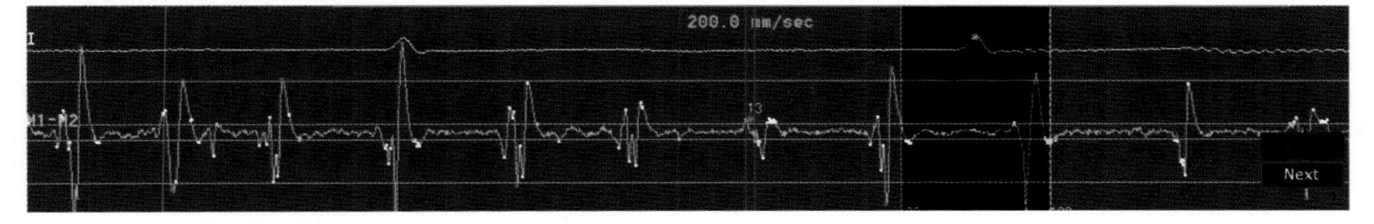

CARTO® CFAE 模块的优点

①利用 CARTO® 的磁场高精度的表示位置，可以将 CFAE 区域表示在 CARTO 电图上。

②在使用 CARTO® 时的低噪音环境中，可以确切判断噪音以外的波峰。

③由于不只是依赖于 CL，还可以表现为 ICL 电图，因此可以正确判断周长变化较大的间断碎裂激动样 CFAE 电位。

④每个点可以重复进行回顾分析。

CARTO® CFAE 模块的缺点

①只能进行逐点记录，比较耗时。

②即使同一个病例，SCI，ACI，ICL 电图可能也会得到完全不同的电图，因此应当考虑出于什么样的目的来选择使用。选择不同的电图时需要根据各个医院的噪音水平进行设置。

③只能分析 2.5s 内的记录。

CARTO® CFAE 模块的误区

① CARTO® CFAE 模块的 CFAE 定量化是根据波峰间距进行计算的方法，当取点时满足设置条件的间距为 0 时，CFAE 模块就无法评价 CFAE 倾向。此时即使间距为 0 的点的 CFAE 倾向低，也不会标记为紫色，需要注意颜色标记受周围点的评价值的影响。

②需要在记录前 2.5s 内保持导管的固定。

如上所述，CARTO® CFAE 模块对于获取正确的位置信息，进行正确的波峰跟踪是非常有用的工具。混入噪音等因素时，机器归根结底就是电脑，只能按照指示操作，还是需要用人眼来进行非数字式判断的。

4 ② CFAE-map Ensite

松尾征一郎　东京慈惠会医科大学循环内科

1 CFAE 消融可以很高比例终止心房颤动，并且消融可以提高窦性心律维持率。这些事实证明，显示 CFAE 的部位与心房颤动维持相关。

2 进行 CFAE 标测时每个位置需要记录 5s，因此使用多极导管同时记录多点电位对于缩短时间非常有效。

背景

什么是 CFAE 消融?

CFAE（complex fractionated atrial electrogram）消融是 2004 年由 Nademanee 等报道的消融方法，是心房颤动导管消融进行心房基质改良术的一种，以心房复杂碎裂电位为消融目标。

本方法以消融 CFAE 终止心房颤动为目的，目前主要用于持续性心房颤动的消融。Nademanee 等将 CFAE 定义为振幅在 0.05~0.25mV，激动周长在 120ms 以下的复杂电位。2006 年 Haïssaguerre 等报道的递进式消融中进一步定义了几种 CFAE 电位。

阶梯式激动

消融中很少进行定量测量 CFAE。根据术者的视觉将分裂电位（图 1a）和连续性激动（图 1b），以及局部存在激动时间差的阶梯式激动（图 1c）的部位诊断为 CFAE 部位进行消融，不能否认目前的客观性指标还很模糊。

使用 CFAE 自动分析软件进行 CFAE 标测

2006 年 Aizer 等使用三维标测系统 EnSite NavX 的 CFAE 自动分析软件进行了研究。报道显示使用自动分析软件进行 CFAE 标测，当将 6s 内的平均心房激动周长在 120ms 以下定义为 CFAE 时，与术者判断为 CFAE 部位相比正确性达到 80% 以上。之后各种各样的研究开始使用 EnSite NavX 进行自动 CFAE 标测。

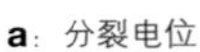 不同形式的 CFAE 电位

a：分裂电位

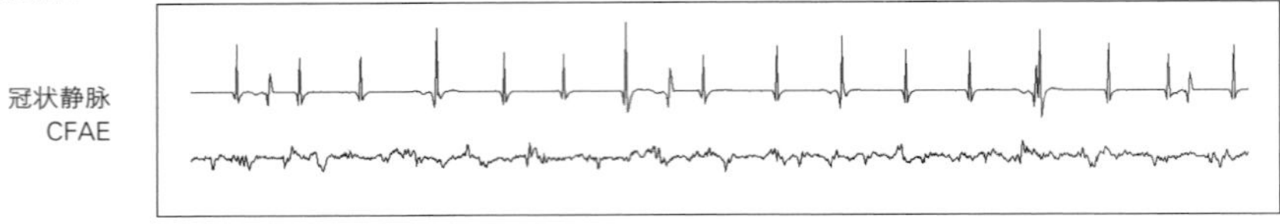

b：连续性激动

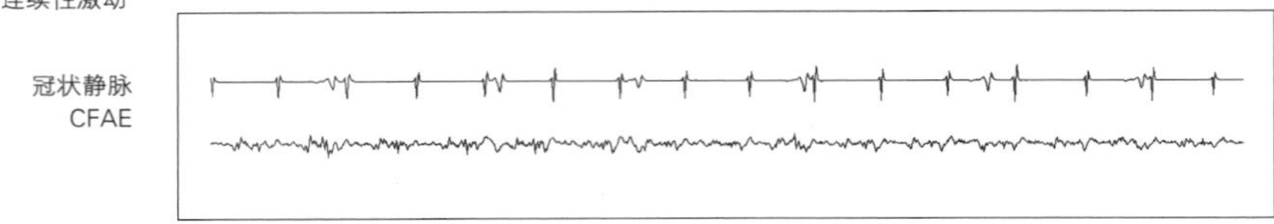

c：阶梯式激动（激动时间差）

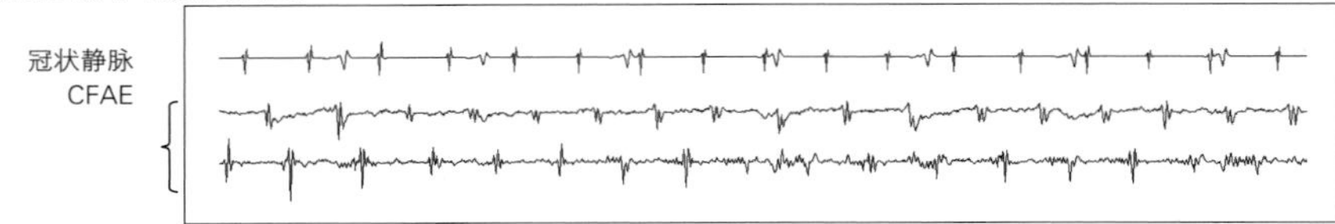

Check!!

CFAE 消融

虽然 CFAE 的成因还有很多不明确的部分，但是 CFAE 消融可以很高比例地终止心房颤动，并且消融可以提高窦性心律维持率。这些事实证明，显示 CFAE 的部位与心房颤动维持相关。

下面介绍使用 EnSite NavX 系统进行 CFAE 自动标测的方法以及用于心房颤动基质评价的方法。

标测方法

同时多点标测

与其他的三维标测系统相比，EnSite NavX 的优点之一是可以同时进行多点标测。目前其他的三维标测系统通过逐点标测获得电位信息，而 EnSite NavX 中可以最多使用 128 个电极进行同时记录。

Dr's Point

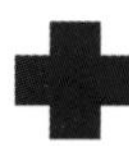

进行 CFAE 标测时每个位置需要记录 5s，因此使用多极导管同时记录多点电位对于缩短时间非常有效。

使用 20 极的双环状导管

进行左心房和右心房的 CFAE 标测时，使用 20 极的双环状导管 Inquiry™ Afocus™IIDL（Double Loop）（圣犹达公司制造，美国）（图 2）可以提高效率。由于电极较小为 1mm，可以正确地记录局部电位。由于各个电极呈等间距排列，还可以同时进行 20 个位点的双极电位标测。

开始标测之前需要确认各个电位是否有干扰。干扰多数为低电位振幅而且周期非常短，经常会被错误分析为 CFAE 电位。在电极上记录到干扰信号时，需要在开始标测前从分析记录中排除。

需要在 CFAE 标测开始前设置的项目

开始 CFAE 标测前需要设置一些项目。

首先是各个部位的记录时间，基于目前为止的研究结果，每一点的记录时间为 5s。5s 内的平均激动周长在 120ms 以下的点在自动标测系统上定义为"CFAE"。

为了在分析时排除微弱的干扰应将电位高度设置在 0.04mV 以上。另外，为了避免对一次激动进行双重计数，最好将电位时长和不应期时长设置为 10ms 和 30ms（图 3）。

自动标测

下面开始进行自动标测。防止出现未标测到部位的最好的办法是经常使用相同的标测顺序。笔者从右上肺静脉开始经过心房顶部到达左上肺静脉，然后由右下肺静脉标测左心房后壁再推送导管至左下肺静脉。最后从左心耳至前壁及房间隔结束标测（图 4）。

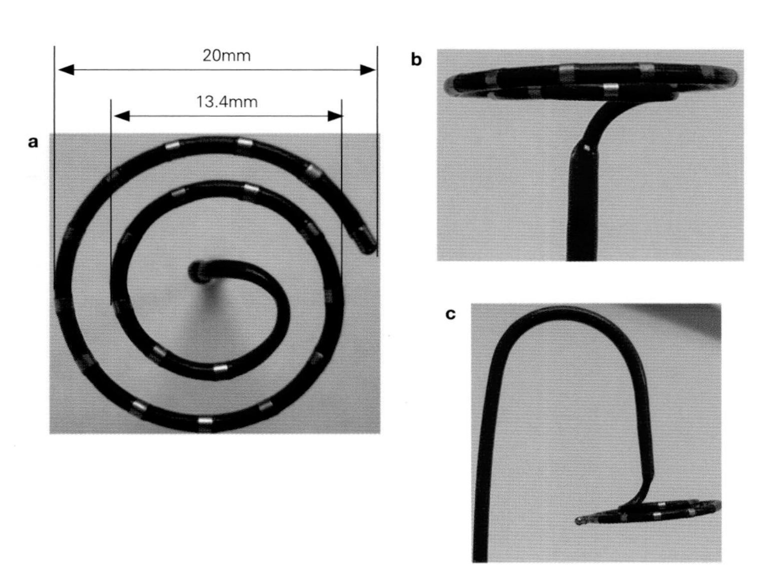

图 2

Inquiry™ Afocus™IIDL（Double Loop）（圣犹达公司制造，美国）

CFAE 自动标测系统

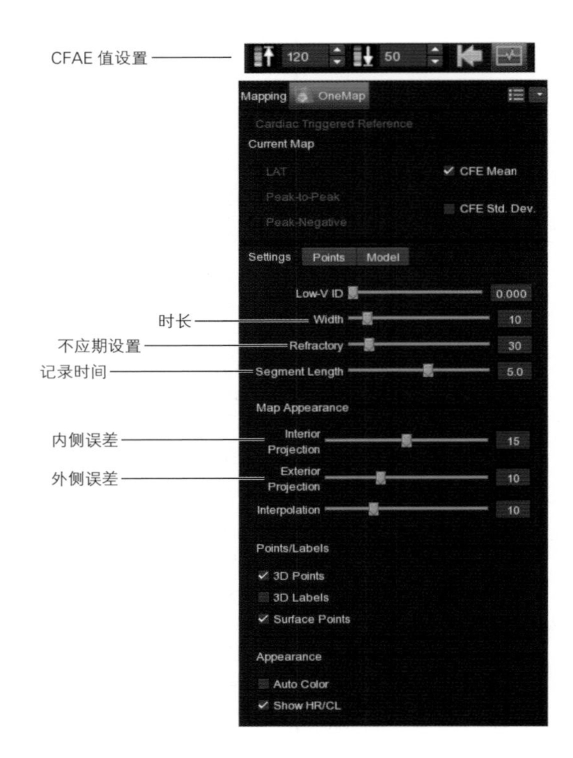

图 4 自动标测

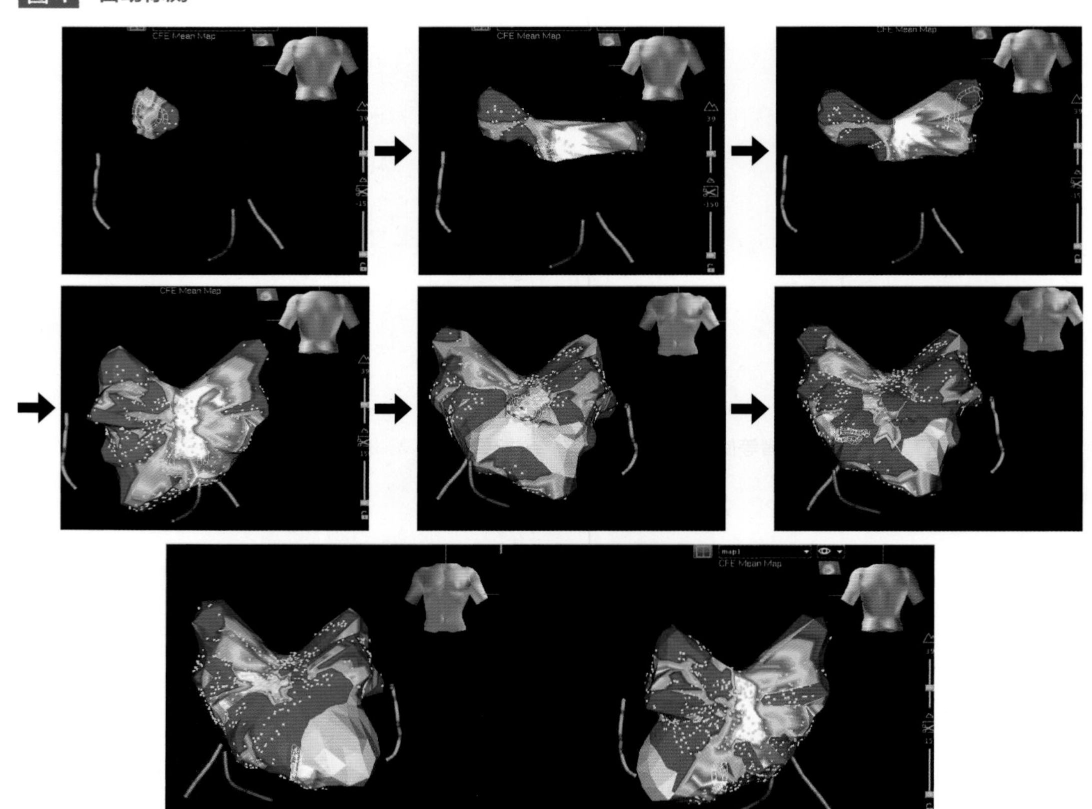

多极导管在前壁到房间隔的操作比较困难，会难以贴靠，需要仔细进行导管操作记录更稳定的电位。尽管如此，也无法避免在有些部位电极不能与心肌相接触，如果在分析时包含这些部位就无法描绘出正确的 CFAE 电图，因此在标测结束后分析时需要除去平均激动周长在 300ms 以上的部位。

另外，对于 250ms 以上的部位最好直接验证实际的电位。分析心房时左心房取 1000 个点，右心房取 600 个点左右进行标测是足够的。

Dr's Point

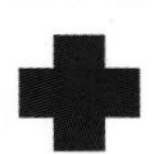

活用多点标测

一次只能标测 1 个部位的话会非常耗时，但是如果使用一次能记录 20 个部位电位的多点标测，左心房 50 次，右心房 30 次就可以完成标测。习惯的话，不用 15min 就可以进行双心房详细的 CFAE 标测。

将 CFAE 图投影到三维图像

如前所述，通过多点标测建立的 CFAE 图可以投影至由术前拍摄的多层 CT 进行重建的三维图像上。NavX 系统的原理是通过计算三维方向上不同的阻抗来确定导管位置，因此在图形的中心部位和周边部位的比例尺会发生变化，最好在使用校正比例尺功能的优化后（图 5a），投影到 CT 上（图 5b）进行评价可以做更加正确的分析。

阵发性心房颤动治疗的终点和问题

由于一般认为记录到 CFAE 的部位代表心房颤动基质，因此以 CFAE 自身作为靶点的消融方法被广泛应用。另一方面，已经进行了一些使用 NavX 的自动 CFAE 标测功能评价心房肌的电学重构程度和导管消融效果的研究。

阵发性心房颤动的治疗已经基本确立以肺静脉隔离为中心，消融终点明确为肺静脉的电隔离。但是在术中评价持续性心房颤动消融的效果比较困难，现状是以在导管消融后随访中评价心房颤动有无复发为中心。因此自动 CFAE 标测是在手术中能够评价消融效果的为数不多的工具之一。

Dr's Point

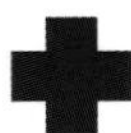

笔者等使用 EnSite NavX 自动 CFAE 标测系统分析了肺静脉消融和左心房线性消融对心房颤动基质的影响。结果显示，与消融前相比，肺静脉隔离术以及左心房线性消融后都可以显著减少 CFAE 电位的范围（图 6）。

本研究结果提示，肺静脉隔离术和左心房线性消融可能直接改良了心房颤动的维持基质。

图 5

CFAE 电图

a：优化后。

b：投影在 CT 上评价。

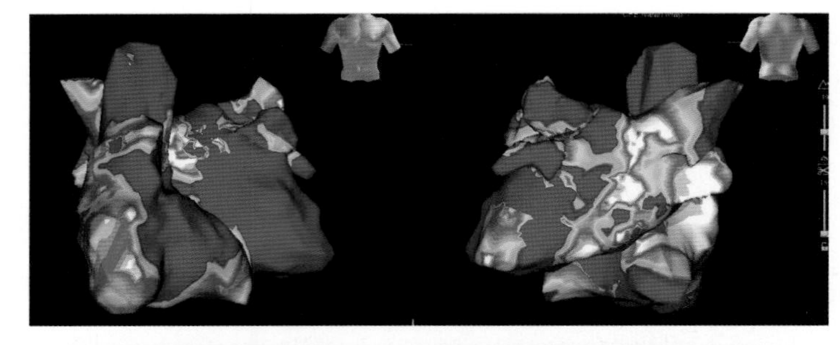

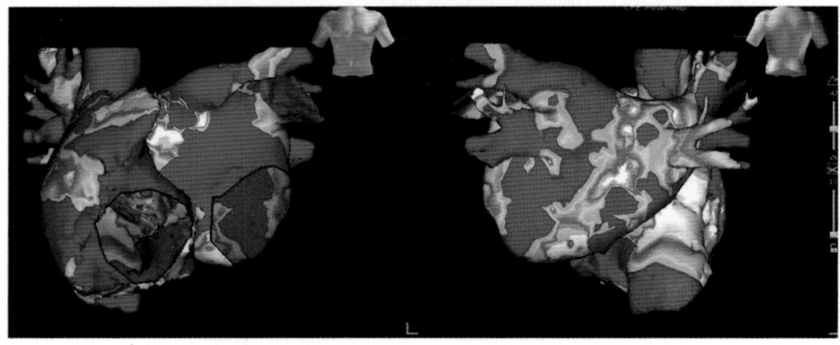

图 6

使用 EnSite NavX 自动 CFAE 标测系统进行分析

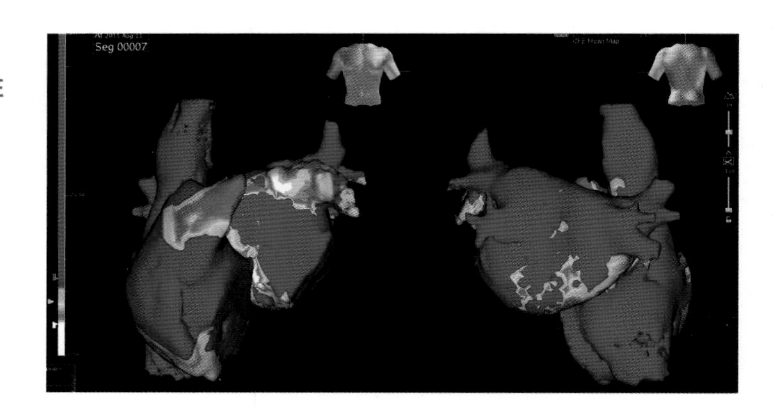

今后的展望

目前使用 EnSite NavX 的自动 CFAE 标测系统进行消融的方法尚未确立，但是通过与主频分析等其他的激动波形解析进行组合，期待能够有助于进一步提高标测的精度和阐明心房颤动的机制。

5 三维标测图像融合法

奥村恭男 日本大学医学部内科学系循环内科学部门

使用三维 CT 图像进行 CARTOMERGE™ 的要点

1. 术前的三维 CT 图像应当在呼气时，心电图上 RR 间期的 70%～80% 的时相进行成像。
2. 建议选择活动度较少的左房后壁为解剖学标志。
3. 融合的三维 CT 图像与实时的导管位置信息不一致时，以实时的位置信息为指标进行细微调节。

三维标测图像融合法

CARTO® 与 EnSite NavX 系统都可以进行三维标测融合。两种标测系统进行成功融合的关键都在于有良好的三维 CT 成像。以下详述其成像方法。

术前 CT 图像的成像方法

CT 成像最重要的是通过心电图同步和呼吸同步，使得成像与消融操作中的解剖学位置信息尽可能一致。

心电图同步 – 左心房体积

心电图同步 – 左心房体积随着心动周期有大约 40cm^3 的较大变动（图 1）。消融术中三维标测系统取点记录时的参考通道通常为冠状静脉窦电位。因此进行 CT 成像时，需要与参考通道基本一致时相的 P 波终末部同步。

如图 1 所示，左房收缩中期的 P 波开始至终末部之间的心房体积固定，实际进行 CT 成像时应当与此时相，即体表心电图上 RR 间期的 70%～80% 处同步。心房颤动时心房周期不稳定，可以与 R 波同步成像。

此外，在快速性心房颤动时经常会由于心动过速使图像不清晰。通过口服 β 受体阻滞剂或者持续静注兰地洛尔（Landiolol），使心率控制在 80 次 /min 以下，可以进行良好的三维 CT 图像重建。

图 1

CT 成像时最合适的时相

左房体积和心动周期体表心电图上RR 间期的 70%～80% 处（P 波终末处：左房收缩中期）是 CT 成像最合适的心动周期时相。

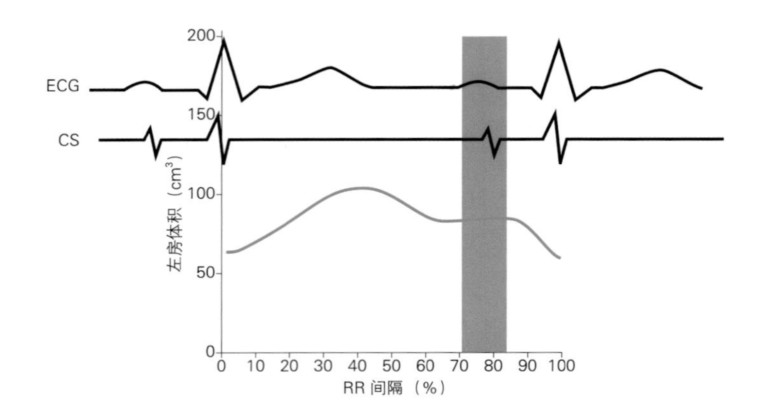

图 2

左房、肺静脉位置与呼吸周期

吸气时左房、肺静脉位置的变化幅度较大，推荐进行呼气同步的 CT 成像。

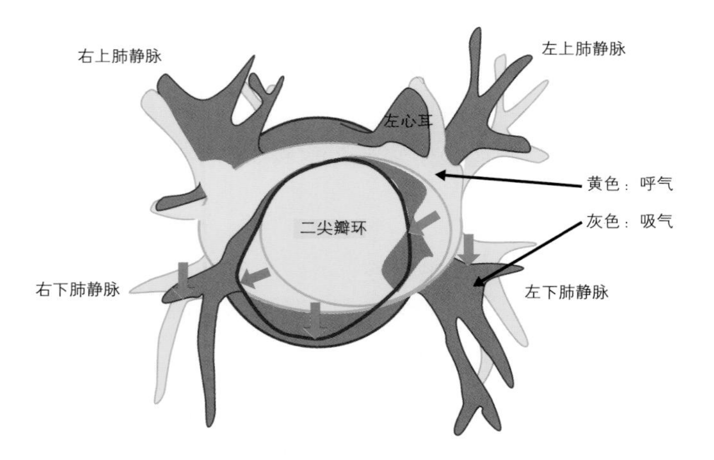

呼吸同步 – 肺静脉开口的位置

呼吸同步 – 肺静脉开口的位置在吸气时会向前下方大幅移动，特别是下肺静脉会向下移动 15mm 左右（图 2）。与前述的心动周期影响相比，导致融合不准确最大的原因是呼吸的影响，因此需要充分注意与呼吸同步。

呼吸周期中吸气与呼气比大致为 1：2，手术操作中的标测取点相对来说更多是在呼气时记录。此外，相对于每次吸气时膈肌位置会大幅变动，呼气时膈肌位置基本不变，因此，推荐进行呼气同步的 CT 成像。

CARTOMERGE™ 的方法

有进行点融合的视觉对齐法和路标融合法，以及进行面融合的表面融合法。以下介绍 CARTOMERGE™ 法（图 3）。

Check!!

一定切记，与术前的三维 CT 成像一样，融合过程中选择的“点”要与呼气相同步。

融合

首先通过 visual alignmeng 方法或者 landmark registration 方法进行以点为基础的融合。每种方法都各有优劣，按照自己熟悉的方法进行融合即可。笔者所用为 visual aligment 方法。

■视觉对齐法

是选择解剖学上正确的一个点，与三维 CT 图像上相对应的点进行融合的方法。这种方法很简便，但是选择的点如果不准确，精度就会下降。通过导管所确定的解剖学的位置信息正确是选择点的绝对条件，推荐选择左下肺静脉内的导管落入左心房前的左下肺静脉开口下缘和左心房顶部左右两侧的转折点（图 3a）。

■路标融合法

是将解剖学上正确的 3 个以上的点与三维 CT 图像上相对应的多个点进行融合的方法。由于选择了多个点，轻度的位置信息偏移可以进行修正，但是也需要一定适应过程。

一般选择左右下肺静脉开口下缘、左右上肺静脉与左房的移行部、左心房顶部左右的转折处等三四个点进行融合。

表面融合法

之后，将采集的多个点整体与三维 CT 图像上相对应的表面进行表面融合。左心耳和二尖瓣环等左房前侧壁受心动周期影响较大，而且受导管的张力挤压会产生变形，因此不适合选择作为融合点。

Dr's Point

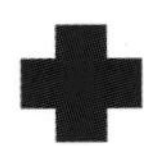

进行表面融合的技巧

要点是以心房壁运动较少且导管所引起的变形较小的左房后壁为中心，取 10～20 个点进行融合（图 3b）。合适的融合会使体表不匹配小于 2mm。

快速解剖标测法（FAM）进行融合

与基于采点的 CARTOMERGE™ 相同，使用 Navistar 导管以左右上肺静脉上缘，左心房顶部，左右下肺静脉的下缘为中心，建立左房后壁的三维心脏模型 (geometry)。

FAM 系统上导管的轨迹受导管张力及呼吸的影响很大。因此特别是在标测肺静脉时，为了减少误差，最好使用 Navistar 导管而不是 Lasso2515 NAV 导管。建立解剖模型时，特别要注意下肺静脉下缘受呼吸的影响和左右上肺静脉由于导管引起的变形的影响。

融合的方法与 CARTOMERGE™ 的方法一致（图 4）。

图 3

视觉对齐法和表面融合法进行融合

选择左下肺静脉进行视觉对齐法，然后进行表面融合法。表面不匹配度为 1.4mm，可以认为是合适的融合。

a：视觉对齐法

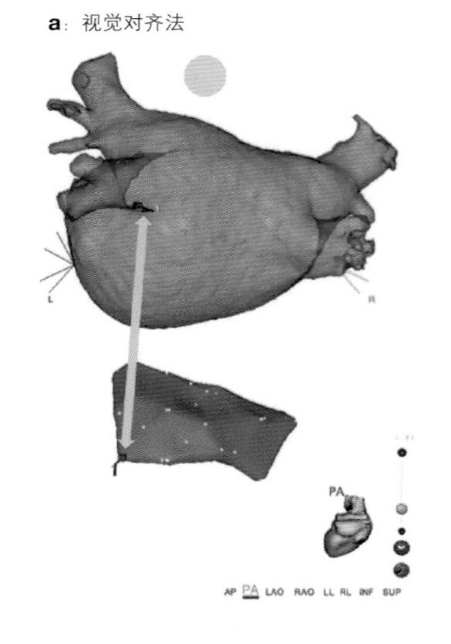

b：表面融合法

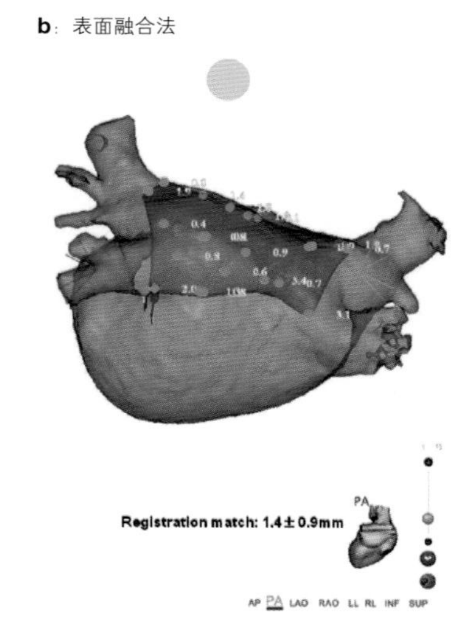

图 4

FAM 方法进行融合

与 CARTOMERGE™ 一样，选择左下肺静脉进行视觉对齐，然后在建立的左房后壁模型上进行表面融合。

a：视觉对齐法

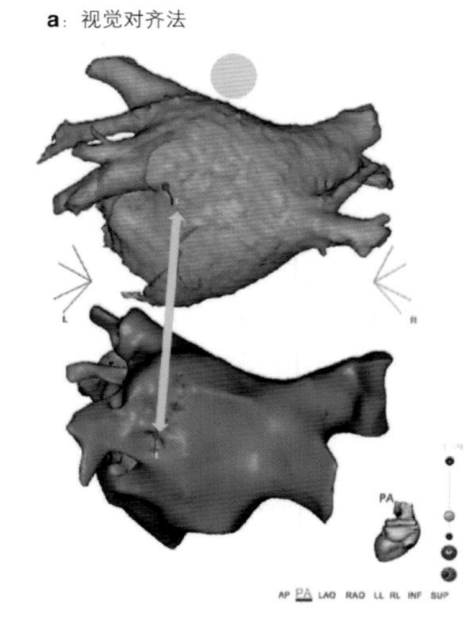

b：表面融合法

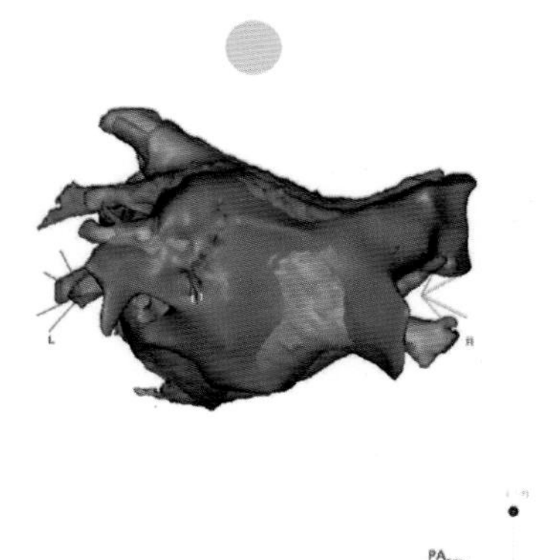

使用 CARTOSOUND® 进行融合

CARTOSOUND® 通过心腔内超声导管（SOUND STAR®）可以实时地描记出准确的二维心腔内超声图像。通常用参考点（或者 FAM）进行融合时，所选择的点非常依赖于术者。CARTOSOUND® 由于是基于可视化的位置信息，因此可以进行客观而且正确的融合。下面介绍笔者进行的融合方法（图 5）。

实际操作方法 ——Merge 法

①进行 CARTOSOUND® 融合时，首先以解剖上可以准确定位的右肺静脉开口和左房后壁为中心，描记出二维心腔内超声断面。左房前壁如前所述由于受心脏搏动的影响较大，只需要描记后壁的轮廓。断层切面以 5 ~ 7 层即可（图 3a）。

②然后描记出左上肺静脉上缘至左心房顶部左侧，但是很多病例心腔内超

声导管不能正确描记出较远的左肺静脉和左心房顶部左侧，此时可以按照常规方法在左上肺静脉上缘至左心房顶部左侧追加标测采点（图 3a）。

③选择右侧上下肺静脉分叉处（二维心腔内超声可以正确识别），与 CT 上相对应的一点进行视觉对齐。

④最后进行表面融合，得到良好的融合（图 3b）。

融合图像的注意事项

无论使用何种融合方法，三维 CT 图像与实时的导管位置信息不相符时，应当以实时的位置信息为指标进行细微调整。

即使是与呼吸和心电图同步的三维 CT 图像，由于静注造影剂引起左心房体积的增加、CT 摄影时手部上抬，导管张力等多种因素影响，都可能与实时的导管的位置信息产生若干的误差。实际上消融点并不一定与 CT 图像上的心房壁完全一致。因此，融合图像只能作为解剖学上的路标（Landmark）使用。最重要的是根据记录的电位振幅和透视图像上的导管头端的运动等，综合判断正确的组织贴靠。

EnSite Fusion™ 的方法

EnSite 融合称为 Fusion 而不是 Merge。Ensite NavX 可以进行 Fusion，而 EnSite Array 不能进行 Fusion。以下所示为以 NavX 进行 Fusion 的方法（图 6）。

实际操作方法 —— Fusion 法

① Fusion 成功的关键在于由导管建立的解剖模型的准确度。因此要使用环状导管和消融导管细致地标测左房、肺静脉和左心耳，建立解剖模型。

由于 NavX 系统具有呼吸补偿功能，建立模型时可以不用考虑呼吸的影响。

②然后选择建立的模型上的解剖参考点与对应的三维 CT 图像上的参考点。此时，模型上的优化可以做也可以不做。Fusion 需要将建立的模型与三维 CT 图像边匹配边粘贴，因此需要选择很多的点进行整体匹配。笔者一般选择左右上肺静脉上缘后壁、左右下肺静脉下缘后壁、左心房顶部的左右转折处、左房下壁、左心耳与二尖瓣环之间、左房前壁、间隔的 9 个点（图 6，上行）进行 Fusion。对于与模型不匹配的部位，需要追加取点进行微细调整。

EnSite Fusion™ 的特征

Fusion 是将建立的解剖模型“贴”在三维 CT 图像上，与进行点对点融合的 CARTOMERGE™ 的方法完全不同。举个极端的例子，甚至可以将其他人的左房的解剖模型或者其他患者的右房的解剖模型与左房的三维 CT 图像进行融合。

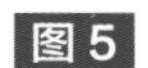

使用 CARTOSOUND® 进行融合

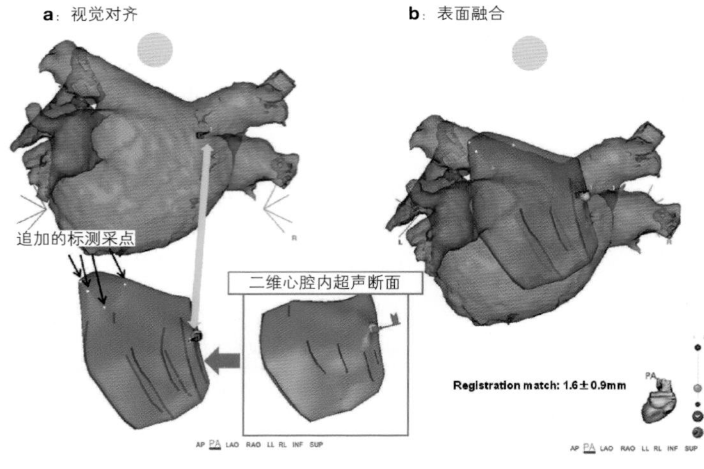

图 6

NavX Fusion 法

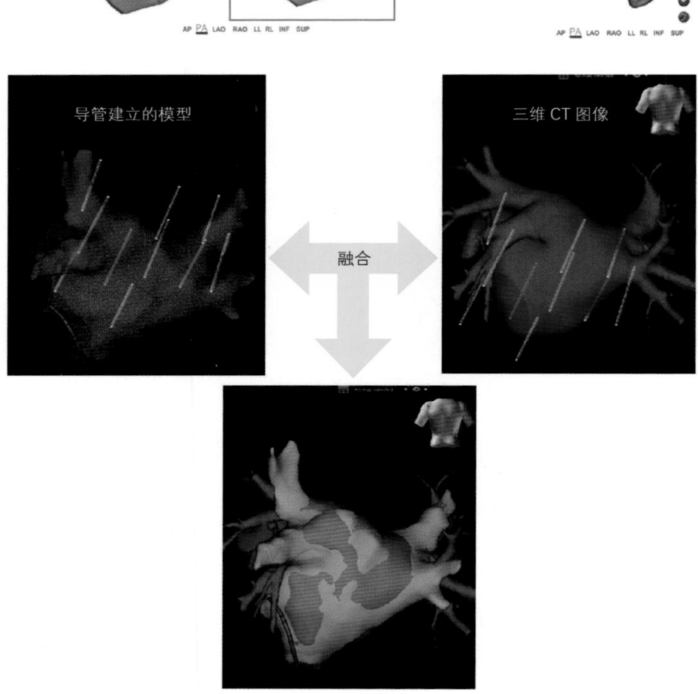

如果用 EnSite NavX 进行详细标测，可以建立不逊于三维 CT 图像的解剖模型（图 6），因此也有很多医疗中心不进行 Fusion 而是直接在模型下进行消融。

V

难点处理：并发症的处理

1 脑梗死
（包括无症状性脑梗死）

因田恭也　名古屋大学大学院医学系研究科循环内科

1 消融相关的脑梗死会引起严重后果，进行消融时一定要采取预防对策。

2 通过适度的抗凝治疗和使用盐水灌注导管，有症状性脑梗死在减少，但是无症状性脑梗死很难预防，将来也可能会引起精神障碍，因此应竭尽所能进行应对。

3 长时间的手术操作不仅增加血栓形成，也增加了其他并发症的危险，应当注意尽可能在短时间内完成手术。

心房颤动与脑梗死的关系

心房颤动是目前最常见的心律失常，有很多与心房颤动相关的并发症，尤其是脑梗死等栓塞性疾病比较严重，大多数预后不良，因此心房颤动治疗中的抗凝治疗是极为重要的。另外有报道显示，如果经导管消融治疗心房颤动能够维持窦性心律，可以降低脑梗死发生。

但是，同时在导管消融治疗的围手术期和术后可能会出现脑梗死（图 1）的并发症。有时这种脑梗死会非常严重，因此预防发生与消融相关的脑梗死非常重要，进行消融操作时一定要有预防并发症的相应对策。

发生率

目前关于心房颤动消融并发症的脑梗死的发生率有很多报道。因为诊断的时间不同，消融方法和抗凝治疗方法的不同，发生率并不一致。以往在左心房进行消融所伴随的脑梗死发生率为 0.6%，为了治疗心房颤动开始普遍进行左心房消融后最初的报道显示，脑梗死发生率大约为 2%。

1995—2002 年对进行心房颤动消融的 181 个医疗中心 8745 人进行的大规模调查显示，脑梗死发生率为 0.28%，短暂性脑缺血发作（transient ischemic

图1

消融术后 2 小时发生脑梗死

a：出现同时偏盲、健忘的症状，MRI 扩散加权成像在右枕叶内侧包括皮质在内区域、左颞叶内侧可见高信号区域。

b：发病第 2 天的 CT 图像。

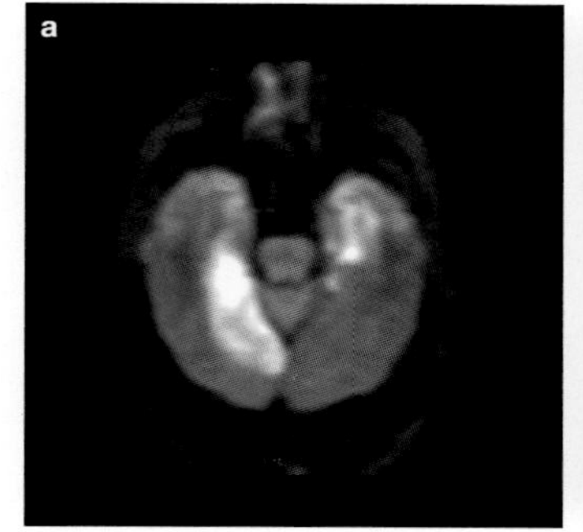

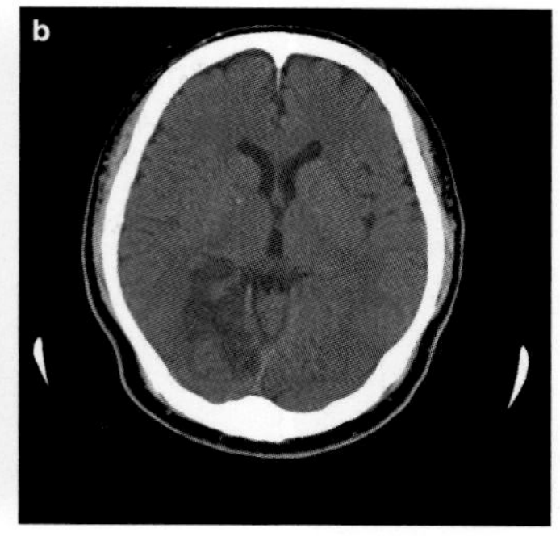

图2

无症状性脑梗死

消融术后第 2 天拍摄 MRI，右侧大脑中动脉 – 大脑后动脉交界处（a）及左侧大脑动脉区域（b）弥散增强成像，可见高信号区域。

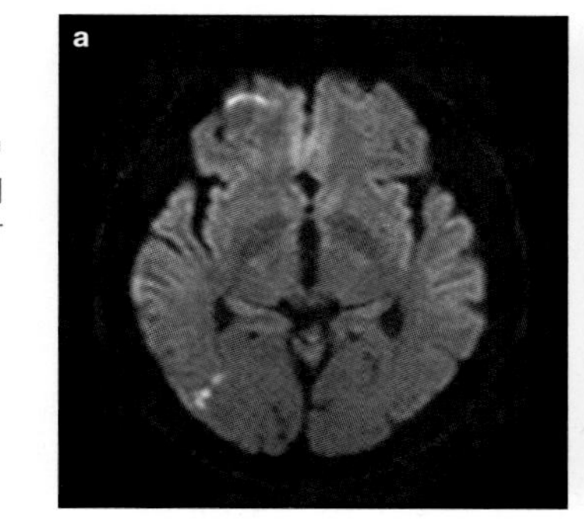

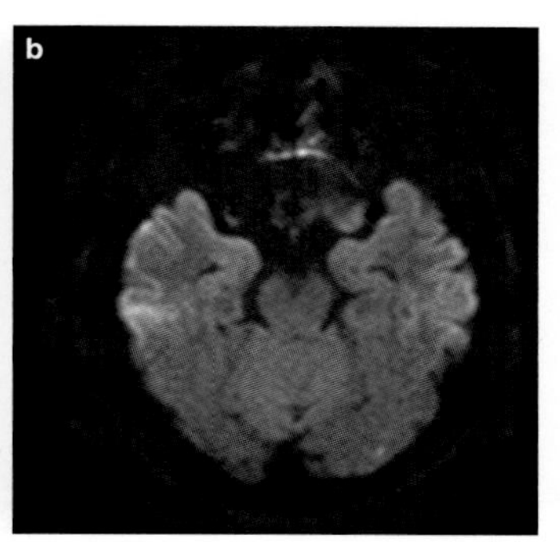

attacks，TIA）为 0.66%，二者合计 0.94%。

之后在 2003—2006 年在 184 个医疗中心的 16, 309 人进行的更新调查显示，脑梗死发生率为 0.23%，TIA 为 0.71%，合计为 0.94%。最近的报道显示，脑梗死的发生率为 0.1% ~ 0.8%，TIA 为 0.1% ~ 0.7%，合计发生率为 0.1% ~ 1.4%。

以上的脑梗死及 TIA 的发生率是以患者本人的主诉或神经系统检查，结合影像学检查进行诊断。不包括不伴有自觉症状的无症状性脑梗死（图 2）。

使用 DW-MRI 的研究

2006 年，在心房颤动消融术后即刻采用弥散加权核磁共振成像（diffusion-weighted magnetic resonance imaging，DW-MRI）进行的研究显示，20 人中有 2 人（10%）发生无症状性脑梗死。2009 年的研究显示，在 53 人中有 6 人（11%）被 DW-MRI 诊断为微小脑梗死，推测脑梗死发生与缺血性心脏病、左心室扩大、左心室肥大相关。

之后又有多个以 MRI 检查左心房消融后无症状性脑梗死的研究，发生率在 7.9% ~ 17.8%。

虽然无症状性脑梗死与有症状性脑梗死不同，没有神经系统异常表现，但有报道显示，将来可能是引起神经心理学障碍和记忆障碍的原因。一项只有 23 例患者的小规模研究显示，肺静脉隔离术 3 个月后，虽然未发生无症状性脑梗死，但是出现语言记忆评分下降。

Check!!

注意左心房消融伴随的脑梗死

左心房消融伴随的脑梗死包括无症状性脑梗死在内，发生率较高。即使是无症状性脑梗死，今后也可能会引起各种形式损伤，这点一定要事先牢记。

原因

目前已经指出很多可能导致血栓形成的原因，包括留置在左心房的鞘管内血栓形成，左心房内消融导管表面血栓形成，消融导管头端和消融局灶表面的焦痂（char）形成，消融伴随的全身的血小板活性及凝血活性急性亢进，导管操作碰掉了消融前左心房内存在的血栓，手术中除颤相伴随的栓塞，消融术后持续性左心房舒张功能障碍导致血栓形成，恢复窦性心律后左心耳形成新的血栓等。

Ren JF 等在左心房消融术中使用心腔内超声观察左心房，其研究结果令人震惊，即使将活化凝血时间（activated coagulation time，ACT）维持在 250s 以上，10% 会发现有左心房血栓。这些血栓大多附着在鞘管和环状导管上，幸运的是，此研究中一例也未发生脑梗死。而如果将 ACT 保持在 300s 以上，则不会产生血栓。

血栓以外的原因

血栓以外的原因中比较少见的是空气栓塞。此外，房间隔穿刺后大部分病例的房间隔会闭合，但是有的病例在手术 6 个月后房间隔仍然开放，可能会引起反常性栓塞。

近年来在各种脑梗死预防策略中，以 MRI 进行无症状性脑梗死发病的研究显示，232 人中有 33 人（14%）可见新发的无症状性脑梗死，其发生与较低的 ACT 水平和手术中除颤有关。心房复杂碎裂电位消融术（CFAE，complex fractionated atrial electrograms）相关的无症状性脑梗死发生率为 7%，和以往消融手术的报道和发病率相比没有变化，CFAE 消融并不增加脑梗死的发生。

对于 $CHADS_2$ 评分与脑梗死发生的关系，有报道显示，721 人进行心房颤动消融术后，10 人（1.4%）发生脑梗死，$CHADS_2$ 评分在 2 分以上，与脑梗死发病相关。

治疗

为了尽早发现症状性脑梗死，必须在消融术中及术后的围手术期通过反复询问患者等方法，对患者进行严密的观察。手术中如果出现某种症状时，一定要认真评价神经系统，怀疑发生脑梗死时必须迅速终止手术，进行相关检查。

Dr's Point

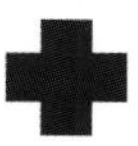

虽然治疗方法可以采用血管内导管治疗、血栓溶解疗法、保守性药物治疗等，但是在进行抗凝治疗中，可能会出现治疗引起的出血并发症。由于治疗方针随发病的时间、发病时刻的神经症状、栓塞的部位和梗死灶的范围而各有不同，应当与专科医师协商共同决定治疗方案。

预防

心房颤动消融时进行脑梗死预防，尤其必须要进行充分的抗凝治疗。大多数与心房颤动消融相关的报道中，在消融前使用华法林进行抗凝治疗，手术前数日停用华法林改用肝素。另外，考虑到房间隔穿刺时发生并发症的风险，在开始手术前停用抗凝药物，穿刺后给予肝素。但是，为了避免围手术期的血栓形成，最近越来越多的医疗中心不中断华法林的使用而进行消融。

J-CARAF 的统计报道

J-CARAF 的统计显示 2011 年 9 月进行的心房颤动消融术中大约 7 成的病例是在持续服用抗凝药物的情况下进行手术。术中持续或间断使用肝素，使 ACT 维持在 300～350s。术后仍持续使用华法林。临时停用华法林时，则持续使用肝素至华法林药效稳定。持续使用华法林的情况下术后仍同样持续使用。

对于无脑梗死危险因素的病例，大多数医疗机构在术后至少使用 3～6 个月华法林，之后停止用药。有报道显示，即使是 65 岁以上以及有脑梗死既往史以外的危险因素，如果能够维持窦性心律，即使停用华法林也很少发生脑梗死。

小规模的研究报道

在消融围手术期对比使用达比加群和华法林的小规模研究中，有报道认为与华法林同样可以安全使用，也有报道认为与华法林相比出血、梗死的并发症增加。有报道显示，半衰期较短的达比加群在使用中抗凝水平的波动较大，而且在使用达比加群时肝素的 ACT 水平与华法林不同。另一方面，也有报道显示使用达比加群时消融围手术期的 D- 二聚体值与华法林相比降低，因此目前还没有统一的见解。

但是现在新型抗凝药物的使用率在急剧增加，因此，应当慎重地使用新型抗凝药物进行消融治疗。

■术前超声的注意事项

术前需要进行经食道心脏超声，一定要排除左心耳的血栓。或者在造影 CT 上造影剂充满左心耳也可以排除血栓。在使用这些方法发现血栓或者怀疑血栓时，一定要避免进行左心房消融。

■使用鞘管（sheath）时的注意事项

为了防止送入左心房的鞘管内形成血栓，推荐反复以加入肝素的生理盐水冲洗鞘管，以及将鞘管退至右心房等方法。另外，有报道显示，在鞘管内持续进行高流量输液可以预防脑梗死发生。

■使用盐水灌注导管时的注意事项

使用灌注导管可以经常冲洗与导管头端电极表面接触的血液，被认为可以预防血栓的形成。在对6454名患者进行的比较抗凝治疗和灌注导管在症状性脑梗死发病率差异的研究显示，与中止使用华法林的非灌注导管组（1.1%）和中止使用华法林的灌注导管组（0.9%）相比较，不中止使用华法林的灌注导管组的发病率极低，为0。

日本的左心房消融术中灌注导管的使用率大约高达90%（J-CARAF）。但是，也有报道显示使用灌注导管进行消融后进行MRI检查，232人中33人（14%）有新发的无症状性脑栓塞，因此灌注导管并不能完全抑制发生脑梗死。虽然放电功率越低和组织温度上升越低，焦痂（Char）的形成会越少，但是要注意使用灌注导管时会伴有高功率输出和形成高温。

Dr's Point

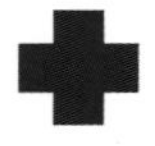

一定要慎重地进行手术操作，避免空气栓塞。特别是在回抽鞘管内血液时，如果突然给予负压，会由鞘管活瓣混入空气。同样导管和导丝也都要缓慢进行推拉。此外，虽然大部分心房颤动病例的左心房压力较高，但是要注意，由于脱水等原因造成右心房压力下降时也可能会吸入空气。

总结

随着术前持续使用华法林、术中维持ACT在高值等抗凝治疗的强化和盐水灌注导管的普及，症状性脑梗死在逐渐减少。但是无症状性脑梗死仍然无法有效预防。无症状性脑梗死也可能在将来引起精神障碍，因此应当竭尽所能进行预防。

此外长时间的手术操作不仅会增加形成血栓的风险，还会增加其他并发症的风险，应当尽可能在短时间内完成手术，各位医师必须时刻留意，努力提高消融技术。

2 心包填塞及肺静脉狭窄

藤野纪之 东邦大学医学部内科学讲座循环内科学部门

1 心房颤动消融相关的心包填塞的发生率较高，可能会导致死亡。

2 肺静脉狭窄的发生率有下降趋势，但是食道相关的并发症在增加，需要采取测量食道温度及食道造影等对策。

急性心包填塞

心包填塞（cardiac tamponade）的发病率

心房颤动消融相关的心包填塞的发生率为 1.2% ~ 1.4%，在并发症中是最高的，发生率与以往相比无改变，没有下降的趋势。心包填塞和其他的并发症有所不同，因为存在导致死亡的可能性，消融治疗的同时需要经常意识到这点，这是非常重要的。

病因

虽然认为大部分原因与心房间隔穿刺相关，也有指出由于灌注消融导管的使用频率增加及 Pop 现象引发的心包填塞。

同时也存在迟发性心包填塞，虽然发生率仅为 0.2%，但是也有死亡病例的报道。迟发性心包填塞在术后即刻做的心脏超声无法确认心包积液，平均在 12 天后会因非特异性的症状在医院就诊时被发现。而且有报道显示，在每年手术超过 300 例的医疗机构，阵发性心房颤动的病例，使用盐水灌注消融导管的病例中发生迟发性心包填塞的可能性较高。

对策

早期发现心包积液非常重要，心包穿刺可以避免伴有血压下降的急性循环衰竭和休克。即使是少量的心包积液并且血流动力学稳定的情况，随着时间的推移，会有心包积液增加和并发心包炎的可能，因此建议在血流动力学稳定的

图 1

健康者的正面透视像

术前开始随时确认左侧第 3 弓（左心耳）的运动。通常，左心耳（箭头）附近经常可以确认到搏动，合并心包填塞时，同一部位的搏动会极度减弱或者消失。

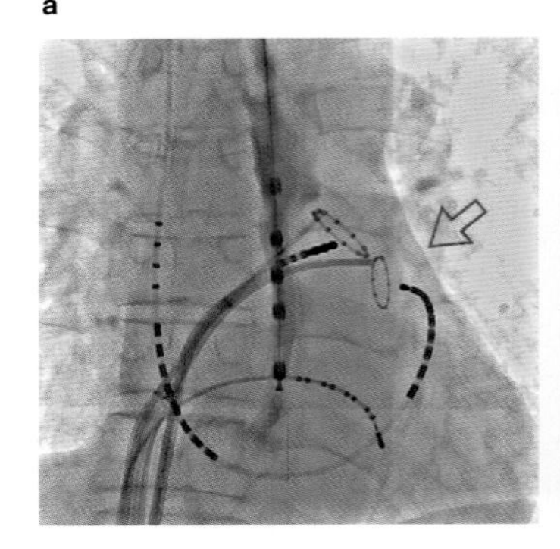

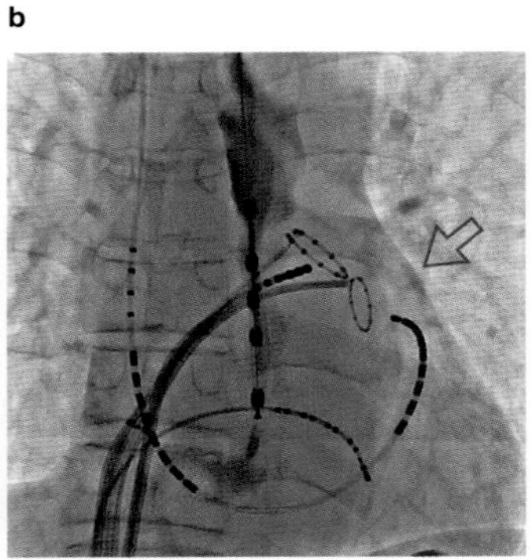

图 2

合并心包填塞病例的左前斜 LAO60° 像

a：房间隔穿刺术前。

b: 消融术后。术前开始随时确认冠状静脉窦内留置的电极导管与心影间的距离。比较箭头处可见，a 图中心影与导管间基本没有距离，b 图中心影与导管的距离分开。通过以上就可以判断存在心包积液。

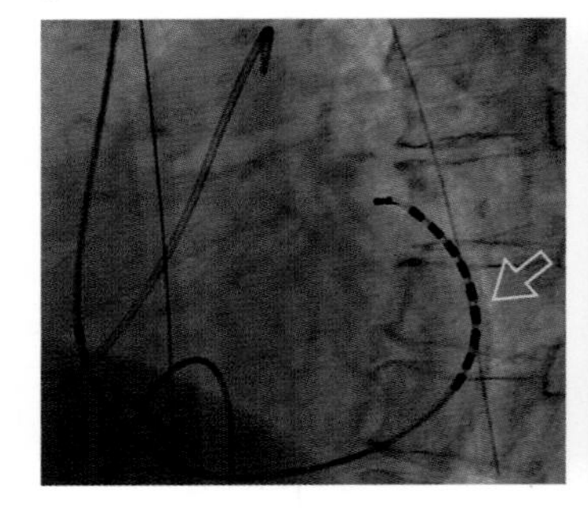

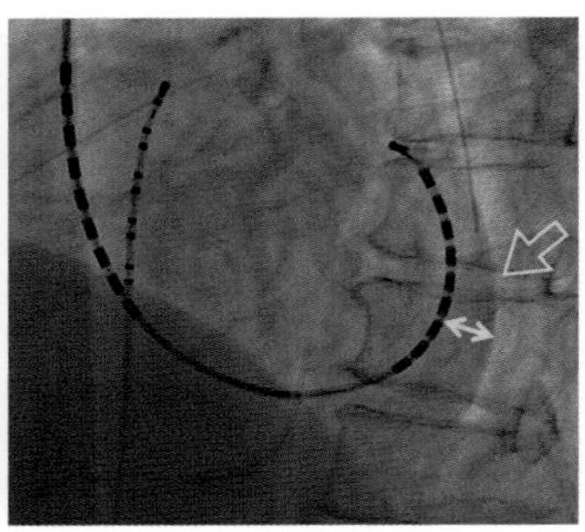

图 3

合并心包填塞病例的心腔内超声图像

横须贺共济医院的高桥等，通过左侧锁骨下静脉途径，将 ICE 留置于右心室进行心房颤动消融，可以很容易地判断心包积液。

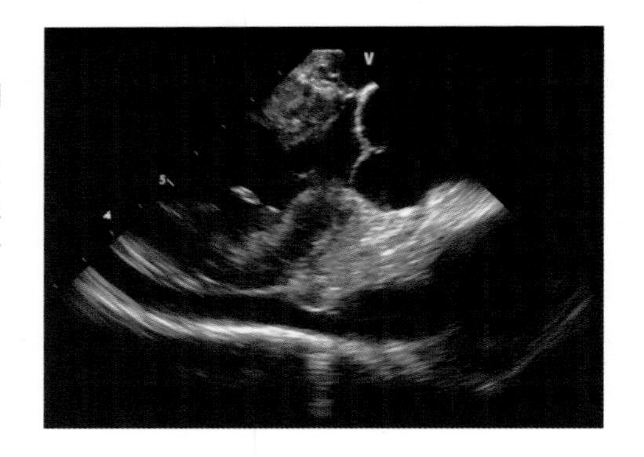

时机进行心包穿刺。另外，三维标测系统（3D mapping system）作为减少透视时间的方法备受重视，由于透视观察心脏运动的时间减少，延误对心包填塞的发现。治疗的同时应当随时确认透视正位图像的左侧第三弓（左心耳）的活动是否下降（图 1）以及左前斜位（left anterior oblique，LAO）60° 冠状静脉窦内留置的电极导管和心影间的距离（图 2），有助于早期发现心包填塞。

有报道显示，将心腔内超声心动图（intracardiac echocardiography，ICE）留置在右心室内进行消融，心包填塞的发生率减少至 0.25%。留置 ICE 与早期发现心包填塞相关（图 3），处理的时间也会较早，多数情况下不会发展至严重程度。

大多数的医疗中心消融术中将活化凝血时间（activated coagulation time，

ACT）维持在 300s 以上，因此造成短时间内心包内血液潴留。手术中必须随时监视血压值，以便发现血压的急剧下降，之前服用过包括华法林在内的抗凝药物时，治疗现场的导管室中应常备促进血液凝固的药物（硫酸鱼精蛋白）和维生素 K 等拮抗剂。此外有人认为，基因重组活化Ⅶ因子制剂和血液凝固第Ⅸ因子复合制剂也有一定的治疗效果。

Dr's Point

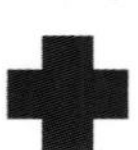

高度肥胖、睡眠呼吸暂停症以及深度镇静病例的左心房整体会大幅度上下移动，房间隔穿刺困难的情况很多见。而且合并心包填塞的时候，心包穿刺困难的情况也很多。因此，导管操作时一定要特别小心，也可以考虑持续性正压通气（continuous positive airway pressure，CPAP）和气道支持等方法。

肺静脉狭窄

肺静脉狭窄（pulmonary vein stenosis）是由于在肺静脉开口处或者肺静脉内部消融所致。在进行肺静脉单独隔离的早期是较多的并发症，最近的报道显示出减少倾向，发生率在 0.3% ~ 0.6%。

最初报道心房颤动消融术时，肺静脉单独隔离法是主流，因为大多数的心房颤动起源灶在肺静脉内，将环状电极导管插入肺静脉内，消融肺静脉入口处的肺静脉电位，电学隔离肺静脉。当时，合并肺静脉狭窄的发生率在 20% 左右。由于隔离部位原因，一般认为对于心房侧的肺静脉和肺静脉前庭部位心房颤动起源的治疗是非常困难的。图 4 所示为在肺静脉单独隔离时代进行了多次消融术，引起高度肺静脉狭窄的透视图像。

现在扩大肺静脉隔离术为主流术式，与肺静脉单独隔离法相比，由于肺静脉开口处的放电减少，肺静脉狭窄和肺静脉闭塞的并发症大幅减少。伴随着治疗经验、技术的提高和应用灌注消融导管，预计肺静脉狭窄今后还会减少。但是由于消融部位向接近食道的后壁侧移动，与食道相关的并发症有所增加。

治疗对策包括随时测量食道温度以及根据食道造影把握其解剖学位置关系等。

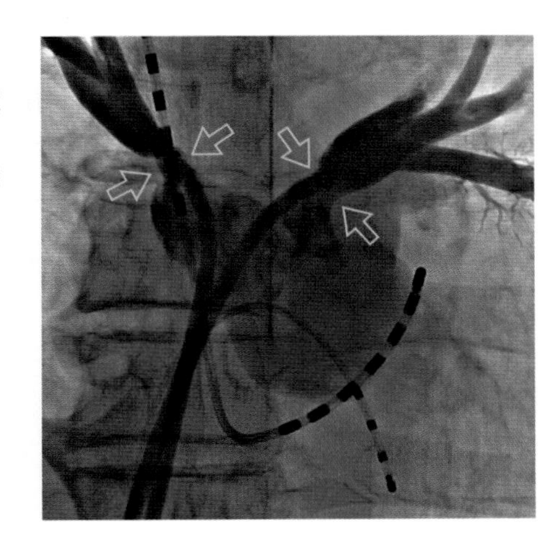

图 4

单独肺静脉隔离时代共进行了 5 次心房颤动消融的病例

左心房造影显示，双侧上肺静脉狭窄（箭头）。

3 食道相关并发症

佐藤大佑，全　荣和　康生会武田医院心律失常治疗中心

1 食道神经损伤引起的胃幽门痉挛和急性胃扩张，食道炎、食道溃疡和左房－食道瘘等统称为食道相关并发症。

2 由于各种解剖学因素影响，食道及食道周围组织容易受到射频放电的热损伤。

3 由于食道的可移动性较高，需要把握实时的食道走行位置。

4 测量食道温度可以有效预防食道相关并发症，但是也存在局限性。

5 在治疗中要认识到所有的病例都有可能发生食道相关并发症。

什么是食道相关并发症

相对于其他心律失常的消融治疗，心房颤动导管消融术的并发症发生率高，并且会出现多种并发症，尤其是左房－食道瘘的发生率虽然很低，但是致死率很高，避免此并发症非常重要。

此外，还有由于损伤食道组织和食道动脉引起的食道炎和食道溃疡，由于损伤食道神经丛引起的胃幽门痉挛（pyloric spasm）和胃轻瘫（gastro-paresis）等并发症，这些并发症统称为食道相关并发症。

食道与左心房的解剖学特征

食道与左心房之间有如下所示的解剖学特征，几乎所有病例都存在发生食道相关并发症的风险。

①食道前壁与左心房后壁或者肺静脉在解剖学上存在相邻部位。

②消化道的外侧通常有浆膜覆盖，但是食道没有浆膜。

③左心房后壁心肌非常薄，平均厚度为 2.2 ~ 2.8mm，有的部位在 1mm 以下。

④食道前壁和左心房后壁间有 1mm 左右厚度的脂肪层，内部包含食道动脉

图1

左房、肺静脉、食道、迷走神经、食道动脉等的解剖学位置关系

a: 左房后壁 – 肺静脉，食道的横断面组织标本。b：背面视图。c：腹侧的解剖图。

DAo：降主动脉；Es: 食道。

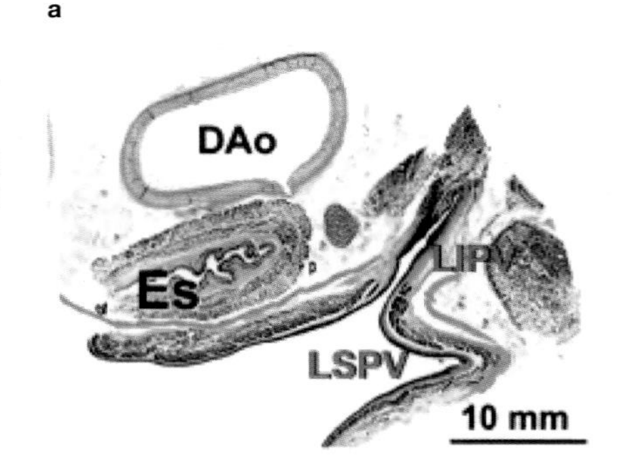

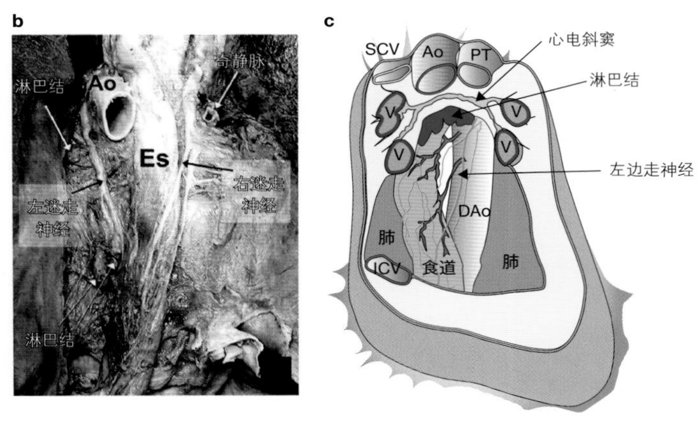

和食道神经丛（图 1a)。

基于上述理由，射频放电引起的热有损伤食道组织、食道动脉和食道神经丛等风险。

■预防方法

作为预防方法，在进行消融治疗时下列项目非常重要。

①把握实时的食道走行位置。

②尽量避免在与食道相邻部位消融。

③控制在与食道相邻部位的放电功率和放电时间。

④测量食道温度。

本节对心房颤动进行导管消融术时发生的食道相关并发症及其预防方法进行解说。

食道神经损伤

食道的神经支配分为交感神经支配和副交感神经支配。交感神经支配是从左右胸神经节分出食道分支形成食道神经丛。副交感神经支配是经由迷走神经形成食道神经丛。左右侧迷走神经沿食道两侧下行，在食道神经丛处开始分支，左侧迷走神经移行到前面，右侧迷走神经移行到后面（图 1b、1c)。

如果损伤了位于左心房后壁和食道前面之间的上述的食道神经丛或者是移行至食道前方的左侧迷走神经，会导致胃幽门痉挛（pyloric spasm）和急性胃扩张（gastroparesis）（图 2）。报道显示，包括无症状性患者在内，大约 6% 的病例会出现上述并发症，在术后数小时至数日发病，患者主诉腹部饱胀感、恶心、腹痛、饮食摄入不良等消化道症状。

大多数病例在数周或数月会改善，但也有需要外科手术的病例。

食道炎、食道溃疡、左房 – 食道瘘

食道周围有从主动脉分出的食道动脉。消融导致的热损伤如果累及食道组织或者食道动脉会发生食道炎和食道溃疡（图 3）。大多数的食道炎和食道溃疡会在数周至数个月治愈，但是这也是左房 – 食道瘘（atrio–esophageal fistula）的前期阶段，所以必须要加以注意。症状包括吞咽时的胸痛、腹痛、胸部不适感等，由于食道走行位置的关系，胸部症状的主诉比腹部症状更为常见，无症状的情况也不少见。

在与食道邻近部位的左心房后壁进行连续放电，会使食道溃疡相连续形成纵向溃疡。无论是拖拉式消融（dragging）还是逐点消融（point–by–point），如果不间歇足够的时间消融左心房后壁，就会在食道组织和食道周围组织的温度还未充分下降时反复消融，导致食道溃疡相连续形成纵向溃疡。

Dr's Point

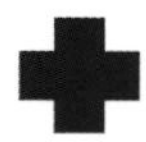

笔者所在的医疗机构进行连续放电的病例中食道溃疡的发生率也显著上升。因此应该避免在食道邻近部位进行连续性消融，进行时间上和空间上不连续性消融很重要。

最早在 2004 年有报道消融术后发生左房 – 食道瘘并发症，虽然很少见，但是在日本也有报道（图 4）。消融治疗数周后出现吞咽时疼痛，以及空气栓塞引起多发性栓塞、败血症、呕血等症状，致死率很高。早期诊断对于挽救生命非常重要，需要进行紧急的外科治疗。

预防

食道的走行位置

利用术前拍摄的左心房 – 肺静脉的 3DCT 图像，可以在三维标测系统（3D mapping system）上显示左心房 – 肺静脉与食道的位置关系。可以用这种方法避免食道损伤。但是由于食道不是腹膜后脏器并未被固定，操作内窥镜甚至咳嗽都会使食道移动，食道的走行位置并不固定。因此术前拍摄的 CT 图像并不充分，需要插入胃管或食道温度测量探头等或者进行食道造影等，把握实时的食道走行位置。

图2

心房颤动消融后出现胃扩张病例的CT图像

a：消融术后第1天的腹部CT。可见胃部扩张，胃内食物残渣。

b：消融术后第5天的腹部CT。与术后第1天一样，可见胃部扩张，但是有更多的食物残渣。

a

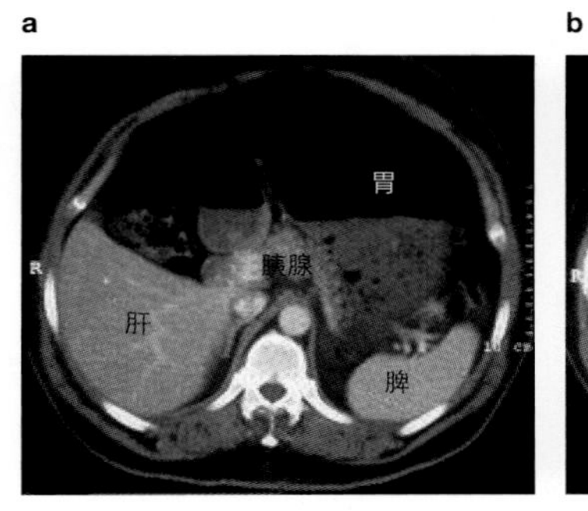

b

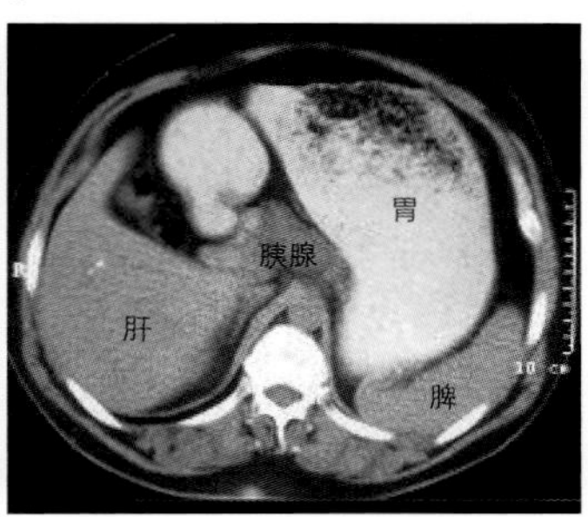

图3

食道炎与食道溃疡

a：食道炎。b：食道溃疡。

a

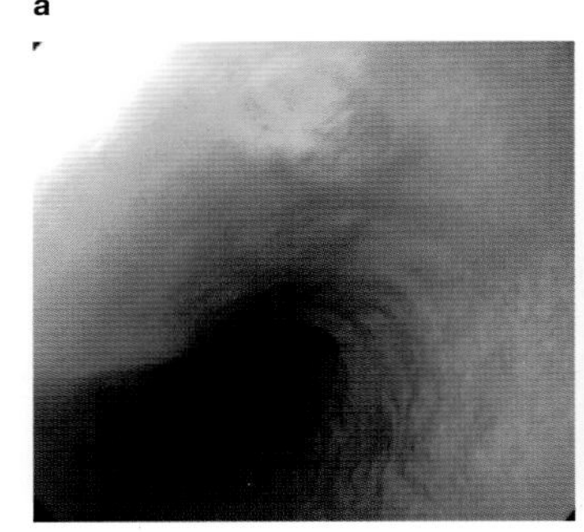

b

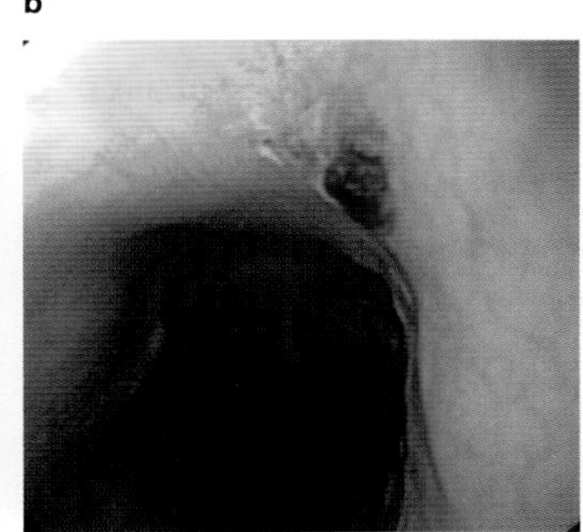

图4

左房－食道瘘

a

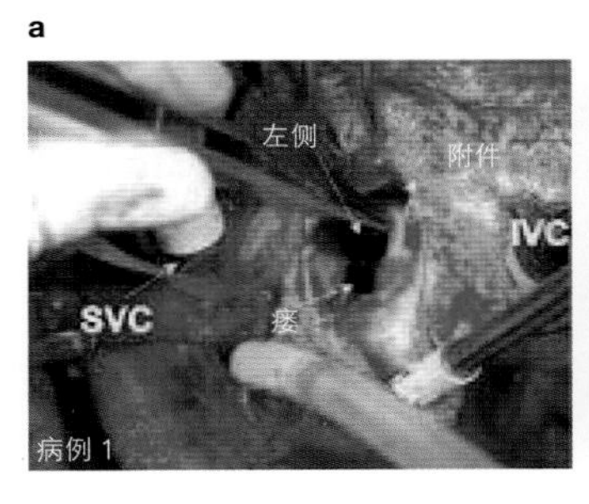

b

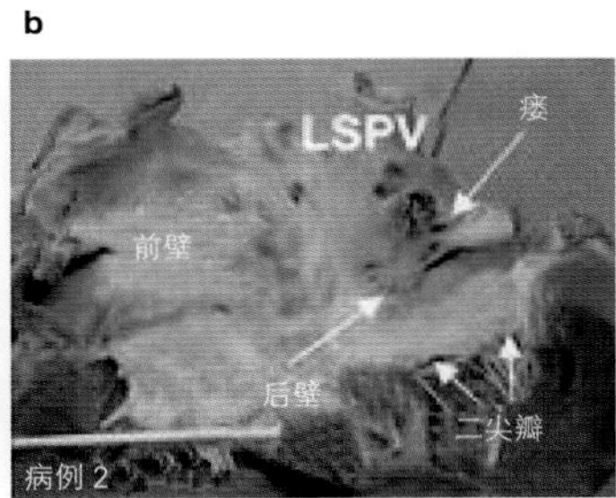

图5 **食道移位时的造影**

a：通常的食道造影。b：食道偏向右侧时的食道造影。c：食道偏向左侧时的食道造影。

a

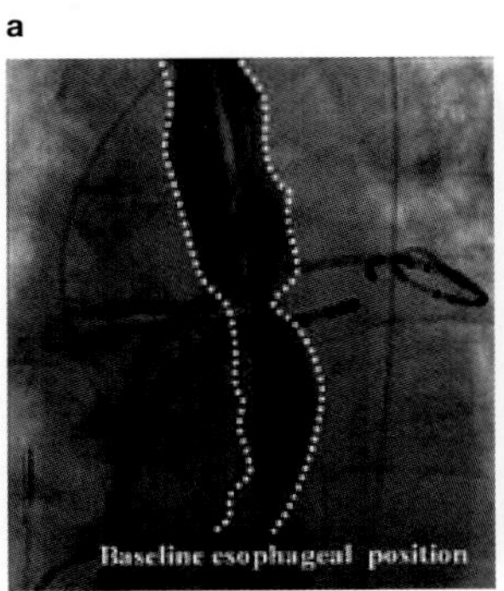

b

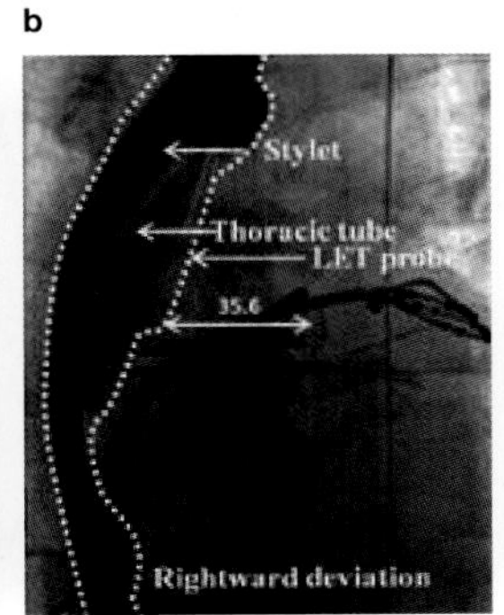

c

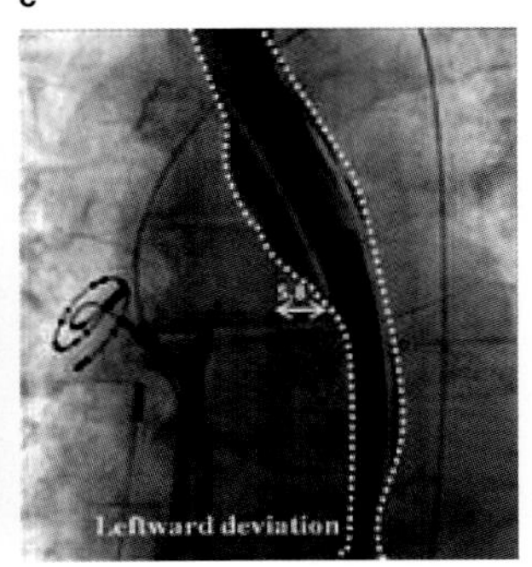

控制在食道相邻部位的放电功率和放电时间，尽量使消融避开食道非常重要。如前所述，因为食道的可移动性较高，有报道称可以利用食道内窥镜等移动食道使之偏离消融部位（图 5）。

食道温度

消融左心房后壁，特别是左下肺静脉周围时，食道温度很容易上升，有的病例在右肺静脉周围消融食道温度也会上升（图 6）。很多文章报道了食道温度的变化情况，指出食道温度与食道损伤之间存在相关性。食道温度上升的病例食道溃疡的发生率较高；相反，食道温度未上升的病例食道溃疡的发生率较低。

■食道温度的测量方法

测量食道温度的方法可以使用可调式温度测量导管（也可用消融术导管代替），或者使用食道专用的带有温度传感器的探头（日本可使用圣犹达公司生产的 SensiTherm™）（图 7）。

可调式温度测量导管的操控性好，可以在任意位置测量温度，但是不能测量多个位置的食道温度，需要多次操作探头。操作探头存在可能会引起食道损伤，或者使食道靠近消融部位等问题。

SensiTherm™ 有 3 个温度传感器，可以测量较大范围的食道温度，不需要多次移动探头。而且操作探头非常方便，只需要在食道内上下移动，引起食道损伤的可能性很低。存在的问题是由于操控性较低使得测量部位受限制，受食道宽度影响，目前还不清楚使用探头测量食道温度是否能掌握食道全部的情况。

Check!!

使用 SensiTherm™ 的笔者病例

送入 SensiTherm™ 时进行食道造影（此时如果使用较多造影剂会使食道扩张，因此要领是只使用少量造影剂），食道会发生痉挛，此时可以忽略食道宽度（图 8）。

也有报道显示无论是可调式温度测量导管还是 SensiTherm™，食道溃疡的发生率没有显著差异。日本由于医疗保险和便利性等因素，广泛使用的是 SensiTherm™。

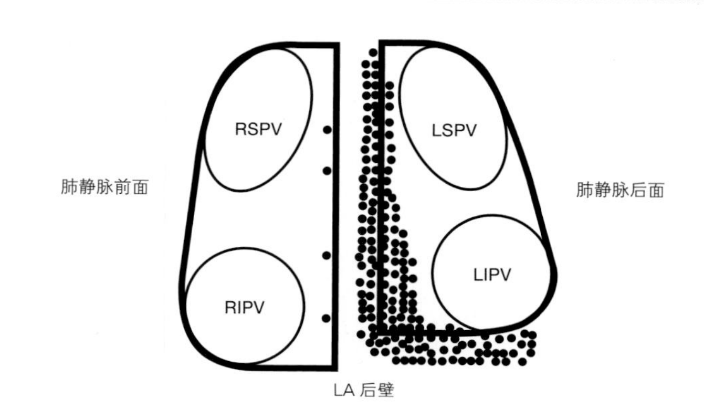

图 6

食道温度上升部位

消融左肺静脉周围时食道温度容易上升，少数病例消融右肺静脉周围时食道温度也会上升。

RPSV：右上肺静脉；LSPV：左上肺静脉；RIPV: 右下肺静脉；LIPV：左下肺静脉。

图 7

可调式温度测量导管与食道专用的带有温度感知器的探头

可调式温度测量导管操控性好，食道专用带有温度感知器的探头可以在 T1~T3 的 3 个位置测量温度。

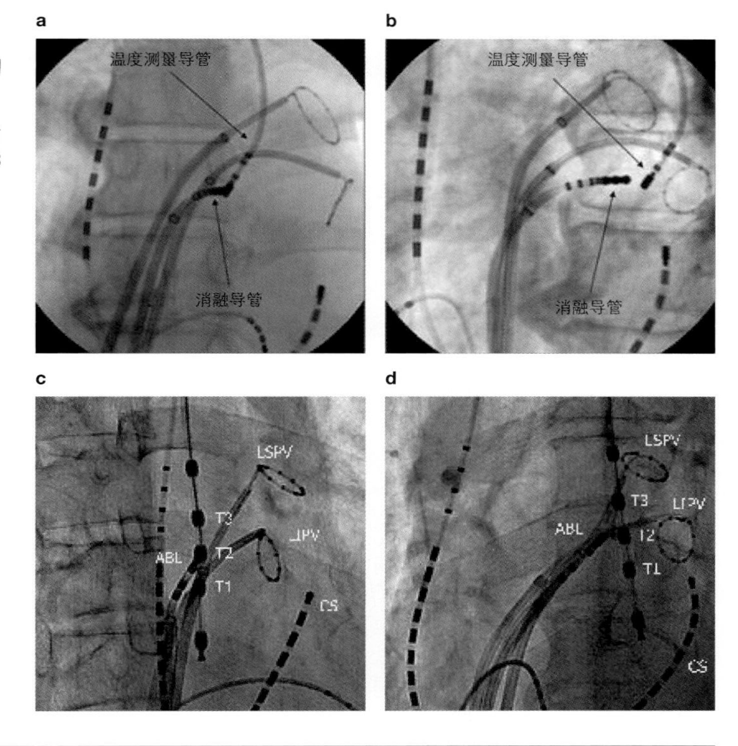

图 8 **送入带有温度感知器的探头时的食道造影的连续照片**

送入带有温度感知器的探头时注入少量造影剂，可见食道出现痉挛。

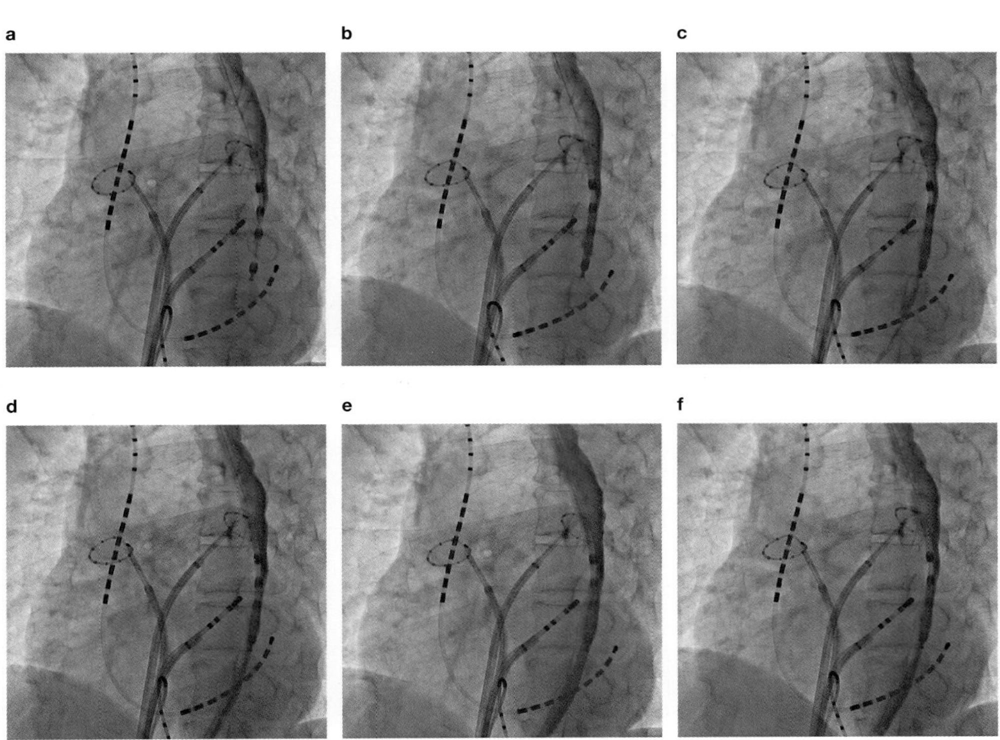

■测量食道温度时的问题

虽然通过测量食道温度减少了左房－食道瘘，但是仍然存在一些问题。无论何种探头都只是测量食道内腔的温度，不能准确地反映食道组织的温度。因此，无法预防对食道组织本身以及食道周围的神经丛等的损害。另外还存在着困境，如果食道温度的阈值设置较高会增加食道的损伤，而设置过低会导致消融不充分，可能会增加复发。

使用盐水灌注导管时，放电开始前生理盐水流过消融导管头端电极使电极冷却。当食道与消融导管距离非常近时，这种冷却效果也会反映在食道温度上。如果食道与消融导管相接近至导管头端电极的轻微的冷却效果也能反映在食道温度上时，显然之后的发热效应也很容易反映在食道温度上。

Dr's Point

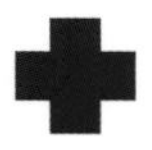

笔者等将这种放电开始前的一过性食道温度下降命名为 TDLET（transient drop in the luminal esophageal temperature）（图 9）。所有观察到 TDLET 的部位都在之后的消融中出现急剧的食道温度上升。TDLET 可以在消融前确定食道损伤的高危部位，可以认为是防止食道损伤的有效指标。

其他的预防方法

在接近食道的部位消融时产生疼痛很可能是因为加热效应到达心外膜，因此必须避免过度消融。

考虑到胃酸反流入食道可能会加重食道的炎症，推荐术后给予质子泵抑制剂。

有报道认为受性别、体格、左房内径等影响，食道相关并发症的发病率不同。但是目前还有很多争议，不得不说能应用于临床上的研究并不多。

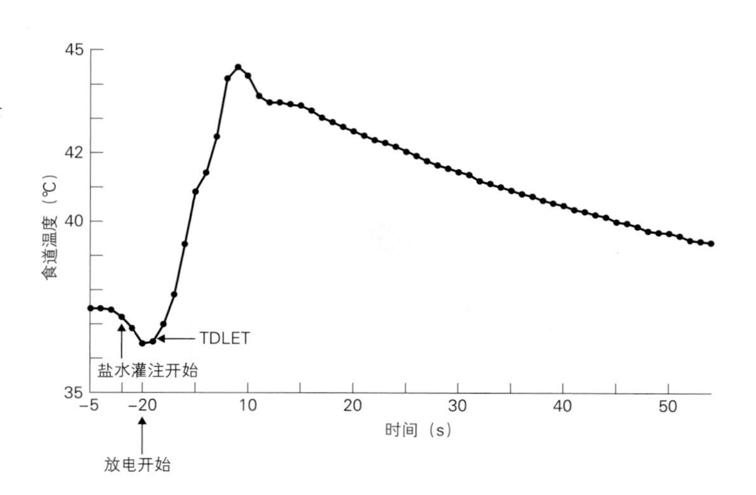

图 9

食道温度随时间的变化图

可见在放电开始 2s 前食道温度一过性下降，消融开始后食道温度急剧上升。

食道相关并发症的处理

在心房颤动消融术中经常会遇到食道相关并发症，加深对食道相关并发症的理解是熟练掌握心房颤动消融术的必需内容。目前还没有能够确切避免食道相关并发症的方法，因此应当认识到所有病例均有发生食道相关并发症的风险，注意尽可能避免发生并发症。

4 膈神经麻痹

静田 聪 京都大学大学院医学研究所循环内科学

1 膈神经麻痹在心房颤动消融的并发症中发生率较低，但是也需要加以注意。

2 预防心房颤动消融导致的膈神经麻痹最重要的是，在高风险部位进行高功率起搏，确保不能夺获膈神经。

本节中将结合笔者自身病例，概述心房颤动消融合并的膈神经麻痹。

膈神经的解剖学位置

右侧膈神经纵向走行在上腔静脉（superior vena cava，SVC）的后侧壁和右肺静脉（right pulmonary vein，RPV）的前壁之间（图 1）。另一方面，左侧膈神经纵向走行在左心耳的较深部至左侧钝缘支周围。因此，心房颤动消融合并的膈神经麻痹，大多数情况下为右侧膈神经麻痹。

RPV 在解剖学位置上右上肺静脉（right superior pulmonary vein，RSPV）较为偏前，而右下肺静脉（right inferior pulmonary vein，RIPV）位置较为偏后。因此，肺静脉隔离时发生的右侧膈神经麻痹大多数是在消融 RSPV 的前壁时发生。但是需要注意，在日本广泛进行的扩大范围同侧肺静脉隔离中，RIPV 前壁的消融线偏向心房侧，使得消融线位置靠前，在 RIPV 前壁的消融线上起搏偶尔也会夺获右侧膈神经。

Sanchez -Quintana 等对 19 例尸体解剖进行研究后报道，右侧膈神经至 SVC 的距离平均为 0.3 ± 0.5mm，至 RSPV 的距离平均为 2.1 ± 0.4mm。可见 SVC 与右侧膈神经非常接近。另一方面，虽然如前所述右侧膈神经至 RSPV 前壁的最短距离为 2mm 左右，但是通常至进行肺静脉隔离时的消融线上 RSPV 起始部的距离会更长。Horton 等以 71 例进行心房颤动消融的病例为对象，使用 3DCT 描记出右侧膈神经旁动脉，测量至 RSPV 起始部的距离（图 2）。结果显示，从右侧膈神经旁动脉至 RSPV 起始部的平均距离为 15.2 ± 8.3mm（3.0 ~ 42.6mm）。

图 1

右侧膈神经的解剖学位置

CS：冠静脉窦；LA：左房；LV：左室；RA：右房；RSPV：右上肺静脉。

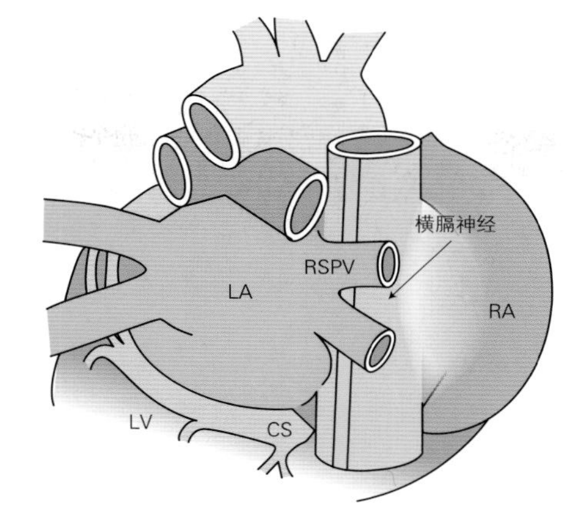

图 2

3DCT 描记出右侧膈神经旁动脉

PN：膈神经；RPA：右膈神经旁动脉；RSPV：右上肺静脉。

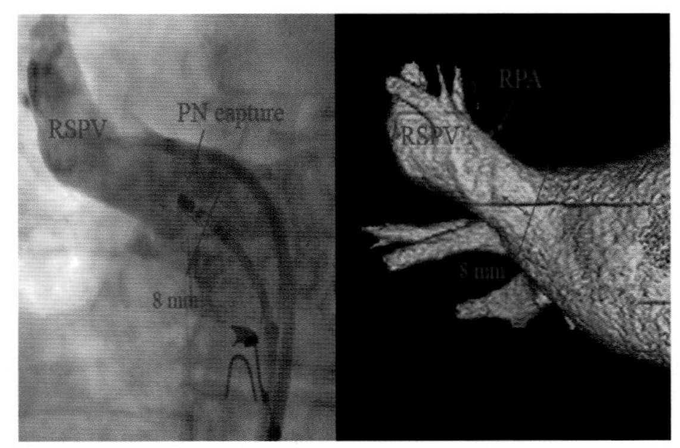

此外，测量消融术中实际夺获右侧膈神经的 RSPV 内起搏点至 RSPV 起始部的距离，与使用 3DCT 测量的从右侧膈神经旁动脉到 RSPV 起始部的距离基本一致。两者的平均误差只有 0.8mm。

膈神经麻痹的发生率与预后

Sacher 等报道，在 1997 年到 2004 年在 4 所医疗机构连续进行的 3755 例心房颤动消融患者中有 18 例（0.48%）发生膈神经麻痹。其中 16 例为右侧膈神经麻痹，2 例为左侧膈神经麻痹。16 例右侧膈神经麻痹中，12 例在 RSPV 隔离中，3 例在 SVC 隔离中，1 例在放电前发生膈神经麻痹。左侧的 2 例都是在消融左心耳顶部时发生膈神经麻痹。全部 18 例中的 12 例（66%）完全恢复，3 例（17%）部分康复。完全恢复所需要的平均时间为 6 个月。

如上可见，肺静脉隔离时发生膈神经麻痹的风险很低只有 0.5%，而且 70% 左右的病例在 1 年内会自然恢复。但是在进行 SVC 隔离时，右侧膈神经麻痹的发生率会更高，在前面的 Sacher 等的研究中进行 SVC 隔离时只有 2 例（0.05%）发生右侧膈神经麻痹，这可能是由于进行 SVC 隔离的病例本身就很少。

SVC 隔离并发的膈神经麻痹

报道显示进行 SVC 隔离合并膈神经麻痹的发生率为 2%~3%，当然对于缺乏经验的术者还会更高。笔者在 2010 年到 2012 年，有一段时间在进行第一次或者是第二次心房颤动消融时常规进行 SVC 隔离，尽管有 300 例左右 SVC 隔离的经验，还是有 8 例发生了右侧膈神经麻痹。幸运的是，所有的患者都完全恢复，因此在进行 SVC 隔离时一定小心注意避免发生右侧膈神经麻痹。如下所示为笔者的实际病例。

病例

病例 1（图 3）

50 多岁男性。持续性心房颤动，术前心脏超声检查左房内径为 46mm，左心室舒张末期内径为 58mm，左心室射血分数为 47%。术中在肺静脉隔离后消融复杂碎裂心房电位（complex fractionated atrial electrogram，CFAE）部位，然后进行 SVC 隔离。进行 SVC 隔离时，一边以 5V 起搏确认未夺获膈神经，一边放电，但是在患者突然深呼吸时导管发生移位。虽然立即停止放电，但是发现患者右侧膈肌的运动下降，只得停止 SVC 隔离。

术后的胸部 X 线检查可见右侧膈肌上抬，在 3 个月的时候未见改善，到 8 个月的时候完全恢复。

病例 2（图 4）

60 多岁女性。有强烈自觉症状的持续性心房颤动，既往在其他医院接受过 20 次以上的心房电复律。肺静脉隔离后进行 SVC 隔离。在 5V 起搏未夺获膈神经的部位以 25W 放电时，发现右侧膈肌运动下降而立即停止通电。患者无自觉症状，但是术后胸部 X 线检查发现右侧膈肌上抬，不过 2 周后完全恢复。本例是较早得以恢复的病例。

病例 3（图 5）

50 多岁女性。持续性心房颤动，术前的左房内径显著扩大为 62mm。左心房内记录到的电位包括肺静脉电位在内呈显著低电位，肺静脉隔离非常困难。右侧肺静脉消融时，由于无法达到隔离，消融部位渐渐移向内侧，在 RSPV 前壁放电时（图 5a）发现右侧膈肌运动下降，而立即停止放电。

患者没有自觉症状，但是术后发现右侧膈肌上抬。术后 14 天时未见改善，3 个月时部分恢复，至 8 个月时完全恢复（图 5b）。术后 3 个月时的 3DCT 图像如图 5c 所示，可见左心房和肺静脉在沿着后壁的消融线处有轻度的凹陷，提示后壁的消融线过于偏向心房侧。

图 3

症例 1：50 多岁男性，进行 SVC 隔离时发生膈神经麻痹，8 个月后完全恢复

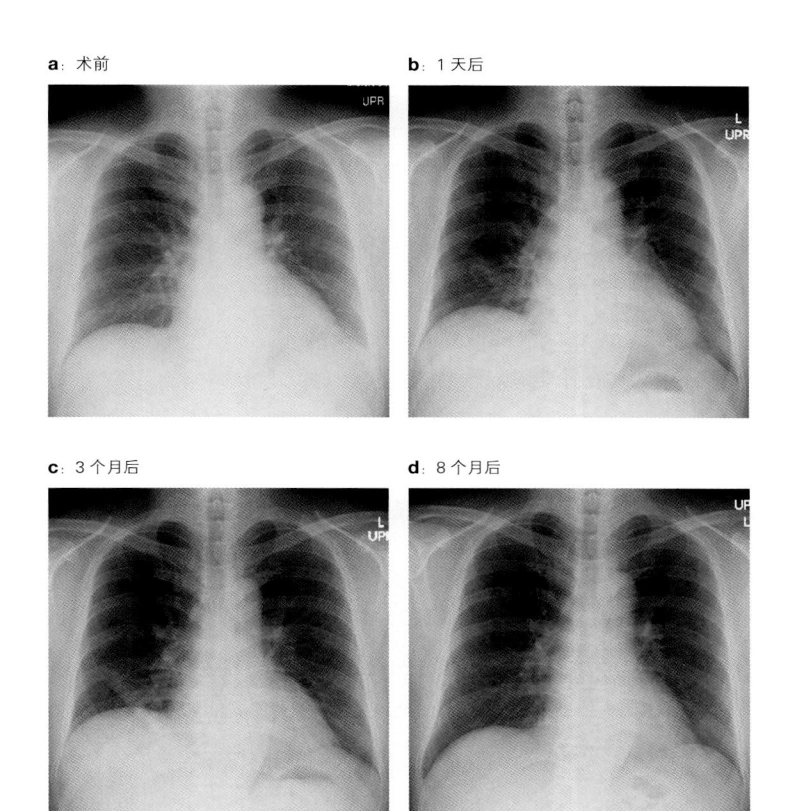

图 4

症例 2：60 多岁女性，进行 SVC 隔离时发生膈神经麻痹，2 周左右短时间内完全恢复

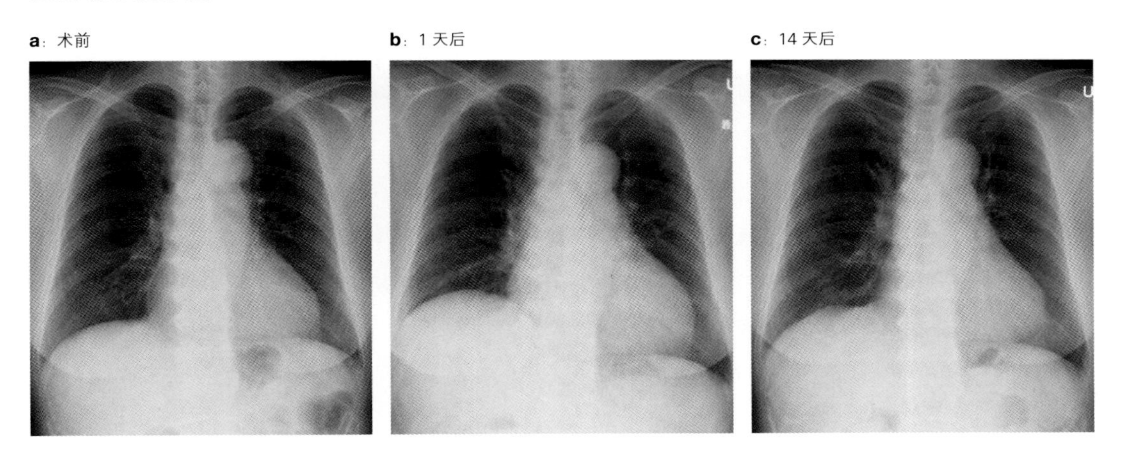

病例 3 发生膈神经损伤的原因

笔者之前在进行 RPV 前壁消融时都是以 5 ~ 7V 的功率起搏，一边确认未夺获右侧膈神经，一边放电。本例患者由于肺静脉隔离比较困难，消融点不自觉地由 RSPV 起始部移向内侧，并且在消融前疏忽未进行起搏导致发生膈神经损伤。RSPV 内放置的环状电极导管的直径为 25mm，紧贴导管前方放电也是导致并发症的原因。

实际上观察图 5a 中的消融点可见，正位像下消融导管的头端位于心影的外侧。需要注意当左心房巨大的时候，左心房也会偏向右侧。本例患者是笔者在进行肺静脉隔离时发生膈神经麻痹的唯一病例。

在本病例之后，笔者进行了大约 200 例的肺静脉隔离术，在 RPV 前壁的消融线上起搏夺获右侧膈神经的只有 1 次，发生在 RIPV 心房侧前壁。

膈神经麻痹的处理

预防心房颤动消融导致的膈神经麻痹，最重要的是在高风险部位进行高输出功率起搏，确认无膈神经夺获。

肺静脉隔离

肺静脉隔离术中进行 RPV 前壁消融时，必须要至少每隔 2 ~ 3 个消融点进行高输出功率起搏，确认未夺获右侧膈神经。左侧膈神经由于纵向走行在左心耳及左侧钝缘支动脉范围，笔者在冠状静脉窦内放电时，一定要确认在 5V 的输出起搏下未夺获左侧膈神经。特别是在永存左上腔静脉（persistent left superior vena cava，PLSVC）内放电时，发生左侧膈神经麻痹的风险较高，必须要给予足够注意。进行 CFAE 消融等在左心耳较深部消融时也需要加以注意。

SVC 隔离

SVC 隔离时笔者会在所有放电部位进行起搏，确认是否夺获右侧膈神经。一般标准是，如果 5V 起搏未夺获右侧膈神经，则放电功率设置为 20 ~ 25W。5V 起搏夺获而 4V 未夺获时，放电功率为 15 ~ 20W。4V 起搏夺获而 3V 起搏未夺获时，放电功率为 15W。3V 起搏夺获右侧膈神经时，放电功率一定不能超过 10W。特别是在 3V 起搏能强烈夺获右侧膈神经处，避免放电更为安全。

图 5　病例 3：50 多岁女性，左房内径 62mm 的巨大左房，进行肺静脉隔离，RSPV 前壁放电中发生膈神经损伤

a：发生膈神经损伤的消融点。左为正位像 AP，右为左前斜位像 LAO。

b：随访不同时间的胸片。可见 3 个月时部分恢复，8 个月时完全恢复。

c：术后 3 个月时的 3DCT。沿左房后壁消融线可见轻度下陷（箭头）。详细请参照正文。

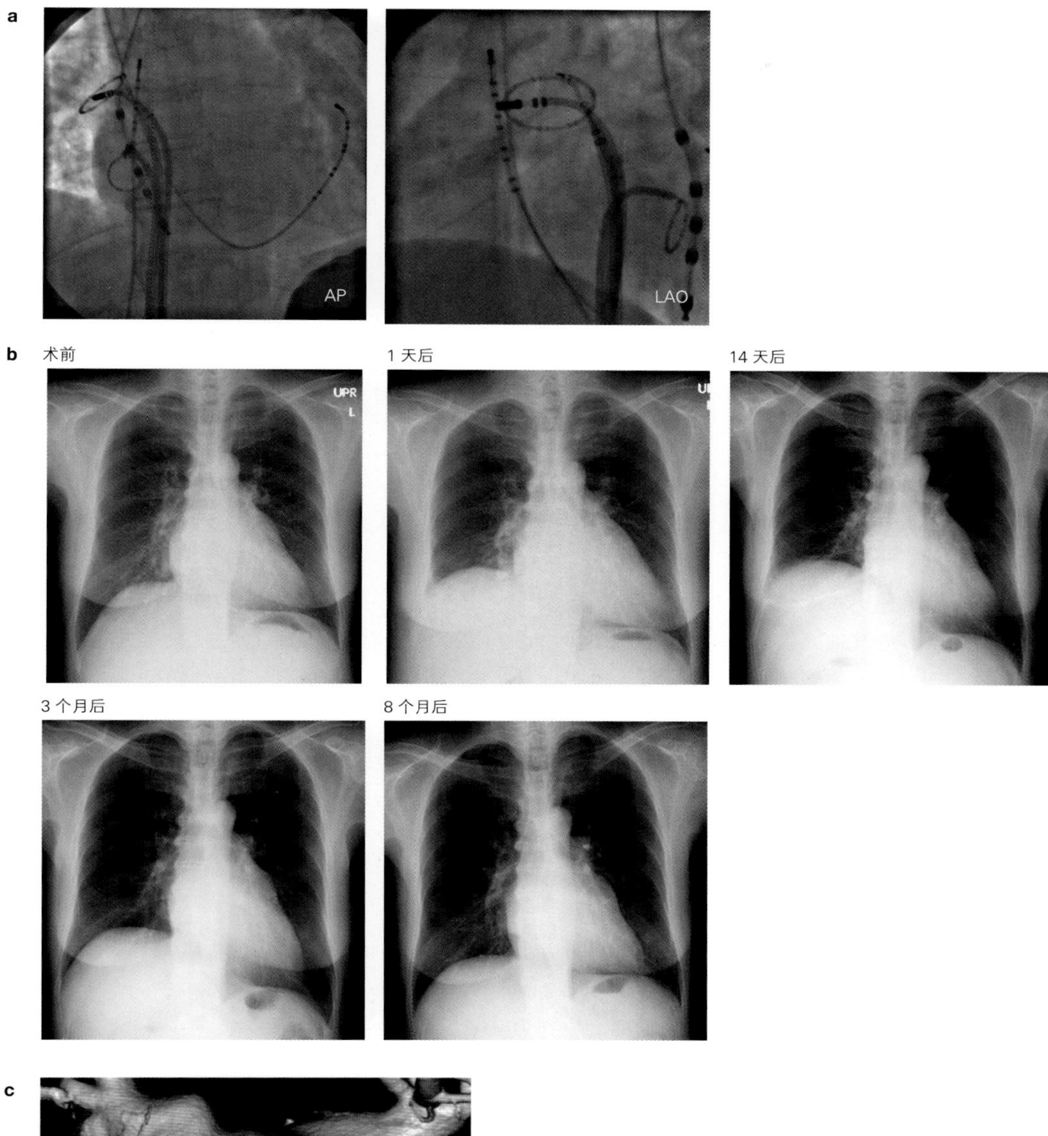

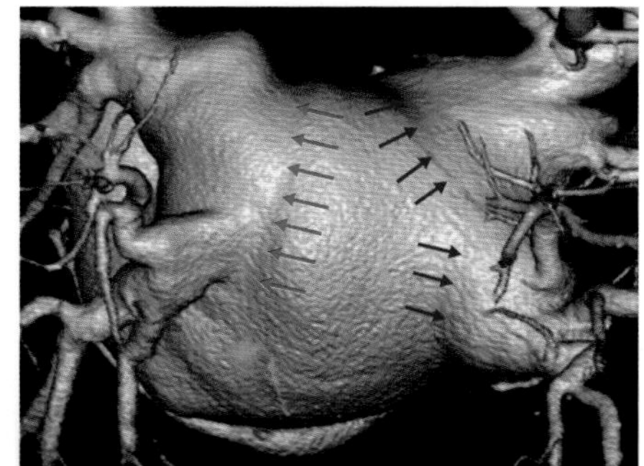

Dr's Point

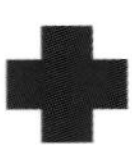

发生膈神经麻痹后的应对方法

很遗憾发生膈神经麻痹时，在向患者交代详细情况的同时，应当说明很多情况下数日至数周后会自然康复，注意让患者不要有过重心理负担。

笔者一般会指导患者每天早晚各做 10 个腹式呼吸样的深呼吸，并让患者服用维生素 B_{12}、甲钴胺。

结束语

以上概述了心房颤动消融的并发症膈神经麻痹。若能成为读者的参考，深感荣幸。

Ⅵ

心房颤动导管消融的术后管理

1 术后抗凝治疗

山内康照 武藏野红十字医院循环科

1 $CHADS_2$ 评分和 SHA_2DS_2-VASC 评分可以作为停止抗凝治疗的标准。血栓栓塞风险较低患者如果能够维持窦性心律，停止抗凝治疗是适当的，但是对于 $CHADS_2$ 评分 2 分以上的血栓栓塞危险较高的患者，即使维持窦性心律，持续进行抗凝治疗更安全。

2 对于是否停止抗凝治疗，相比阵发性心房颤动和有症状性心房颤动的患者，需要慎重处理持续性心房颤动和无症状性心房颤动的患者。

血栓栓塞是心房颤动消融术的严重并发症之一，为了减少此并发症，术前开始充分抗凝以及术中适量的肝素化是非常重要的，而术后血栓栓塞通常发生在术后几周内，因此需要慎重对待术后期抗凝治疗。

另一方面，对于术后无明显的心房颤动复发时，应当何时停止抗凝治疗这一点，还没有统一的意见。虽然一般认为术后无心房颤动复发时，可以停止抗凝治疗，但是也有数年后复发心房颤动的病例。如果在停止抗凝治疗的病例中，再发了无症状性心房颤动，有可能是致命性的。相反，如果持续抗凝治疗，发生大出血的风险会升高。对于停止抗凝治疗的标准，应当随病例不同而区别对待。

本节阐述消融术后抗凝治疗和远期的停止抗凝治疗标准。

术后即刻的抗凝治疗

一般进行术后抗凝治疗，是在止血数小时后，开始持续静滴肝素，同时开始口服华法林，确认 PT-INR 达到有效治疗范围后，停止持续的肝素点滴，患者出院。

Oral 等报道，心房颤动消融术后进行 3 个月以上抗凝治疗的连续 755 例病例中 9 例（1.1%）发生血栓栓塞，其中 7 例发生在术后 14 天内。7 例中有 5 例在发生血栓栓塞时已经有心房颤动复发，发生血栓栓塞时的平均 PT-INR 为 1.6 ± 0.5，考虑是华法林的抗凝效果不充分。提示对于血栓栓塞发病风险较高和

图1

消融后的血栓栓塞发生率

没有栓塞危险因素的病例（蓝线）和有一个以上危险因素病例（红线），在抗凝治疗终止后的血栓栓塞的无发生率，与Framingham研究中无心房颤动患者组相比（绿线），没有显著性差异。

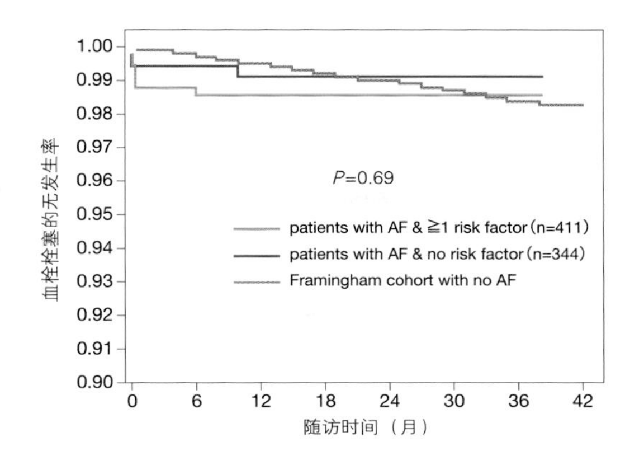

术后立即复发心房颤动的病例，需要进行充分的术后抗凝治疗。

早期发挥抗凝效应的达比加群和利伐沙班等新型抗凝药物在口服后会迅速发挥抗凝作用，可能会减少这类术后血栓栓塞的发生，缩短住院时间。

Dr's Point

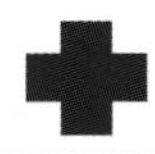

最近有报道称，术中持续应用华法林进行消融，可以减少术中及术后的血栓栓塞的发生率而且较为安全。持续应用华法林进行消融的中心在逐渐增多。

术后远期的抗凝治疗

如果术后未复发心房颤动并且可以长期维持窦性心律，可以考虑终止抗凝治疗。虽然在指南上建议所有病例中都要在术后进行2个月以上的抗凝治疗，但没有提及抗凝治疗的停止时间。这是因为没有前瞻性研究停止抗凝治疗的大规模随机试验，目前只是规定在血栓栓塞高危病例中应持续进行抗凝治疗。

病例报道

Oral等报道，755例进行心房颤动消融术的病例中，术后远期发生血栓栓塞的只有2例，这2例都是持续性心房颤动，其中1例在术后复发心房颤时持续进行抗凝治疗，仍发生了血栓栓塞，相反，在维持窦性心律的522例病例中383例（73%）终止了抗凝治疗，平均25个月的随访期间中未发现血栓栓塞病例。与Framingham研究中无心房颤动的患者组相比较，血栓栓塞的发病率无差异。

Nademanee等也报道，674例有栓塞风险的心房颤动患者进行消融后517例（81%）可维持窦性心律，其中434例（84%）停止使用华法林，停用华法林组的5年血栓栓塞发病率低至3%；相反，心房颤动复发而继续使用华法林组的血栓栓塞发病率高达23%。

图 2

消融术后的脑卒中发生率

消融术后 5 年的脑卒中发生率在抗凝治疗组（红线）为 3%，心房颤动复发继续进行抗凝治疗组（蓝线）为 23%，显著升高。

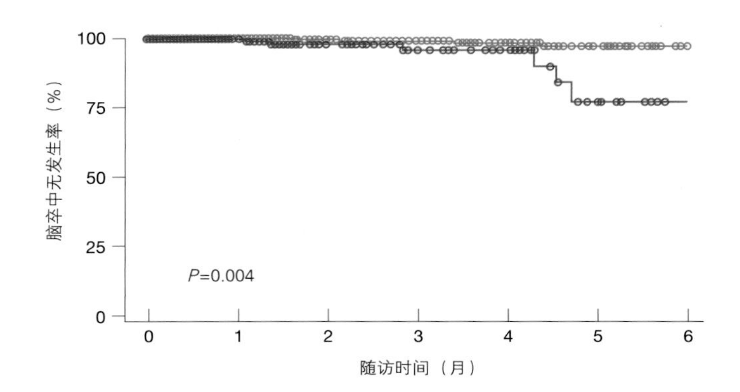

图 3

消融术后的血栓栓塞和脑出血的发生率

消融术后终止抗凝药物组（off-OAT）与消融后持续抗凝组（on-OAT）之间 5 年的血栓栓塞和脑出血的发生率相比，停止抗凝组显著减少。

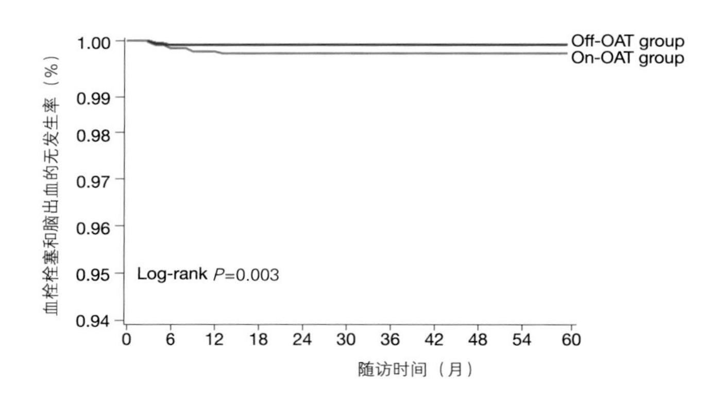

同样，Themistoclakis 等以进行心房颤动消融术的 3355 例患者为研究对象，研究在术后 3～6 个月后可以维持窦性心律而停止抗凝治疗组（2692 例）和因复发心房颤动及左心房功能低下而持续抗凝治疗组（633 例）的 2 年内血栓栓塞和大出血的发病率。结果显示，停止抗凝治疗组在随访期间有 77 人（2.9%）因心房颤动复发而重新开始抗凝治疗，大约 2 年的随访期间，脑梗死的发病在停止抗凝治疗组为 2 人（0.07%），在持续抗凝治疗组为 3 人（0.45%），停止抗凝治疗组有减少倾向。停止抗凝治疗组中发生脑梗死的 2 人发病时都是窦性心律，但是其中 1 人在反复进行的心电图监测中记录到了无症状性心房颤动。

另一方面，在大出血发病率方面，停止抗凝治疗组有 1 人（0.04%），持续抗凝治疗组有 12 人（2%），显著增加（图 3）。

停止抗凝治疗组脑梗死发病率低的原因包括，停止抗凝组原本就有很多年轻人和无器质性心脏病的患者，$CHADS_2$ 评分较低，阵发性心房颤动较多，术后心房颤动复发时迅速重新开始抗凝治疗，通过维持窦性心律改善了左心房功能等。

停止抗凝治疗后发生无症状性心房颤动时，虽然血栓栓塞的风险升高，但是考虑到持续抗凝治疗引起的大出血风险，研究者认为消融成功病例应当停止

图 4

长期持续性心房颤动消融后的无复发率

初次消融后（蓝线），术后 1 年以内 64.4% 的病例心房颤动复发，术后 1 年以后也有 15.3% 复发，即使进行多次消融（红线），5 年后的无复发率为 45%，术后 1 年以后逐年出现复发。

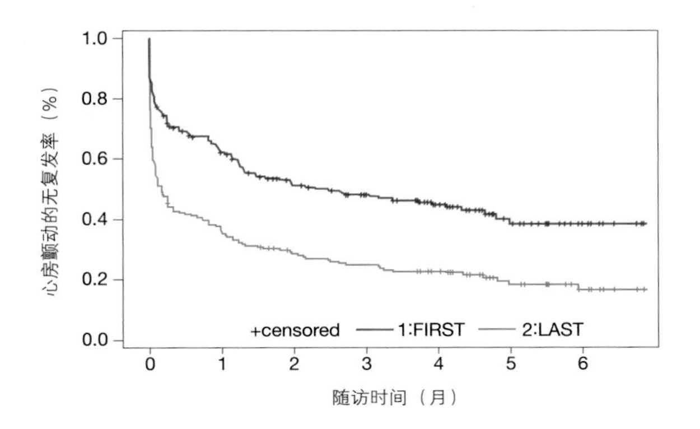

抗凝治疗。但是，此研究毕竟是非随机研究结果，持续抗凝治疗组原本就包含了很多脑梗死发病风险高的患者，不能单纯地进行比较。

停止抗凝治疗时的问题

停止抗凝治疗时，最主要的问题是无症状性心房颤动的复发，只根据自觉症状和 Holter 心电图评价，会漏诊无症状性心房颤动。

实际上，以植入型心电记录仪（implantable cardiogram monitor，ICM）研究有症状性心房颤动患者消融术后无症状心房颤动复发率的 DISCERN AF 研究结果显示，消融术后有症状性心房颤动的复发率为 42%，ICM 记录的心房颤动复发率高达 54%，相差的 12% 即为无症状性心房颤动的复发。因此在决定停止抗凝治疗的时候，只根据症状判断有无心房颤动复发是有风险的，需要反复长时间进行心电图检测，严密随访判断是否有无症状性心房颤动复发。此外，向患者本人充分说明可能发生无症状性心房颤动这一情况，指导患者本人养成定期自己检查脉搏的习惯也是非常重要的。

持续性心房颤动的远期复发较多，需要慎重对待

Tilz 等报道，对 202 例进行消融的持续性心房颤动患者随访 5 年，初次消融术后 1 年以内 130 人（64.4%）复发，术后 1 年以后有 31 人（15.3%）复发，而且其中 10 人（5.0%）是在术后 3 年后复发（图 4）。Sorgente 等同样报道，1/3 病例在术后 1 年复发。

可见持续性心房颤动的 1 年以内的复发率很高，而且即使在 1 年内维持窦性心律，之后也有很多病例复发心房颤动，因此即使维持窦性心律，也推荐长期持续抗凝治疗（至少 1 年以上）。

图 5

消融后的血栓栓塞与死亡的发生率

消融后 3 年的事件发生率，$CHADS_2$ 评分不足 2 分的患者组为 2.4%，$CHADS_2$ 评分 2 分以上组为 15.4%，显著升高。

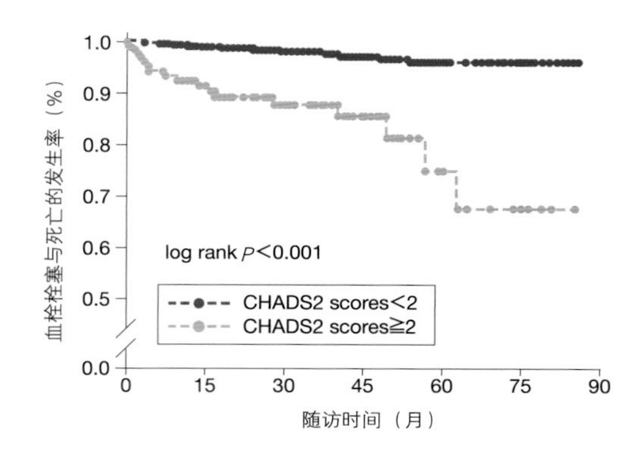

根据每个病例的血栓栓塞的危险性决定是否停止抗凝治疗

Chao 等报道，$CHADS_2$ 和 CHA_2DS_2-VASc 评分对于心房颤动消融术后的全身栓塞风险分层有效。$CHADS_2$ 评分为 2 分以上和 2 分以下组的 3 年的事件发生率有很大差异，分别为 15.2%和 2.4%。将 $CHADS_2$ 评分为 0~1 分的组进一步以 CHA_2DS_2-VASc 评分分成 2 分以上、2 分以下两组，事件发生率分别为 7.1%和 1.1%（图 5）。因此，可将 $CHADS_2$ 评分或 CHA_2DS_2-VASc 评分作为停止抗凝治疗的标准，血栓栓塞风险较高的（$CHADS_2$ 评分 2 分以上）患者，即使维持窦性心律，持续抗凝治疗也会更加安全。相反，血栓栓塞风险较低（$CHADS_2$ 评分为 1 分以下，CHA_2DS_2-VASc 评分 1 分以下）的患者，如果能维持窦性心律，停止抗凝治疗是适当的。

但是对于停止抗凝治疗，相比于阵发性和有症状性心房颤动患者，对于持续性和无症状性心房颤动患者需要更加慎重地处理。

2 使用植入式设备进行随访

横山泰广 东京医科齿科大学医学部附属医院心律失常中心
平尾见三 东京医科齿科大学医学部附属医院心律失常中心，循环制御内科学

1 只依靠心房颤动（atrial fibrillation，AF）消融术后患者的自觉症状和间断性监测，很难检测出无症状性 AF 事件。

2 植入后的起搏器，双室心脏再同步化治疗（cardiac resynchronization therapy，CRT），植入型除颤器（implantable cardioverter-defibrillator，ICD）可以进行持续性监测，可以监测出有症状性或无症状性的房性心动过速（atrial tachycardia，AT）/AF。

3 植入式循环记录仪（implantable loop recorder，ILR）也可以检测出 AF，在日本目前还不能应用（截至 2012 年）。

4 AF 消融术后的持续性监测能够提高 AF 复发的检测精确度，对于之后治疗方针的决定提供有用信息，但是对所有的病例进行持续性监测是不现实的。对于其适应证今后还需研究讨论。

AF 消融术后的评价

AF 消融术后的 AF 复发的评价在患者自觉症状外，还包括就诊时的 12 导联心电图、Holter 心电图（24h，3d，7d）、事件记录仪（体外式循环记录仪）等间断性监测。但是患者的自觉症状不一定与 AF 事件一致，很多是无症状性的 AF 事件。

通过以植入后的起搏器、CRT、ICD 进行连续性监测，已经明确间断性监测会漏记录到很多的 AF 事件。近年来，ILR 中也加入了 AF 检测算法，已经有应用于 AF 消融后持续性监测的临床研究报道。

本节概述 AF 消融术后以植入式设备进行持续性监测。

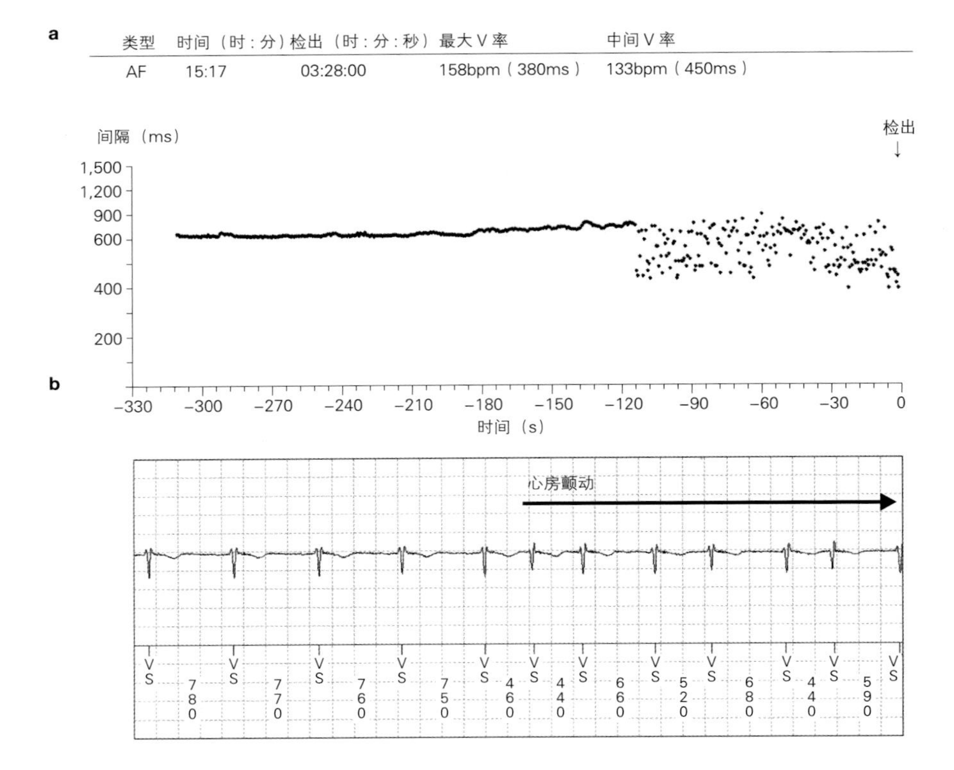

图1 植入式循环记录仪自动检测出心房颤动

a：REVEAL XT 自动检测心房颤动。通过傅立叶分析 2min 内 RR 间期的差异，检测出心房颤动。

b：自动检测出心房颤动后，可以记录 2min 前的心电图。

通过起搏器、ICD 持续监测 AF

治疗心动过缓的起搏器、治疗心衰的 CRT 以及治疗致命性室性心动过速的 ICD 中，根据心房导线的心动过速鉴别算法可以评价心房颤动负荷（AF burden）和模式转换的工作情况等。通过这些设备检测出的房性心动过速的定义在不同的研究中是不同的。

研究报道

TRENDS 研究中，检测出心房频率 > 175bpm，持续时间 ≥ 20s 的 AT/AF，血栓栓塞事件发生前 30 天内 AT/AF ≥ 5.5h/d 组与无 AT/AF 组相比，血栓栓塞发病危险为其 2.2 倍。

ASSERT 研究中，检测出心房频率 ≥ 190bpm，持续时间 > 6min 的房性心动过速，亚临床性（subclinical）房性心动过速是显著增加脑梗死风险的独立危险因素。

TRENDS研究和ASSERT研究虽然不是与AF消融直接相关的研究，但是对于可以进行持续性监测的起搏器，CRT，ICD，ILR植入病例，在决定AF消融术后的治疗方针时提供了有力的数据。

使用ILR持续监测AF

目前（2012年）带有AF检测算法的ILR包括REVEAL R XT（美国的MEDTRONIC公司）和CONFIRMTM DM2012（美国ST.JUDE MEDICAL公司）两种。REVEAL R XT在2013年投入市场。REVEAL R XT配有患者助手，CONFIRMTM DM2012配有患者咨询师的小型外部装置，可以进行手动记录并支持记录的电话传送。

图1显示使用REVEAL R XT检测出AF及记录下来的心电图。前瞻性XPECT研究报道，REVEALXT植入后进行46h Holter检查的206例数据显示，REVEAL R XT对于AF的检测灵敏度为96.1%，阴性预测值为97.4%。

Check!!

欧洲心律协会（EHRA）在2009年发布了ILR的适应证，但是使用ILR进行AF消融术后的持续性监测的适应证还未确定（undefined）。之后，将ILR应用于AF消融术后监测的临床研究逐渐增多，其适应证现在还在研究中。

监测的课题

使用植入型设备进行AF消融术后的持续性监测对于AF检测有很大作用，但是对全部患者都进行是不现实的。将从临床研究得到的知识加以利用，回归到间断性监测，研究对于AF消融术后的患者采取更为细致的治疗策略是非常重要的。

术语解释

AF 负荷

没有已经普及的翻译术语，若一定要翻译过来的话就是“心房颤动负荷”。通常用设定时间内的 AF 持续时间和相对监测时间中 AF 持续时间的比例等来表示。虽然用于 AF 定量化，但是不同研究中的定义是不同的。也有不区别 AT 和 AF 而将其定义为 AT/AF 负荷的。

3 术后 AT 的诊断及心电图处理

高桥良英 国立医院机构灾害医疗中心循环内科

1 心房颤动消融术后出现的房性心动过速分为局灶性 AT、大折返性 AT 和局灶微折返性 AT3 种。

2 大多数术后 AT 起源于左心房，把握 AT 的机制与好发部位的关系在标测时非常重要。

3 为了预防 AT 复发，必须在进行线性消融时形成传导阻滞，最好将诱发出的心动过速全部进行消融。

术后 AT 的分类

心房颤动消融术后，经常会出现与心房颤动不同的激动周长固定的、有明确P波的房性心动过速（atrial tachycardia, AT）。这种心动过速可以分为以下3类：

①起源于心房局灶，兴奋呈离心性传导的局灶性房性心动过速（focal AT）。

②围绕房室瓣和肺静脉等解剖结构的大折返性心动过速。

③激动在心房内的局部范围内折返，折返环的中心没有解剖学结构的局灶性微折返（localized reentry）。

只有局灶性起源被称作 AT，大折返性心动过速时也称作（不典型性）心房扑动。但是，由于根据 12 导联心电图推测心房颤动消融术后的心动过速的产生机制并不容易，因此无论其机制如何，通常都称为 AT。

术后 AT 的发生机制

术前为持续性心房颤动者比阵发性心房颤动者更容易在术后发生 AT。这是因为持续性心房颤动病例不只是进行 PVI，还会进行线性消融和 CFAE 消融（complex fractionated electrogram）等治疗，因此会形成传导裂隙和传导阻滞，易于形成折返。

即使是阵发性心房颤动病例，以前进行过线性消融术的病例也经常会有由

表 1　术后 AT 的机制与好发部位

机制	好发部位
大折返性 AT	・围绕二尖瓣环折返环 ・经左心房顶部围绕肺静脉周围折返环 ・围绕三尖瓣环折返环
局灶性 AT	・恢复传导的肺静脉和上腔静脉 ・其他的双侧心房及冠状静脉窦的任何部位都可以发生
局灶微折返性 AT	・肺静脉 – 左心房交界部位 ・左房前壁 ・左心耳周围 ・左房间隔

线性消融部位内的传导裂隙介导的大折返。此外，也可能有术前存在的折返、局部起源的激动以 AT 的形式复发。

术后 AT 的好发部位

左房起源

大多数术后 AT 起源于左心房，左心房内的好发部位随 AT 产生机制的不同而有所不同（表 1）。

大折返性心动过速如果是左房起源，有两种情况：①围绕二尖瓣折返（peri-mitral reentry）；②经过左心房顶部，围绕左右肺静脉中的某一支周围折返（roof dependent reentry）。有时会遇到两种折返共存的 8 字折返。

右房起源

如果是右房起源，最常见的是围绕三尖瓣环的折返，偶尔也有围绕上腔静脉或下腔静脉周围的折返。

局灶性 AT

多见于恢复传导的肺静脉和上腔静脉起源，但是在包括冠状静脉窦在内的双侧心房的任何部位都可以起源。

局灶性微折返

多数见于隔离不完全的肺静脉 – 左心房交界部位、包括左心房前壁在内的左心耳周围和左侧房间隔。

Check!!

掌握上述的 AT 的发生机制与好发部位的关系，在实际标测中有很大作用，非常重要。

P 波形态与 AT 的起源及发生机制

大多数术后 AT 为左房起源。左房起源 AT 的 P 波形态的特征包括：V_1 导联的 P 波呈正向（图 1、图 2）。右房起源的典型心房扑动时 V_1 导联 P 波也呈正向，其他机制的右房起源的 AT，大多数情况下 V_1 导联 P 波呈负向或者正负双向。左房起源 AT 的 I 导联多数呈负向 P 波，也有很多病例的 P 波低平无法识别。

大折返机制的情况

以往认为，大折返性机制时一部分心房组织始终处于兴奋状态，所以 P 波与 P 波之间的等电位线消失。但是在进行线性消融术等之后，当折返环内存在传导极其缓慢的裂隙时，在裂隙内经常会记录到与激动传导时间一致的等电位线。随着线性消融的部位不同，即使心动过速的发生机制和起源相同，由于心房内激动传导模式不同，也很难从左房起源 AT 的 P 波形态确定机制。

此外，无论是何种机制，左房起源的激动都是经由 Bachmann 束从右房高位间隔向右心房传导，右房的激动模式相似，这也是根据 P 波形态确定 AT 机制困难的一个理由。

使用三维导航系统进行标测

标测之前有心房颤动的病例的术后 AT 时，拖带标测有使 AT 转为心房颤动或其他形式的 AT 的风险，推荐首先使用三维导航系统进行标测。

Check!!

开始标测前的注意事项

尽可能搜集与之前进行消融手术相关的详细资料。局部的激动周长轻度变动时，三维标测比较容易。但是，在恢复传导的肺静脉那样的激动周长变化在 50～100ms 以上时，很难判断是激动由左房向肺静脉传导还是肺静脉向左房传导。因此，肺静脉恢复传导时可以在最后标测肺静脉。

肺静脉起源心动过速的情况下，如果肺静脉入口部表现为左房内最早激动，可能激动起源在肺静脉内。如果之前进行过线性消融，是否已经成功阻滞也是消融前必须要掌握的信息。

图 1

围绕二尖瓣环逆钟向折返的大折返性 AT 的 12 导联心电图（a）和三维标测图（b）

P 波形态在 I 导联低平，下壁导联与胸前导联正向，从 V_1 至 V_6，P 波逐渐变小。

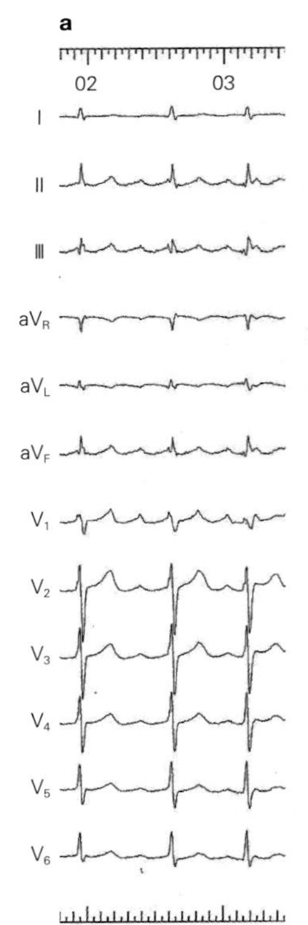

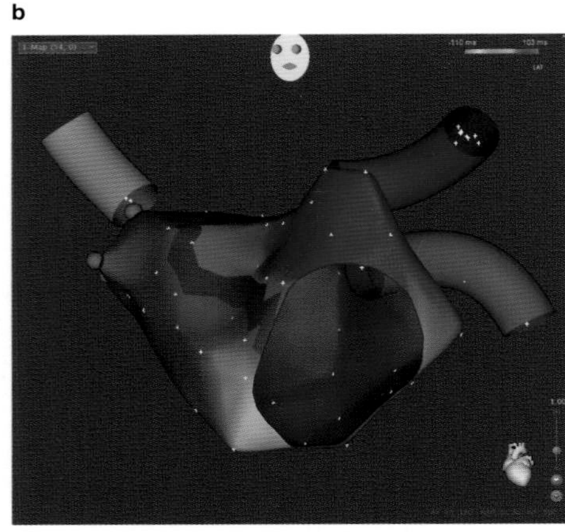

图 2

左心耳基底部起源的局灶性 AT 的 12 导联心电图（a）和三维标测图（b）

P 波形态与图 1 中病例的特征基本相同。

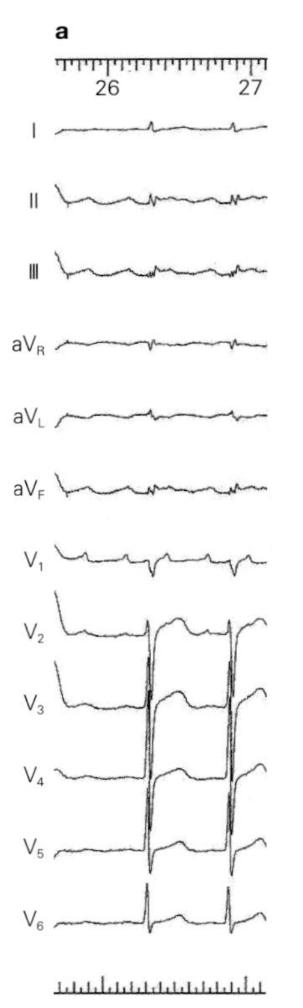

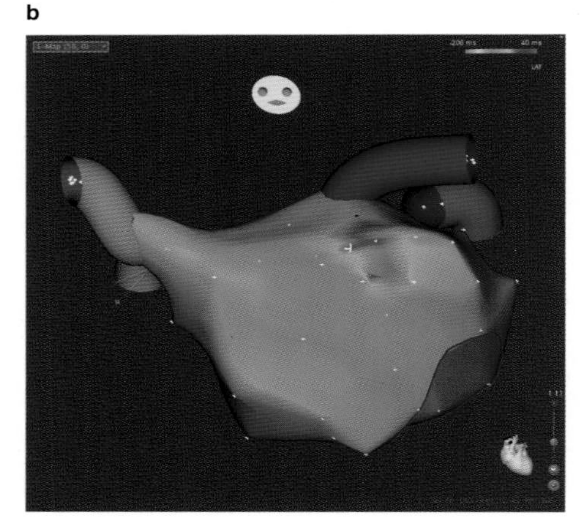

术后 AT 的特征

由于之前的放电以及原本存在的心房肌变性，局部电位会非常小。这时三维图像对于是完全无传导的瘢痕区域还是缓慢传导部位的解析就会不同，因此需要充分标测局部电位极其小的部位的周围组织，明确周围的激动传导样式，推测低电压区域的激动。

拖带标测

提示为折返机制时

三维标测提示为大折返机制时，通过拖带标测可以确认。拖带标测以比心动过速周长短 10 ~ 20ms 进行短阵快速起搏，但是当拖带的起搏周长不到 200ms 时，房性心动过速容易转变为心房颤动。因此，必须在房性心动过速的周长在 210ms 以上的情况下进行拖带标测。

考虑为大折返性机制时

在折返环内相互远离的 2 点或者是 3 点进行拖带。各个部位的起搏后间期（post- pacing interval，PPI）与心动过速周长（tachycardia cycle length，TCL）的差值（PPT–TCL）不足 20ms 时，提示起搏部位在大折返的折返环路内。这时需要注意，如果不在相距一定程度的部位进行起搏的话，不能排除局灶性微折返的可能性。

怀疑为大折返性机制时

可以在二尖瓣环 3 ~ 4 点间，左房后壁和左房间隔这 3 个部位进行拖带。二尖瓣环和左房间隔间的 PPI–TCL 不足 20ms 时，可能是围绕二尖瓣环的折返。左房间隔和左房后壁间 PPI–TCL 不足 20ms 时，可能是经左心房顶部围绕右侧肺静脉周围的折返。左房后壁与二尖瓣环间不足 20ms 时，可能是围绕左侧肺静脉周围的折返。

如果 3 个部位的 PPI–TCL 都不足 20ms 的话，可能是同时围绕二尖瓣环周围和右肺静脉周围传导的 8 字折返。

以上 3 个部位中任一部位的 PPI–TCL 都很长时，要考虑是局灶性 AT 和右房起源的可能性。

■局灶性微折返

折返环通常位于直径 1 ~ 2cm 的比较局限的范围，折返环内的 PPI–TCL 在 0 ~ 20ms，距离折返环越远，PPI–TCL 越长。

消融

局灶起源性 AT 以最早激动部位为消融靶点。

不同机制折返的处理

围绕二尖瓣环大折返的情况下，需要进行线性消融阻断折返环路，包括在二尖瓣环后外侧与左下肺静脉之间的峡部进行线性消融，或者在二尖瓣环前壁与右上肺静脉或者左上肺静脉之间进行线性消融。

经左心房顶部围绕肺静脉周围折返的情况下，可以进行连接两侧上肺静脉的顶部线消融。

局灶性微折返多数情况下可以记录到提示折返环内缓慢传导的碎裂连续性电位，在此部位放电可以成功终止心动过速。

预防心房颤动消融术后的复发

心房颤动消融的病例，特别是持续性心房颤动消融病例，术后经常会发生各种机制的多种 AT。只通过放电终止临床 AT，术后经常会出现复发，不是充分的消融终点。

为了预防 AT 复发，必须在进行线性消融时形成传导阻滞。同时最好尝试用短阵快速起搏和静滴异丙肾上腺素诱发心动过速，对诱发出的所有心动过速进行消融。

4 预防复发的方法（激素等）

成濑代士久，青沼和隆 筑波大学医学医疗系循环内科

1 术后使用激素对心房颤动复发有抑制效果，但是如何有效应用还需要进一步的研究。

2 由于大约半数的心房颤动患者合并 OSA（阻塞性睡眠呼吸暂停），积极的 CPAP（经鼻持续气道正压呼吸）治疗与提高心房颤动消融的治疗成绩相关。

预防心房颤动消融术后的复发

近年来，通过导管消融治疗心房颤动正在急速普及，但是手术的复发率并不是很低。

Ouyang 等报道了 161 例心房颤动消融术后患者进行 5 年随访的长期预后。结果显示，只进行 1 次消融能够维持窦性心律的有 75 例（47%），进行多次消融（2 次消融术的有 66 例，3 次的有 12 例）后窦性心律维持率上升至 80%，只有 4 例（2%）进展为慢性心房颤动。虽然是很出色的治疗成绩，但是也要注意，阵发性心房颤动患者即使进行多次的消融治疗，20% 的患者还会在 5 年内复发，因此治疗效果还有很大的提高空间。

本节概述术后使用激素和对合并阻塞性睡眠呼吸暂停（obstructive sleep apnea syndrome，OSA）的患者进行经鼻持续气道正压呼吸（continuous postive airway pressure，CPAP）这两种预防心房颤动消融术后复发的方法。

术后使用激素

近年有报道指出炎症参与心房颤动的发生机制，我们中心以 2005—2007 年 186 例进行消融治疗的药物抵抗性阵发性心房颤动患者为对象，研究了炎症是否与消融术后急性期的心房颤动复发相关。

图1

心房颤动消融术后的复发类型与炎症标记物的关系

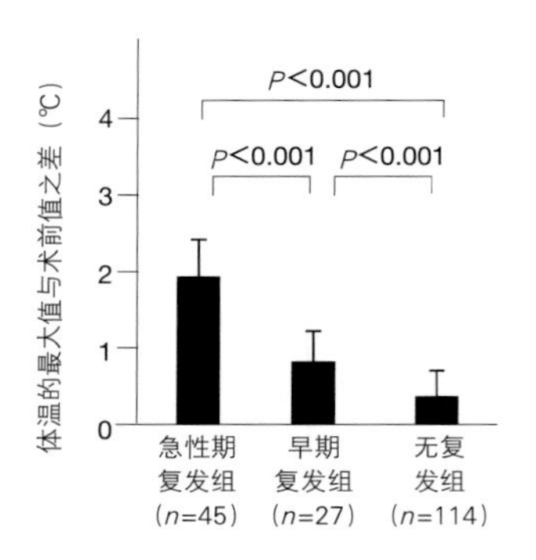

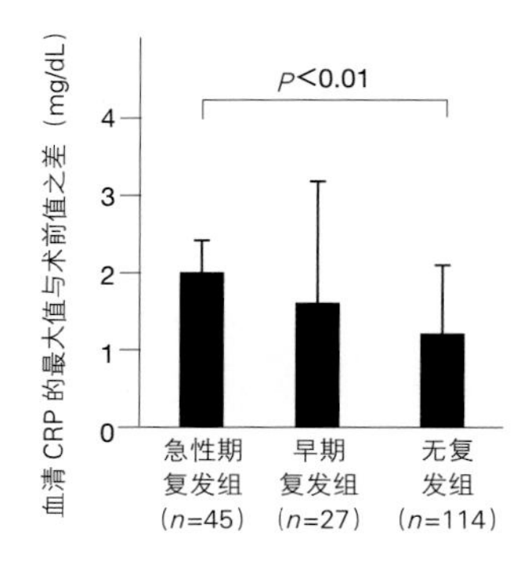

笔者医院的病例

心房颤动消融使用双 Lasso 技术进行扩大肺静脉隔离，消融导管使用头端 8mm 的非灌注导管（Ablaze）。将患者分为 3 组：①消融术后 3 天内复发的急性期复发组 45 例。②消融术后 4～30 天以内复发的早期复发组 27 例。③消融术后 1 个月内无复发的无复发组 114 例。作为消融术后急性期炎症指标，术前和术后 3 天（体温每 6h 测量，CRP 每天检查）测量体温和血清 C 反应蛋白（C-reactive protein，CRP）值，分别对各个最大值与术前值的差进行组间比较。

体温的最大值和术前值的差按照急性期复发组、早期复发组和无复发组的顺序升高，CRP 的最大值与术前值的差在急性期复发组显著高于无复发组（图 1）。此研究结果提示，消融术后急性期的炎症可能与消融术后急性期复发相关。

假说：使用激素抑制心房颤动复发

笔者等提出假说，通过使用激素抑制消融手术激惹的术后急性期炎症，可以抑制消融术后急性期的心房颤动复发。

2007—2008 年在本中心进行消融治疗药物抵抗性阵发性心房颤动的 125 例患者随机分为激素使用组（60 例）和安慰剂组（65 例）。激素使用组在消融术后立即每天静脉注射 2mg 氢化可的松，术后第 2 天开始，3 天内每天口服 0.5mg/kg 的强的松龙。消融方法以及炎症指标的测量方法与前面的研究相同。

将消融术后的复发分为 3 天以内的急性期复发，4 天到 1 个月以内的早期复发，1～14 个月的慢性期复发进行比较。消融术后 1 个月以内的复发作为空白期不包含在慢性期复发之内（图 2）。

■结果

激素使用组和安慰剂组之间早期复发率没有差异（20% vs 18%，P=0.9），但是激素使用组的急性期复发率显著低于安慰剂组（7% vs 31%，P < 0.001）

（图 2）。激素使用组的体温的最大值与术前值的差和 C 反应蛋白值的最大值与术前值的差都小于安慰剂组（图 3）。logistic 回归分析显示，体温的最大值（OR：32.3；95% 可信区间（CI）：7.08 ~ 148；$P<0.001$）和 CRP 的最大值（OR：1.74；95%（CI）：1.01 ~ 3.01；$P<0.05$）是急性期复发的独立预测因素。

激素使用组的全部急性期复发 4 例以及早期复发的 12 例中的 6 例（50%）没有发生慢性期复发。另一方面，安慰剂组中只有急性期复发的 20 例中的 14 例（70%）以及早期复发 12 例中的 4 例（33%）未发生慢性期复发（图 2）。结果显示，激素使用组的慢性期复发率显著低于安慰剂组（15% vs 29%，$P < 0.05$）（图 2）。

Cox 比例风险模型显示，体温的最大值 [hazard 比（HR）：1.91；95% CI：1.19 ~ 3.06；$P < 0.01$]，术后急性期频发（10 次 /min 以上）的室上性早搏（HR：3.56；95% CI：1.81 ~ 7.01；$P < 0.001$）和术后急性期的非持续性心房颤动（HR：3.53；95% CI：1.86 ~ 6.70；$P < 0.001$）是慢性期复发的独立危险因素，使用激素（HR：0.46；95% CI：0.27 ~ 0.93；$P < 0.05$）可以显著抑制慢性期复发。

■思考

本研究显示，使用激素可以抑制术后急性期炎症标记物的上升和术后急性期的心房颤动。可以认为心房颤动消融引起左房的心肌障碍，与之伴随的炎症反应是消融术后急性期心房颤动复发的机制之一。因此，使用激素可以抑制消融激惹的炎症，降低急性期复发率。

Dr's Point

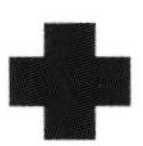

值得深思的是本研究中激素使用也抑制了慢性期复发。虽然很难用一元论解释此机制，不过可以推测是通过减少急性期的复发而维持窦性心律，促进了左房的逆重构，是抑制慢性期复发的原因之一。

Won 等研究中，89 例心房颤动消融术后的患者在消融术后立刻静注 100mg 氢化可的松（激素 S 组），与经年龄和性别匹配的 120 例对照组（C 组）比较消融术后的心房颤动复发。结果显示急性期复发（S 组 12% vs C 组 15%，P=0.7）、早期复发（S 组 12% vs C 组 11%，P=0.8）、慢性期复发（S 组 15% vs C 组 22%，P=0.2）之间都没有差异。由于这个研究中 S 组和 C 组之间的消融后的炎症标记物也没有显著差异，因此笔者等认为可能是由于激素的使用量不足。

Check!!

今后的展望

今后，还需要通过大规模临床试验等明确：①能否通过使用激素改善患者的 QOL（自觉症状的减少，避免电复律，住院时间缩短等）和带来卫生经济方面的有益性。②使用激素是否可以改善消融术后 3 ~ 5 年的长期预后。③激素的最适用量和给药时间（从有效性和副作用两个方面分析）。

图 2

研究设计及消融后的结果

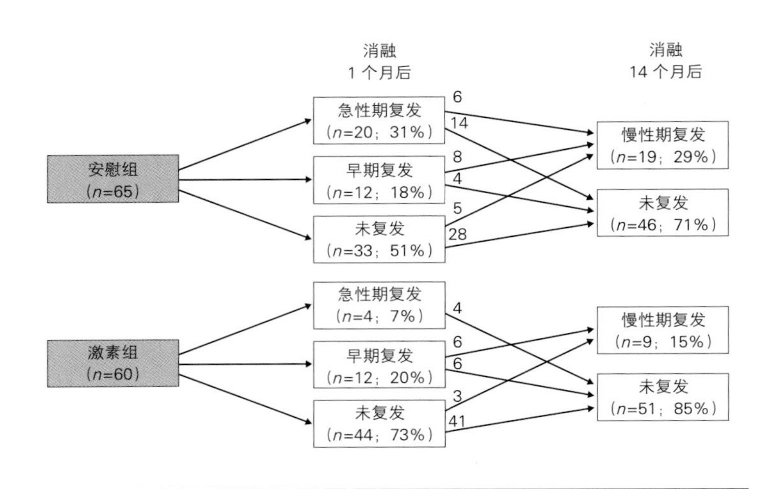

图 3

安慰剂组与激素组炎症标记物的比较

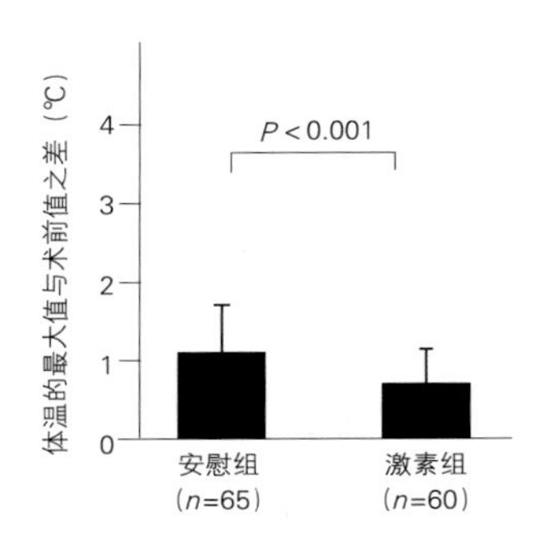

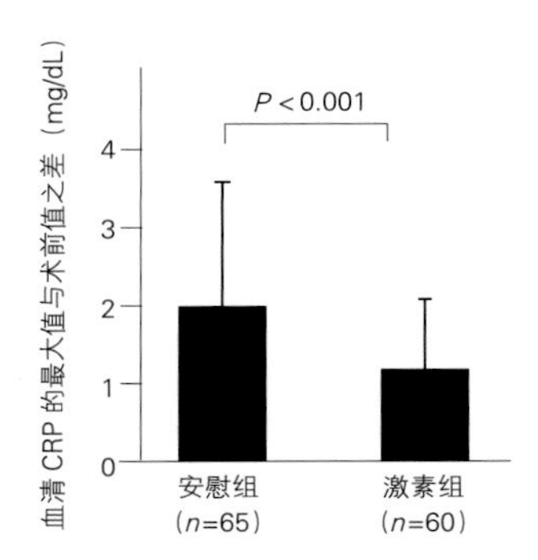

对于合并阻塞性睡眠呼吸暂停（OSA）患者的持续性正压通气（CPAP）治疗

近年来，荟萃分析显示，合并 OSA 会增加心房颤动消融术后的心房颤动复发。

Patel 等将根据多导睡眠呼吸监测诊断的 640 例 OSA（无呼吸低呼吸指数在 15 以上）患者随机分为 CPAP 治疗组（315 例）和非治疗组（325 例），研究消融术后的心房颤动复发。结果显示，平均随访 32 ± 14 个月，CPAP 治疗组与非治疗组相比显著提高窦性心律维持率（79% vs 68%，$P < 0.01$）。

笔者医院的消融病例

笔者所在医院也对 153 例进行消融的药物抵抗性心房颤动（阵发性 82 例，持续性 71 例）患者进行了多导睡眠呼吸监测，共分为 3 组：① 37 例无 OSA（无呼吸低呼吸指数低于 5)。② 82 例有 OSA 并在消融术后进行 CPAP 治疗（CPAP 组)。③ 34 例有 OSA 但是不同意进行 CPAP 治疗（非 CPAP 组)。研究与消融术后的心房颤动复发的关系。

■结果

平均随访 19 ± 10 个月，51 例（33%）有心房颤动复发，复发率按照非 CPAP 组、CPAP 组、非 OSA 组的顺序依次升高（图 4）。Cox 比例 hazard 模型显示，合并 OSA 是心房颤动复发的独立危险因素（hazard 比：2.61；95 % CI：1.12 ~ 6.09；$P < 0.05$），使用 CPAP 可以显著抑制心房颤动复发（hazard 比：0.41；95% CI：0.22 ~ 0.76；$P < 0.01$）。

■思考

由于大约半数的心房颤动患者合并有 OSA，因此对于怀疑有 OSA 的患者积极进行细致检查，对于适合的患者进行 CPAP 治疗，与提高心房颤动消融的治疗成绩密切相关。

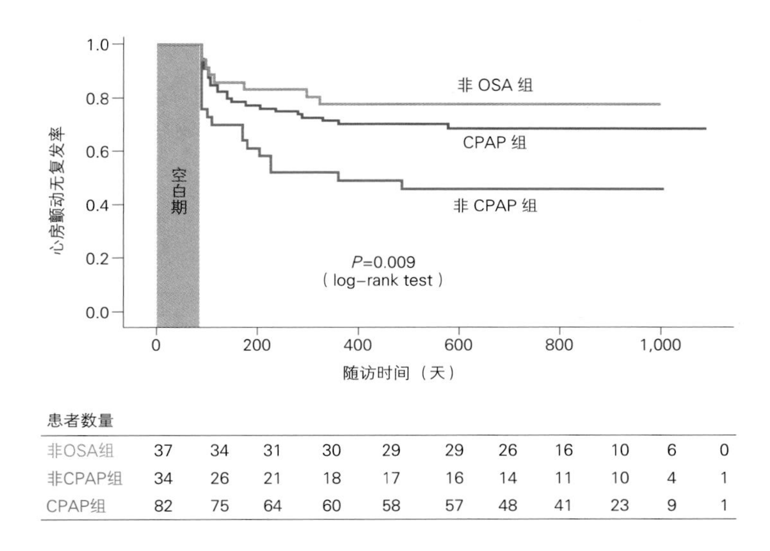

非OSA组	37	34	31	30	29	29	26	16	10	6	0
非CPAP组	34	26	21	18	17	16	14	11	10	4	1
CPAP组	82	75	64	60	58	57	48	41	23	9	1

图 4
非 OSA 组、CPAP 组和非 CPAP 组的 Kaplan–Meier 曲线

5 联合（Hybrid）治疗

有本贵范 山形大学医学部内科学第一讲座
寻田　浩 福井大学医学部病态制御医学讲座循环内科学

1 停止抗心律失常药物治疗并不是目标，目标是消除心房颤动的发作。因此，充分发挥消融治疗和药物治疗二者的优势非常重要。

2 消融术后急性期心房颤动复发较多的期间（blanking period），持续使用抗心律失常药物可以抑制心房颤动复发。消融术后是否应该长期持续使用抗心律失常药物还没有确切的定论。

3 对于持续性和长期持续性心房颤动、左心房进行性重构或者合并有器质性心脏病的心房颤动病例，消融术后通常要联合使用抗心律失常药物治疗。

4 上游治疗是在心房颤动的所有发展阶段中位于最上游位置的治疗方法。消融术后进行上游治疗作为二级预防，期待会延缓心房颤动的进展。

导管消融及抗心律失常药物的现状

2002 年的 AFFIRM 研究和 2009 年日本进行的 J-RHYTHM 研究等大规模临床研究，明确了抗心律失常药物进行节律控制的问题。节律控制与心率控制相比，在 QOL 评价上更佳，但是使用抗心律失常药物来维持窦性心律有局限性，而且长期使用引起副作用已成为焦点。因此，人们对于可以停止使用药物的治疗，即只使用导管消融治疗的期待变得更加高了。

近年来的心房颤动消融相关报道中，很多论文报道了术后不使用抗心律失常药物，能够维持多少时间的窦性心律。

A4 研究

2008 年在欧美的 4 个中心进行的 A4 研究入选了 112 例阵发性心房颤动患者（平均年龄：51 ± 11 岁；左房内径：39.6 ± 5.6mm；左心室射血分数：64.3% ± 9.4%：其中器质性心脏占 26%）。59 例为抗心律失常药物组，其余 53 例为消融

表 1　1999—2011 年报道的心房颤动导管消融的汇总

报道年	报道者	报道杂志	病例数	心房颤动类型	随访时间（月）	进行多次消融的比例（月）	成功率	
							单独进行消融（%）	联合治疗（%）
1999	Pappone C	Circulation	27	**阵发性**	10 ± 5	0	45	59
2000	Pappone C	Circulation	26	**阵发性・持续性**	9 ± 3	0	62	85
2001	Pappone C	Circulation	251	**阵发性・持续性**	10 ± 4	0	75	80
2002	Gerstenfeld EP	JCE	41	**阵发性**	7 ± 2	0	70	85
2002	Macle L	JCE	136	**阵发性・持续性**	8 ± 5	49	66	81
2003	Arentz T	Circulation	55	**阵发性・持续性**	12	0	62	87
2004	Nademanee K	JACC	121	**阵发性・持续性**	12	24	83	91
2004	Thomas SP	Europace	48	**阵发性・持续性**	3 ± 3	0	54	73
2004	Mansour M	JCE	80	**阵发性・持续性**	21 ± 4，11 ± 2	0	55 ~ 62	60 ~ 70
2005	Vasamreddy C	Heart Rhythm	70	**阵发性・持续性**	6 ± 2	0	56	76
2005	Haissaguerre M	JCE	60	**持续性**	11 ± 6	44.5	88	95
2006	Nilsson B	Am Heart J	100	**阵发性・持续性**	12	74	31 ~ 57	61 ~ 74
2007	Arruda M	JCE	407	**阵发性・持续性**	15 ± 6	20	74	84
2008	Elayi CS	Heart Rhythm	144	**持续性**	16	25	11 ~ 61	28 ~ 94
2008	Fiala M	JICE	110	**阵发性**	48 ± 8	34	80	90
2009	Bertaglia E	Europace	573	**阵发性**	12 ± 6	0	35 ~ 43	55 ~ 77
2010	Bertaglia E	Europace	177	**阵发性・持续性**	49 ± 13	0	39	58
2010	Elayi CS	Heart Rhythm	306	**持续性**	25 ± 7	24	82 ~ 83	89 ~ 90
2010	Ouyang F	Circulation	161	**阵发性**	57	48	68	79
2010	Caponi D	Europace	299	**阵发性・持续性**	12	0	42 ~ 55	55 ~ 71
2011	Hussein AA	Circ Arrhythm Electrophysiol	831	**阵发性・持续性**	55	27	79	89
合计							59	75

JACC：J Am Coll Cardiol；JCE：J Cardiovasc Electrophysiol；JICE：J Interv Card Electrophysiol

治疗组 [进行 1 ~ 3 次消融治疗（平均 1.8 ± 0.8 次）]。抗心律失常药物组中尽管大约 40% 的患者使用了胺碘酮，但是只有 23% 能抑制心房颤动发作。与此相对，消融治疗组中 89% 的患者不使用抗心律失常药物可以维持窦性心律。

Dr's Point

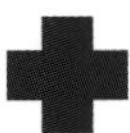

本研究中消融组中 5/53 (9%）的病例交叉进行抗心律失常药物治疗，这个数值与我们日常临床中的经验频率相近。
本研究是在率先开展消融治疗的中心进行，研究对象为比较年轻的，进行性左心房重构和合并有器质性心脏病很少的病例。但是同样明确存在消融治疗无法根治的病例。因此在临床诊疗中，要切记消融治疗无法根治的心房颤动病例并不少见。

■高龄患者的情况

与本研究中的对象不同，在高龄患者伴有进行性左心房重构及合并器质性心疾患的情况下，以及在持续性心房颤动时，消融术后需要给予抗心律失常药物的患者的比例更高。无论心房颤动是阵发性还是持续性，联合使用抗心律失常药物（联合治疗）都会提高消融术后的窦性心律率。

汇总到现在为止的研究结果显示，不使用抗心律失常药物时维持窦性心律的比例为 59%，进行联合治疗后窦性心律维持率改善至 75%（表 1）。

5A 研究

5A 研究以成功进行肺静脉隔离术的 110 例阵发性心房颤动患者（55 ± 9 岁）为对象，研究预防性给予抗心律失常药物的有效性。53 例为抗心律失常药物使用组，57 例为非药物使用组。用药组在消融治疗当天晚上开始使用抗心律失常药物，持续使用 6 周。

一级终点定义为持续 24h 以上的房性心律失常，以及需要入院和进行心脏电复律的房性心律失常。抗心律失常药物使用组的大部分（85%）患者使用与术前相同的药物，与非使用药物组相比，术后事件发生率显著减少（19% vs 42%，P=0.005）（图 1）。随后又研究了术后使用 6 周的抗心律失常药物对于维持长期的窦性心律是否有效。

但是 6 周后停止使用抗心律失常药物，半年后的事件发生率与非药物使用组相同（28% vs 32%，P=0.84），显示药物只是抑制急性期的心房颤动，并没有改善长期的窦性心律维持。

■抗心律失常药物的有效性

已经证实消融术前对于抑制心房颤动发作无效的抗心律失常药物在术后有效，以及术前使用的抗心律失常药物在术后即使减量也可以抑制心房颤动的发作。

Tojo 等对 74 例（平均 56 ± 6 岁）经多种抗心律失常药物治疗无效的阵发作性心房颤动患者进行了消融治疗。对 21 例在进行 2 次消融术后仍有心房颤动复发的病例在术后再给予吡西卡尼，11 例（52%）可以维持窦性心律。这项研究显示通过联合治疗，窦性心律维持率从 72% 上升到了 86%。

术后使用吡西卡尼（pilsicainide）治疗有效组与无效组相比，肺静脉 – 左心房交界处的有效不应期显著延长（262 ± 47ms vs 227 ± 50msec，$P < 0.01$），而且，从肺静脉远端至肺静脉 – 左心房交界处的传导时间也显著延长（160 ± 51ms vs 126 ± 25ms，$P < 0.01$）（图 2）。提示消融影响了肺静脉 – 左心房传导，使得吡西卡尼的作用增强。

Check!!

术前术后的药物效果是否发生变化？

其他的抗心律失常药物也有在术前无效的药物在术后变得有效的情况。对于肺静脉内和周边的左心房肌与心房颤动的发生和维持密切相关的病例，联合治疗可能更加有效。

笔者实际病例

下面报道一例通过在术后进行联合治疗，最终停用抗心律失常药物的笔者的实际病例（图 3）。

患者为 50 多岁的男性，使用西苯唑啉（cibenzoline）200mg/d，氟卡尼

图 1

肺静脉隔离术后的事件发生

肺静脉隔离术成功后，53 例为给予抗心律失常药物组，57 例为非给药组。给药组中 85% 持续应用术前相同的抗心律失常药物。虽然是短时间（6 周）的比较，结果显示用药组与非给药组相比，事件显著减少（19% vs 42%，P=0.005）。

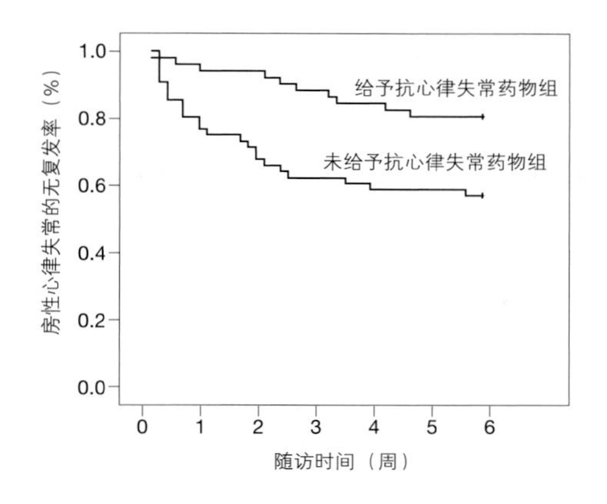

图 2

左上肺静脉远端程序刺激（a）与右上 PV 的电位（b）

a：使用吡西卡尼前，S1-A 90ms，S2-A 196ms，PV 远端的有效不应期为 180ms。使用吡西卡尼后，S1-A 延长至 120ms，S1-S2 230ms 时 PV-LA(左房）传导阻滞，PV 远端的有效不应期为 220ms。

b：第 1 次消融时 PV-LA 电位融为一体，第 2 次消融时可见 PV-LA 恢复传导，PV-LA 延长至 55ms。使用吡西卡尼后 PV-LA 传导阻滞。

A：心房电位

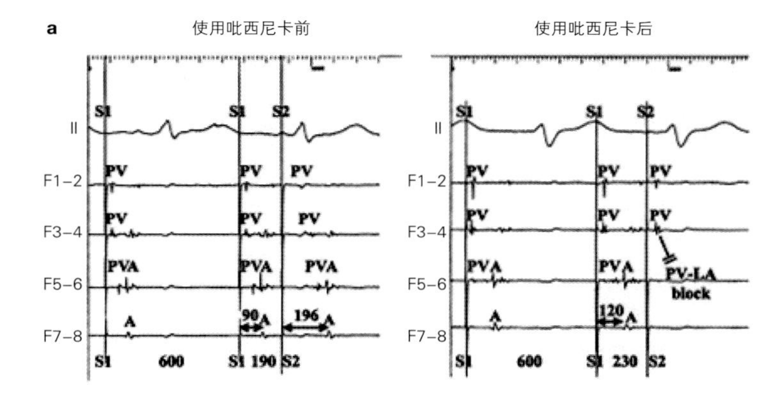

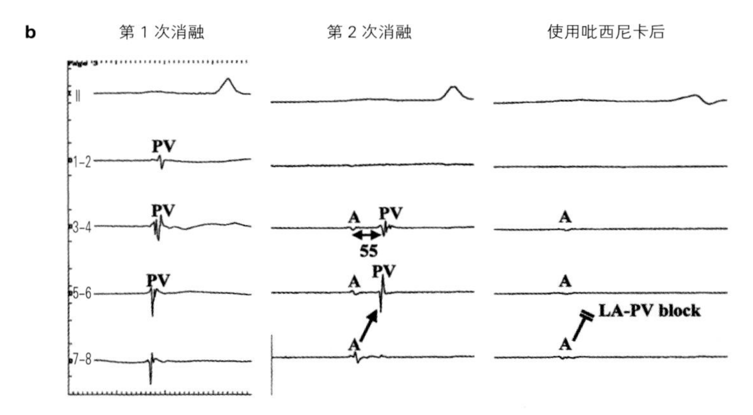

(flecainide) 200 mg/d，苄普地尔（bepridil) 150 mg/d 治疗持续性心房颤动无效，进行 2 次心脏电复律（cardioversion）心房颤动也未终止。射频消融治疗先进行扩大肺静脉隔离，然后进行 CFAE 消融，放电中恢复窦性心律。

但是在消融术后 1 周心房颤动复发，给予苄普地尔（bepridil) 100mg/d 治疗，1 个月后恢复窦性心律，半年后左心房缩小，考虑为负向重构（Reverse remodeling)。停止使用抗心律失常药物，之后随访观察 1 年仍维持窦性心律。

图 3

进行联合治疗的笔者病例

50 岁，男性，持续性心房颤动，多种抗心律失常药物无效，2 次电复律也无效。进行肺静脉隔离术和 CFAE 消融后恢复窦性心律。1 周后心房颤动复发，应用苄普地尔（Bepridil）100mg 后恢复窦性心律，半年后停用抗心律失常药物。

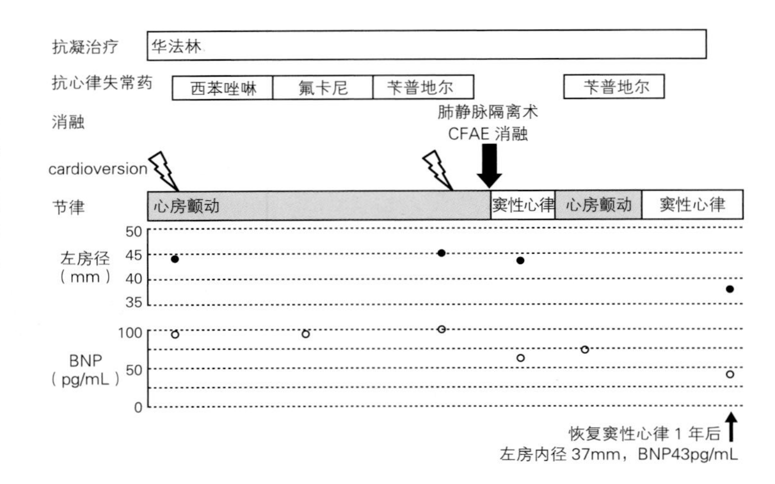

图 4

心房颤动的一般临床经过

心房颤动由阵发性开始，经过持续性发展为永久性。各个疾病阶段中上游治疗都是位于治疗上游的治疗，具有延缓心房颤动进展的作用。

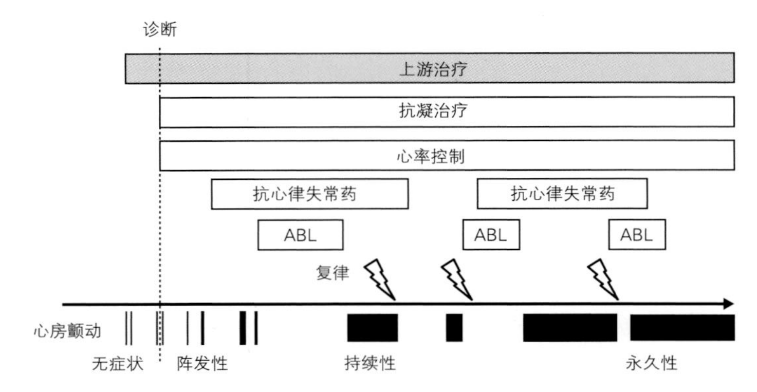

■思考

在经过消融术后的空白期后使用抗心律失常药物有效，提示消融治疗不成功（不完全）。

这种情况下，是再次进行消融治疗较好，还是使用少量的抗心律失常药物或者是继续使用副作用较少的抗心律失常药物随访观察较好，至今为止的报道较为有限，无法得到确定的结论。

导管消融术后的上游治疗

上游治疗是在心房颤动的所有阶段中最基本的治疗（处于上游的位置）（图 4）。考虑到心房颤动是一种慢性心脏疾病，对于不同的病例，即使消融治疗成功，也需要继续进行上游治疗作为二级预防。这与无症状的慢性心功能不全从初期阶段就要持续使用血管紧张素转换酶抑制剂（angiotensin converting enzyme inhibitor，ACEI）和 β 受体阻滞剂进行治疗相似。

心房重构的起因

离子通道、代谢、自主神经等很多因素与心房颤动发生的心房重构相关。

心房结构的变化（特别是纤维化）对于心房颤动的发生和维持非常重要。心房纤维化由炎症、牵拉、氧化应激、年龄增长，凋亡等引发，在此级联反应中，肾素－血管紧张素－醛固酮系统发挥着中心性作用。

二级预防的上游治疗与一级预防相比虽然效果较低，但是 ACE 阻断药物/血管紧张素Ⅱ受体阻断药物（angiotensin Ⅱ receptor blocker inhibitor，ARBI）、他汀类、不饱和脂肪酸等都位于上游治疗中，期待会有维持窦性心律和延缓心房颤动进展的作用。

新的抗心律失常药物

有一些散在的以心房颤动为治疗目的的新药开发的报道。比以往药物具有更强的抗心律失常作用，而且具有更好安全性的药物正在开发中。

尤其是与胺碘酮具有类似分子结构的决奈达隆，经过了多项临床试验，已经在欧美等国家应用并投入使用了。欧美国家修订了加入决奈达隆的心房颤动治疗指南，推荐决奈达隆用于合并轻度到中度心功能不全的心房颤动患者的治疗，日本也在 2010 年 9 月开始了Ⅱ期临床试验。通过新的抗心律失常药物进行联合治疗，可能不仅是改善 QOL，也可能会改善长期预后。

对联合治疗的期待

持续性和永久性的心房颤动病例在消融术后联用抗心律失常药物的情况并不少见。对于心房重构进展及合并器质性心脏病的病例也是同样。虽然期待消融治疗可以改善长期预后，但是目前能够证明的是“改善 QOL”。因此充分利用消融治疗和药物治疗二者的长处的思维是非常重要的。

虽然在消融治疗术后理想（目标）是停用抗心律失常药物，但是最重要的并不是“消除心房颤动的药物”，而是“消除心房颤动的发作”。因此，联合治疗是非常重要的一个选择。

Ⅷ

心房颤动导管消融的效果

1 与药物治疗的比较及长期效果

关口幸夫 筑波大学医学医疗系循环内科

1 与抗心律失常药物治疗相比，心房颤动消融显著提高窦性心律维持率，改善 QOL。

2 与持续性心房颤动相比，阵发性心房颤动进行导管消融是效果更佳的治疗选择。

3 与药物治疗组相比，虽然对生存预后的影响还不明确，但有报道显示，消融可显著降低脑卒中发生率和死亡率。

导管治疗与药物治疗

自从 1998 年 Haïssaguerre 等报道肺静脉周围起源的局灶兴奋引起阵发性心房颤动可以通过导管治疗根治以来，心房颤动（atrial fibrillation，AF）消融包括日本在内在全世界急速普及发展至今。另一面，对于以往进行节律控制治疗的抗心律失常药物治疗，比较频率控制和节律控制的 AFFIRM 研究、RACE 研究和 STAF 研究，在两组间生存预后均未见显著性差异。

但是，以日本人为研究对象的 J-Rhythm 研究结果显示，阵发性心房颤动进行节律控制组在改善 QOL 方面显著优于频率控制组，提示对于阵发性心房颤动引起 QOL 下降病例进行抗心律失常药物治疗可能有效。

本节对于导管消融与抗心律失常药物治疗的成绩比较和长期效果进行论述。

与抗心律失常药物的比较

抗心律失常药物治疗心房颤动在门诊也可以进行，比较便利，是进行节律控制治疗的首选。但是，只用抗心律失常药物完全控制心房颤动非常困难，大部分的抗心律失常药物在半年内约 50% 复发心房颤动，另外也不能忽视药物可能引起的副作用。

随着导管消融治疗的开展，有很多篇论文比较了这两种治疗方法。

图 1

导管消融治疗与抗心律失常药物治疗的成绩比较

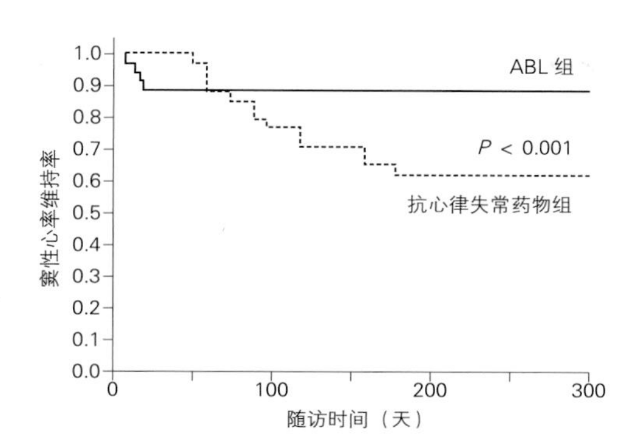

图 2

导管消融 + 抗心律失常药物治疗与抗心律失常药物治疗的成绩比较

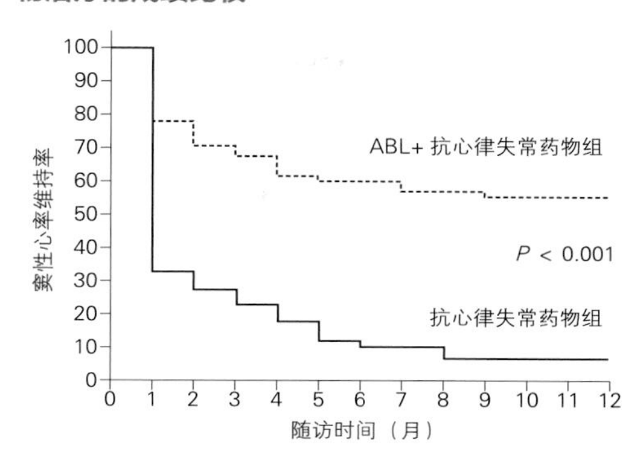

报道 –1

Wazni 等报道，将进行初次治疗的 70 例 AF（95% 以上为阵发性）随机分为肺静脉隔离术消融组和抗心律失常药物组两组，经过 1 年随访，抗心律失常药物组 63% 的病例至少有一次心房颤动发作，而消融组只有 13%（图 1）。

在二级终点心房颤动相关住院率方面，消融组也取得良好结果（抗心律失常药物组 54% vs 消融组 9%，$P<0.001$），提示消融治疗成为阵发性心房颤动首选治疗的可能性。

Pappone 等也报道，将抗心律失常药物抵抗性的 198 例阵发性心房颤动随机分为消融组（肺静脉隔离 + 二尖瓣环 / 三尖瓣环峡部线性消融）和抗心律失常药物两组，比较 1 年后的事件发生率。消融组窦性心律维持率显著升高（抗心律失常药物组 22% vs 消融组 86%，$P<0.001$），并发症也很少。

报道 –2

Stabile 等前瞻性研究了抗心律失常药物抵抗性心房颤动（含持续性心房颤动）进行抗心律失常药物组（69 例）和消融 + 抗心律失常药物组（68 例）的治疗成绩。1 年后的成绩仍然是消融 + 抗心律失常药物组的窦性心律维持率更好（抗心律失常药物组 8.7% vs 消融 + 抗心律失常药物组 55.9%，$P<0.001$）（图 2）。

对两种治疗报道的思考

两项报告都显示 1 年后的窦性心律维持率在消融治疗组显著高于药物治疗组。Wilber 等报道，在前瞻性多中心大规模的以药物抵抗性阵发性心房颤动为对象的同样内容的研究中显示，两组间的 9 个月后窦性心律维持率在抗心律失常药物组（61 例）为 17%，消融组（106 例：初次治疗后 80 天内可以进行第 2 次的追加消融）为 63%，进一步支持目前为止报道的消融治疗有效性的论文（图 3）。

治疗后 30 天内发生的并发症（副作用）频率在抗心律失常药物组为 8.8%，消融组为 4.9%，在此研究中消融组未发生严重的并发症。

■ QOL 改善效果

两种治疗方法在治疗后的 QOL 方面也有差异。Jais 等报道显示，以 SF-36 评价两组的 QOL，消融组可以更好地改善 QOL（图 4）。

QOL 改善的过程在两组间也不同。消融组在治疗后 3 个月 QOL 即显著改善，抗心律失常药物组则随着时间延长缓慢改善。

Check!!

消融治疗组与抗心律失常药物组的术后

考虑两组间的差异在于，消融治疗通过使发作消失与 QOL 改善相关，抗心律失常药物组由于复发率高，即使心律失常复发，持续发作后患者也对于心悸“逐渐适应”，慢慢地对 QOL 产生良好影响。

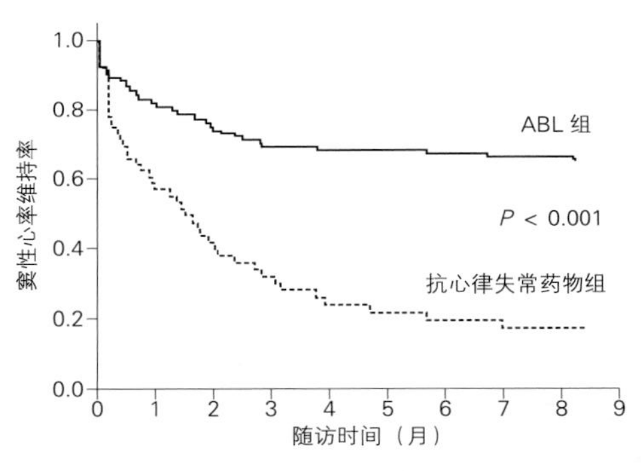

图 3

导管消融治疗与抗心律失常药物治疗的成绩比较（前瞻性多中心大规模研究）

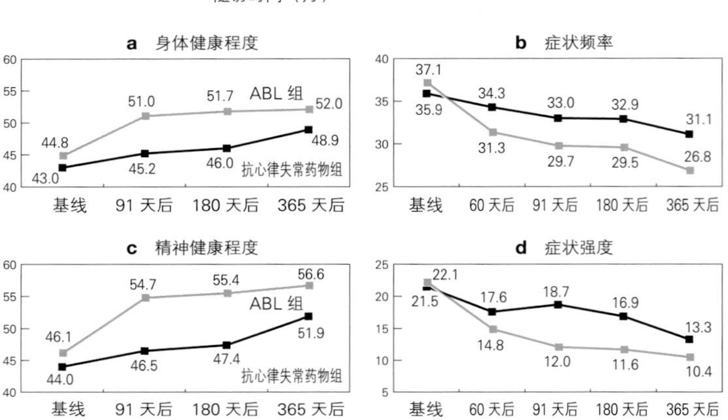

图 4

导管消融治疗与抗心律失常药物治疗对 QOL 评分的比较

表 1　阵发性心房颤动进行导管消融的治疗成绩

	AF 类型	病例数（人）	消融术式	随访时间（年）	初次治疗效果（%）	再次治疗效果（%）
Bhargava M 等	阵发性	728	PVI + SVCI	4.8 ± 1.4	78	92
Wokhlu A 等	阵发性	235	PVI 或者 WACA	2	62	71
Ouyang F 等	阵发性	161	PVI	4.8	47	80
Medi C 等	阵发性	100	PVI	3.3 ± 0.8	49	57
Weerasooriya R 等	阵发性（63%）	100	PVI（+ 线性消融）	5	29	63

AF：atrial fibrillation；ABL：ablation；PVI：pulmonary vein isolation；
SVCI：superior vena cava isolation；WACA：wide area circumferential ablation

图 5

阵发性心房颤动进行导管消融的长期治疗效果

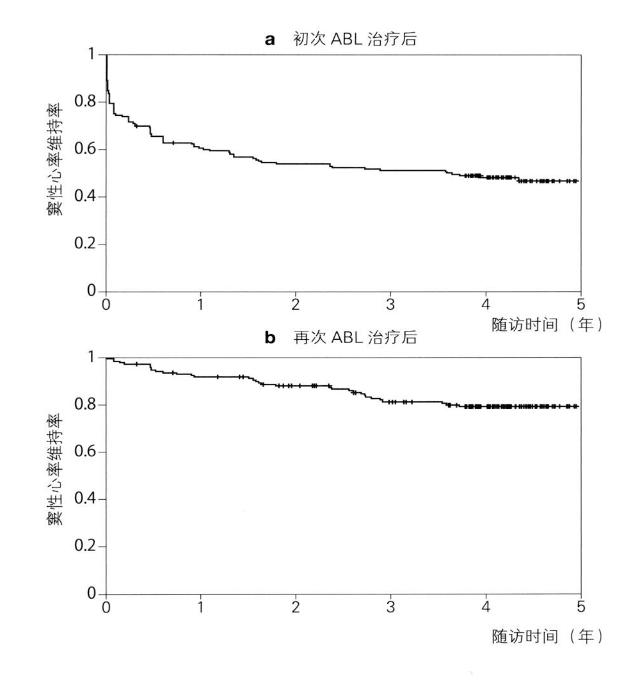

消融治疗的长期效果

阵发性心房颤动

最近，各个中心都报道了为肺静脉隔离术为中心的心房颤动消融的长期成绩。消融的长期效果逐渐明朗。首先介绍几个主要以阵发性心房颤动为对象的长期成绩报道（表 1，图 5）。

各个中心的治疗方法和病例数不同，治疗效果多少有些差别，但是基本术式都是肺静脉隔离术，初次治疗虽然没有预想的良好成绩，但是进行多次消融后 60% ~ 90% 可以长期维持窦性心律。

另一方面，对于心房颤动的复发时间，有报道多数发生在 1 年以内。Medi 等报道显示复发病例的 86% 集中在 1 年以内，平均复发时间为术后 6 ± 10 个月。但是，也有病例在治疗 4 年以后复发，期待今后有更多的报道。

Dr's Point

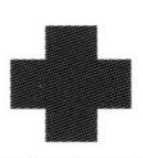

通过进行多次消融，可以达到比较稳定的长期效果，主要的并发症并不多，在0～3%，转为慢性心房颤动的比例较低等。根据这些，可以说导管消融是阵发性心房颤动有效的治疗方法。

持续性心房颤动

持续性心房颤动进行消融的长期治疗成绩不如阵发性心房颤动。对于持续性心房颤动不仅要治疗触发灶，还需要治疗基质。越是长期持续的病例，基质范围越广泛，根治也越发困难。

Tilz 等报道，对 202 例 1 年以上的持续性 AF（平均持续时间 4.1 ± 3.7 年）进行了以肺静脉隔离为中心的消融（隔离后行直流电复律，只对未恢复窦性心律病例追加 CFAE 消融），长期随访 4.7 年（4.1 ~ 5.6 年）后，进行初次消融和多次消融后的窦性心律维持率分别为 20% 和 45%（图 6a）。

■复发的时间与可能性

复发的时间仍然是治疗后 1 年以内复发病例较多，但是治疗后 1 年以及 3 年以上远期复发率分别占复发病例的 19.2% 和 6.2%。这些结果提示，长期持续性心房颤动的长期窦性心律维持率与阵发性心房颤动进行消融的长期治疗成绩相比，即使进行多次消融也显著降低，而且治疗后远期也有复发可能。

Tilz 等同时报道，心房颤动持续时间在 2 年以内的病例，进行多次消融治疗的长期成绩明显优于持续时间在 2 年以上的病例（77% vs 42%，P=0.033）（图 6b）。因此即使是持续心房颤动，选择合适的病例也有助于提高消融的长期窦性心律维持效果。

图 6　导管消融治疗与抗心律失常药物治疗的效果比较

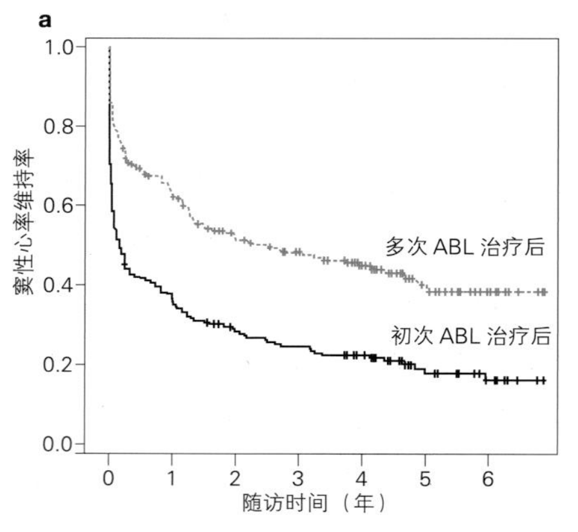

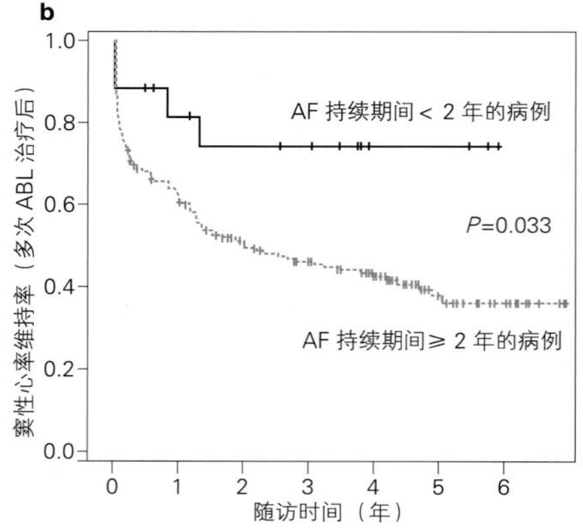

图 7　消融对脑卒中和死亡的影响

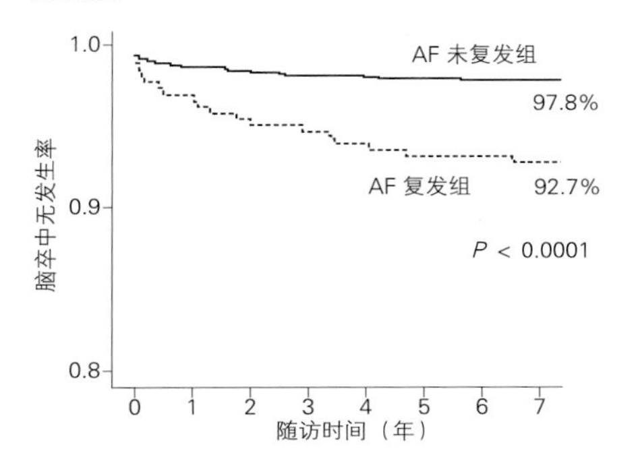

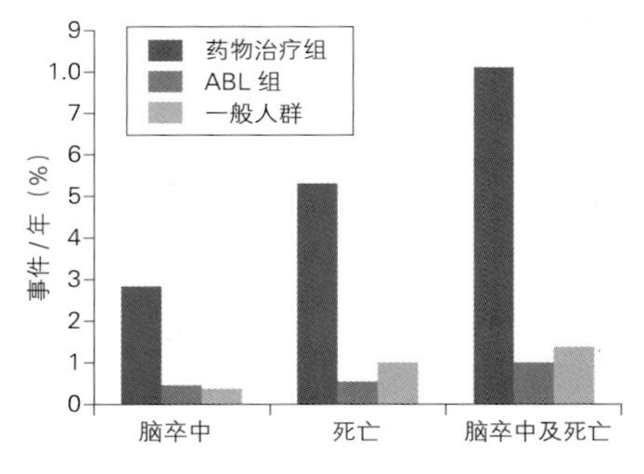

对生存预后的影响

评价心房颤动消融对于生存预后影响的报道目前还不多。Hunter 等将 1273 例进行消融的 AF 病例的脑卒中发病率和死亡率与药物治疗组和普通人群（分别使用欧洲心脏调查和英国国家统计局的统计数据）进行比较，结果显示与药物治疗组相比，脑卒中发病率及死亡率显著降低，与普通人群的发病率基本相同（图 7）。

虽然今后还需要进行随机大规模前瞻性研究，不过此报道提示通过消融治疗维持窦性心律可能与改善生存预后相关。期待今后有进一步的研究报道。

2 患者的生活质量（QOL）与费效比

深水诚二 东京都立广尾病院循环科

1 心房颤动使患者的生活质量下降，导管消融可以改善 QOL。

2 QOL 的评价方法有 SF-36 和 AFQLQ 等调查问卷，AFQLQ 是日本制订的针对心房颤动特异性的调查问卷。

3 导管消融对于影响 QOL 的抗心律失常药物抵抗性的阵发性心房颤动患者，如果维持 5 年以上长期有效，与药物治疗相比费效比更优。持续性和长期持续性心房颤动的数据现在还不充分。

4 导管消融后能否保持长期改善 QOL 和降低治疗费用效果，以及应用新型抗凝药物带来的治疗变革，是今后需要研究的课题。

心房颤动消融与 QOL

虽然心房颤动（atrial fibrillation，AF）进行导管消融目前的历史并不长，但可以说是取得显著进步的治疗方法。指南也在根据不断积累的研究数据而不断更新，虽然消融适应证有扩大倾向，但是目前长期预后还不明确。

近年来引人注目的是，导管消融是否能改善 AF 患者的生活质量（quality of life，QOL），或者说与药物治疗相比是否能降低医疗费用，向患者提供费效比更佳的医疗。

AF 对 QOL 的不良影响

AF 可引起心悸、气短、胸痛、头晕、晕厥、易疲劳感和运动耐量下降等，与心功能不全、合并栓塞及死亡等相关，对 QOL 有严重的不良影响。影响 QOL 的因素有很多，其中年龄、日常生活的活动度、基础心脏病、必要的药物治疗、病史和发作频率等密切相关。

表 1 心房颤动特异性 QOL 评价法（atrial fibrillation quality of life questionnaire，AFQLQ）

1. 对于下列症状的发生频率，在最符合处画 O。

项目（1～6）	每周 3 次以上	每周 1～2 次	每月 1～2 次	每月不足 1 次	无
1 有无心悸					
2 有无脉搏时有时无					
3 有无脉搏变乱并持续一段时间					
4 虽然未进行运动但是感觉气短					
5 静止时也感觉到头晕乏力					
6 有无胸部不适感					

2. 对下列症状感觉程度如何？在最符合处画 O。

项目（7～12）	非常强烈	多少强烈	不很强烈	无自觉症状
7 感觉心悸				
8 脉搏时有时无				
9 脉搏变乱并持续				
10 气短				
11 头晕乏力				
12 胸部不适感				

3. 在最符合下列问题处画 O。

项目（1～14）	非常多	比较多	有些	很少	完全没有
1 有无因为心律失常在交友关系上感觉受到限制					
2 有无因为心律失常而担心“将来，身体可能会行动受限”					
3 有无因为心律失常而没有干劲、不愿意工作					
4 有无因为心律失常而限制运动					
5 有无心律失常而感觉生活的不自由					
6 有无因为心律失常而不能做想做的事情					
7 有无担心过心律失常					
8 有无因为心律失常而不愿意外出					
9 有无因为心律失常而限制饮酒					
10 有无担心过目前因为心律失常服用的药物的副作用					
11 有无因为目前心律失常所服用的药物（不能食用纳豆等），限制饮食而感觉到不自由					
12 有无因为目前心律失常所服用的药物，在每次采血时感觉到痛苦					
13 有无在进行心律失常相关检查（电除核，经食道心脏超声检查等）时感觉到痛苦					
14 有无因为治疗心律失常而反复住院感觉到不自由					

AF 患者 QOL 的评价方法

多数的临床试验所采用的世界公认的 QOL 评价方法为 SF-36 表格。它对于评价全部健康信息有优势，但是并不适于评价特定疾病伴随的特异性 QOL 的变化。因此 2003 年日本心电学会 QOL 评价标准制定委员会制订了 AFQOL（atrial fibrillation quality of life questionnaire）作为 AF 特异性的 QOL 评价方法（表 1）。

什么是 AFQLQ

AFQLQ 是包括心悸、脉搏不齐、气短、头晕、胸部不适感等 5 个症状的自我感觉频率（AFQLQ 1）与相应的自觉症状的严重程度（AFQLQ 2），以及心律失常引起的不安感觉和日常生活受限或者治疗相关的不自由和痛苦（AFQLQ 3）等合计 26 个项目的调查问卷。

使用 AFQLQ 的日本代表性的多中心 J-Rhythm 研究显示，阵发性 AF 节律控制组中患者对治疗的认同度显著高于频率控制组，节律控制组显示出很高的治疗满意度。阵发性 AF 患者的治疗组的 AFQLQ 在 1 ~ 3 所有的亚组都有改善，节律控制组的 AFQLQ 1 与频率控制组相比得分显著升高（QOL 良好）。

也就是说，对于阵发性 AF 患者，考虑到患者的 QOL，节律控制优于频率控制。

AF 进行导管消融的 QOL 改善效果

Reynolds 等采用 SF-36 评价 QOL 的多中心随机对照研究显示，导管消融治疗药物抵抗性的症状性阵发 AF 患者组与抗心律失常药物治疗组相比，可以显著改善症状和 QOL。

此外，Fichtert 等使用 7 种调查问卷评价 QOL，调查消融后短期和长期的 QOL 改善效果。结果显示无论何种 AF 类型，术后 3 个月和术后 4 年的 QOL 与术前相比都显著改善。

Check!!

研究阶段的 QOL 评价

在这些报道以外还有很多应用其他评价方法的研究，但是大多数是病例数较少的非随机化研究，或者术后的随访时间较短，在 1 年左右，现在还没有长期的数据。

AF 治疗与费效比

AF 进行导管消融可以缓解症状，改善 QOL，但是对于费效比（cost-effectiveness）目前还有很多未知事项。由于 AF 的类型（阵发性、持续性、长期持续性、永久性的某一种），患者背景（年龄、有无基础心脏病、并发症等），AF 消融术式（使用的导管和标测系统与操作的安全性和有效性、发生的并发症等），以及各个中心的消融例数和术者的例数和学习曲线等各种原因交互作用，对 AF 消融进行经济学分析非常复杂（图 1）。

AF 进行药物治疗的费用成本

AF 患者进行的药物治疗包括预防心源性脑栓塞的抗凝治疗、节律控制用抗心律失常药物、频率控制用 β 受体阻滞剂等减慢心室率药物以及对合并疾病的

图 1

AF 治疗的费用与效果

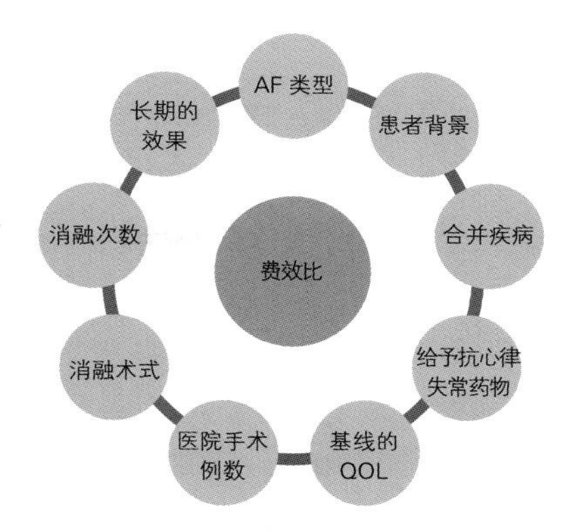

图 2

AF 进行药物治疗的费用成本

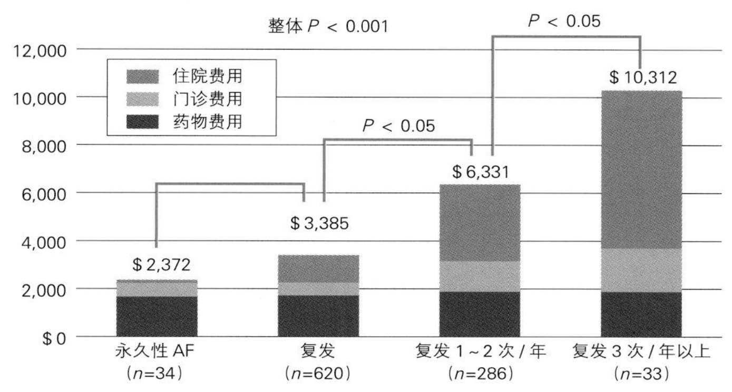

药物治疗。由于脑梗死发病风险不同，所需费用也不相同。此外，每个患者的合并疾病，特别是心功能不全和基础心脏病不同，所需费用成本也不同。

与永久性 AF 不同，阵发性 AF 根据发作频率不同，费用有很大变化。Erynold 等报道显示，AF 无复发时每年费用为 3, 385 美元，1 ~ 2 次复发时每年费用增加至 6, 331 美元，3 次以上复发时增加至 10, 312 美元（图 2）。

AF 药物治疗进行费效比医疗经济学分析的方法请参照其他章节。

AF 进行导管消融的费用成本

毫无疑问，AF 消融使用的导管、三维标测系统以及影像技术的进步，对提高 AF 消融手术的有效性和安全性有很大的作用。另一方面，操作相关费用也是增加费用成本的主要因素。一般认为，AF 消融费用是 AF 以外其他心律失常消融手术费用的 2 ~ 3 倍。

日本进行心房颤动消融的费效比

Noro 等应用模型化评价了日本 AF 消融的费效比。药物治疗按照维持窦性心律和频率控制各使用两种药物计算，导管消融分为阵发性、持续性和永久性 AF，将各种手术所使用的导管个数、手术次数、术后 6 个月内药物治疗费用等合计，设定在模型中所占比例，计算费效比并进行比较。

■药物治疗费用成本

药物治疗的费用为每月 5, 270～23, 560 日元，导管消融合计为 1, 063, 200～2, 029, 640 日元。阵发性和持续性 AF 消融所需费用相当于两种药物治疗进行节律控制的 3.8～14.3 年费用。永久性 AF 消融费用相当于两种药物进行频率控制的 16.6～63.9 年费用。

计算出的在并发症治疗上的费用为 360, 000～1, 241, 500 日元，根据这些结果，结论认为应该在早期阶段考虑进行导管消融，而对于心功能下降的永久性 AF 应当优先进行并发症治疗。

通过改善 QOL 以减少费用成本的现状

目前，导管消融主要针对 QOL 受到影响的抗心律失常药物抵抗性的阵发性 AF 患者，多数报道认为长期维持 5 年以上有效性的病例的费效比优于抗心律失常药物治疗方法（图 3）。

虽然导管消融的初期费用较高，但是后期的费用减少，期待与长期的抗心律失常药物相比并不会增加费用。

但是，目前导管消融后的 AF 复发仍很多，长远来看是否能改善包括脑栓塞在内的长期预后还没有确切的数据。复发病例再次手术可以提高有效性，但是所需费用巨大，如果重新给予抗心律失常药物又会增加费用成本。

此外，目前导管消融后如何持续抗凝治疗大多数是根据患者栓塞风险决定，对于有较多危险因素的病例无法削减费用成本。

Dr's Point

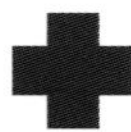

目前对于持续性 AF 也开始广泛行导管消融进行节律控制。虽然在合并心功能不全的 AF 等病例也取得很好的治疗效果，但是与阵发性 AF 相比，消融手术术式仍很复杂，有增加重复手术次数的倾向。

对于长期持续性 AF 或者永久性 AF 的患者，如果无自觉症状、无心功能不全和基础心脏病、QOL 良好，则进行导管消融的费效比可能并不佳。

与 QOL 和费效比相关的今后的课题

现在，欧洲进行的 CABANA（心房颤动的导管消融与抗心律失常药物治疗）研究是从 2009 年开始入组，比较 AF 消融与频率控制或者抗心律失常药物治疗的随机对照研究。入组了 3000 例 AF 患者，积累了包括脑卒中在内的长期预后和 QOL、经济效果相关的数据。预计在 2015 年结束 CABANA 研究，还有其他几项前瞻性研究同时进行，期待会得到更多的结果。

图3

与抗心律失常药物的费用效果比较

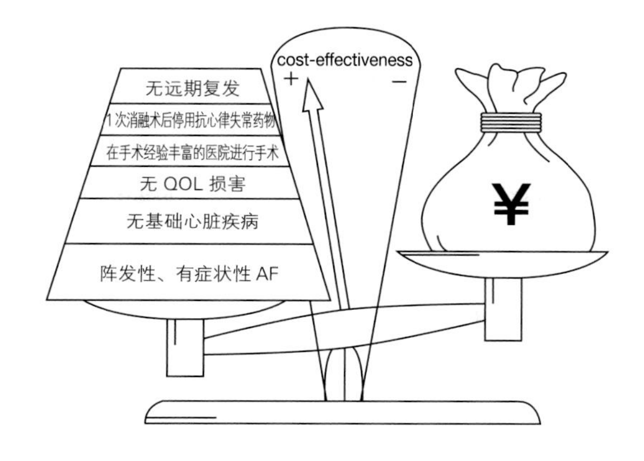

新型抗凝药物的可行性

此外，今后应当研究目前上市的新型抗凝药物如直接凝血酶抑制剂达比加群和 Xa 因子抑制剂利伐沙班的费效比。这些新型抗凝药物与以往的华法林不同，无须测定 PT-INR 值，可能会减少检查费用，应用于适当的患者，可以期待会带来超越风险的益处。

另一方面，每种药物与华法林相比价钱都非常高，目前临床试验的结果推荐达比加群用于患者人群最多的低风险（$CHADS_2$ 评分 0~1 分）患者组，社会医疗经济方面的问题也令人担心。在进行导管消融的患者应当如何使用这些新型抗凝药物，这是今后的研究课题。

3 从大规模临床研究看心房颤动消融的术式及效果

奥山裕司 大阪大学大学院医学系研究科先进心血管治疗学寄附讲座
增田正晴 大阪大学医学部附属医院心脏中心

1 对单纯肺静脉隔离无法去除的心律失常基质进行干预，方法有线性消融、电学指标消融、神经节（ganglionated plexi，GP）消融等。

2 对触发心房颤动的室上性期前收缩及其连续性发作（trigger），以及之后的维持机制（perpetuator）分别独立进行干预是很困难的。

3 虽然有很多种消融方法，但是在如何选择最适合对象等方面还有很多未知因素，不同病例之间的差异很大，对于作为基本术式的肺静脉隔离以外的评价还未确定。

PVI 进行附加消融的有效性

对心房颤动患者进行以肺静脉隔离为中心的导管消融在广泛普及。但是最近的报道多数显示单独进行肺静脉隔离术（pulmonary vein isolation，PVI），在阵发性心房颤动的长期有效性为 70%～90%，持续性心房颤动为 60% 左右。这些结果显示，单独进行 PVI 对于心房颤动消融是不充分的，需要对 PVI 不能去除的心律失常基质进行干预。

PVI 的附加消融包括心房顶部线（roof line）和二尖瓣峡部线（mitral isthmus line）等线性消融，复杂碎裂心房电位（complex fractionated atrial electrogram）CFAE 等电学指标消融，以及神经节消融等。具体术式的详细内容参见其他章节，本节从临床试验的结果来评价这些术式的有效性。

治疗成功的定义

本节所介绍的包括临床试验在内的实际临床中，根据患者自觉症状的有无，出院后至少 1 个月 1 次的频率去门诊复查心电图，以及进行 24h 或者 48h 动态心电图，使用事件记录器等来评价消融治疗的效果。

但是考虑到很多是无症状性心房颤动，以这些方法来评价心房颤动“治好

图 1

以阵发性心房颤动为对象，比较单独进行 PVI 组和 PVI 联合心房顶部线消融组的有效性（= 门诊确认窦性心律 + 无自觉症状主诉）

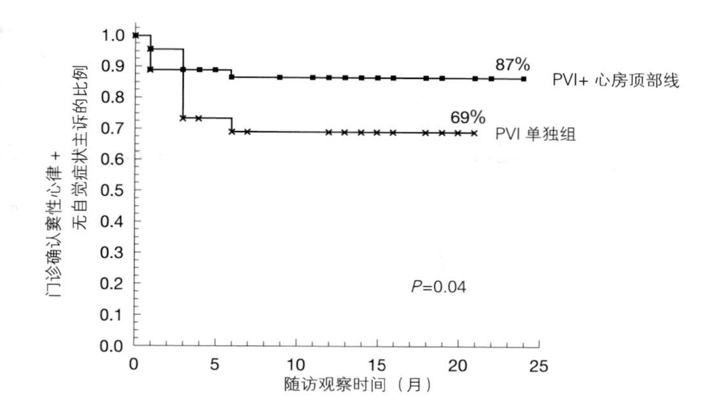

了”“根治了”也是不准确的。当然，对于由于“症状不耐受”而接受治疗的患者而言，自觉症状消失是很大的福音。

本节中“消融治疗的有效性”是指无心律失常等主诉症状，门诊心电图和动态心电图上未记录到持续一定时间以上（多数以 30s 以上为标准）的心房颤动。

线性消融

线性消融是指在心房内的电学屏障（二尖瓣环及肺静脉隔离线等）之间进行线性放电，形成阻滞线。通常是在肺静脉隔离术后进行的附加消融而不是单独进行。具体包括线性连接左右上肺静脉隔离线间的顶部线和连接左下肺静脉至二尖瓣环间的二尖瓣峡部线等，分别有阻滞对依赖性 AT 和二尖瓣环折返性心房内大折返的作用，也可能会影响心房颤动的维持基质。

阵发性心房颤动病例的比较

在对 90 例阵发性心房颤动患者进行的前瞻性随机对照研究显示，与单独进行 PVI（*n*=45 例）相比，PVI+ 顶部线消融组（*n*=45，急性期顶部线阻滞成功 43 例）在术中诱发出的心房颤动周长延长（198+38 vs 217+44ms，*P*=0.0005），随访 15+4 个月的消融有效性（本研究中为门诊确认窦性心律 + 无自觉症状主诉）提高（69% vs 87%，*P*=0.04，图 1）。

虽然阻滞不完全的顶部线会促进围绕二尖瓣环的大折返发生，但是报道中并未发现显著增加。

与 PVI+ 线性消融病例的比较

比较单独进行 PVI 和 PVI+ 线性消融的包括阵发性和持续性心房颤动的前瞻性随机对照研究结果显示，进行 2 次消融治疗后，阵发性心房颤动患者随访 3 年以上的有效性在附加线性消融组显著提高（62% vs 85%，*P*=0.0033），持续性心房颤动组也显示同样的结果（39% vs 75%，*P*=0.0029，图 2）。

但是需要注意的是，线性消融组中 92% 的病例达到顶部线阻滞，而只有 31% 的病例达到二尖瓣峡部线阻滞。没有报道急性期阻滞线成功与治疗效果的关系。

Dr's Point

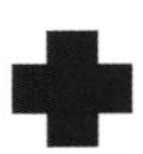

心房颤动发生的病理生理仍有很多未知，我们已知的与心房颤动发生相关的因素包括：心房纤维化的程度、左房内径、CRP 值、hANP 值等以及临床类型（阵发性、持续性、长期持续性）。可以想象，不同的病理生理状态下在初次消融中进行线性消融的必要性也不同，但是目前还没有能决定对何种病例应当尝试附加消融的基础性数据。

复杂碎裂心房电位（CFAE）消融

Nademanee 等于 2004 年首先报道以心房颤动中心房内的碎裂电位为指标进行 CFAE 消融，单独进行 CFAE 消融的 1 年的有效性达到 91%，成绩引人注目。但是之后 Oral 等进行的研究显示单独进行 CFAE 消融的有效性只有 57%。二者间治疗成绩不同的原因包括 CFAE 的定义不同，是否将右房的 CFAE 也作为消融对象，诱发出的房性心动过速是否进行消融等。目前还没有报道能证实 Nademanee 等研究的高有效性。

日本现状

现在，日本大多数中心是在 PVI 后以附加消融的形式进行 CFAE 消融。以 100 例 AF 负荷比较高的阵发性心房颤动和持续性心房颤动病例为对象的前瞻性随机对照研究显示，达到随访 1 年未记录到 30s 以上的心房颤动的目标达成率，在 PVI+CFAE 消融组（*n*=34）显著优于单独进行 PVI 组（*n*=32）和单独进行 CFAE 消融组（*n*=34）（88% vs 68% vs 38%，*P*=0.001，图 3）。

在以 156 例持续性心房颤动病例为对象，比较 PVI 联合消融触发心房颤动的房性期外收缩的方法（*n*=105，包括 50 例标测触发灶和 50 例经验性附加消融触发灶较多的部位）和 PVI 联合 CFAE 消融方法（*n*=51）的前瞻性随机研究显示，消融触发心房颤动的房性期外收缩组在 1 次消融后的 1 年消融有效性更高（49~58% vs 29%，*P*=0.013）。

2007—2010 年比较单独进行 PVI（*n*=330）和 PVI+CFAE 消融（*n*=332）的 9 项研究的荟萃分析显示，PVI 附加 CFAE 消融的长期消融有效性为 17% 改善（*P*=0.019）（图 4）。如果将对象限定为非阵发性心房颤动，附加 CFAE 消融后消融有效性为 35% 改善（*P*=0.022），而在阵发性心房颤动组未见显著改善（图 5）。

图 2 单独进行 PVI 消融与 PVI+ 线性消融（房顶线 + 二尖瓣峡部线）组的二次消融后的有效性的比较

根据无持续 30s 以上心悸，以及各种方法均不能记录到持续 30s 以上的心房颤动和心房扑动判断有效性。

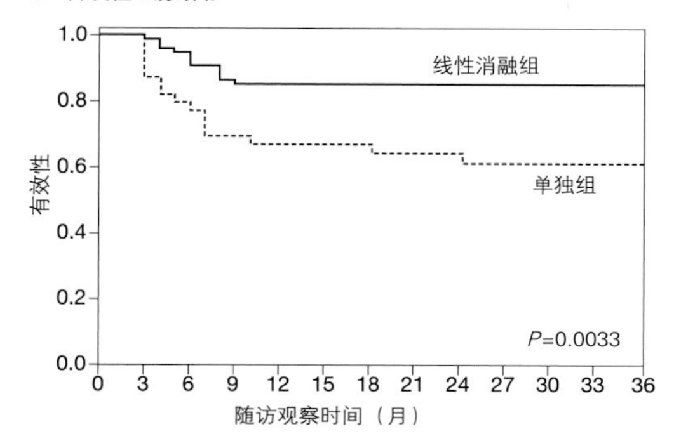

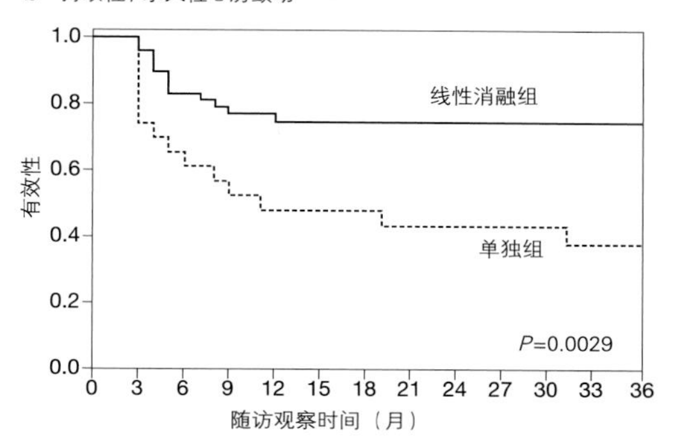

a 风险人数

单独进行 PVI 组	39	39	32	26	24	22	21	19	19	19	19	19	19
PVI+ 线性消融组	74	74	66	60	58	56	55	54	52	52	52	52	52

b 风险人数

单独进行 PVI 组	23	22	18	12	10	9	9	9	9	9	9	9	9
PVI+ 线性消融组	47	47	35	33	30	29	28	27	27	27	27	27	27

图 3

PVI+CFAE 消融组，单独进行 PVI 组，单独进行 CFAE 消融组，达到无 30s 以上心房颤动记录目标比例的比较

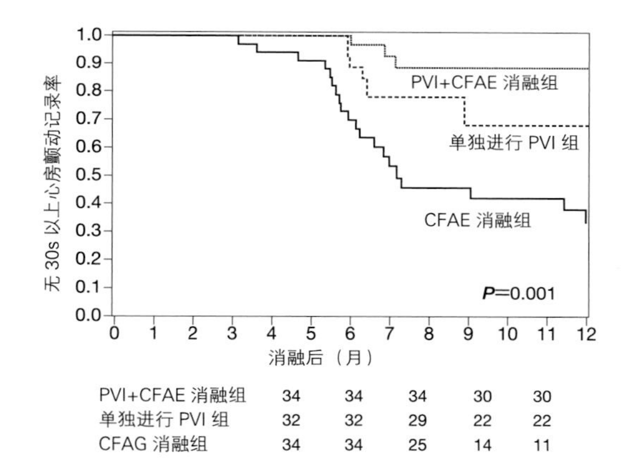

Check!!

PVI 必须要追加 CFAE 消融吗?

目前对于 PVI 是否一定要追加 CFAE 消融还没有统一的结论。由于入院病例及 CFAE 的定义，以及随访方法的不同，因此在不同的临床试验得出不同的结果。此外，CFAE 消融术式的终点是什么? 需要在何种空间分析能力下标测心房至不能记录到 CFAE 电位时终止消融? 在 CFAE 最常见的部位不能记录到 CFAE 是否代表充分消融? 还有很多未解决的问题，目前还不是能够普遍推广的术式。

推测 CFAE 消融改良了心房颤动基质，因此持续性心房颤动与阵发性心房颤动相比，进行 CFAE 消融的必要性和获益性可能更高。但是对于什么样的持续性心房颤动病例应当进行 CFAE 消融还没有具有充分证据的适应标准。

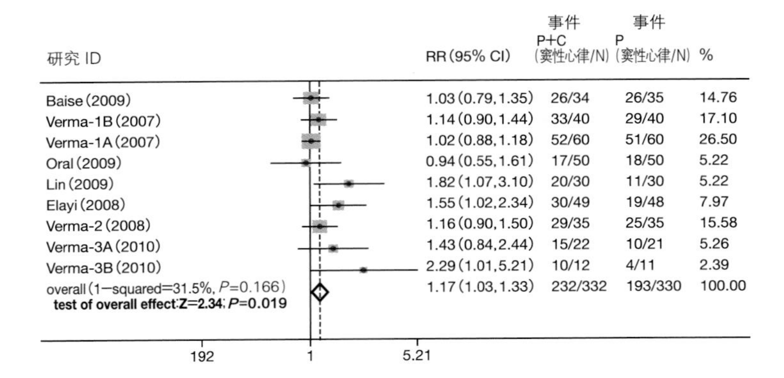

图4

单独进行PVI组和PVI+CFAE消融组有效性的比较

大致根据有无自主症状，心电图能否记录到持续30s以上的心房颤动等判断效果。阵发性和持续性心房颤动没有区别。

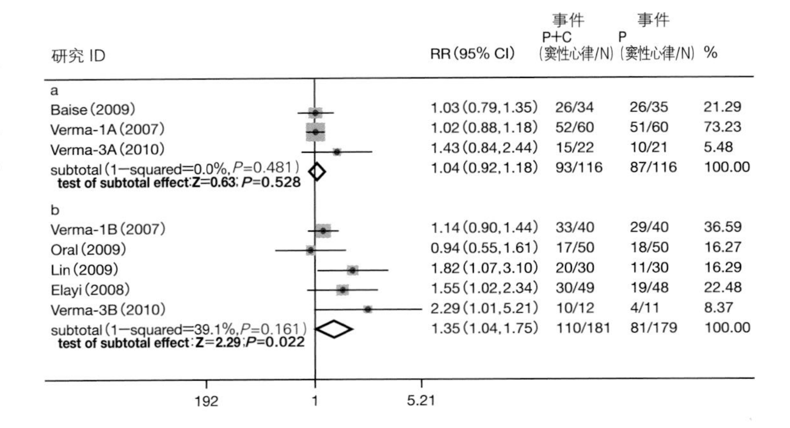

图5

单独进行PVI组和PVI+CFAE消融组有效性的比较

a：阵发性心房颤动。b：持续性心房颤动。有效性的判断与图4相同。

自主神经节GP消融

心房心外膜的脂肪层内（fat pad）的自律神经节含有交感神经和副交感神经（GP），产生的异常兴奋与心房颤动的发生密切相关。基于此种理论，对GP进行消融以抑制心房颤动。目前一般采用的方法是在心内膜进行高频率起搏，消融至一过性迷走神经反射消失为止。因此不能确定包括交感神经在内，是否真正达到有效消融。

单独消融PVI与单独消融GP的比较

有研究比较了对阵发性心房颤动单独进行PVI（n=35）和单独进行GP消融（n=35）。不应用抗心律失常药物下观察大约3年，在减少所有房性心律失常方面（根据定期进行的或者在有自觉症状时进行的Holter心电图记录）PVI更佳（65.7% vs 34.3%，P=0.008），因此按照现在的术式，GP消融还只能是PVI的附加消融术式。

单独消融PVI与PVI联合GP消融的对比研究

有两项临床研究比较了单独进行PVI与PVI+GP消融。Scherlag等以60例阵发性和持续性心房颤动病例为对象，比较随访1～15个月的消融有效性，单独进行PVI组（n=27）为70%，PVI+GP消融组（n=33）为91%。

另一项为Katritsis等以67例阵发性心房颤动为对象，随机分为单独进行PVI组和PVI+GP消融组。随访12个月的消融有效性在前者为60.6%，后者为85.3%（P=0.019）。

Dr's Point

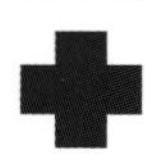

如前所述，GP消融在比较小规模的临床研究中显示出对PVI的附加效果，今后希望能够解决如何评价自主神经有远期是否真正改良（= 某种程度的减弱？），在术前评价自主神经与心房颤动的关联程度，明确需要进行GP附加消融的合适患者人群。

心房颤动的机制——触发与维持

虽然有时将触发心房颤动的室上性期前收缩及其连续性发作（即所谓trigger），以及之后的维持机制分别进行论述，但是现实中很难分别独立进行干预。近年来有人指出，持续性心房颤动中也有由于频发触发性的心房激动，使得心房颤动持续的immediate recurrence of atrial fibrillation（IRAF）。

Check!!

与触发和维持相关的问题

阵发性心房颤动如果只是触发的问题，确定肺静脉内等处的触发灶进行针对性消融应该能取得相当良好的成绩，但是现在并没有进行这种治疗策略的中心。随着时代发展，消融部位逐渐移向左心房侧，随着隔离区域内心肌量的增加，所谓的成功率也在提高。推测这当然与封闭触发灶的效果有关，另外可能与除去一部分维持机制或者笼统地说减量效果（mass reduction）（= 左房侧存留的心肌量减少，折返不容易维持）有关。

今后的课题

虽然人们研究出很多种消融方法治疗心房颤动，但是对于作为基本术式的肺静脉隔离之外的术式还没有定论。这可能是由于虽然都是心房颤动，但是不同病例之间的基础疾病及心房重构的程度、自主神经的参与程度都不同，因此心房颤动具有多种多样的病理状态。

心房颤动最佳的介入方法在不同病例间可能也有差异，消融术式也应该根据不同病理状态而区别使用，目前还没有能让我们进行充分判断的研究。期待今后能有根据冷静而科学的分析进行合理设计的临床试验，能够明确必须附加不同的消融方法合适的病例、效果以及局限性。

4 心房颤动导管消融的局限性

野上昭彦 横滨劳灾医院心律失常科

1 心房颤动消融的长期成绩还不能说良好，很多情况需要进行多次消融。特别是对于持续性心房颤动，即使增加肺静脉隔离术以外的术式，治疗效果也有局限性。

2 现在的心房颤动消融操作仍然需要较长时间，偶尔会引起严重的并发症。今后，需要探求更加简便而且有效的心房颤动消融方法。

心房颤动（atrial fibrillation，AF）导管消融术比用抗心律失常药物进行节律控制更有效，对于改善患者 QOL 有充分的循证证据，正不断地成为心房颤动治疗的第一选择。但是，AF 消融术仍然有许多未解决的问题。

长期治疗效果的局限性

Boudreaux 中心进行的长期随访研究显示，对 64% 为阵发性 AF（paroxysmal atrial fibrillation，PAF）的一组患者实施消融术后的 5 年内的无复发率在单次消融的情况下只有 29%（图 1a）。在 Hamburg 中心的报道中，即使仅是阵发性 AF 患者，在平均年限为 4.8 年的随访中，无复发率为 46.6%。通过这些研究可以明确，即使是阵发性 AF，长期随访也会有一定的复发。

临床研究存在的问题

AF 消融术的临床研究存在的主要问题是多数研究的随访观察都不完整，特别是持续性 AF 的长期随访结果不明确。这与长期、持续性 AF 患者中大多数没有症状有关。此外，阵发性 AF 患者的复发也经常没有症状，有报道指出消融术后无症状性 AF 增加。

图 1　AF 消融的长期效果

a：单次消融后的无复发率。

对 64% 的阵发性，23% 的持续性，14% 的长期持续性 AF 进行单次消融的 5 年后无复发率仅为 29%。

b：多数消融后的无复发率。

2～3 次消融的 5 年无复发率为 63%。

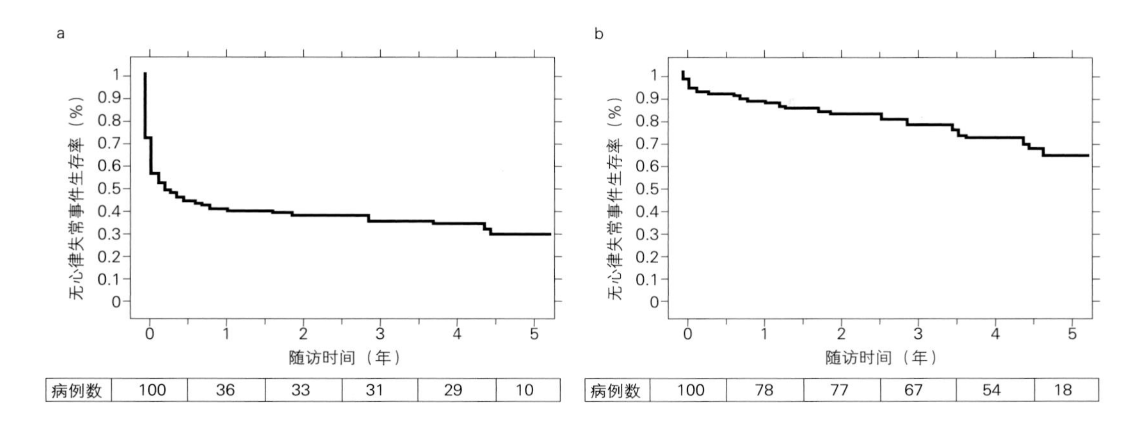

图 2　孤立性 AF 消融后的电学重构变化

a：右心房不同部位心房碎裂电位出现率。

比较对照组（室上性心动过速组）和消融前 AF 组，显示 AF 组多见心房碎裂电位。消融 6 个月后，心房碎裂电位的出现率不变或者增加。

b：右心房不同部位的不应期。

与对照组相比，AF 组的右房不应期延长，消融后也不变或者进一步延长。

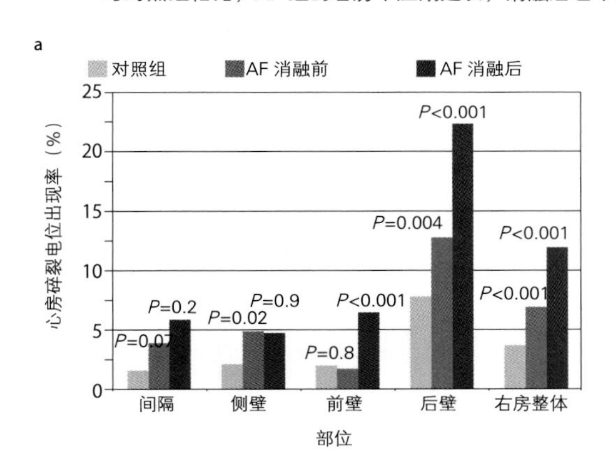

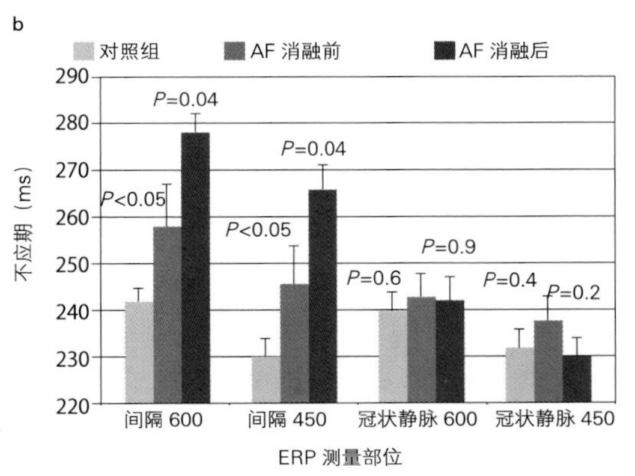

长期效果不佳的原因

对于长期效果不佳的原因，Teh 等研究了孤立性 AF 患者消融后的电学逆重构。他们测量了消融前、术后即刻和 6 个月后的右房各个部位的电位，传导速度和不应期。

AF 消融后虽然左房容积显著缩小，但是右房的电位振幅进一步降低，在有些部位传导延迟增加，不应期也进一步延长（图 2）。这些结果与动物实验不同，显示出 AF 患者消融术后的电学逆重构很难发生。这可能是长期效果不佳的原因之一。

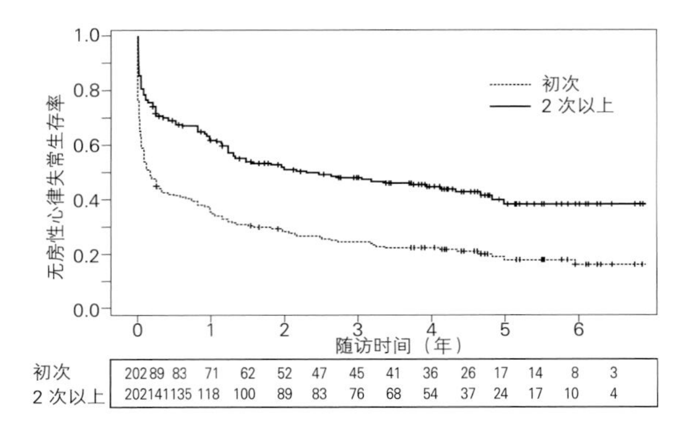

图 3

长期持续性 AF 的长期效果

对于长期持续性 AF 只进行 PVI 时，5 年的长期窦性心律维持率仅有 20.3%，进行包括连续碎裂心房电位（CFAE）消融在内的 2 次以上消融时，5 年的窦性心律维持率达到 45%。

持续性 AF 消融效果的局限性

PAF 的 90% 以上为肺静脉内触发产生，确切进行肺静脉隔离（pulmonary vein isolation: PVI）的话，抑制率可达 64%～71%。但是对于持续性 AF，即使在 PVI 以外加上其他术式也很难抑制 AF。

对于长期持续性 AF 的效果，最近 Hamburg 中心报告了 5 年随访结果。结果显示，长期持续性 AF 只进行 PVI 时，窦性心律维持率仅为 20.3%，进行连续性碎裂心房电位（complex fractionated atrial electrogram，CFAE）消融在内的二次消融，窦性心律维持率也仅在 45%（图 3)。窦性心律维持的预测因素为 AF 病史不足 2 年。Chaos 等也报道，对于持续性 AF 病例只进行 PVI 时，平均 3 年后的窦性心律维持率仅为 28.4%，进行第 2 次和第 3 次消融后，窦性心律维持率在 47.7% 和 51.1%。

初次消融的局限性

已经有很多报道显示，只进行一次 AF 消融的复发率高，进行多次消融后会改善效果。根据 63 项研究的荟萃分析（70% 为 PAF）显示，单次消融的短期成功率为 57%，多次消融后上升至 71%。

前述的 Boudreaux 中心的长期随访也显示，单次消融后的 AF 无复发率在 1 年、2 年、5 年分别为 40%、37%、29%（图 1a)，2～3 次消融后改善为 87%、81%、63%（图 1b)。

针对 PAF 患者的 Hamburg 中心的报告也显示，40% 患者需要第 2 次消融，7% 进行了第 3 次消融。AF 无复发率在单次消融组只有 29%（随访时间 4.8 年)，第 2 次消融后为 73.9%，第 3 次消融后改善为 79.5%。

终止抗凝治疗的局限性

几项临床研究显示消融后终止抗凝治疗可行而且安全，但是，其研究对象

图 4 单环隔离 SRI 与广泛肺静脉隔离 WAI 的比较

a：对于 61% 为阵发性 AF 的 AF 患者随机进行了 SRI 和 WAI。AF 无复发率在 SRI 组优于 WAI 组。

b：房性心律失常（AF 或者 AT）的无发生率在两组无差异。

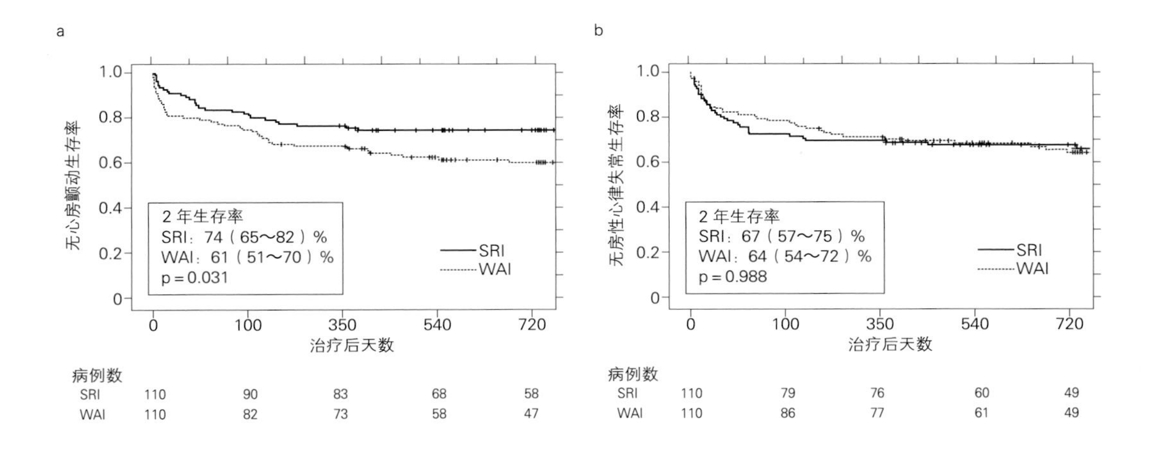

不仅脑栓塞风险低，而且事实上终止抗凝治疗后发生了数例脑栓塞。

Dr's Point

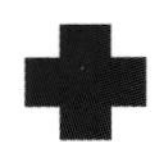

目前根据 $CHADS_2$ 评分判断抗凝治疗

目前的大规模前瞻性随机研究还未证明终止抗凝治疗的合理性。因此，目前对于 $CHADS_2$ 在 2 分以上的患者不能推荐消融后停止抗凝治疗。无论是非药物治疗还是药物治疗，是否停止抗凝治疗与 AF 是否复发无关，而应根据 $CHADS_2$ 评分进行判断。目前没有 AF 消融改善脑栓塞和死亡率的证据，对于消融对脑栓塞和生存率的影响，目前进行中的 CABANA 研究令人期待。

理想消融方法的局限性

单环隔离（single-ring isolation，Box isolation）

人们设计了很多种方法，以提高 AF 消融的成功率。为了隔离非 PV 起源的触发灶中的左房后壁起源触发灶，人们提出了将 4 根肺静脉和后壁一同隔离的隔离法（别名 Box isolation）。

Lim 等对 61 例 PAF 的 AF 患者随机进行单环隔离和广泛 PV 隔离（PV 前庭隔离）。而且每组均有半数进行二尖瓣峡部线性（MIL）消融。2 年后的 AF 无复发率在单环隔离组为 74%，PVI 前庭组为 61%（图 4a）。但是，单环隔离组房性心动过速（atrial tachycardia，AT）发生多，房性心律失常（AF 或者 AT）的无发生率分别为 67% 和 64%，二者无显著差异（图 4b）。二尖瓣峡部线性消融达到完全阻滞组 AT 的发生低，而未达到完全阻滞组 AT 反而增加。

图 5　持续性 AF 进行复杂碎裂电位 CFAE 消融效果（荟萃分析）

a：单独行 CFAE 消融组早期复发多，PVI 联合 CFAE 组与 PVI 单独消融组相比，AF 无复发率高。

b：空白期内如果无早期复发，PVI 即使联合 CFAE 对于 AF 复发也无差异。

c：空白期内有早期复发的病例，PVI 联合 CFAE 组有更好成绩。

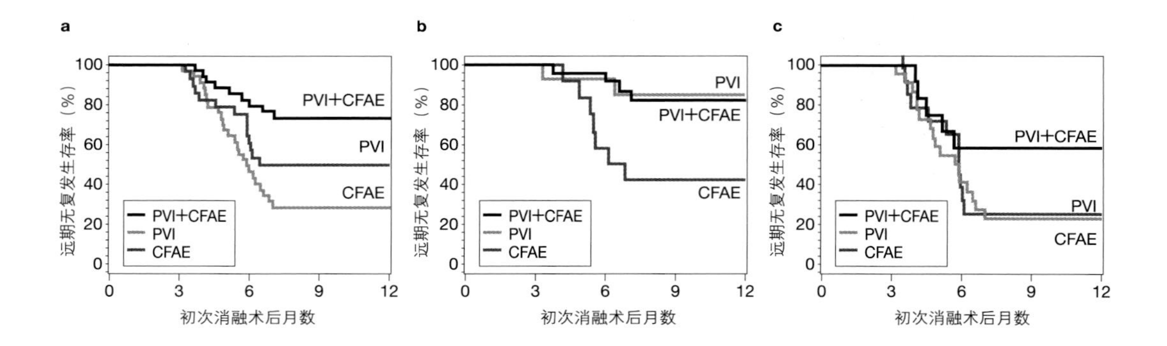

CFAE 消融

Andrade 等对持续性 AF 进行 CFAE 消融的效果进行了荟萃分析，结果显示只进行 CFAE 消融组早期复发增多，PVI 同时进行 CFAE 消融组复发比只进行 PVI 组还要少（图 5a）。此外，如果无早期复发，PVI 联合 CFAE 对预后没有差异（图 5b），而对于空白期内出现早期复发病例，PVI 联合 CFAE 组有良好的效果（图 5c）。

冷冻球囊消融（Cryoballoon）

令人期待的能够缩短消融手术时间，不熟练术者也能进行操作的技术就是冷冻球囊。最大规模的 Neumann 等的报道中对 346 例 AF 患者进行了冷冻消融，多次手术 1 年后的不应用抗心律失常药物情况下的窦性心律，在 PAF 组为 72%，持续性 AF 为 42%。但是另一方面，开始认为少见的冷冻消融的并发症（左房食道瘘、膈神经麻痹、肺静脉狭窄、无症状性脑栓塞）其实也并不少见。

并发症

AF 消融的并发症确实在下降。但是，仍然有一定的概率发生严重的并发症。

Cappoto 等进行的最新的注册研究（2003—2006 年 20, 825 例）显示，严重并发症的发生率为 4.5%，其中 1.05% 死亡，0.23% 为脑栓塞，0.71% 为 TIA，1.31% 为心包填塞。此外，8.6% 出现医源性房性心动过速，使用三维标测系统组（14.3%）比只使用环状电极组（1.8%）发生率更高。

意大利的注册研究（2004—2006 年 1, 011 例）也显示早期并发症的发病率基本一致，严重并发症的发生率为 3.9%，末梢血管并发症为 0.8%，心包填塞

0.6%，脑栓塞 0.5%，50% 以上的肺静脉狭窄为 0.4%。加州医疗保障中心的统计数据显示，接受 AF 消融的 4156 名患者中 5.1% 合并某种围手术期并发症，出院后 9.4% 再次入院。其中 49.3% 为心包填塞，4.7% 为脑栓塞，1.4% 为 TIA。

脑回流缺损

另一个重要的并发症是无症状性但是 MRI 可以检查出的脑回流缺损。Schrickel 等对 53 名 AF 患者（89% 为 PAF）在 PVI 后进行脑 MRI 检查，11% 发现了无症状性微小脑栓塞。Gaita 等对 100 名 PAF 患者分别以盐水灌注导管，多电极系统（PVAC）以及冷冻球囊进行 PVI，手术前后进行脑 MRI 检查。结果显示，新发无症状性脑缺血病变在盐水灌注组为 8.3%，PVAC 组为 38.9%，冷冻球囊组为 5.6%。Siklody 等也进行了同样的研究，无症状性栓塞病变在盐水灌注组为 7.4%，PVAC 组为 37.5%，冷冻球囊组为 4.3%。

左房僵硬综合征（stiff LA syndrome）

最近有报道新的并发症，即左房僵硬综合征。其特征为呼吸困难，心功能不全，肺动脉高压（收缩压 45 ± 17mmHg）。虽然没有二尖瓣反流，但是左房压力（肺楔压）上 V 波很高。发生率很低仅为 1.4%，但是会引起症状，随访中需要注意患者的症状。

今后的展望

AF 消融确切有效，逐渐成为治疗的第一选择。但是长期治疗成绩还不能说是良好，很多情况需要进行多次消融。与 PAF 相比，持续性和长期持续性 AF 的消融成绩，即使在 PVI 上加上其他术式也不能说是良好。长时间的操作和少见但严重的发生症仍是问题。

今后，还需要我们进一步探索更好效果的新的消融方法，以及更加容易且确切的 PVI 方法。

Ⅷ

最新进展

1 ①新器械

加热球囊（Hot Balloon）

——射频加热球囊进行心房颤动消融的实际应用

曾原　宽，山口善英，武田　宽，佐竹修太郎　叶山心脏中心心律失常中心

1 加热球囊可以一次性消融常规方法 10 倍以上的面积，可以用更少的放电次数、更短的操作和透视时间隔离全部肺静脉。

2 不仅是阵发性和持续性心房颤动，也可以应用于慢性心房颤动。

肺静脉电隔离术的方法

心房颤动在 12 年前还只能由外科的 Maze 手术进行根治。但是，自从 1998 年法国 Haïssaguerre 教授等报道心房颤动大部分由肺静脉和周边的心房后壁起源以来，人们尝试了很多经导管消融根治心房颤动治疗。

肺静脉电隔离术的方法有很多种，在笔者医院，用常规导管和射频加热球囊导管两种方法进行包括 4 根肺静脉及左房后壁电隔离的单环隔离。这种方法的特征是对食道的损伤小，对于肺静脉前庭部和左房后壁来源的心房颤动也有抑制作用，因此复发率较低。

射频加热球囊导管的特征

导管的球囊内部中心安装有射频放电用环状电极和温度感知器（图 1）。以电解质溶液（生理盐水和造影剂的混合液）扩张球囊，球囊内环状电极与电极板间进行射频放电，射频电流主要集中于球囊内液体产生焦耳热，加热球囊内液体。此时从体外振动发生器向球囊内发送振动波，使得球囊内液体搅拌而温度均一。球囊中心电极温度设定为 70℃时，球囊表面温度为 60 ~ 65℃。

球囊为富有弹性的聚氨酯材料，与目标组织的贴靠性好，扩张直径为 25 ~ 33mm，可以一次性消融普通方法 10 倍以上的面积。即可以以很少的放电次数、更短的操作时间和透视时间以完成肺静脉隔离。

图 1　本院开发的射频加热球囊导管

a

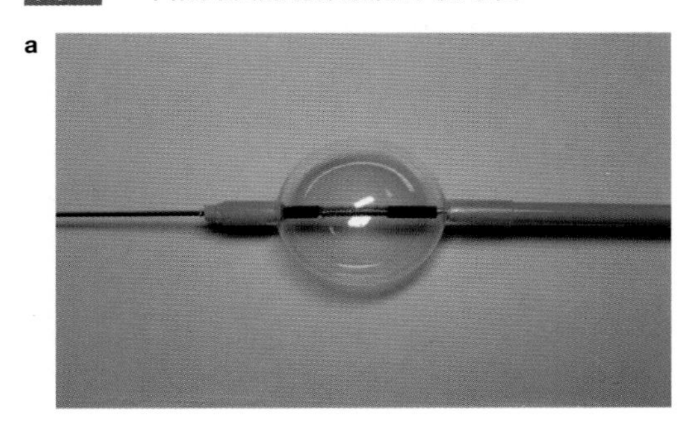

b

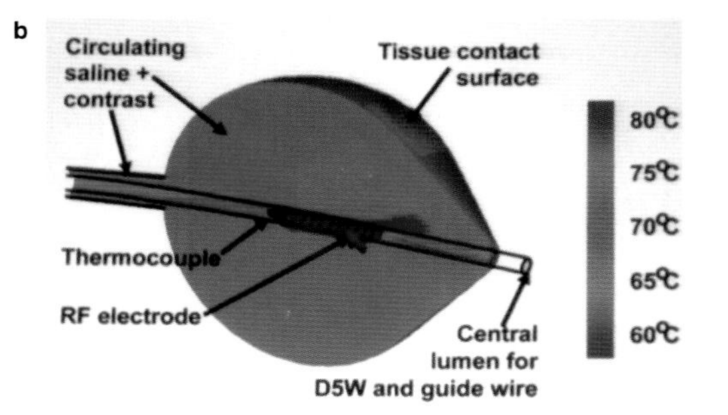

图 2　动物实验中温度分布的特征

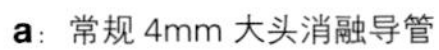

a：常规 4mm 大头消融导管

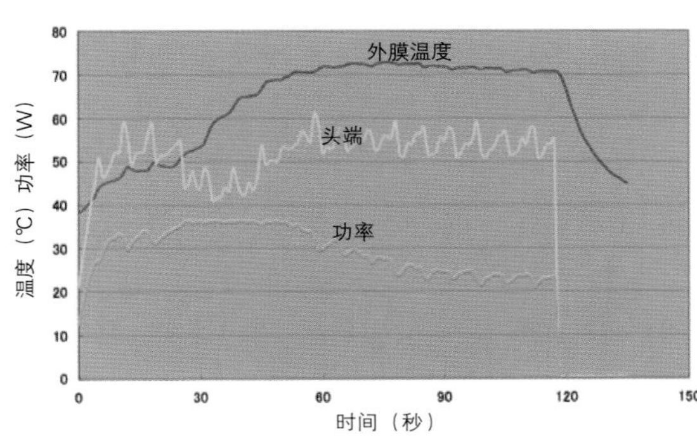

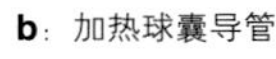

b：加热球囊导管

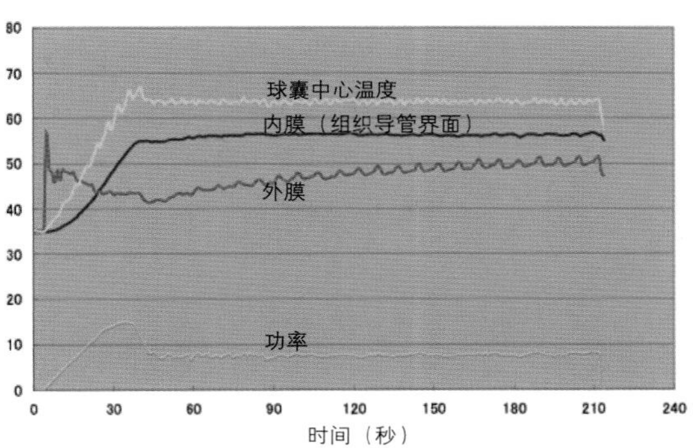

常规消融导管与加热球囊导管的温度分布差异

图 2 所示为动物实验中温度分布的特征。上腔静脉放电中心外膜侧温度变化显示，即使设置为 30W，50℃，有时心外膜侧温度也会上升得超乎想象。也就是说，即使维持电极头端温度为 50℃，由于电极被冲洗，有时组织温度也会超过 70℃，引起血栓形成和胶原纤维溶解，导致脑梗死和心包填塞。

而在加热球囊消融时可见，球囊中心温度 > 球囊组织接触部位温度 > 心外膜温度，形成温度梯度。即与加热球囊接触的组织主要由热传导加热，射频电流并不直接流入组织内，因此组织温度并不会超过加热球囊的表面温度。

由于组织温度保持在 60～65℃以下，因此不会形成血栓和破坏胶原组织，对邻近脏器的损伤达到最低程度。

前庭部消融与基于球囊的单环隔离

肺静脉隔离对于阵发性心房颤动和持续性心房颤动有效，但是对长期持续性心房颤动（慢性心房颤动）的治疗效果低，远期疗效也不一定好。熊谷等提出不仅隔离肺静脉，还对包括左房后壁在内进行广泛隔离的单环隔离，有助于提高消融成绩。

另一方面，虽然近年来开发出多种球囊导管，但是大多数以肺静脉隔离为主，报道显示对于前庭部进行广泛消融比较困难。在这点上，富有弹性的热球囊导管（图 3）对于前庭部以及房顶部和左右上下肺静脉间的底部线的消融都很容易，只用加热球囊就可以进行单环隔离（图 4）。

在消融范围内通常会包括左上 GP 和右前 GP，可能与提高消融疗效有关（参照消融心房自主神经节章节）。实际上，从左上肺静脉（LSPV）开始消融与从右上肺静脉（RSPV）开始消融时心率 HR 的反应不同，前者由于迷走神经张力升高会导致窦性停搏和房室传导阻滞，后者由于交感神经张力增高，经常会发生一过性心动过速。

加热球囊消融前后的 PV 周围的电生理检查显示，不仅 PV 电位消失，相邻的左房电位也会消失或者振幅下降。这就证明柔软性良好的球囊不仅对于 PV-LA 交界处，而且对包括前庭部在内广泛区域可以进行消融（图 5）。最近对于慢性心房颤动，在左心房消融同时在上腔静脉和下腔静脉间（Intercaval area）进行连续放电，进行两侧心房消融，治疗效果会更好。

图 3

基本球囊进行消融的单环隔离的示意图

只进行 20 次左右的球融消融，就可以达到全部肺静脉和左房后壁的电隔离：单环隔离。

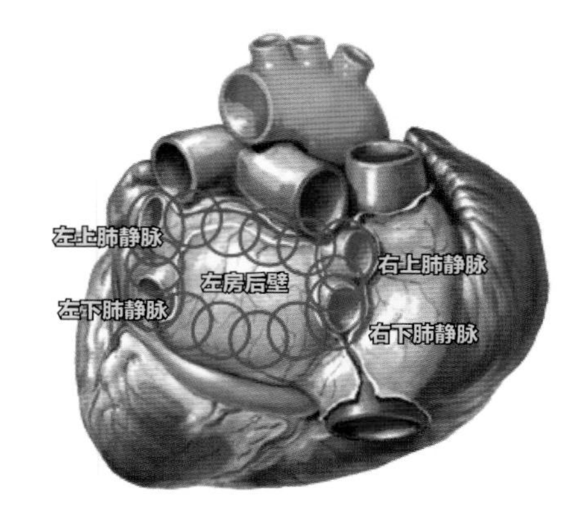

图 4

基于球囊单环隔离完成后的电解剖电压标测

可见从 RSPV 前方、前庭部、LSPV 至房顶部进行了广泛消融。

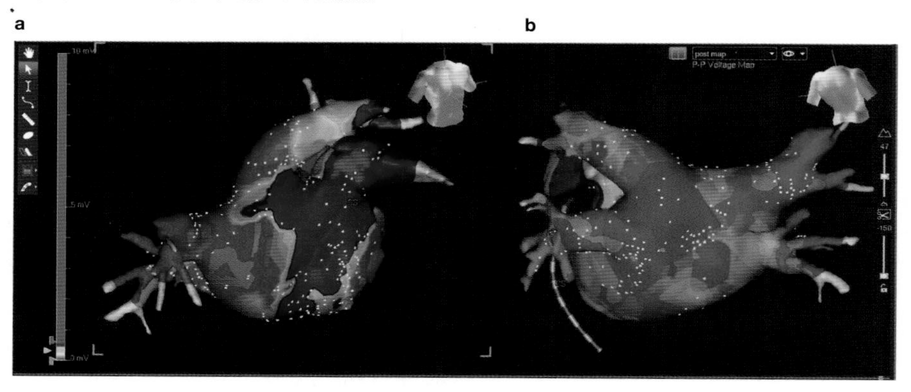

图 5

LSPV 的球囊消融：治疗前后 PV 周围的电位变化

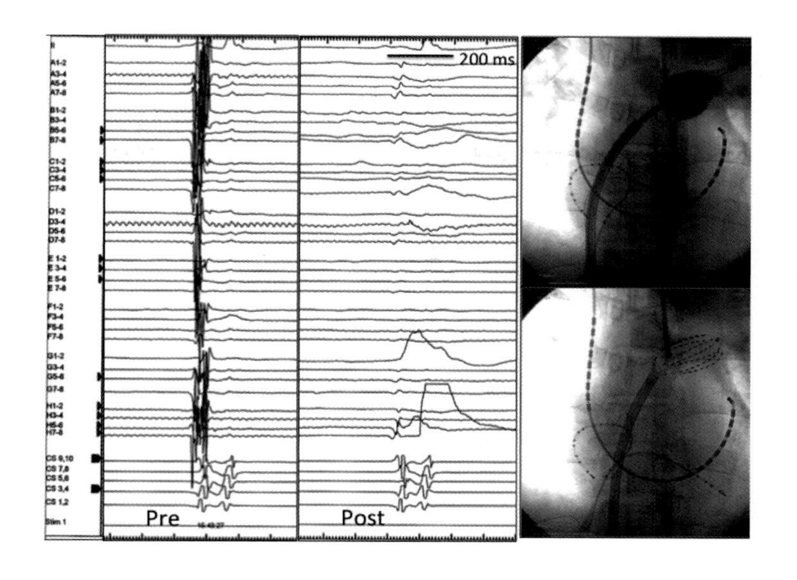

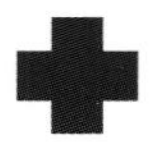

Dr's Point

不能只是用力推送球囊！！

注意左下肺静脉（left inferior pulmonary vein，LIPV）消融治疗中的球囊的位置和形态。

图 6b 的位置进行肺静脉隔离（pulmonary vein isolation，PVI）不完全，图 6c 的位置达到完全 PVI。注意球囊治疗的技巧。

图 6

LIPV 消融中球囊的位置和形态

b：鞘管低于 LIPV 开口部的位置，未形成葫芦样。

c：鞘管高于 LIPV 开口部的位置，打弯较大，形成葫芦样。

a

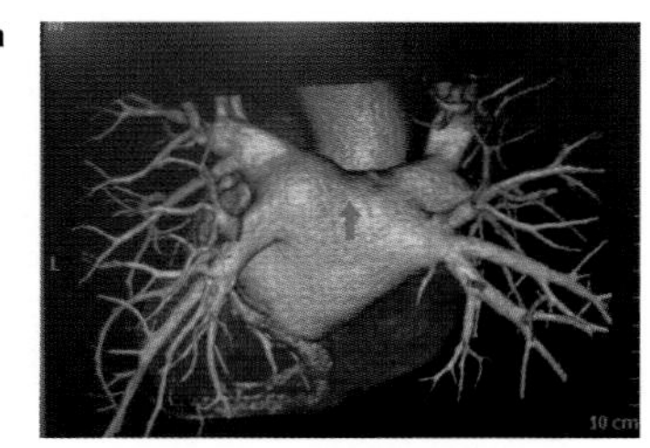

b

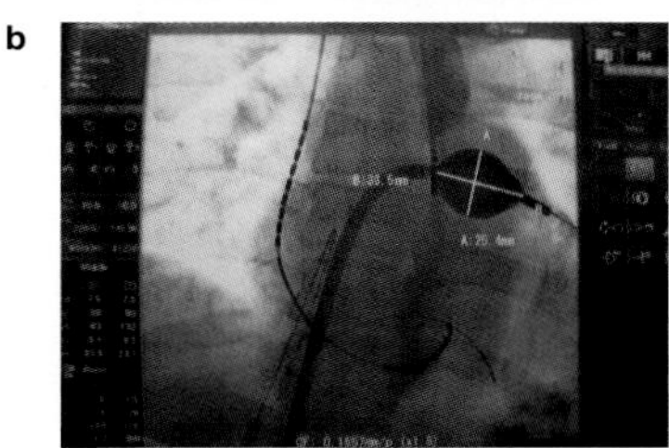

c

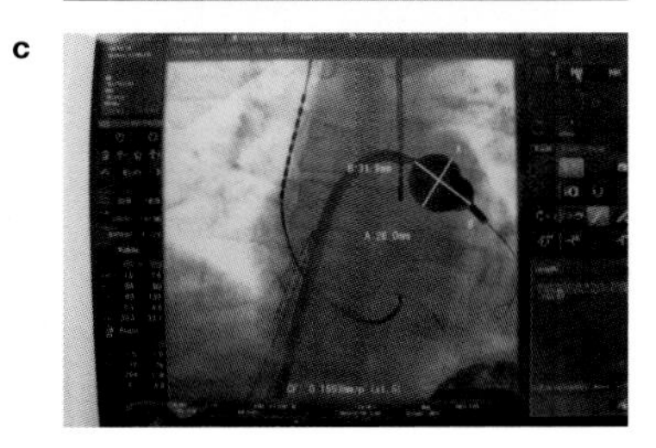

常规射频导管消融与射频球囊导管消融有何区别

导管消融

常规的导管消融为阻抗损失加热方式，球囊消融为射频容量型加热方式。通常阻抗损失加热方式使用500kHz的射频电流，而容量型加热方式在500kHz的发热效果差，在1.8MHz以上才发挥发热效果。比1.8MHz更高频电流的噪音会干扰心电图监护，因此采用1.8MHz。

通常的射频消融中500kHz射频电流流过头端电极，与电极接触的心肌周围在1s内会振动约50万次，心肌组织自身会产生摩擦热（焦耳热），形成蛋白凝固状态。

通常设置输出30W，头端温度50℃，放电时间60s时，心肌自身瞬间就会由于自身产热发生蛋白凝固，形成烧灼层，但是温度受周围血流影响变化并不固定。

球囊导管消融

球囊导管消融时，1.8MHz的射频电流流经环状电极，与环状电极接触的填充液在1s振动约180万次，填充液自身产生摩擦热。以这种加热的汤壶样的填充液为媒介，球囊间接性加热心肌组织，与球囊面接触的心肌部位由于热传导产生蛋白凝固。这样从球囊中心部到心肌组织深部形成平稳的负向温度梯度。

球囊热传导引起的心肌组织的消融深度与球囊接触温度和射频放电时间成比例。球囊接触温度为60℃时，放电时间2min时消融深度约为2mm，放电时间为3min时消融深度约为3mm。因此事先测量目标部位的心肌厚度，设置温度和放电时间，就不会形成超过目标部位的消融深度，对于邻接脏器的损伤达到最低程度。

通过多次的动物实验和临床研究，推荐以表1所示的设置温度和放电时间作为消融标准。

表1 推荐的设置温度和放电时间

消融的标准：球囊中心温度/放电时间。

LA-PV	交界部消融	左房前庭部消融	Carina 消融
RSPV	70℃/2min	70℃/2.5min	70℃/2.5min
RI PV	65℃/1min45s ~2.0min	70℃/2.5min	
LSPV	70℃/3min	70℃/3min	70℃/3min
LI PV	68℃/2min	70℃/2.5min	

图 7

消融位置

a：RSPV 和 RIPV 的球囊消融。
b：LSPV 和 LIPV 的球囊消融
黑线内为消融范围。

a
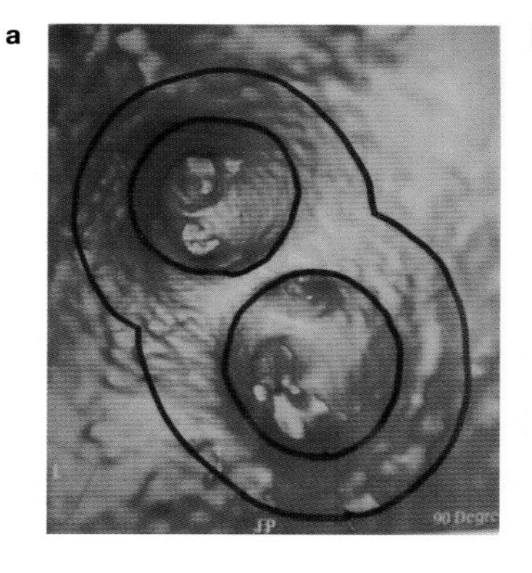

b
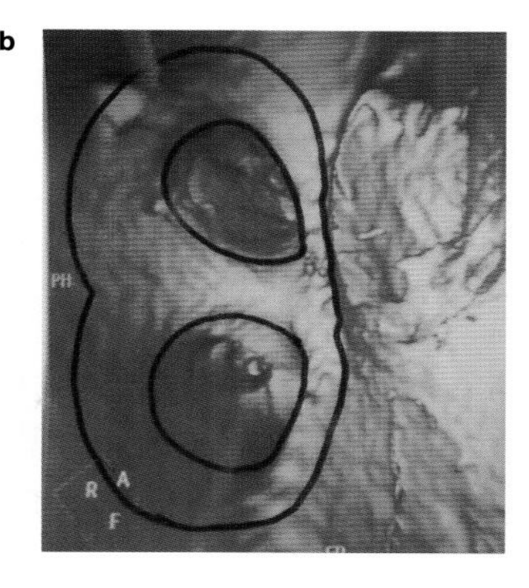

图 8

球囊的位置

白色部分表示球囊头端的造影剂，确认无造影剂漏出。

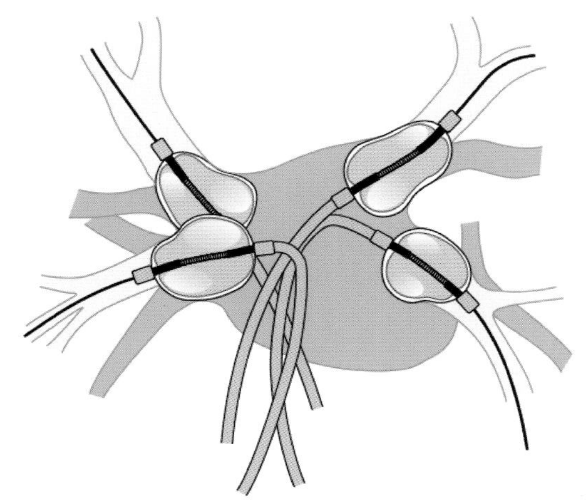

Dr's Point

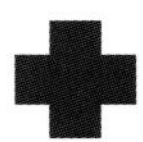

封堵 PV 后 PV 内的血液不会过热吗？

虽然球囊封堵使上动脉干（A3）和肺静脉（pulmonary vein，PV）内的血液瘀滞，由于 PV 内产生对流以及 PV 内血液的热容量较大，不会引起过热。而且在放电中从导管的中心腔会注入 20～30mL/h 的冷却水防止过热。

并发症处理

肺静脉狭窄

球囊开发初期时当设定为 70℃，放电 5min 时，50%～75% 会发生肺静脉狭窄。根据各支肺静脉的壁厚和心肌袖的发达情况来设定球囊温度和放电时间以后，只是偶尔会发生 25% 左右的狭窄。

最近如图 8 所示，对于心肌袖发达的上肺静脉，将球囊赤道部完全送入，对于肌袖不很发达的下肺静脉，只送入球囊头端。时刻注意尽可能一次在肺静脉左心房交界处放电就达到肺静脉隔离，并且要将球囊强力贴靠前庭部进行追加消融。

由于解剖学变异，球囊膜压力不足的部位会复发，以常规的消融导管进行点状追加放电有效。

食道损伤（食道溃疡，左房食道瘘）

例加热球囊消融时食道温度不会超过 45℃，但是术后以内窥镜观察食道时，100 例中有 2 例出现无症状性食道溃疡。笔者根据此经验开始进行食道温度监测，以内窥镜分析 278 例的结果表明，保持食道温度在 39℃以下，可以防止食道溃疡。

食道温度超过 39℃时，可将 5 ~ 10mL 以 2：1 稀释的冷生理盐水和非离子型造影剂注入食道。如果造影剂顺利通过食道，食道温度下降到 38℃以下，可以继续放电。达不到上述标准，可再追加注入 10mL。当球囊使食道闭塞和温度不停上升时，可以减轻球囊的压迫，改变贴靠的方向，使球囊温度下降至 65℃以下等，如果温度仍然不断上升，则要停止放电。

膈神经麻痹

现在已经开发出多种不同热源的球囊系统（Cryoballoon, laser balloon）进行肺静脉消融，但是有报道在右上肺静脉消融中发生膈神经麻痹，球囊送入右肺静脉内过深时要加以注意。

为了预防右侧膈神经麻痹，可以高位右房电极导管以 20 ~ 30 次 /min 高输出起搏膈神经，通过监测膈肌的强制运动，早期发现膈神经传导障碍。也就是说，如果发现膈肌的运动下降，立即停止放电和改变球囊的位置，可以避免膈神经麻痹。

脑梗死

山口等研究显示，463 例（阵发性：272 例；持续性：81 例；长期持续性：110 例）进行加热球囊治疗的病例中，在治疗前后可以进行 MRI 检查的 120 例中，一例也未发生脑梗死。

今后的展望

射频加热球囊以适当的温度通过热传导消融接触的组织，可以对广泛区域内一次消融形成均一而且适当的消融深度。

由于球囊非常富有弹性，可以适应不同形状的目标区域，可以进行包括肺静脉在内的左房后壁隔离，右肺静脉的前壁和房间隔，从左心耳基底部至房顶部广泛分布的 CFAE 的消融。不仅是阵发性和持续性心房颤动，对于慢性心房颤动也是高效性的安全性的治疗方法。

目前已经结束在 3 个中心的安全性研究，正在进行全日本 15 个中心的多中心有效性研究。

1 ②新器械 冷冻球囊

冲重　薰　横滨市立港区红十字医院心脏病中心

1 使用冷冻球囊最重要的是使球囊完全阻塞 PV。

2 严重并发症的发生率低于射频能量消融。

冷冻球囊治疗的历史

开发当初

冷冻消融治疗最早开发应用于心脏外科。主要在引起心律失常的病变心脏组织形成冷冻坏死灶取得治疗效果。作为各种心律失常的根治疗法，射频消融导管消融是主流治疗，但是局限性也逐渐清楚，人们在不断探求新的消融能源。

虽然已经应用微波、超声波、激光等能源，但是并没有取得满意结果。目前除了射频能量以外最有希望的只有冷冻消融。

现在的状况

之后基于导管的冷冻消融治疗技术逐渐发展，目前临床已经批准 6 ~ 8mm 头端的冷冻导管（spot catheter），适应于各种心动过速性心律失常的治疗。

最初将逐点式消融导管应用于心房颤动消融，但是没有取得满意的结果。长期进行将冷冻能量用于肺静脉电隔离，进一步提高成功率的技术研究的最终结果是认为球囊形状最适合。

本节中概述冷冻球囊导管在心房颤动治疗中的应用。

图 1　球囊结构

a：结构特征

双层结构球囊
■ 内层球囊：具有优异的张力强度等机械特征
■ 外层球囊：耐摩擦性高，伸缩性优异

通过不同材料的双层结构球囊，可以降低送入球囊导管时的摩擦，提高对氮气注入压力的耐受性。

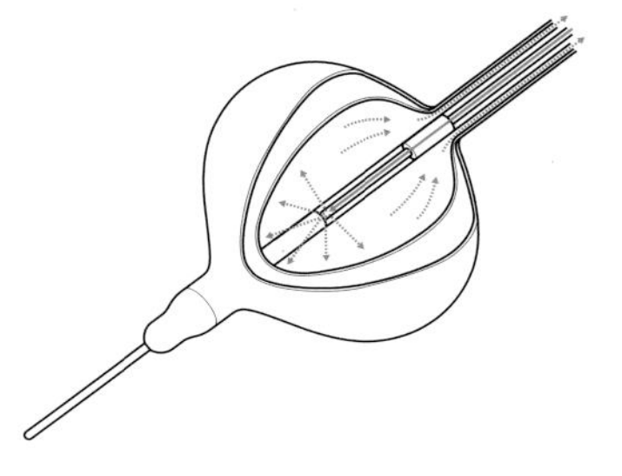

b：内层球囊破损

①保持在负压状态的排气通路控制机器（内层，外层）
N_2O 气体持续被 Cryoconsole 吸引。
②检测气体外漏的压力感知器（手柄内部）
压力感知器检测出外层球囊有气体流出后，Cyroconsole 判断为内层球囊破损，立即停止注入 N_2O。

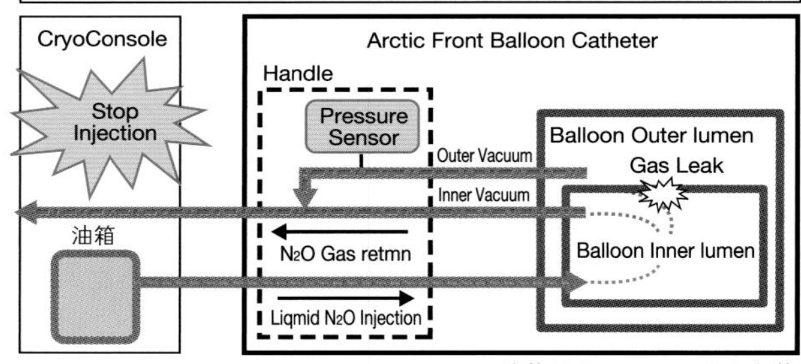

----：液体 N_2O　-·-·-：N_2O 气体

冷冻球囊导管的结构

冷冻导管在常规的消融导管的头端带有球囊，导管尾端有不同的接线与冷冻控制机器相连进行操作。经球囊导管的内腔送入射频消融时用的环状电极导管，与控制机器相连进行连续记录，评价肺静脉 – 左房间传导。控制机器上分别连有连接电极导管和控制机器的线缆，经导管内腔将冷冻用液体氮送至头端球囊的线缆，和将球囊内液体氮回收至控制机器的线缆。

头端球囊有二层结构

头端球囊有二层结构（图 1），是为防止液体氮漏入导管系统外部而采取的严密的安全措施。导管与控制机器有非常灵敏的泄漏感知机制，液体氮由双层球囊的内层漏入外层时，就会立即停止供给液体氮。

当外层球囊破损使液体氮外漏时，球囊内压力会下降，机器会认为外层球囊破损，此时也会立即停止供给液体氮。

Dr's Point

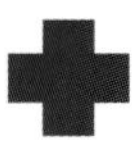

配置多重严密的安全装置的原因是，液态氮泄漏至导管外部时引起心室颤动的风险很高，以及形成血栓等风险。因此必须避免液态氮泄漏至导管外部。

冷冻消融控制台

冷冻消融的能源经过不同变迁，目前使用的是液体氮。控制台内部有气体瓶，需要适当检查气瓶内部压力。控制台可以将球囊内温度感知器的数值图形化表示，明确球囊的冷却状况。与射频装置相比，缺点是控制台的容积较大。

冷冻消融进行肺静脉隔离的实际操作

由股静脉送入可调式专用长鞘，常规房间隔穿刺，将导管专用长鞘送入左房。先将导丝送入肺静脉内，沿导丝将长鞘送入靶肺静脉内。

经球囊导管内腔将环状多极导管送入常规位置，将球囊头端送入肺静脉内部适当位置后，在肺静脉内部扩张球囊，撤出环状多极导管，经内腔注入造影剂。

Dr's Point

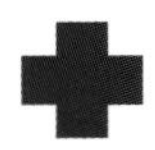

操作中最重要的是球囊要完全封堵肺静脉。原因是在肺静脉－左房间有血流时，血液的加热效应会影响冷冻效果。血流不能完全阻断时，基本不能达到有效的隔离效果。

球囊未能完全阻塞肺静脉时，经导管中心腔注入的造影剂会散开，根据最初造影时球囊远端的肺静脉造影剂完全充盈所见消失可以很容易判断。

开始肺静脉冷冻隔离术

确认球囊完全阻塞肺静脉后开始冷冻消融肺静脉隔离术。目标温度是使导管头端部位感知的温度下降至 –40 ~ –45℃，可以认为达到充分的电隔离。

冷冻能量的应用时间为 5min 为一个循环，注入液体氮 5min 后将开关设置为“关”，在比较短的时间内使球囊头端的温度恢复至体温程度。通过泵入液体氮进行肺静脉隔离，反复进行“冷冻”和之后的”复温”，冷冻消融可以发挥最大程度的心肌组织坏死效果。

冷冻球囊的临床效果

本器械在欧美获得临床许可后，多个中心报道了临床成绩。最大规模的是 stop–AF 研究。本研究比较了肺静脉隔离术和药物治疗心房颤动的成绩。结果显示与抗心律失常药物相比，可以显著抑制心房颤动（表 1，图 2）。根据此研究

表 1　Stop-AF 研究结果

	药物 (n = 82)	冷冻球囊 (n = 163)	P 值
年龄（岁）	56.4	56.7	0.80
男性（%）	78%	76%	0.87
left atrial AP diameter (mm)	40.9	40.3	0.35
LV ejection fraction (%)	61%	60%	0.41
NYHA			
None/Class Ⅰ（%）	94%	93%	1.00
Class Ⅱ（%）	6.1%	6.7%	1.00
AF episodes within 2 mo (no.)	21.2	24.3	0.54
Failed > 1AAD	28%	29%	0.88
Previous cardioversion (%)	21%	23%	0.87
History of atrial flutter (%)	44%	46%	0.79
CHADS2	0.6	0.6	0.92

图 2　结果的有效性

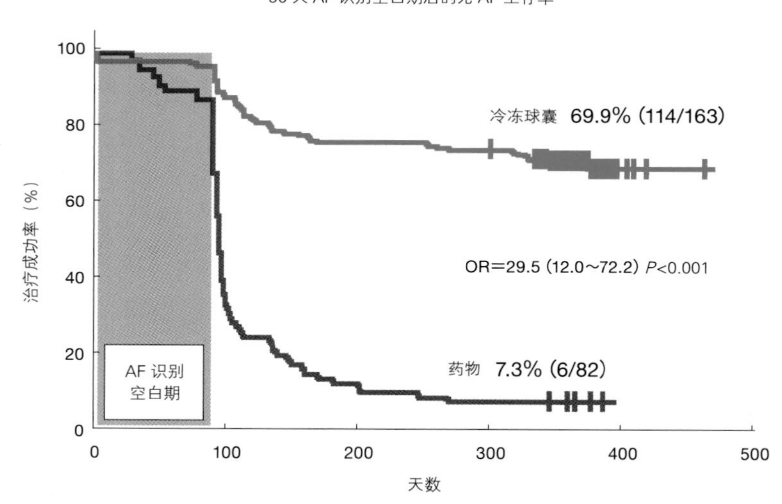

结果，美国食品药物管理局（Food and Drug Administration，FDA）批准了临床使用。

由于肺静脉的解剖学变异非常多，球囊有时会很难完全阻塞肺静脉，根据不同病例的肺静脉的解剖学特征，需要在球囊导管的操作上下些功夫。

并发症

对于新的技术，最大的关注事项应该是并发症。

食道－左房瘘

射频能量进行肺静脉隔离最严重的并发症是食道－左房瘘。海外已经有很多报道，本并发症的死亡率非常高。日本也有几例报道，预后非常差。

目前全世界临床使用已经有 40,000 例以上，本并发症只有 1 例报道。虽然一般认为食道表面出现糜烂性病变比较多，但是与射频能量相比出现溃疡的比例非常低。

肺静脉狭窄

与使用射频能量进行逐点消融导管相比，肺静脉狭窄的发生率显著下降。有几种不同的理论，包括球囊直径适合肺静脉直径时，球囊与肺静脉开口处的接触部位未深送入肺静脉内部，冷冻消融能量本身不容易引起肺静脉狭窄等。

膈神经麻痹

使用本系统在进行右上肺静脉消融时此并发症显著增多，特别是将球囊送入右上肺静脉很深时，会损伤走行在右上肺静脉附近的右侧膈神经，因此容易导致膈神经麻痹。

心包填塞

将球囊导管送入左房内时，由于导管部位比较硬，穿破心房壁的风险较高，需要进行慎重操作。但是将球囊扩张后，球囊本身导致这种并发症的风险是非常低的。

今后的展望

心房颤动消融长期以来使用射频能量进行点状导管治疗。已经有研究证实其有效性，同时又指出其局限性。

冷冻球囊是使用冷冻能量，首次以球囊形式进行消融的消融导管系统。在欧美已经获得很高评价。预测今后在日本也能够逐渐普及，期待能够早日引进。

1 ③新器械
心房颤动消融中的导管接触压力

横山胜章　骏河台日本大学医院循环科 / 日本大学医学部内科学讲座循环内科学部门

1 射频导管消融的效果和安全性的提高很大程度上受益于消融器械的改良，特别是消融导管的进步。随着灌注导管的问世，与导管头端电极的血流状况无关，可以进行充分的射频输出，血栓形成的风险显著下降，但是在实际临床中如何正确判断导管消融形成的消融范围还有局限。

2 近年来开发出带有接触压力感知器（contact force，CF）的灌注导管，预计今后会广泛应用在临床上。

本节以带有 CF 感知器的消融导管的概念、实验数据以及临床研究为中心概述。

射频消融中接触压力的意义

动物实验报道射频导管消融中的接触压力是决定消融范围的重要因素。而过度的 CF 进行导管消融不仅会形成心包填塞和血栓形成，还有引起周围组织损伤的风险，因此对 CF 的把握和预测对于安全进行消融非常重要。

目前临床上还不能直接测量 CF，替代的指标有：放电前的局部组织阻抗，放电中的头端电极温度，放电前后阻抗的变化等，但是都缺乏准确性。

带有接触压力感知器的导管

带有 CF 感知器的开环灌注导管（TactiCath, Endosence SA）通过感知导管头端内部的三根光纤维的机械性牵拉，可以连续测量导管头端 – 组织接触部位的 CF。

动物实验报道

动物实验比较了在 2g、10g、20g、30g、40g 的 CF 下以 30W 和 50W 功率，放电 60s 的消融面积，明确显示相同功率下随着 CF 的增加消融灶的深度和消融

图 1　带有接触力感知器的开环灌注导管（TactiCath, Endosence SA）

a：根据 6 孔的头端电极内的 3 根光纤维的扭曲测量 CF。

b：进行心房消融中的 CF 测量。通过 Axial force（F 轴）和 lateral force（F 侧）计算 CF 向量。

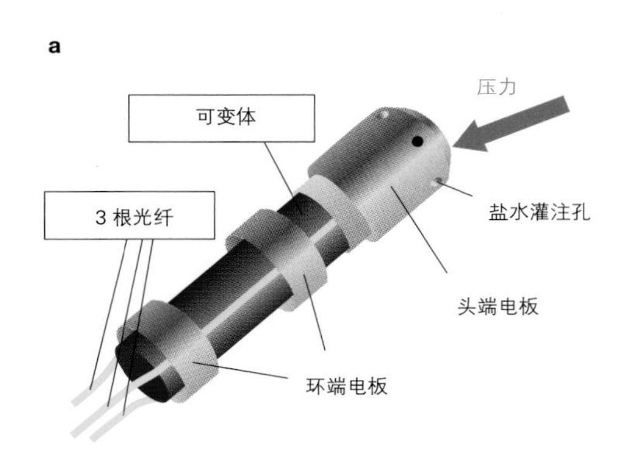

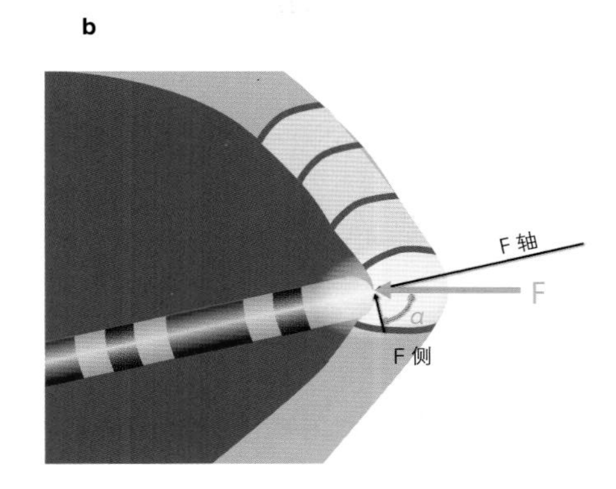

图 2　30W 和 50W 消融时各个 CF 值对应的消融病灶深度（a）和容积（b）的变化

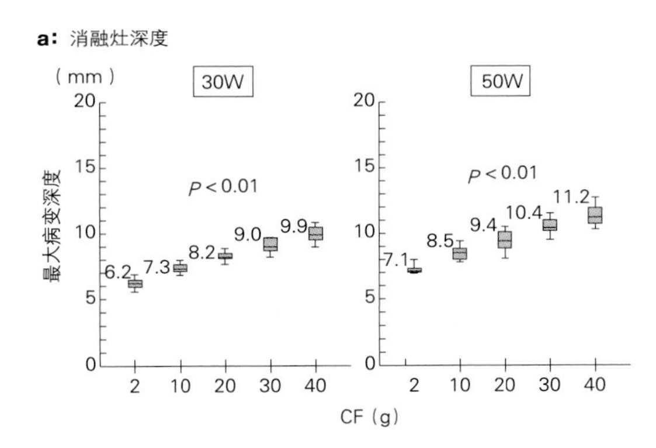

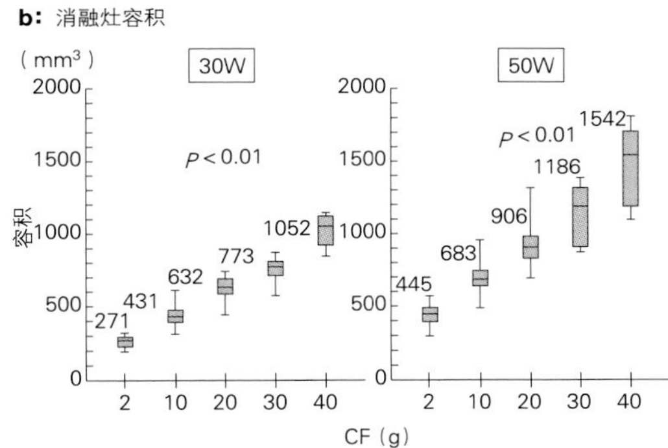

灶范围（容积）增加（图 2）。中等功率（30W）高 CF（40g）时的消融灶的深度和容积都低于高功率（50W）低 CF（10g）。

使用开环灌注导管时，低 CF（10g）中等功率（30W）时未见血栓形成，20g 以上的 CF 时在电极近端可见血栓形成（图 3a）。

此外，高功率高 CF 时由于心肌组织内温度过度上升，爆裂（steam pop）的发生率增加（图 3b）。

以前认为放电中电极组织间阻抗下降，是由于电极接触部位的组织温度上升所致可以反映 CF，本实验中，也显示电极组织间阻抗下降和组织温度的上升

图 3　不同 CF 的血栓形成（a）和爆裂（steam pop）（b）发生频率的比较

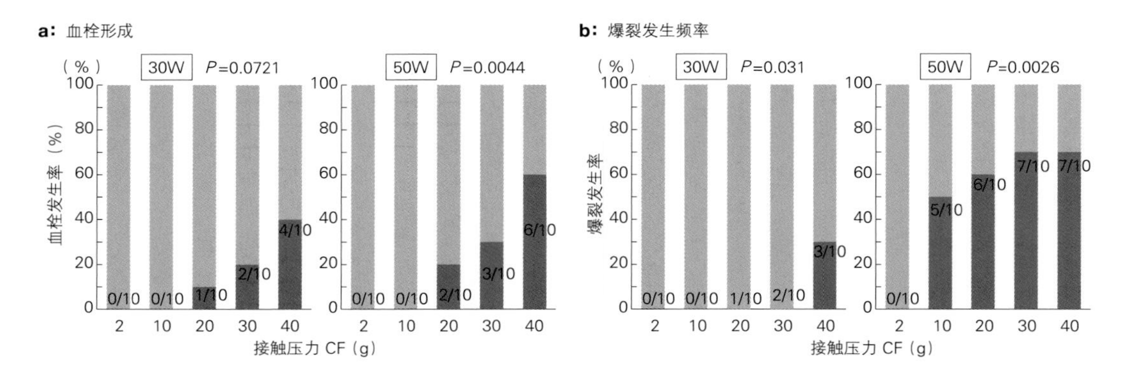

图 4　电极组织间阻抗的减少（放电开始前的阻抗和放电中最小阻抗值的差）与 CF 的关系（a），发生爆裂和未发生时的比较（b）

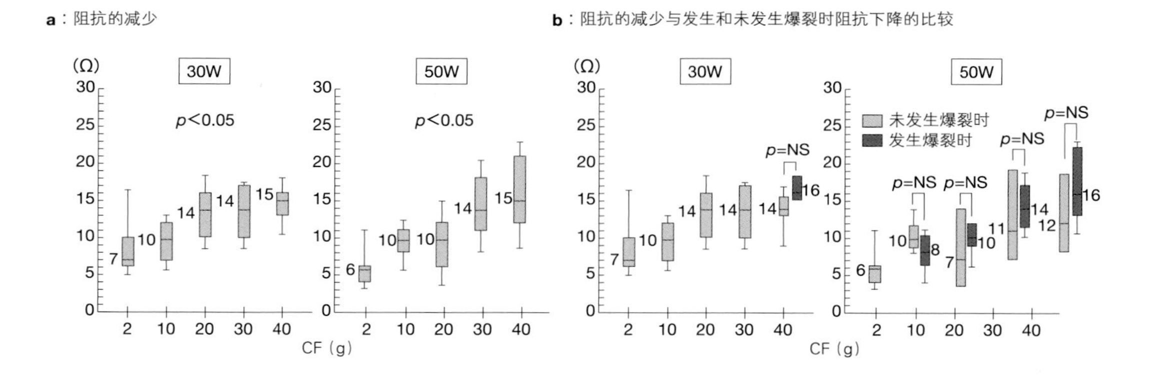

与 CF 相关（图 4a），但是并不能够预测发生爆裂（图 4b）。

由于在心脏跳动情况下，消融中实时变动的 CF 的积分值与消融心肌容积正相关，因此可以用于临床。

临床使用

多个中心使用前述带有 CF 感知器的开环灌注导管进行右房和左房的标测和消融的结果确认，与以往的开环灌注导管有同样的安全性。CF 随术者和病例不同有很大变异，右房和左房的不同部位的平均 CF 值也不同。

过高的 CF 进行消融可能会引起心包填塞、血栓栓塞、食道损伤等并发症。实际上，大约 80% 的病例在标测中会记录到一过性过高的 CF（100g 以上）。

图 5 肺静脉隔离术中右侧（RPV）和左侧（LPV）肺静脉周围的各个消融部位与平均 CF 的分布

a： 消融部位

RSPV：右上肺静脉
RIPV：右下肺静脉
LSPV：左上肺静脉
LIPV：左下肺静脉

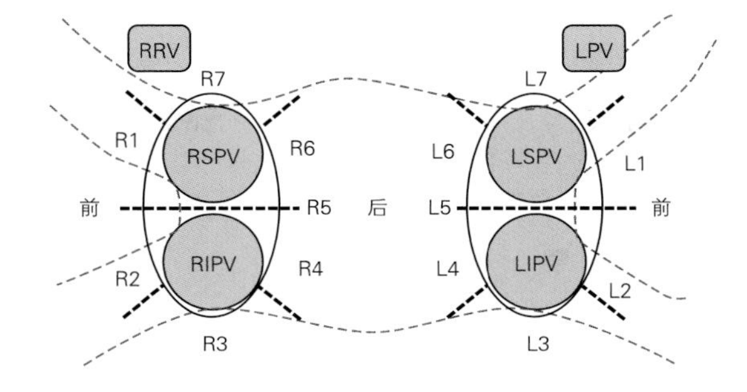

b： 平均 CF 的分布

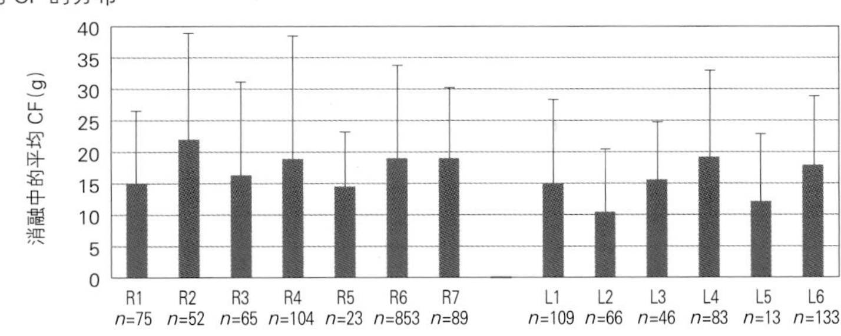

Dr's Point

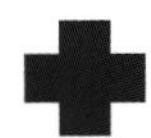

CF 测量可以有效预防并发症

在实时监测 CF 下进行标测中发生心包填塞的病例，认为是发生于记录到有 5s 左右的高 CF 值（137g）时。测量 CF 不仅可以客观判断有效消融范围，而且对于预防过高 CF 引起的并发症，进行安全的消融也很重要。

接触压力与肺静脉隔离术的临床效果

进行肺静脉隔离术（pulmonary vein isolation，PVI）时，两侧肺静脉周围的各个消融部位的 CF 值不同。消融中平均 CF 值比较高的部位散在于左上肺静脉上方或者左下肺静脉下方区域，右肺静脉周围的前下方区域，而低 CF 值（平均不到 10g）见于左肺静脉前方（LPV 脊部）和右肺静脉上下间嵴部（carina）区域（图 5）。

PVI 后心房颤动复发病例的大部分是由于肺静脉左房间恢复传导。实际进行 PVI12 个月后的复发病例都是平均 CF 值不足 10g，平均 CF 在 20g 以上的病例中 80% 没有复发。PVI 急性期静注 ATP 后左房间传导恢复部位也是消融时平均 CF 值较低的部位，即使急性期隔离成功，但是较低 CF 消融的部位远期可能成为传导恢复的裂隙，可以说测量 CF 对于术后成绩也有重要的意义。

通过在 CF 可能较低的部位进行消融时调节输出功率和放电时间，控制合适的消融范围，期待有助于提高术后效果。

今后的展望

随着可以进行 CF 测量，临床使用证实了有效性，日本也马上开始临床使用带有 CF 感知器的三维标测导管（ThermoCool SmartTouch™，强生公司）（图 6）。目前心房颤动消融的成绩还与术者的经验、技术能力和手感等有关，期待 CF 的客观性的评价有助于提高有效性和确保安全性。

图 6

ThermoCool RSmartTouch™
（强生公司）

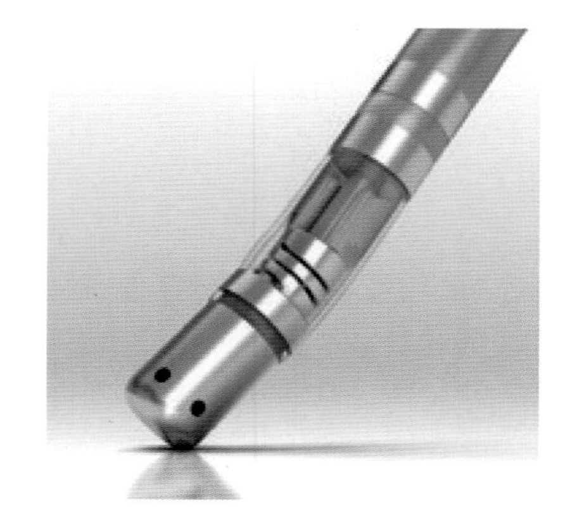

1 ④新器械 灌注导管

吉贺康裕 山口大学大学院医学系研究科器官病态内科学

1. 灌注导管的机制：使用生理盐水冷却电极头端，使电极和组织表面冷却。
2. 灌注导管的优点和缺点：输出形成损伤所需要的能量而不引起血栓形成，但是过高的能量可能会引起心肌穿孔。
3. 灌注导管治疗心房颤动的效果和注意事项：有几项研究证实了灌注导管的有效性，但是需要注意能量设置和使用时间。
4. 可以在日本使用的灌注导管的特征：头端有多个灌注孔，可以高效率进行冷却。

灌注导管的机制

随着肺静脉隔离术的开展，之前导管消融治疗比较困难的心房颤动，特别是阵发性心房颤动都能够取得良好的节律控制。但是导管消融治疗心房颤动，除了有复杂的解剖学结构，还要在很薄的左房壁进行很长的连续性消融，因此需要加深理解消融时的损伤形成或者血栓形成等射频放电时在组织以及电极周围发生的现象。

通常灌注导管使用生理盐水冷却电极头端，即使在温控模式下无法有充分能量输出的部位，也可以有效输出功率，达到期待的损伤范围，而且通过电极和组织表面的冷却效果，还可以抑制血栓形成。

本节针对目前心房颤动消融中广泛使用的灌注导管的开发的过程，实际临床中使用方法以及注意事项，治疗心房颤动的临床效果等内容进行概述。

灌注导管的研发

随着对心动过速性心律失常进行导管消融治疗需要的增加，对于室性心动过速消融等要求形成更深更大的损伤范围。

伴有生理盐水回流的灌注导管

Nakagawa 等报道，与以往的导管以高功率和温控进行消融相比，伴有生理盐水回流的灌注导管进行消融可以不伴有血栓形成，而形成较大的消融范围（图 1）。

灌注导管有两种，有使冷却水在导管内部循环冷却头端电极的闭环式灌注导管和使冷却水通过头端电极流出的开环式灌注导管（图 2）。据同一研究小组报道，与闭环式灌注导管相比，开环式灌注导管不会减少消融灶的大小，而且会降低电极组织间温度，抑制组织表面的血栓形成和爆裂现象。

图 1

温控消融与灌注导管消融的消融范围的示意图

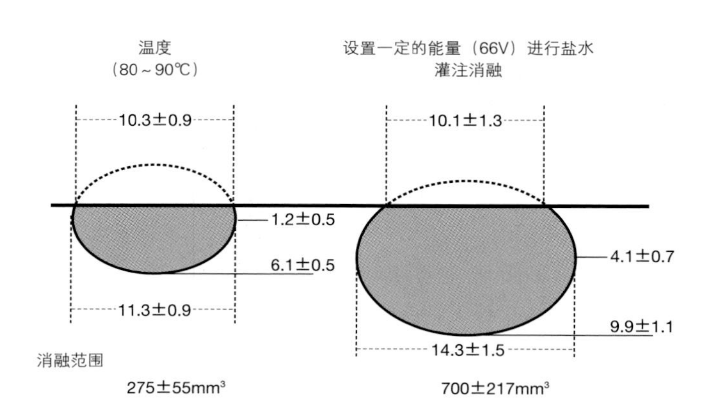

图 2

闭环式与开环式灌注导管的构造

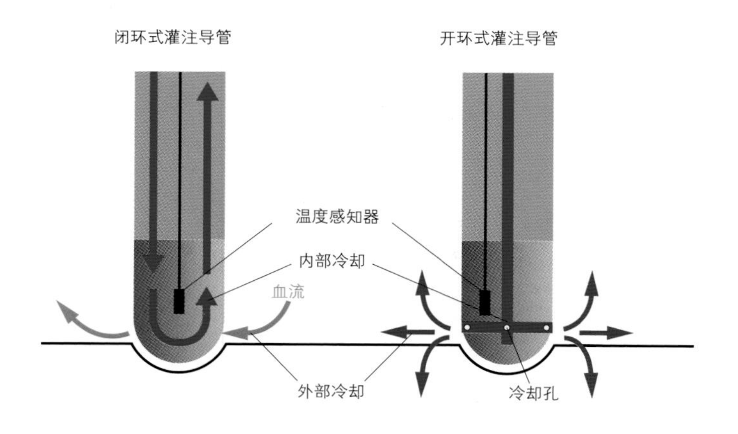

使用灌注导管进行心房颤动消融

Macle 等报道使用灌注导管对 136 例心房颤动患者进行了肺静脉隔离术和三尖瓣环 – 下腔静脉间解剖学峡部消融。全部病例都可以达到肺静脉隔离，99% 的病例成功进行右房解剖学峡部消融。

Thomas 报道等与温控下 4mm 大头导管消融相比较，灌注导管在复发率上具有优势。Kanj 等报道，与使用灌注导管设置为 35W 相比，50W 高功率时的复发率，放射线使用时间，左房内操作时间都具有优势，但是由于爆裂（Pop）现象引起的心包积液，消化道并发症的发生率明显升高。

对于冷却用生理盐水进入体的问题，Hwang 等报道，虽然灌注导管对于非阵发性心房颤动的手术时间和透视时间都具有优势，但是在左房内径较大的病例和手术时间较长的病例会由于容量负荷增加引起肺水肿和胸腔积液，住院时间延长。

Check!!

开环式灌注导管对于心房颤动消融有效，但是从预防并发症的角度看，需要注意能量设置和使用时间。

灌注导管的优点及缺点

优点

灌注导管最大的优点是通过生理盐水对电极和组织表面的冷却效果，可以输出不会形成血栓而形成损伤所需要的能量。

缺点

另一方面，由于电极的冷却效果，无法得到温度的反馈，不能反映实际的电极与组织的接触面或者组织内部的温度，因此当电极与组织的接触比较强时，过多的能量会传导至组织，组织内过度加热可能会引起心肌穿孔。

Dr's Point

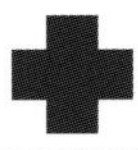

特别是在导管消融心房颤动时，由于左房后壁较薄，并且与食道相邻，因此需要理解使用的灌注导管的特性，在适当的设置下放电。另外，由于在操作中生理盐水导致容量负荷增加，对于心功能不全的病例要加以注意。

在日本可以使用的灌注导管

NAVISTAR® THERMOCOOL®（强生公司）

通常是配合三维标测系统（CARTO® 系统）使用的头端电极附近带有 6 孔的开环式灌注导管。标测时为了防止灌注孔堵塞，持续以 2mL/min 滴入灌注液，推荐在 30W 输出放电时流量设置为 17mL/min，31 ~ 50W 放电时设置为 30mL/min。

但是在总放电时间较长时，冷却用生理盐水会大量进入体内。THERMOCOOL SF 为多孔性导管，电极的邻却效果均一，很少的流量就可取得相同的冷却效果，预计近期就可以在日本使用（图 3)。

Cool Path Duo™/Safire BLU Duo™（圣犹达公司）

在头端电极近端再加上 6 孔的头端 12 孔导管。相对于 NAVISTAR THERMOCOOL 灌注导管是 CARTO 系统专用导管，除了用于 EnSite 系统，也可以用于不需要三维标测的消融。

有指出头端 6 孔的灌注导管的头端电极近端的温度比远端容易上升，可能易于形成血栓，因此 12 孔导管克服了这个缺点。

预计通过头端灌注和激光切割的消融孔具有更高效率冷却作用的 Cool Flex 也会应用于临床（图 4)。

图 3 NAVISTAR® THERMOCOOL® 和 THERMOCOOL® SF
（强生公司提供）

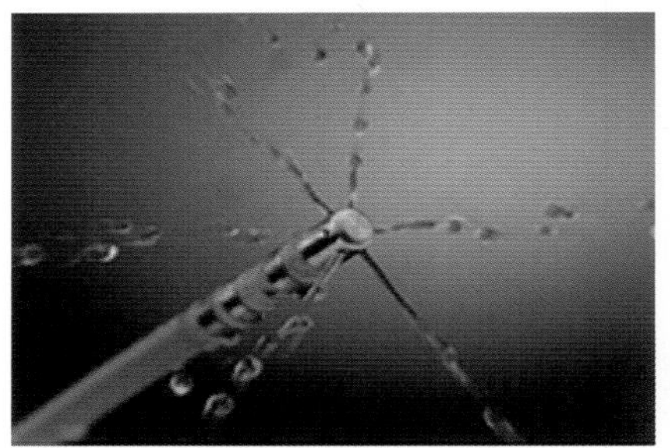

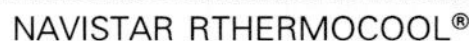

NAVISTAR RTHERMOCOOL®

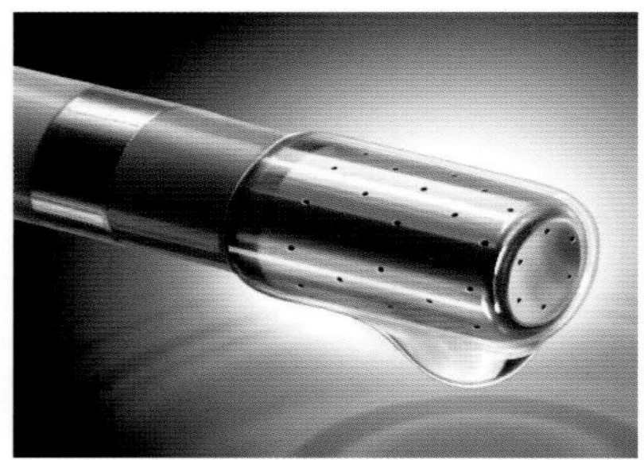

THERMOCOOL® SF

图 4 Cool Path Duo™/Safire BLU Duo™ 以及 Cool Flex
（圣犹达公司及日本光电公司提供）

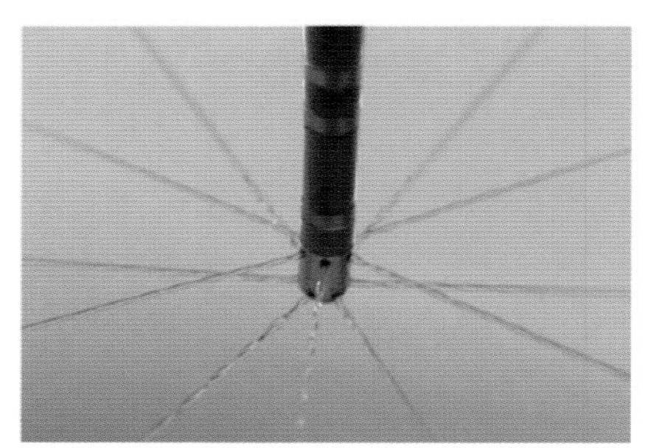

Cool Path Duo™/Safire BLU Duo™

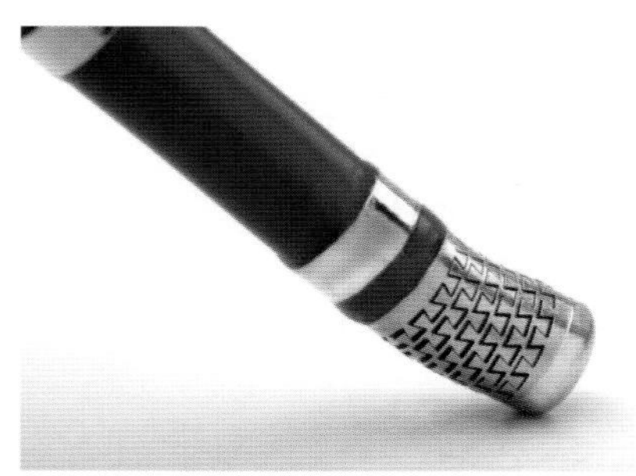

Cool Flex

使用灌注导管的注意事项

在常规的导管由于血流缓慢使外部冷却效果下降而不能充分输出功率的部位，灌注导管可以形成确切的损伤。

但是在使用灌注导管时，要充分把握消融部位和导管的特性，需要更加细致地观察。

1 ⑤新器械 远程消融

江岛浩一郎 东京女子医科大学循环内科

1 远程消融系统有两种：一种是利用磁场远程操作头端带有磁铁的专用消融导管的磁导航系统；另一种是远程操作专用的头端可调式指引鞘管的机器人导航系统（表 1）。

2 远程消融可以减少术者的辐射暴露，可以不需要穿戴放射线防护服，有助于减轻术者疲劳。

3 两种系统都可以与三维标测系统合用。磁导航系统很大的优点是导管不会引起心脏穿孔。

表 1 两种远程操作系统的比较

制造，销售公司	磁导航系统 Stereotaxis，美国	机器人导航系统 Hansen Medical，美国
导航的方法	通过环绕导管操作台的巨大磁铁产生磁场，远程操作磁铁可以移动头端带有磁铁的专用导管	机械性远程操作专用的可调式指引鞘管（14+11.5 Fr）
心律失常适应证	室上性心动过速，心房颤动，室性心动过速	室上性心动过速，心房颤动
入路	心内膜，心外膜	心内膜
导管消融以外的适应证	・冠状静脉内置入电极 ・经皮冠状动脉介入	无
非适应证	与 MRI 标准相同（体内带有磁性金属的物品）	小儿（专用可调式指引导管的外径过粗）
可以使用的消融导管	头端带有磁铁的专用导管（4mm，8mm，盐水灌注导管：都可以与 CARTO® 系统匹配）	常规导管都可以使用
可以使用的三维标测系统	CARTO® 系统	所有的三维标测系统
标测和消融时的优势	・导管的稳定性 ・专用导管非常柔软没有引起心脏穿孔的风险 ・自动标测功能 ・自动消融功能	导管的稳定性
设备的限制	放置系统的房间受限制（遮挡磁场的墙壁结构，能承受系统重量的地面）	无限制
装置的移动	不可以	可以
透视装置	由于系统配置在患者两侧，透视装置的移动范围受限制	无限制

磁导航系统

系统概述

磁导航系统（Stereotaxis, 美国）通过移动在心血管摄影装置两侧的围绕患者胸部的巨大的永久磁铁（Niobe），远程操控头端带有 3 个小磁铁的专用消融导管（图 1）。Niobe 环绕区域内的磁场强度为 0.8tesla，比 MRI 的磁场弱，但是需要按照 MRI 进行管理。

■操作系统

通过 Cardiodrive 系统控制消融导管的前进后退。在 Navigant 导航工作站上使用键盘、鼠标和操纵杆进行 Niobe 和 Cardiodirve 的远程操作。此系统与心血管摄影装置和三维标测系统整合，进行远程操作可以减少术者的辐射暴露，同时可以长时间不需要穿戴放射线防护服而避免术者的疲劳。

■专用导管的特征

专用导管非常柔软，不会引起心脏穿孔。导管可以保持稳定接触心内膜是很大的优势，但缺点是无法达到很强的贴靠。由于可以自由进行细微的导管操控，对于手动操作处理困难的病例如复杂心脏畸形术后病例等也都很有效。

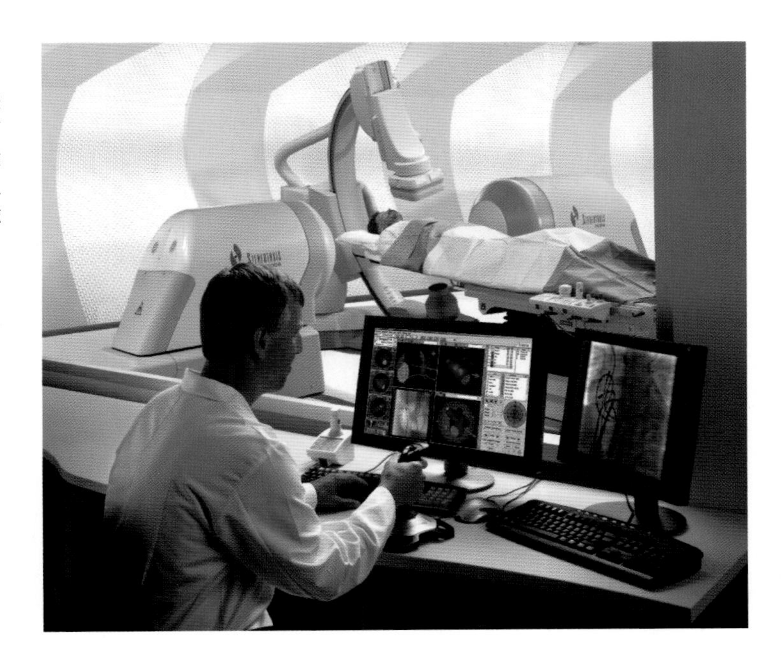

图 1

磁导航系统

围绕患者胸部的巨大的永久磁铁（Niobe）配置在心血管摄影装置的两侧，术者在检查室外的操作室通过键盘和鼠标、操纵杆等操控 Niobe，通过改变磁场方向远程操作头端带有磁铁的专用消融导管。

■附加功能

磁导航系统可以与 CARTO® 系统同时使用，因此可以使用其附加功能。其中之一是根据系统中已存储的心脏解剖模型，在 CARTO® 上自动构建心脏模型的自动标测功能；另一个是在透视图像和 CARTO® 标测图上设置进行消融的位置，自动进行消融的自动消融功能。但是这些功能在临床上的有效性还没有得到验证。

此外，使用 Odyssey 系统可以通过网络在线进行异地远程操作，理论上一位专家可以对全世界的患者进行消融。

目前为止的应用报道与现状

2002 年报道显示在实验动物中导管可以进行正确导航（<1mm）和稳定配置，可以进行房室结消融和心内膜的线性消融。2003 年首次有在人体使用的临床报道，使用此系统对 7 例室上性心动过速（5 例房室结折返性心动过速，2 例房室折返心动过速）进行了消融。现在已经有应用于所有的心动过速性心律失常的临床报道。

2006 年报道了在心房颤动中的临床应用。当时的磁导航专用导管没有灌注系统，消融效果劣于手动使用灌注系统的成绩。之后随着使用灌注系统导管治疗效果提高，但是荟萃分析显示急性期治疗成功率（92%）不如手动消融的成绩。

近年来开发出可以远程操作心房颤动导管消融中使用的环状导管的系统（Vdrive）已经有临床使用报道（图 2）。

机器人导航系统

系统概述

机器人导航系统（Hansen Medical, 美国）由二部分组成。通过操作 Sensei 远程导航系统（图 3a），可以机械性移动称为 Artisan™ 的专用的头端可调式指引鞘管（图 3b）。

■ Artisan™

Artisan™ 有 14F 和 15F 两种指引鞘管，可以远程操控使鞘管头端进行立体的打弯和伸展。鞘管内径为 8.5F，可以使用目前所有的消融导管，而且兼容所有的三维标测系统。很容易与目前的心血管摄影装置进行设置和系统移动。

目前为止的应用报道与现状

2005 年报道在猪的离体心的实验中，导航系统可以迅速而且准确地进行心内标测。2006 年报道导航系统与三维标测系统合用后在狗模型上安全而且正确地进行了房间隔穿刺和心内膜标测。2007 年首次有在人体使用的报道，9 例心

图2

远程操作环状导管的新系统（Vdrive™, Stereotaxis）

将环状导管放置在左图的装置上，以右图的控制台进行远程操作。可以进行环状导管的三维操作以及调节环的直径。

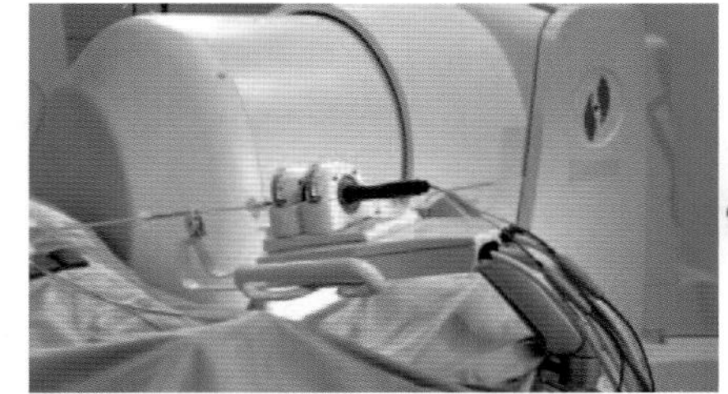

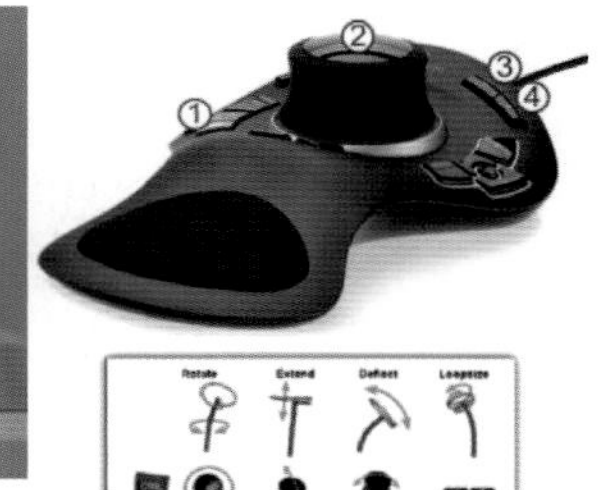

图3

机器人导航系统

a：机器人导航系统的主要组成是工作站和导管运动控制台。可以使指引鞘管的头端自由地打弯伸展和旋转。

b：进行导管治疗时放置在检查台上的远程导管操作用装置。上面装载有专用指引鞘管（Artisan™）。

c：治疗中的主画面。左侧为用EnSite NavX系统建立的左房和肺静脉的三维重建模型，在此立体图像上进行消融。右上为实时的透视图像上显示的鞘管（Artisan™）的影像。右下所示为心内超声波图像。画面左下以及中间所示为接触压力感知器（IntelliSense™系统）的数据。

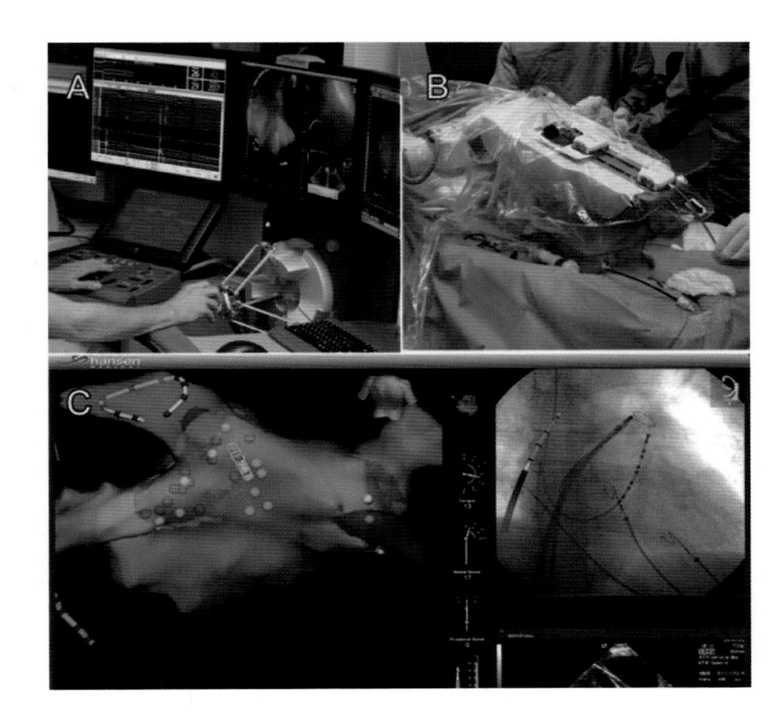

备忘录

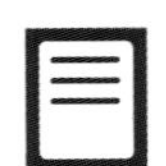

IntelliSense™

早期由于导管对心脏壁的张力过大，一般认为穿孔的风险较高。最近由于引入了可以持续监测消融导管的接触压力（contact force）的系统（IntelliSense™），期待能够提高安全性。

专用的头端可调式指引鞘管较粗（外径 14F），不适用于小儿。最新的系统将鞘管缩小至 9F，期待可以降低穿刺部位的出血并发症。

房颤动患者在肺静脉隔离后进行三尖瓣－下腔静脉间峡部线性消融等附加消融，所有病例都取得急性期成功。

2008 年在心房颤动之外还有应用于心房扑动和旁路消融的报道，之后临床使用逐步推广。将欧美 12 个中心在 2007—2009 年对 1728 例心房颤动（阵发性 61%）进行消融的治疗成绩进行汇总的最新调查报告显示，并发症的发生率为 4.7%，随访平均 18+4 个月的治疗成功率为 67.1%。并发症的发生率与近年来报道的心房颤动手动消融的发生率相同（741/16，309，4.5%），但是与机器人导航相关的 12 例心包填塞中，7 例（58%）发生在使用智能感知时，因此还需要进一步改良。

今后的展望

随着三维标测影像技术的进步，现在手术中的透视时间已经可以大幅度缩短，远程消融系统具有的降低辐射暴露的影响力已经不大。期待将来在提高安全性和缩短手术时间，以及附加的标测和消融功能的开发上有进一步提高。

1 ⑥新方法：经皮心外膜入路
经皮心外膜消融心房颤动

副岛京子 杏林大学医学部循环内科

1 经心外膜侧消融心房颤动的报道并不多，但是可能对于 Marshall 静脉、GP 等心外膜侧结构的治疗效果比较高。

2 对于慢性心房颤动左房显著扩张时进行杂交式治疗的效果值得期待。

提出对心房颤动进行消融治疗已经有 10 年以上。对于阵发性心房颤动，从消融肺静脉内触发灶开始，现在同侧广泛围肺静脉隔离术已经成为主流。此外还有对于肺静脉以外触发灶进行治疗的 Box 消融，对持续性心房颤动进行顶部线、峡部线和 CFAE 消融等，消融方法在日新月异。

通常从心内膜面进行这些消融。经心外膜进行消融的频率并不高，但是对于长期持续性心房颤动患者等导管治疗效果有限时，联合心外膜消融有助于改善成功率。

经皮心外膜消融

1996 年巴西的 Sosa 博士提出经心外膜途径消融。使用硬膜外麻醉针将导丝送入心包，留置鞘管。多数是用于心外膜起源的室性心动过速消融，也有应用于心房颤动的报道。

对于在与心室肌相比较薄的心房肌进行心外膜消融的必要性还有疑问。此处，如心外膜解剖（图 1）所见，心包内操作无法到达肺静脉周围所有部位，单独进行心外膜入路操作难以达到完全肺静脉隔离。

图 1

心外膜的解剖

存在个体差异，a ~ f 都不相同

SVC：上腔静脉；OS：入口部；IVC：下腔静脉。

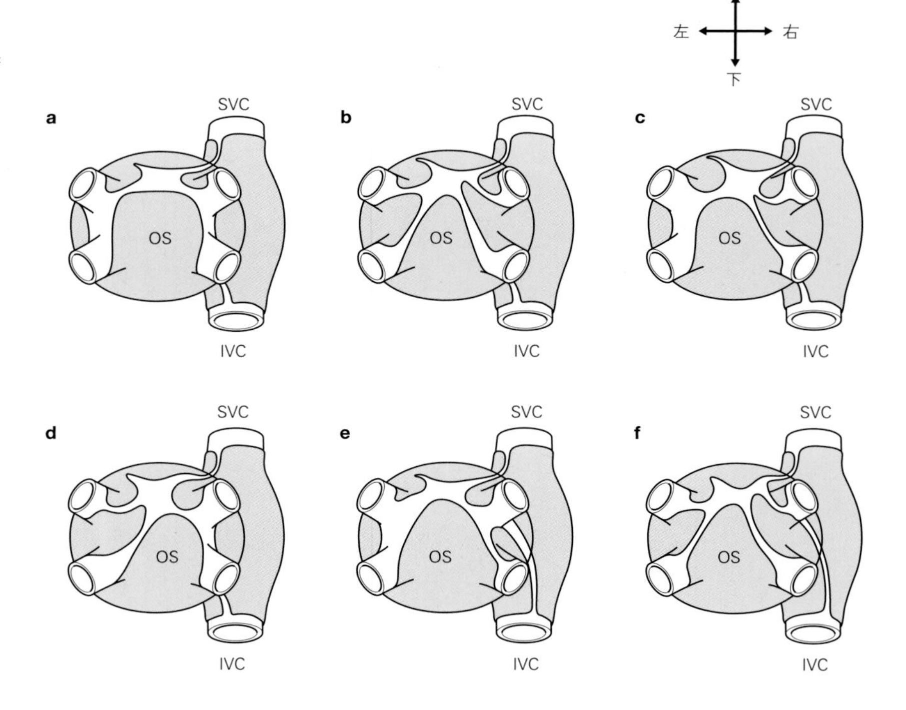

Dr's Point

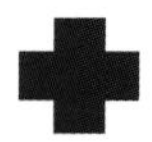

势劣如前所述，但是在 Marshall 静脉和神经节等与心房颤动的发生和维持相关的组织位于心外膜侧时，以及存在经心内膜无法消融的很厚的心房肌时，经心外膜侧消融可以取得很高的消融效果，这也是优势吧。

此外，推测心外膜消融可能会在有心房内血栓时减轻栓塞的风险，对于既往心内膜侧消融引起肺静脉狭窄时也有助于减轻进一步狭窄。

心外膜消融病例报道

Kim 等报道对 5 例（持续性心房颤动 4 例，永久性心房颤动 1 例）进行了心外膜消融。这些病例包括肺静脉狭窄风险高，难以达到左房完全性传导阻滞，有心外膜侧触发灶（Marshall 静脉等）和心内膜消融无效的病例。心外膜侧消融包括顶部线、二尖瓣峡部线和 Marshall 韧带消融。可以推测这些操作会增加心外膜侧相邻组织的并发症。

为了防止膈神经损伤，可以经导管进行高输出起搏，确定膈神经走行。为了防止相邻的食道损伤，可以在心包内注入生理盐水（通过盐水灌注导管），减轻对食道的热传导。

此外，为了预防生理盐水潴留引起的心包填塞，需要持续性监测血压，必要时进行引流。

杂交式消融

Cox MaZE Ⅲ作为外科手术治疗心房颤动，窦性心律维持率达到97%，是非常有效的治疗方法。但是需要进行开胸和体外循环，还不是能够普遍接受的治疗方法。

另一方面，导管消融由于是经皮操作而急速增加。阵发性心房颤动的消融结果良好，但是长期持续性心房颤动的结果还不令人满意，因此提出将外科技术与导管消融相结合的杂交性治疗，其结果令人期待。

3 种杂交式消融方法的比较

外科医生进行微创杂交消融（非开胸下微创）能达到与 Cox MAZE Ⅲ术式多大程度的相近效果，目前还在进行着各种研究。下面引用文献对这 3 种方法进行简单比较（表 1）。

杂交式治疗相对于导管消融的优势

杂交式治疗相对于导管消融的优势包括，有效性可能更高，去除左心耳有助于预防栓塞事件，可以详细进行 GP 和 Marshall 静脉的标测，能够避免导管消融的并发症。

杂交式治疗相对于导管消融的劣势

另一方面，劣势包括入院时间和患者恢复时间的延长，需要进行全身麻醉，左心耳切除导致出血等。

杂交治疗的病例报道

Curnis 等报告了对 36 例持续性心房颤动（22.2%）和长期持续性心房颤动（77.8%）患者进行杂交式治疗的结果。左房内径平均 50.3mm，心房颤动持续时间平均 72.8 个月（7 ~ 240 个月），其特征为纳入了只进行导管消融预计效果会很差的患者（表 2）。

首先进行外科微创消融，大约 1 个月后进行导管评价和追加消融。外科使用负压固定的单极射频消融机器（Cobra Adhere XL: Estech, San Ramon, CA）进行肺静脉隔离和左房后壁的单环隔离。急性期达到从肺静脉至左心房的传出阻滞为 100%，左房至肺静脉的传入阻滞为 88.8%。1 个月后确认为双向传导阻滞的为 83.3%，其余 16.7% 的患者肺静脉恢复传导。

平均随访 30 个月显示，91.6% 的患者维持窦性心律，其中 77.7% 不需要抗心律失常药物，结果非常良好。

表 1 3 种方法的比较

MISAA：微创外科 AF 消融（minimally invasive surgical AF ablation）。

	导管消融	MISAA	Cox Maze III
侵袭程度	+	++	++++
阶段式标测 / 消融	○	×	×
肺静脉隔离	有效	非常有效	非常有效
左心耳切除	×	○	○
GP 标测 / 消融	可以	○	○
Marshall 静脉标测 / 消融	可以	○	○
房性心动过速，心房扑动消融	可以	X	X
放射线曝光	有	无	无
致心律失常作用	有	不明确	最低限度
是否需要联合操作	X	X	○

表 2 杂交治疗的结果

年龄（平均 + SD）	62.3+10
女性，*n*（%）	19（52.7%）
糖尿病，*n*（%）	7（19.4%）
高血压，*n*（%）	15（41.6%）
无效的抗心律失常药物的数量	1.9 + 0.4
心房颤动的类型	
持续性，*n*（%）	8（22.2%）
长期持续性，*n*（%）	28（77.8%）
心房颤动持续时间（月）	72.8（7 ~ 240）
左房内径（mm）	50.3+5.5
左室射血分数（%）	52.5+3.3

联合进行外科消融和心内膜消融的病例

还有报道同时进行心外膜侧外科消融和心内膜侧追加消融。具体方法为从肋间插入内窥镜，使用双极消融导管进行肺静脉隔离，左房内线性消融，从心内膜侧确认双向传导阻滞，根据需要经心内膜侧追加导管消融。使用 Atricure（West Chester，OH）进行 4 ~ 6 次的消融（每次放电 15s 左右，10 ~ 15W）。

此时需要进行双腔（double lumen）气管导管插管使消融侧的肺脏脱气进行控制通气。对于心房顶部线和下壁线从心外膜进行消融，经心内膜确认双向传导阻滞，根据需要进行追加消融。

此外，Han 等同样应用小切口或者胸腔镜，同时进行神经节的标测 / 消融，肺静脉隔离，Marshall 静脉结扎 / 消融，以及左心耳切除。

今后的展望

对于心内膜消融的成功率比较低的长期持续性心房颤动，进行不需要开胸的微创心外膜消融和左心耳切除术，其有效性值得期待。

2 ①心房颤动消融的周边问题 与消融效果相关的因素

德田道史 Brigham & Women's 医院，Harvard 医学院

1 关于心房颤动导管消融的效果和复发的预测因素有很多报道。循证级别较高的复发预测因素有心房颤动的类型、左房扩大、阻塞性呼吸睡眠暂停综合征、瓣膜病性心房颤动等。

2 此外，高血压、左房的炎症 / 纤维化、左室射血分数下降、器质性心脏病、心功能不全、肾功能不全、心房颤动周长缩短等都可能与复发相关。

循证级别较高的复发预测因素

目前循证级别较高的复发预测因素如下。

心房颤动的类型（阵发性、持续性、永久性）

心房颤动分为在发作 7 天内恢复为窦性心律的阵发性 AF，持续 7 天以上的持续性 AF，以及无法复律的永久性 AF。DAscenzo 等的荟萃分析显示，与阵发性心房颤动相比，持续性心房颤动在初次消融后的房性心律失常的复发率显著升高（OR 比：1.78）（图 1）。其他综述和大规模调查研究也得到相同的结果，因此，持续性和永久性心房颤动是循证级别较高的复发预测因素。

左房扩大

心房颤动患者的心房颤动自身可以引起心房的电学和解剖学重构，促进心房的扩张和功能不全，因此心房的内径随着心房颤动的进展而扩大。多个进行多变量分析的研究认为左房扩大是复发的预测因素（表 1）。荟萃分析也显示，左房内径 >50mm 是显著的复发预测因素（OR 比：4.6）。心房颤动消融指南上，将药物治疗抵抗的有症状的阵发性 / 持续性心房颤动在伴有高度的左房扩大时，归为Ⅱ b 类适应证。

图 1

各个研究中初次消融后的房性心律失常复发的风险比（阵发性 vs 持续性心房颤动）

研究 / 亚组	（OR 比）	SE	权重	（OR 比）
bhargava, 2009	0.43	0.33	46.5%	1.54 [0.81, 2.94]
hussein, 2011	0.68	0.52	18.7%	1.97 [0.71, 5.47]
kurotobi, 2010	0.76	0.9	6.3%	2.14 [0.37,12.48]
naruse, 2005	0.44	0.83	7.4%	1.55 [0.31, 7.90]
tang, 2007	0.8	0.49	21.1%	2.23 [0.85, 5.81]
total (95%CI)			100.0%	1.78 [1.14, 2.77]

Heterogeneity: Tau2=0.00;Chi2=0.51,df=4 (p=0.97);I2=0%

Test for overall effect: z=2.56 (p=0.01)

（OR 比）

0.1 0.2 0.5 1 2 5 10

阵发性心房颤动 持续性心房颤动

AF：atrial fibrillation，心房颤动

CI：confidence interval，可信区间

SE：standard error，标准误差

表 1

心房颤动复发的独立预测因素与相关的证明文献数量

	文献数
左房扩大	9 (47%)
左房内径（连续变量）	2 (11%)
左房内径 > 40mm	1 (5%)
> 45mm	1 (5%)
> 50mm	2 (11%)
左房面积（连续变量）	1 (5%)
左房容积（连续变量）	2 (11%)
持续性心房颤动	8 (42%)
非阵发性心房颤动	5 (26%)
持续 7 天以上的心房颤动或者需要进行药物 / 电复律	2 (11%)
持续 3 个月以上	1 (5%)
瓣膜病性心房颤动	2 (11%)
糖尿病	2 (11%)
高血压	3 (15%)
BNP > 500pg/mL	2 (11%)
CRP > 2.9mg/L	2 (11%)

此外，只有一篇文章显示为复发的预测因素包括：口服 β 受体阻滞剂，BMI，冠状动脉疾病，慢性肾脏疾病，心房颤动的除颤阈值，左房前后径 >45mm，代谢综合征，既往有非缺血性心脏疾病，左房内存在低电压区域（<0.5mV），慢性心功能不全。

BNP：脑利钠肽；CRP：C 反应蛋白。

阻塞性睡眠呼吸暂停综合征

由于呼吸道的闭塞引起胸腔内压力上升，阻塞性睡眠呼吸暂停综合征导致心房扩大和器质性改变，因此是心房颤动的危险因素。荟萃分析（6 项研究，3, 995 人）显示，伴有阻塞性睡眠呼吸暂停综合征组与对照组相比，复发率显著升高 1.25 倍，通过多导睡眠监测诊断组复发风险更高（1.4 倍）。

瓣膜病性心房颤动

重度的瓣膜病是外科手术适应证，由于在术中可以追加进行心房颤动的外科手术，因此很少是进行导管消融的适应证。评价瓣膜病性心房颤动危险因素的论文很少，荟萃分析结果显示，合并中等程度以上的二尖瓣疾病是心房颤动消融术后强力的复发预测因素（OR 比：5.2）。

其他的重要影响因素

以下对循证级别虽然不高，但可能与复发相关的因素进行说明。DAscenzo 等将 19 项对复发预测因素进行多变量分析的研究中，证明各个因素为复发的独立预测因素的文献数归纳成表（表 1）。

高血压

高血压引起左心房压力升高和左心房重构，肾素－血管紧张素系统活化引起的炎症和促纤维化作用也起协同作用，因此可能成为心房颤动的危险因素。多个进行多变量分析的研究显示，高血压既往史是独立的复发预测因素。虽然有散在文献报道通过血管紧张素转换酶抑制剂和血管紧张素Ⅱ受体拮抗剂进行上游治疗与心房颤动患病率下降相关，但是现阶段这类药物在消融后心房颤动复发的有效性方面的研究多数为阴性结果。

左房炎症（CRP 值）、纤维化

左房的炎症和纤维化与心房颤动的发生和发展都相关。美国犹他大学的研究小组使用延迟造影 MRI 图像测量左心房的纤维化率，结果显示纤维化范围越广泛，术后维持窦性心律越困难。

左室射血分数下降、器质性心脏病、心功能不全（BNP 值）

左室射血分数下降、器质性心脏病、心功能不全可能会降低心房颤动消融的效果。Balk 等报道 17 项进行多变量分析的研究中，5 项研究认为左室射血分数下降是复发的独立因素。

肾功能下降

肾功能下降被认为是心血管病的有力的危险因素。有报道认为作为肾功能指标的肾小球滤过率下降患者的心房颤动的患病率升高。虽然确切的机制还不明确，但是可能与肾功能下降伴随的肾素－血管紧张素－醛固酮系统的激活有

备忘录

关于年龄和性别差异

一般随着年龄增长心房颤动的患病率会升高。由于心房颤动是进行性疾病，越是高龄的患者心房颤动越会恶化。但是在进行多因素分析的 22 项研究中，只有 1 项研究显示年龄增长是独立的复发预测因素。

心房颤动的患病率在男性较高，通常女性的症状更明显，死亡率和栓塞的发生率也较高。有零星的报道认为女性的心房颤动复发率较高，但是在将性别差异纳入多变量分析的 23 项研究中，没有研究发现性别差异是独立因素，因此目前年龄增长和性别差异还都不能说是独立的复发预测因素。

关。以前的大多数研究没有针对肾功能进行研究，最近来在日本相继有报道认为肾小球滤过率（根据种族、性别、年龄、血清肌酐进行推算）下降是心房颤动消融后独立的复发预测因素。

心房颤动周长（AF cycle length）的缩短

心房颤动患者随着心房颤动的进展，心房颤动周长会缩短。有报道显示，持续性心房颤动患者在术前体表心电图测量的缩短的AF周长（≤ 142ms）是术中心房颤动终止和术后复发的独立预测因素。

今后的展望

如上所述，与心房颤动消融术后的复发预测因素相关的报道多种多样。种族、消融方法、消融终点以及进行分析的因素也各不相同，因此需要充分评价论文和统计质量。虽然现在的消融技术在有的病例还不能达到令人期待的效果，但是随着今后的技术革新也很可能会达到根治心房颤动，希望今后还能有更多的研究。

如果本节中与复发预测因素相关的内容能够有助于今后更好地选择患者，减少并发症，提高费效比，深以为幸。

2 ②心房颤动消融的周边问题
心功能不全病例的消融

大塚崇之 心脏血管研究所附属医院循环内科

1 房室结消融为不可逆性治疗，应当慎重决定适应证。

2 肺静脉隔离对于心功能不全病例也可能有效，如果不用药物能够维持窦性心律，预计可以改善心功能。

3 伴有左房扩大的病例，很可能需要在肺静脉隔离的基础上附加心房颤动基质消融术。

心功能不全病例进行心房颤动消融的分类

合并心功能不全的心房颤动病例，特别是左心室收缩功能下降者，药物治疗效果经常不佳。理由如下：

①抗心律失常药物，尤其是 I 类药物使用受限。

②由于无法使用具有负性肌力作用的药物，因此难以使用钙拮抗剂（维拉帕米，地尔硫卓），β 阻滞剂也需要从低剂量起始，导致治疗初期难以稳定控制心率等。

对心功能不全病例进行消融治疗分为以下 3 类：

①房室结消融 + 起搏器植入术（Ablate & Pace）。

②肺静脉隔离术等以根治心房颤动为目的的导管消融。

③外科手术同时进行心律失常手术（Maze 手术等）。

本节以与合并心功能不全的心房颤动治疗相关的前两项消融治疗为中心进行概述。

心功能不全病例进行房室结消融 + 起搏器植入术

优点

房室结消融 + 起搏器植入术是经导管消融房室结形成房室传导阻滞，然后植入起搏器保证一定的心率。本方法最大的优点是不合用药物治疗也可以确切而且长期性调整心率，可以说是药物难以控制心室率的困难病例最终的治疗方法。

荟萃分析结果

进行房室结消融＋起搏器植入术的荟萃分析显示，与药物治疗相比，可显著改善自觉症状和QOL。

另一方面，Ozcan等对350例进行房室结消融＋起搏器植入术的病例进行分析，对心功能正常的心房颤动病例进行房室结消融＋起搏器植入术，与普通人相比生存率无差异，但是既往有陈旧性心肌梗死和充血性心功能不全者生存率下降（图1）。

Hsieh等也报道，阵发性心房颤动病例进行房室结消融＋起搏器植入术与肺静脉隔离术相比，进展为持续性心房颤动的比例升高，而且增加慢性心功能不全的发生（表1）。

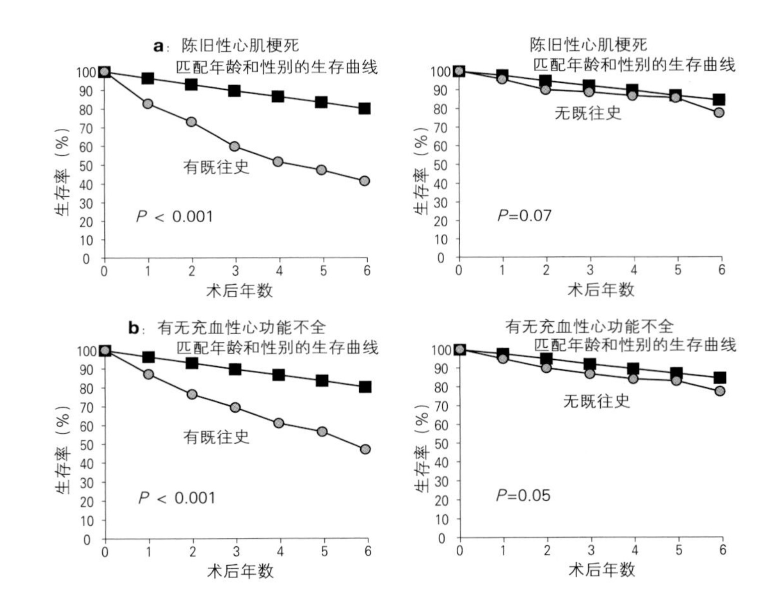

图1

房室结消融＋起搏器植入术后的生存预后

a：有无陈旧性心肌梗死与生存率差异。b：有无充血性心功能不全与生存率差异。

■匹配年龄和性别的生存曲线；●进行房室结消融＋起搏器植入术病例的生存曲线。

表1 阵发性心房颤动进行肺静脉隔离术与房室结消融＋起搏器植入术结局的比较

	第1组（n=32）	第2组（n=37）	P值
有症状性心房颤动消失，n（%）	32（100）	30（81）	0.013
持续性心房颤动，n（%）	22（69）	3（8）	<0.001
心功能不全，n（%）	17（53）	9（24）	0.001
NYHA分级，n（%）	1.7±0.9	1.3±0.6	0.02
脑梗死，n（%）	1（3）	1（3）	1.0
左房扩大，n（%）	24（74）	16（43）	0.02
左房内径，n（%）	42±9	37±7	0.07
左室舒张末期内径，n（%）	53±6	51±8	0.46
左室射血分数，n（%）	44±8	46±10	0.46
死亡，n（%）	5（16）	3（8）	0.47
心源性死亡，n（%）	2（6）	0	0.21

Group1：房室结消融＋起搏器植入术组

Group2：肺静脉隔离术组

Group1虽然改善了心房颤动的自觉症状，但是移行为持续性心房颤动病例显著增多，心功能不全的发生率显著升高。

缺点

房室结消融＋起搏器植入术对于血流动力学的缺点为心房颤动呈持续状态，或者进展为持续性心房颤动的可能性增高，因此心房心室间同步性消失。由于心室完全依赖起搏器，尤其是伴有左心功能降低者右室单独起搏会引起左室的非同步运动，即使短期内自主症状能够改善，长期随访可能会加重心功能不全。

人们期待双心室起搏会克服此治疗方法的缺点，PABA-CHF 研究中将 81 例左室射血分数在 40% 以下的心功能不全病例随机分为肺静脉隔离术组和房室结消融＋双心室起搏器植入术组，两组间均未发生死亡病例。但是与肺静脉隔离组相比，房室结消融＋起搏器植入术组的 6min 步行时间和自主症状为轻度改善，左室射血分数无改善（图 2）。结论认为消融经验丰富的中心，对于合并药物难治性心房颤动的心功能降低病例应当先进行肺静脉隔离术。

适应证

房室结消融＋起搏器植入术伴随着器械植入术，在临床上是无法重复的治疗方法，各种治疗方法无效时，应该进行慎重研讨。即使联合双心室起搏，也要充分注意可能会发生左室导线相关问题（导线植入不成功、脱位、膈肌刺激）。

另一方面，对于已经进行心脏再同步化治疗（cardiac resynchronization therapy，CRT）的病例进行房室结消融可能会降低死亡率，改善心功能不全症状。对于 CRT 植入术后发生的心房颤动进行房室结消融的效果还没有进行随机化研究。

心功能不全病例进行心房颤动消融

优点

心房颤动进行导管消融的优点包括不用药物可以维持窦性心律以及维持窦性心律后左室收缩功能可以恢复等。

Hsu 等对 58 例左室射血分数在 45% 以下的伴有充血性心功能不全的心房颤动患者进行导管消融，大约 20% 可以改善左室射血分数，特别是对于既往无器质心脏病以及术前心率控制不佳的患者可以显著改善。如图 3 所示，对于很可能为心动过速诱发心肌病者，导管消融可能更加有效。

肺静脉隔离术

前述的 PABA-CHF 研究（图 2）中尽管 CRT 组进行了充分的心率控制，但是肺静脉隔离组有显著的心功能和自主症状的改善，提示不使用抗心律失常药物维持窦性心律对于改善心功能不全可能更为重要。

但是伴有心功能不全的病例大多数会合并左房扩大等心房重构，肺静脉隔

图2

PABA–CHF 研究中心脏功能和心功能不全改善程度的比较

a：左室射血分数（%）。b：6min 步行距离（m）的改善程度。

PVI 组左室射血分数和 6min 步行距离较术前显著改善，改善程度与房室结消融 + 起搏器植入术组相比较有显著差异（P<0.001）。

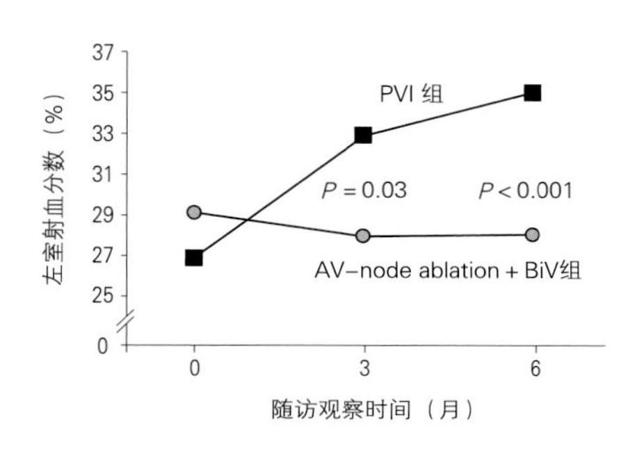

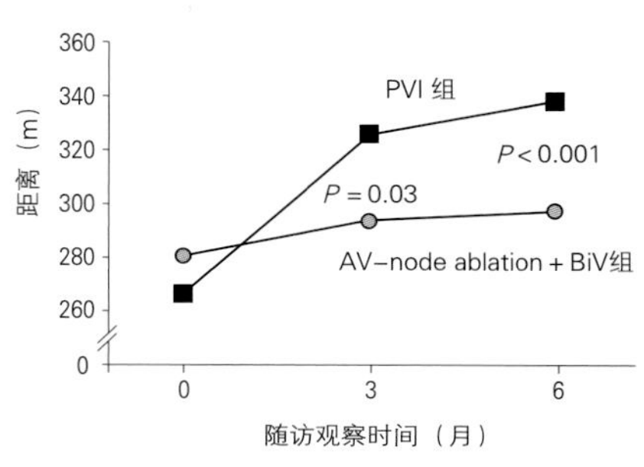

图3

心功能不全病例进行导管消融后左室射血分数的变化

a：有无器质性心脏病。b：不同心率控制程度与消融前后左室射血分数变化。

无器质性心脏病以及越是频率控制不佳的病例改善程度越显著。

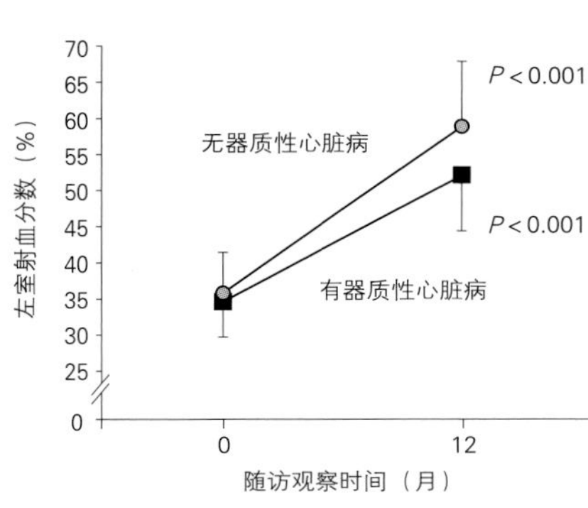

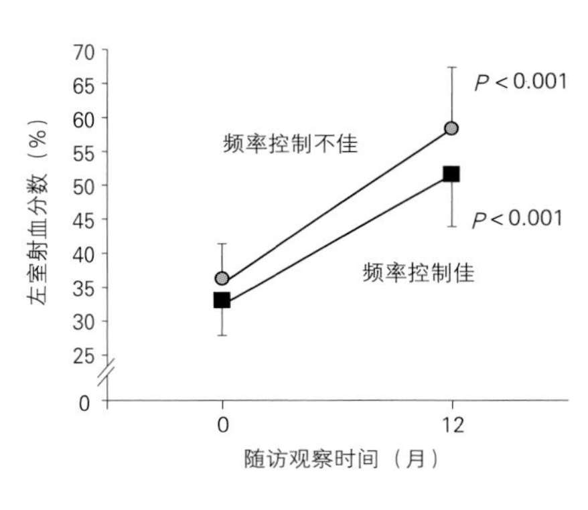

离术之外可能还需要附加心房颤动基质治疗。有报道显示，伴有左房扩大的病例即使是阵发性心房颤动，单纯进行肺静脉隔离术的复发率也较高（图 4）。对于伴有左房扩大的肥厚型心肌病患者也需要进行附加消融。

Hsu 等的报道中，基本所有病例都在左房和右房进行了附加线性消融，需要注意这并不是单纯进行肺静脉隔离术的治疗效果。

Dr's Point

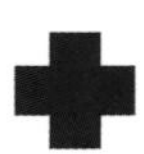

进行附加线性消融术时形成完全性阻滞线很重要，不完全阻滞时可能在术后会合并房性心动过速。心功能不全病例合并房性心动过速时，药物控制心室率会更加困难，很容易恶化心功能不全，需要慎重进行随访观察。
近年来随灌注导管普及，术中可能会有大量的生理盐水负荷，对于心功能不全病例要充分注意术中的水分平衡。

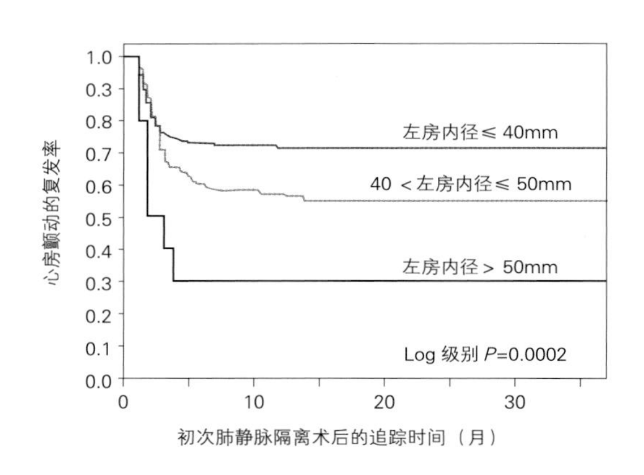

图 4

初次肺静脉隔离术后的复发率与左房内径的关系

显示左房内径越大的病例，初次肺静脉隔离术后的心房颤动复发率越显著升高。

综合性心脏治疗

对于合并心功能不全的心房颤动病例，需要对二者的状态充分评估后进行综合性心脏治疗。不要局限于一种治疗，应该综合药物治疗和非药物治疗、内科治疗和外科治疗等对每个病例进行针对性治疗。